AF260424

ÉTUDES

GÉNÉRALES ET PRATIQUES

SUR

LA PHTHISIE

CORBEIL. — Typ. de CREIL FILS.

ÉTUDES

GÉNÉRALES ET PRATIQUES

SUR

LA PHTHISIE

PAR

M. PIDOUX

MEMBRE DE L'ACADÉMIE DE MÉDECINE,
MÉDECIN DE L'HOPITAL DE LA CHARITÉ, INSPECTEUR DES EAUX-BONNES,
MEMBRE HONORAIRE DE L'ACADÉMIE ROYALE DE MÉDECINE
DE BELGIQUE, ETC.

Credidi, propter quod locutus sum, etc.

(Ps. cxv.)

Ouvrage auquel la Faculté de médecine de Paris
a décerné le Prix de dix mille francs sur la Phthisie
fondé par M. le Dr LACAZE

PARIS

P. ASSELIN, SUCCESSEUR DE BÉCHET JEUNE ET LABÉ
LIBRAIRE DE LA FACULTÉ DE MEDECINE
Place de l'École-de-Médecine

1873

PRÉFACE

Le titre de cet Ouvrage en indique assez bien l'esprit et le but. Ce n'est point un traité, il manque de tout pour cela, de la méthode classique, de l'érudition; des faits et des détails élémentaires, de l'indication textuelle des sources, etc. C'est bien plutôt une suite d'études sur la Phthisie.

Je suppose la séméiotique connue et le diagnostic fait. Ce n'est donc pas aux commençants que ce livre s'adresse. Il faut, pour le lire, être déjà versé dans la clinique de la Phthisie. Je voudrais que le lecteur fût autant que possible, pour le comprendre, dans les conditions où j'ai été pour le faire.

J'étais depuis douze ans médecin des hôpitaux de Paris; j'avais donc déjà vu et traité bien des phthisiques, car j'ai commencé mes études en 1829; j'avais même fait quelques leçons sur la Phthisie à l'hôpital Lariboisière, lorsqu'en 1860, je fus nommé Médecin-Inspecteur des Eaux-Bonnes.

Il y a des gens, dit Labruyère, qui ne savent que ce qu'ils ont appris. J'étais comme ceux-là : je ne savais guère de la Phthisie que ce que l'école m'en avait enseigné. A dater de 1860, je commençai à apprendre sur ce sujet quelque chose par moi-même. C'est le fruit de cette observation personnelle et indépendante, que j'offre aujourd'hui au public, non sans avoir déjà essayé plusieurs fois de lui faire part de quelques-unes de mes idées sur cette grande question, dans divers mémoires et dans des discussions académiques.

Je n'ai pas eu à recommencer ce qu'on trouve dans les nombreux et excellents traités français de la Phthisie. Portal, Bayle, l'immortel auteur du Traité de l'auscultation médiate, notre Laënnec, Louis, Andral, Bouillaud, Bricheteau, etc..., etc..., sont entre les mains de tout le monde. Personne ne leur doit plus que moi, puisque, appliqué depuis plusieurs années à l'étude spéciale de la Phthisie, j'ai eu besoin, plus qu'aucun médecin, de consulter ces sources abondantes de faits précis et de démonstrations rigoureuses.

Il ne faut donc chercher dans ces pages qu'une suite de considérations scientifiques et pratiques sur la Phthisie, présentées avec plus ou moins d'ordre, et à un point de vue général différent de celui que Laënnec nous a imposé et que la médecine subit encore.

J'ai commencé par l'Anatomie pathologique, et je l'ai divisée en générale et en spéciale.

L'anatomie pathologique générale est consacrée à un parallèle du pus, des productions caséiformes ou épithéliales, et de la granulation tuberculeuse proprement dite.

Dans l'anatomie pathologique spéciale, je considère ces productions morbides en place, et je poursuis leur évolution dans le poumon et dans les autres organes qui se tuberculisent le plus fréquemment dans la Phthisie.

Dans une deuxième partie qui a pour titre : *Clinique et Pathologie générales de la Phthisie*, après avoir jeté un premier coup d'œil sur les conditions de la formation du tubercule, j'entre dans son étiologie générale, puis, dans l'examen spécial de ses causes : causes internes, causes extérieures. Je traite en particulier, avec tous les développements nécessaires, les grandes questions de la diathèse, de l'hérédité ; du rôle de l'inflammation dans la Phthisie ; de ses variétés, de ses formes ; du rapport de ces formes et de ces variétés avec les divers ordres de causes ou d'origines. Je compare la scrofule et la Phthisie ; je traite la question de leurs analogies et surtout de leurs différences. J'en fais autant pour le cancer, et je passe à la question des maladies antagonistes de la Phthisie, question nouvelle que j'étudie avec un soin particulier. Enfin, je combats les idées allemandes sur la distinction de la Phthisie et de la tuberculose.

Je termine cette deuxième partie par des considérations et une discussion importantes sur l'inoculabilité du tubercule et la contagion de la tuberculose ; et je la résume, en montrant ce que la Phthisiologie a gagné depuis vingt ans.

Dans une troisième partie qui a pour titre : *Clinique spéciale de la Phthisie*, je reviens sur l'ancienne Phthisiologie comparée avec la Phthisiologie moderne ; sur le scepticisme et le fatalisme de l'École de Laënnec, et je passe à l'étude clinique des principales manifestations ou des principaux symptômes de la Phthisie qui peuvent faire l'objet d'indications pronostiques et thérapeutiques particulières. J'examine ainsi l'habitude extérieure, l'amaigrissement, l'hémoptysie, la fièvre, la toux, la dyspnée, l'expectoration, les sueurs, la diarrhée, les complications soit aggravantes, soit antagonistes et dérivatives.

Je m'étends assez longuement sur les phthisies latentes, et les phthisies irrégulières ; sur les phthisies diabétiques ; sur l'incompatibilité de la fièvre typhoïde et de la Phthisie ; sur l'influence exercée par la grossesse, etc., etc.

Après quelques considérations générales sur l'auscultation que j'applique plus spécialement à la Phthisie, je donne un chapitre sur la valeur comparée des symptômes locaux et des symptômes généraux dans le pronostic de cette maladie.

Une quatrième partie, à laquelle j'ai donné le soin et l'étendue qu'elle mérite, renferme la Thérapeutique, que je divise en thérapeutique générale, et en thérapeutique spéciale de la Phthisie.

Dans celle-ci je prends séparément toutes les médications et tous les médicaments qui ont une valeur consacrée par l'expérience, d'abord contre la Phthisie en elle-même, ensuite contre ses principaux symptômes considérés dans toutes les formes et dans toutes les variétés importantes de la maladie.

Un paragraphe considérable est réservé aux Eaux-Bonnes dans cette partie pratique de l'Ouvrage.

L'hygiène du phthisique, la question des climats et de l'hibernation sont étudiées ensuite.

Dans une cinquième et dernière partie, je pose les bases de la prophylaxie, que je divise en prophylaxie de l'individu, et en prophylaxie de l'espèce.

Je termine par une collection d'observations ou de faits particuliers destinés à justifier les opinions nouvelles émises dans l'Ouvrage.

Ces Études n'ont d'autre prétention que d'exciter les esprits à regarder dans la direction où je me suis placé moi-même pour observer la Phthisie.

_ Si ce point de vue est plus médical que celui de l'É-
cole, c'est qu'il est plus élevé et embrasse plus de faits ;
si je cherche les rapports les plus généraux des choses,
c'est qu'ils sont les plus constants et les plus pratiques ;
si j'étudie surtout les causes internes, c'est qu'elles sont
les seules nécessaires ; si je sors du tubercule pour en
pénétrer la nature, c'est que, n'étant qu'une production
morbide commune et dégradée, il n'a en lui aucune
raison d'être originale et spécifique.

Les causes et les rapports qui tombent immédiatement sous les sens, ne servent guère généralement
qu'au diagnostic du fait accompli, et n'engendrent
presque jamais qu'une médecine impuissante et une
méditation sur la mort. Il faut au médecin des perspectives de réparation et de vie.

Je me suis efforcé de faire voir, à la lumière d'une
seule idée, l'anatomie pathologique de la Phthisie, son
étiologie, sa génération, ses variétés, sa cure dans l'individu, sa prophylaxie dans l'espèce.

Quand on embrasse la Phthisie avec la diversité immense et l'unité parfaite qu'elle a dans la nature, on
en trouve le domaine assez vaste pour le désigner sous
un nom à part dans la nosologie. Il y a une Phthisiologie aussi justement qu'il y a une pyrétologie. Les matériaux me semblent prêts pour une doctrine nouvelle
de cette maladie universelle.

Je montre aux observateurs une œuvre de science et

d'humanité à accomplir. Je les prie d'adopter un instant mes principes et ma méthode, et de voir patiemment, avec un esprit renouvelé, si la Phthisie est, ainsi qu'ils l'ont cru depuis Laënnec, et que le faux jour de la pathologie expérimentale voudrait le leur faire voir plus encore aujourd'hui, une maladie primitive comme la morve et la syphilis, ou une maladie régressive et ultime, comme toutes les maladies caractérisées par des productions morbides misérables et mort-nées.

Qu'ils veuillent bien chercher, avec moi, si l'unité incontestable que je reconnais à la Phthisie, est due à l'unité spécifique et à la virulence séminale de sa cause ; ou si elle ne résulterait pas, plutôt, de l'unité de dégradation dans laquelle une multitude de causes communes très-diverses et souvent opposées à l'origine, viendraient se confondre sous la forme de la plus universelle, et, par conséquent, de la plus inférieure et de la plus vulgaire des dégénérations de l'organisme et des productions morbides.

Si telle était la conclusion d'une enquête clinique rendue trop facile, hélas ! par la fréquence déplorable de la Phthisie à tous les âges et dans toutes les classes de la société, nous nous trouverions bien loin des hypothèses qui s'essayent aujourd'hui sur les causes de cette maladie.

En dehors de la doctrine que je défends dans cet

Ouvrage, il n'y a que deux étiologies possibles pour la Phthisie : la spécificité et le parasitisme.

C'est vers la recherche de ces deux ordres de causes, et des principes animés qui les représentent, que sont tournés de nos jours tous les travaux des pathologistes expérimentateurs.

La spécificité de la Phthisie assimile cette maladie à la syphilis, à la morve, même à la variole, car elle la suppose non-seulement virulente et inoculable, mais encore contagieuse. Dans ces maladies, on le sait, la semence est presque tout, le terrain ou l'organisme presque rien. C'est comme le pollen ou les spores, sans la présence desquels, la reproduction des végétaux est impossible. Les dispositions du sujet, son tempérament, ses maladies antérieures, etc., ne jouent presque aucun rôle. La maladie se produit, ou plutôt, se reproduit indépendamment de toutes ces conditions individuelles. Cette première hypothèse, celle du tubercule assimilé aux virus syphilitique ou morveux ; celle d'une panspermie tuberculeuse faisant office de cause spécifique ou de contage, comme les effluves de la variole, de la morve et de la scarlatine, cette première hypothèse est repoussée par toute l'étiologie commune de la Phthisie, et par tout ce que nous savons clairement sur la nature de cette maladie : j'espère le démontrer.

La seconde, celle du parasitisme, ne change rien

à ma manière de concevoir la génération du tubercule
et de la Phthisie.

Que des parasites végétaux, des microphytes, le microphyte du tubercule, si l'on veut, répandus à profu-
sion dans l'atmosphère, ne se développent que lorsqu'ils
rencontrent, dans les poumons ou ailleurs, les conditions de territoire favorables à leur éclosion, qu'est-
ce que cela fait à la question qui nous occupe? Ces
parasites ne se manifestant que chez les sujets auxquels il ne manque qu'eux pour se tuberculiser;
les conditions de la tuberculose étant toujours les
mêmes, et ne pouvant être autres que ce qu'elles sont;
le parasite n'y ajoutant et n'en retranchant rien, on ne
voit pas très-bien en quoi l'étiologie de la Phthisie s'en
trouverait très-modifiée. Au point de vue pathogénétique, comme au point de vue pratique, rien ne serait
changé dans la Phthisiologie : il n'y aurait qu'un parasite de plus.

Qu'y aurait-il surtout de différent dans la prognose
et dans le traitement? Rien, puisqu'après tout, il ne
s'agirait, pour la médecine, que d'empêcher l'organisme
d'arriver à cet état d'imminence spéciale de la tuberculose où le parasite n'aurait plus qu'à faire éclore le
tubercule, et qu'on ne pourrait exercer aucune influence
sur le parasite lui-même.

Quand une hypothèse conduit à l'absurde ou au stérile, elle tombe évidemment d'elle-même. Les mucédinées qui forment le muguet, les productions qui

germent dans la bouche et sur la langue des individus
à sécrétions buccales acides vers la fin des maladies organiques, etc..., nous donnent l'idée de ce que serait
l'étiologie de la Phthisie, si on la rangeait dans les
maladies parasitaires.

Cette seconde hypothèse est le contraire de celle de
la spécificité; elle la détruit. L'une est démontrée
fausse; l'autre est indémontrable. Celle-ci laisse donc
subsister tout entière la doctrine que je professe, soit,
je le répète, qu'on l'envisage par son côté général,
soit qu'on la considère au point de vue purement
clinique.

Malgré son unité incontestable, la Phthisie, considérée comme il est temps de le faire, est la plus composée et la plus multiple des maladies chroniques. Elle
réunit en elle les caractères de ces dernières affections,
et les caractères des maladies aiguës, ceux des phlegmasies et ceux des lésions organiques. Une grande diversité d'éléments pathologiques et de déterminations
morbides locales intimement unis quoique distincts,
entrent, si je peux ainsi dire, dans sa composition.
Diathésique chez les uns, accidentelle chez les autres,
acquise dans un grand nombre de cas, elle touche à
tout dans l'ordre des maladies chroniques par ses causes
les plus profondes, et elle est voisine des maladies
aiguës communes par quelques formes qui lui sont
propres, ainsi que par la variété de son étiologie.

Sans médication spécifique, elle emprunte ses moyens curatifs à toutes les médications. Il en est de même de ses causes externes et de ses conditions internes de développement, elles sont très-diverses. La Phthisie s'allie à tout : c'est ce qui fait la variété infinie de ses formes et de ses processus, qui se perdent pourtant dans une terminaison identique.

Par tous ces caractères, la Phthisie s'éloigne des maladies spécifiques. Celles-ci, en effet, contractent difficilement des alliances. Leur marche a une régularité presque chronométrique. Ce sont des maladies normales en quelque sorte, car elles peuvent servir de mesure pour apprécier les lois d'évolution et les rapports des autres maladies chroniques. Sans être, en effet, aussi calculables dans leur processus et leurs métamorphoses que la syphilis, par exemple, les maladies chroniques communes sont assujetties dans leurs rapports entre elles, aux mêmes grandes lois que cette maladie normale. Les maladies spécifiques sont donc placées comme des bornes très-utiles dans la nosologie. Si on les supprime par la pensée, on voit que les rapports des diverses parties du règne nosologique sont moins éclairées et moins intelligibles. Les mouvements, le mode d'évolution, les périodes de latence et les transformations des maladies chroniques générales et communes sont d'une signification plus obscure ; les types normaux, les étalons, si je peux ainsi dire, manquent à l'observateur.

Toutes les maladies chroniques ont besoin de ces types et de ce flambeau pour faciliter l'intelligence des liens plus ou moins cachés qui les unissent entre elles ; mais la Phthisie en a besoin plus qu'aucune autre, car l'homme n'y arrive souvent, dans certaines variétés surtout, qu'après avoir descendu par ses ancêtres ou par lui-même, l'échelle de plusieurs maladies constitutionnelles dégénérées, dont la tuberculose est un des derniers termes.

Mais alors même qu'elle ne reconnaît pas pour cause la dégénérescence héréditaire ou personnelle de maladies chroniques antérieures, et qu'elle appartient à la catégorie immense des variétés qui sont, ou acquises, je veux dire, produites par des conditions externes et des milieux à action lente ; ou accidentelles, c'est-à-dire, développées brusquement par des causes externes et à la manière dont un refroidissement détermine une maladie aiguë, dans ces deux cas encore, la Phthisie n'en témoigne pas moins d'une dégradation antérieure profonde et plus ou moins latente des forces nutritives élémentaires.

Voilà pourtant la maladie de causes si diverses et si peu séminales, la maladie à relations nosologiques si faciles et si étendues, qu'on a rêvé de faire passer pour spécifique !

La Phthisie a si peu la régularité d'évolution et le cachet chronométrique des maladies virulentes et spécifiques ; elle est si peu originale, si peu initiale dans l'ordre des maladies chroniques, qu'elle ressemble plus à la fin qu'au commencement d'une série nosologique. Elle est directement héréditaire, mais c'est sa source la moins fréquente. Elle est bien plus souvent personnelle ; et l'hérédité indirecte, ou l'hérédité par dégénération d'une autre maladie chronique, s'y montre beaucoup plus commune que l'hérédité directe, ou d'un phthisique à un phthisique. D'ailleurs, elle se forme de mille causes, et on l'acquiert de mille manières.

L'inoculation aux animaux de son produit caractéristique, le tubercule, ce fait nouveau, qui devait révolutionner la Phthisiologie en démontrant la virulence et la spécificité de la tuberculose, n'a fait qu'établir définitivement sa nature commune et sa banalité. S'il est vrai, en effet, qu'on inocule avec succès ce produit morbide aux animaux, il n'est pas moins certain, qu'on peut le faire naître en inoculant, ou plutôt, en insérant, dans leurs tissus, des matières indifférentes et des corps étrangers, ou en déterminant chez eux des inflammations d'une certaine durée ou d'un certain type, mais de la nature la plus vulgaire.

Tous les rangs de la société lui payent le tribut, chacun à sa manière. Les classes qui n'ont pas toujours le nécessaire, y sont conduites par la misère directe et extérieure. Les classes où le superflu abonde, y aboutissent par la misère indirecte ou intérieure, qui est le terme inévitable d'une richesse organique excessive.

L'anatomie pathologique, qui met aux maladies leur cachet organique spécial, manifeste en caractères irrécusables tout ce que je viens de dire : elle l'exprime plastiquement. L'étiologie, je le ferai voir, et la nosologie comparée le proclament l'une et l'autre à l'envi ; et il ne faut pas espérer qu'on diminuera les ravages croissants de la Phthisie, qu'on l'empêchera d'épuiser les générations humaines, si on n'est pas pénétré de ces vérités.

Chercher à la Phthisie un remède dans le sens pharmacologique du mot, est une puérilité. Un prix proposé à cette recherche ne serait pas sérieux. L'homme bienfaisant, l'esprit large et humain qui a fondé celui qui excite aujourd'hui notre émulation, l'entendait comme moi : il me l'a dit bien souvent. La prophylaxie de la Phthisie, c'est-à-dire la Phthisie envisagée dans l'espèce, traitée dans l'espèce, ou la médecine préventive de la Phthisie, tel était son idéal. Est-ce à dire que la Phthisie, qu'elle soit imminente, ou qu'elle soit déclarée et reconnue chez l'individu, ne mérite pas l'attention du médecin, les efforts les plus opiniâtres et les plus variés du thérapeute ? Loin de moi cette pensée. On verra, je l'espère, que j'ai médité sur ce problème clinique, et que j'ai cherché à l'éclairer sous plus d'un rapport. Mais, il faut bien le dire, quand la Phthisie est un fait accompli, qu'elle est confirmée à un degré quelconque, le médecin ne peut plus répondre de rien. Il fera encore beaucoup pour modérer, pour prolonger, pour écarter les complications, pour simplifier, soulager, consoler, guérir même plus souvent qu'on ne le croit... Qu'il s'efforce donc de développer et de perfectionner les ressources hygiéniques et les agents curatifs de tout ordre dont le praticien a un besoin si varié et toujours nouveau dans une maladie aussi complexe et aussi féconde en accidents et en indications que la Phthisie ; mais qu'il n'oublie jamais que la médecine de cette maladie, aujourd'hui et dans l'avenir, c'est la médecine de l'espèce, la médecine préventive.

La médecine du phthisique dans son lit est forcée, elle est un devoir clinique de tous les jours ; mais cette pratique inévitable ne doit pas nous détourner de notre idéal, au contraire.

La Phthisie entre dans l'homme par des portes nombreuses et très-diverses. Il faut s'appliquer à fermer, autant que possible, toutes ces portes, car, lorsqu'elles sont franchies, les secours de l'art sont précaires.

Le médecin, le moraliste, le prêtre, l'économiste doivent se liguer pour cette œuvre d'humanité ; mais c'est au médecin qu'il appartient de montrer à ses collaborateurs le but et les moyens.

Le concours de l'État et de la société tout entière

nous est même indispensable. Que chacun propose ses vues et ses moyens. J'indiquerai les miens. Une bonne doctrine de la Phthisie doit les suggérer. Il faut qu'ici, ce soit l'art qui inspire toujours la science. Ici, c'est au médecin à poser ses problèmes au savant. Je ne sais pas ce que valent les idées de ce livre : le public les jugera. Je ne suis sûr que d'une chose, c'est que toutes, même les plus générales, sont essentiellement tournées vers l'art, et concluent d'elles-mêmes à la pratique.

Si, par malheur, la Phthisie était spécifique, virulente et contagieuse, l'idéal que j'ai posé, la médecine sociale de la Phthisie, la prophylaxie de cette maladie chronique si fatale à l'espèce, deviendrait une chimère, et je n'aurais pas le courage de me présenter à ce concours. Mais cela n'est pas ; j'en ai la conviction. *Credidi, propter quod locutus sum.*

ÉTUDES

GÉNÉRALES ET PRATIQUES

LA PHTHISIE

PREMIÈRE PARTIE

ANATOMIE PATHOLOGIQUE.

CHAPITRE PREMIER

Anatomie pathologique générale de la Phthisie : pus, tubercule, productions dites caséeuses. — L'anatomie pathologique moderne s'approche beaucoup plus de la maladie que l'ancienne. Elle est essentiellement vivante. — Principe d'une classification des productions morbides. Son application aux maladies chroniques.

Autant l'anatomie pathologique éloigne de la Médecine, quand elle est grossière et mécanique, autant elle en rapproche quand elle est étudiée selon les méthodes de l'histologie et de l'organogénésie.

L'anatomie comparée, l'embryologie, le microscope et la chimie organique substitués au scalpel, à la macération et à tous les moyens de division mécanique, ont accompli un progrès qui tendra indéfiniment à ne plus faire de l'anatomie et de la physiologie deux sciences distinctes, et qui identifiera chaque jour plus dans l'avenir l'altération organique avec la maladie, et l'anatomie pathologique avec la pathologie.

La Phthisie n'a pas pour unique manifestation le tuber-

cule. Chaque appareil exprime à sa manière la tuberculisation. L'amaigrissement, la dyspepsie, la fièvre, les phlegmasies du phthisique, sont tuberculeux, comme la fièvre
du varioleux est varioleuse indépendamment des pustules
de la variole en elle-même, et des modifications que les
divers états de celles-ci peuvent imprimer à cette fièvre.

On devrait pouvoir reconnaître la tuberculose à un de
ses symptômes quelconques aussi bien qu'en voyant les
tubercules eux-mêmes ; et si l'anatomie pathologique était
parfaite, l'aspect du sang, d'un vaisseau lymphatique ou
sanguin, d'un élément organique quelconque du phthisique, révélerait là nature de la maladie aussi spécialement
que la production morbide *sui generis* qui en est la manifestation fixe et plastique. Une lésion est, en effet, un symptôme de l'ordre des fonctions végétatives, comme un symptôme est une lésion de l'ordre des fonctions sensitives et
motrices, ou des fonctions animales. Les lésions et les symptômes se supposent mutuellement. La nature du tubercule, si elle était bien connue, représenterait toute la Phthisie à un pathologiste d'une pénétration profonde. Les
symptômes généraux de la Phthisie ne lui révéleraient pas
moins exactement la nature de la tuberculose et du tubercule.

Ceux qui disent, avec Graves, que la Phthisie est la cause
du tubercule ; ceux, au contraire, dont les doctrines supposent que la Phthisie est l'effet du tubercule, ne s'entendent
pas plus avec eux-mêmes qu'ils ne s'entendent entre eux.
Dans l'esprit du vitalisme moderne, où l'organisation et
la vie se déterminent mutuellement et sont indivisibles en
réalité, la phthisie pulmonaire et le tubercule ne sont ni
antérieurs ni postérieurs l'un à l'autre. La tuberculose et
la lésion qui la caractérise ne se précèdent ni ne se suivent.
Elles sont, comme la vie et l'organisation, une même chose
sous deux aspects.

Ce qui peut tromper à cet égard, c'est que les symptômes

locaux, et surtout les symptômes généraux, sont quelquefois considérables avec des altérations tuberculeuses locales peu développées, et réciproquement ; c'est-à-dire, que le rapport n'est pas toujours exact entre les lésions pulmonaires et les altérations de la nutrition, de la circulation et des fonctions générales de l'économie dans la Phthisie. Rien n'est pourtant moins fait que cette disproportion, pour servir de fondement aux deux systèmes que je combats. Je m'appuierais même très-volontiers sur elle pour soutenir l'opinion contraire.

La Phthisie n'est ni une maladie purement locale, ni une maladie purement générale. Elle est locale et générale tout ensemble, mais presque toujours avec une prédominance relative plus ou moins prononcée de l'un ou de l'autre ordre d'altérations. Les divers appareils de l'économie ne prennent pas une part égale à l'affection. Ils ne sont pas tous affectés au même degré. Ils ressentent la maladie, ou y concourent chacun selon sa mesure de susceptibilité morbide spéciale, ou sa mesure relative de résistance ou de santé. De plus, encore une fois, le tubercule n'est pas la seule expression organique de la tuberculose pulmonaire ou de la Phthisie.

Cette maladie se manifeste par des phlegmasies disséminées au sein desquelles l'histologie ne rencontre aucune production tuberculeuse appréciable, et qui sont nées pourtant de la diathèse dont le tubercule est la plus haute, mais non la seule expression. On peut en dire autant de la fièvre. Associée aux phlegmasies dont je viens de parler et au travail de la tuberculisation, elle en exprime à sa manière la nature propre, car elle est déterminée par le même principe d'active dégénération qui produit le tubercule. Or, ces diverses manifestations de la tuberculose, dont l'ensemble constitue la Phthisie, sont loin d'avoir toutes la même intensité.

Pour bien comprendre cela, il faut se faire une idée

juste de la vie tout à la fois propre et commune des organes, de leur indépendance d'une part, et de l'autre, de leur
dépendance réciproques. Or, cette vie propre et commune,
cette indépendance et cette dépendance mutuelles, se re-
trouvent en pathologie, et sont même plus sensibles que
dans l'état normal. où une parfaite harmonie les dissimule
plutôt que de les mettre en évidence.

Ainsi, les appareils autres que le poumon paraissent quelquefois pendant longtemps ne pas entrer dans le tourbillon de la Phthisie, malgré l'existence d'une diathèse, c'est-
à-dire d'une affection générale ; mais si la tuberculisation
pulmonaire marche malgré cette résistance de l'ensemble,
les autres appareils finissent par être entraînés dans le
mouvement de la maladie, selon le degré de leur susceptibilité morbide ou de leur disposition réfractaire. Or,
il est bien certain, que chacun de ces symptômes généraux,
fièvre, phlegmasies diverses, vomissements, amaigrissement, etc., n'existe qu'en vertu d'altérations organiques
correspondantes qui, sans tomber toujours sous les sens
extérieurs et se produire sous l'influence immédiate. de
notre tubercule, n'en sont pas moins des effets congénères
de la diathèse tuberculeuse. Il s'ensuit que le symptôme
ou le trouble morbide de telle ou telle fonction, est toujours exactement en rapport avec une lésion tuberculosique
quelconque, c'est-à-dire, avec une altération de nature
tuberculeuse de l'appareil qui est le siége de l'altération
fonctionnelle.

Des tissus doués de fonctions spéciales, le vasculaire, le
nerveux, peuvent être affectés par le principe de la tuberculose sans formation de tubercules proprement dits dans
ces tissus. Le tissu plasmatique ou conjonctif et ses équivalents, qui sont le siége de la dégénération tuberculeuse,
peut lui-même être modifié par la diathèse sans qu'il en
résulte une formation de tubercules. Qu'est-ce, en effet,
que l'amaigrissement général qui se produit chez un sujet

au sommet d'un poumon duquel commencent à proliférer quelques granulations grises et dures qui n'ont encore déterminé aucun trouble spécial, et ont laissé s'accomplir dans toute leur plénitude les fonctions digestives? N'est-ce pas une atteinte de nature tuberculosique portée à ce tissu, siége immédiat de la nutrition? En vertu de cette affection, les propriétés trophiques du tissu nourricier sont affaiblies, languissantes, frappées d'inertie. L'amaigrissement, le desséchement, cette expression si caractéristique de la Phthisie qu'elle en a tiré son nom, est donc déjà un symptôme direct de la tuberculose.

Les progrès incessants de l'histologie pathologique nous montreront chaque jour, dans les organes des phthisiques, des altérations palpables là où l'on croit aujourd'hui qu'il n'y en a pas, parce qu'ils échappent à la simple vue. Déjà le cœur, l'appareil circulatoire, les reins, les muscles, offrent au microscope des lésions que le scalpel ne trouvait pas. Qui pourrait dire qu'on ne découvrira pas tôt ou tard la cause ou la lésion spéciale de l'amaigrissement des phthisiques dans les éléments du tissu nourricier, et, par exemple, dans les cellules du tissu plasmatique, dans la lymphe, dans les radicules des vaisseaux blancs, ou dans d'autres parties de cet appareil fondamental de la nutrition ?

Voilà l'anatomie pathologique fondue comme je l'entends avec la pathologie ; voilà le symptôme et la lésion dans leur unité substantielle.

J'essayerai de donner, dans les pages suivantes, un peu de cet intérêt vivant et clinique à l'anatomie pathologique de la phthisie pulmonaire. Elle n'en était guère susceptible dans l'âge à peine écoulé de ses méthodes physiques et tout extérieures. Broussais pouvait dire, il y a un demi-siècle, que commencer l'étude d'une maladie par la description de ses lésions cadavériques, était un procédé contraire à l'ordre des choses et à la nature. Il le pourrait déjà moins justement aujourd'hui.

Les maladies chroniques sont entre elles comme leurs produits. Moins ces productions s'éloignent des éléments ou des tissus sains, moins elles sont graves ; plus elles s'éloignent de ces types, plus, par conséquent, elles sont antiplastiques ou destructives, et plus leur pronostic est funeste.

Si on considère les moins malsaines d'entre elles, celles qui altèrent le moins les tissus, comme sont les maladies arthritiques (rhumatisme et goutte), on n'observe guère d'abord que des fluxions sanguines mobiles et répétées, des congestions qui finissent par affaiblir les vaisseaux et les dilater, qui épaississent leurs parois, encroûtent leurs tuniques de sels plus ou moins terreux. Dépôts fibrineux, indurations scléreuses, hyperplasies non malsaines des tissus conjonctifs, adhérences, ossifications, éburnations ; production d'acide urique en excès, déviations multiples de ce produit de combustion organique, etc., tels sont à peu près le genre et les espèces de productions morbides qui caractérisent ce premier ordre de maladies chroniques. C'est pourquoi, je les ai nommées initiales ou capitales, parce qu'elles ne dérivent d'aucune autre et que beaucoup d'autres en dérivent.

De toutes les maladies chroniques elles sont, en effet, celles qui altèrent le moins les éléments organiques ; elles sont les moins hostiles à la vie des tissus. Leurs altérations anatomiques et leurs produits, représentation fidèle de leur nature, ne sont guère que des formations normales en excès, ou des hyperplasies de tissus sains qui restent tels et ne dégénèrent pas. Les pullulations de cellules morbides à vie courte et infectante, les éléments nécrobiotiques n'apparaissent pas encore. Le système nerveux, l'appareil de la circulation générale et les circulations sanguines partielles, semblent primitivement affectés dans leur vie spéciale plutôt que dans leur vie commune et purement végétative.

Mais dans une seconde classe de maladies chroniques initiales, on voit les tissus plasmatiques et de substance conjonctive, puis les appareils lymphatiques, ces bases de l'organisation, devenir le siége particulier d'altérations primitives ou propres à ces tissus fondamentaux.

Ici, le siége des déviations plastiques est plus général et plus profond. Les altérations sont aussi plus graves, plus hostiles à l'organisation : elles commencent à être destructives, mais avec des tendances assez faciles aux réparations. Telles sont les affections strumeuses, scrofuleuses. Le pus et les productions pyoïdes font leur apparition. On observe des inflammations qui, au lieu d'être superficielles et mobiles comme celles de l'ordre précédent, sont fixes et profondes, et au-dessous desquelles, si je peux ainsi dire, les tissus se ramollissent, s'ulcèrent, suppurent. Leur structure est menacée. Qu'est-ce que cela signifie ? Que des éléments à vie brève et chétive, à multiplication très-rapide et très-envahissante se sont formés dans la trame primordiale des organes et qu'ils y ont détruit et remplacé les éléments organiques sains. Cette destruction et cette substitution, qui peuvent s'étendre indéfiniment, si l'organisme est sous l'influence de ce qu'on appelle une diathèse, sont capables de contagionner et de s'assimiler la masse des forces ou des éléments sains. Trois productions morbides distinctes, mais analogues, entrent en scène et concourent principalement à ce résultat : ce sont le pus, la matière tuberculeuse ou caséiforme, et le tubercule proprement dit. J'appelle pyoïdes les deux dernières. Elles sont plus funestes et plus nécrobiotiques que le pus, car elles sont essentiellement destructives. Si je les groupe avec le pus, c'est que les caractères particuliers qui les séparent incontestablement de lui, n'empêchent pas certains caractères généraux très-importants de les en rapprocher. Elles ont une organisation inférieure et une existence pauvre ; leur vie est très-courte, et par conséquent leur multiplication très-rapide. Elles sont mal formées, atrophiques, sans vaisseaux, privées de toute sensibilité. Aussi, ont-elles une tendance extrême à dégé-

nérer encore, ou à descendre vers des états presque inorganiques, inorganiques même. Des granulations d'une graisse
inférieure et pathologique les envahissent bientôt presque
nécessairement, et sont remplacées quelquefois elles-mêmes
par un résidu calcaire, substance plâtreuse d'où toute trace
d'organisation a disparu.

J'étudierai donc d'abord en eux-mêmes les trois éléments
anatomiques si communément associés de la tuberculose
pulmonaire ou de la Phthisie proprement dite, que je viens
de nommer. Je m'occuperai ensuite de leur évolution dans
les organes respiratoires et dans les autres organes, jusqu'à
leur degré ultime et funeste, ou jusqu'aux arrêts d'évolution
et aux procédés de réparation dont ces désordres sont susceptibles. Je décrirai aussi sous ce double aspect les altérations concomitantes, qui, pour n'être pas anatomiquement tuberculeuses, ne se rattachent pas moins réellement
à la tuberculose où elles jouent un rôle considérable et dont
elles éclairent singulièrement la nature et les rapports. Je
veux parler des inflammations et des ulcérations, si nombreuses dans le cours de la Phthisie, et qu'on dirait n'être
que des productions moins caractérisées, moins complètes,
et comme diffuses de la tuberculose.

Ce tableau montrera que l'anatomie pathologique nouvelle est, comme je l'ai dit plus haut, essentiellement
vivante, et qu'elle tend à se fondre chaque jour avec une
observation clinique approfondie.

Il importe à mon plan et à l'idée générale qui domine ce
travail, que je présente, avant tout, les caractères comparés
du pus et du tubercule; que je recherche aussi en quoi
consiste la matière dite caséeuse, — qui méritait un nom
plus conforme à sa nature et à son importance, — et quelle
place cette production occupe entre le pus et le tubercule.

CHAPITRE II

LE PUS.

§ I

Le pus. — En quoi il ressemble aux globules blancs du sang et en quoi
il en diffère.

Le pus renferme des éléments figurés suspendus dans un
liquide. Ces éléments sont des globules ou cellules rondes,
contenant un assez grand nombre de petits noyaux ; et ce
liquide est un sérum. Sous ce rapport, le pus a donc la
même constitution générale que le sang. Ce qui l'en rapproche encore plus, c'est que ces globules sont, histologiquement, tout à fait semblables aux globules blancs du sang.
Les globules du pus sont donc des leucocytes. Le sérum
est, comme celui du sang, un liquide formé d'eau dans lequel des sels de soude tiennent de l'albumine en dissolu-
tion. Ce sérum paraît moins abondant que dans le sang,
mais, s'il l'est moins entre les cellules du pus qu'entre celles
du sang, il l'est beaucoup plus dans les cellules mêmes.
Celles-ci sont plus volumineuses que les globules rouges
ou hématies, et le pus, en définitive, renferme plus de liquide que le sang. Les matières grasses y sont aussi en
quantité plus grande, tandis que les sels alcalins paraissent
s'y trouver en moindre quantité. Si ces deux particularités
sont exactes, — la première, au moins, n'est pas douteuse,
— on verra qu'elles ne sont pas indifférentes.

Le globule du pus se présente donc sous la forme d'un
leucocyte, c'est-à-dire d'une cellule ronde, assez volumineuse, sans enveloppe, ce qui est le propre des cellules très-

jeunes ou naissantes, riches en substance plastique primitive ou en protoplasme. En effet, les globules du pus naissent aux dépens d'un tissu nouveau et tout à fait embryonnaire qui se forme sous l'influence de toute irritation inflammatoire de quelque intensité. Cette théorie du blastème, quoique très-attaquée aujourd'hui, est encore celle qui compte le plus de partisans.

Vus au microscope et avant toute préparation, les leucocytes du pus n'offrent qu'une masse ronde d'aspect chagriné ou finement granuleux et presque opaque. Dans le pus bien fait ou louable, ils sont rapprochés au point de se toucher. Le contact d'un peu d'eau tuméfie ces cellules. L'addition de l'acide acétique les éclaircit, et permet d'y apercevoir très-distinctement plusieurs noyaux. Ceux-ci sont d'autant plus petits et d'autant plus nombreux, que le globule est moins vivant ou plus près de dégénérer et de périr. Ce nombre varie depuis deux ou trois jusqu'au double. S'ils ont un nucléole, celui-ci est ébauché, souvent imperceptible, et comme rudimentaire. C'est encore un signe d'organisation et de vie éphémères. Aussi, le globule du pus subsiste-t-il peu dans l'état déjà pauvre que je viens de décrire. Bientôt, surtout si sa pullulation est abondante et rapide, le liquide qui l'infiltre se résorbe, et les éléments solides plus serrés et perdant leur rondeur se déforment, se ratatinent, se dessèchent, et ne présentent plus qu'une masse confuse de corpuscules irréguliers que des granulations d'une graisse rétrograde et presque morte infiltrent et finissent d'étouffer. Ce n'est plus qu'un détritus moléculaire, un magma d'apparence caséeuse. Aussi, a-t-il reçu ce nom.

La dégénération peut aller plus loin encore, et l'état calcaire succéder à l'état caséiforme, soit que les sels de chaux contenus primitivement dans cette matière aient été les seuls éléments solides rebelles à l'absorption et forment seuls aussi le résidu, soit que ces sels y aient été ultérieurement déposés. Tel est le pus. Mais cette description succincte serait incomplète, si je ne disais pas en quoi ces éléments du pus, nés, comme je l'ai dit, d'un tissu nouveau ou embryonnaire, ou, peut-être, sortis des vaisseaux sous l'influence de l'irritation de ces derniers, diffèrent des éléments jeunes et embryonnaires normaux, car il est bien évident que si les cellules ou leucocytes du pus, si semblables histologiquement à ceux du sang, n'en différaient pas sous quelque rapport plus important que la forme physique, ils leur seraient en tout semblables, et n'auraient pas une vie et un sort si diamétralement opposés.

C'est qu'en effet, tout dans les corps organisés gît dans l'évolution, qui, en définitive, est la vie. Or, les globules blancs du sang ou leucocytes ont en eux et autour d'eux tout ce qu'il faut pour progresser, s'enrichir et s'élever dans l'échelle des éléments et des tissus organiques; et les leucocytes du pus, tout ce qu'il faut pour régresser, s'appauvrir et descendre l'échelle de ces mêmes éléments. Les uns doivent naturellement vivre, les autres naturellement mourir. Aussi, n'est-ce que quand ils sont très-jeunes, que les globules du pus sont semblables aux globules blancs du sang. D'heure en heure ils s'en éloignent, en prenant les caractères de pauvreté et de régression que j'ai tracés plus haut. Ils suivent chacun une marche inverse, le nombre des noyaux augmentant dans la cellule embryonnaire qui tout à l'heure sera du pus; ce nombre diminuant dans la cellule embryonnaire qui progresse et va servir à constituer ou un tissu normal, ou, peut-être, dans les vaisseaux, un globule rouge du sang. On a la preuve du premier de ces changements, dans un fait positif et bien indiqué par MM. Cornil et Ranvier en ces termes : « Dans le pus récemment formé, quelle que soit son origine, à côté de cellules à noyaux multiples ou globules de pus, on en trouve constamment qui ne présentent qu'un seul noyau, et qui sont des cellules embryon-

naires (1). » Ces métamorphoses régressives, et la destruction des tissus sains remplacés par elles, sont la caractéristique de tous les tissus et de tous les éléments accidentels
et morbides. C'est pourquoi je donne pour base à la notion
de maladie, l'idée d'un mode d'existence parasitiforme développée aux dépens des éléments faibles et altérables de
l'organisme ; et en complétant cette idée, par celle de la
réaction salutaire des éléments sains quand la santé doit
se rétablir, ou par celle de leur assimilation et de leur infection par les éléments malsains et parasitiformes, lorsque,
la réaction étant nulle ou insuffisante, l'entraînement funeste est inévitable.

(1) Cornil et Ranvier, *Manuel d'histologie pathologique*, p. 91. Paris, 1869.

CHAPITRE III

§ 1

Le tubercule ne doit pas être rangé dans les tumeurs. Sa nature
l'en exclut.

J'ai toujours hésité à classer le tubercule parmi les tumeurs. Plus je l'observe, plus il m'en paraît éloigné,
et je ne vois pas pourquoi les pathologistes qui en font
une tumeur, ne donnent pas le même nom aux abcès. Sans
doute, ils auraient tort de le faire ; mais c'est justement
parce qu'il n'y a pas une différence de nature assez profonde
entre le pus et le tubercule, qu'on a peut-être tort de les séparer aussi profondément que les tumeurs le sont des abcès.
Est-ce parce que le contenu de ceux-ci, le pus, est liquide
qu'on sépare les abcès des tumeurs ? Mais on admet des tumeurs liquides ou demi-liquides ; et, d'ailleurs, la consistance
ne touche guère à la nature des choses. Serait-ce parce que les
abcès ou collections de pus sont des produits inflammatoires ?
Mais rien n'est moins absolu. Il y a des abcès dont il serait
difficile de prouver qu'ils ont une telle origine. Et puis,
n'y a-t-il pas de véritables tumeurs accompagnées d'inflammation, ou qui se développent sous son influence ? On aggrave selon moi ces contradictions, en excluant de la classe
des tumeurs les dépôts ou les infiltrations de matière caséeuse ; et on m'autorise par là encore plus, à retirer le
tubercule et les maladies tuberculeuses de la famille des

tumeurs et des maladies à tumeurs, car les productions caséeuses sont la phase ultime, ordinaire, presque constante du tubercule, son résidu, et le résidu non moins fréquent du pus renfermé, et dont la prolifération a cessé.

L'idée de tumeur emporte l'idée de néoplasme organisé et à vie plus indépendante que celle du tubercule, qui ne l'est pas plus que celle du pus. Comme le pus, le tubercule ne naît en effet que pour dégénérer immédiatement et mourir. La tumeur a plus de vitalité et de processus devant elle, plus de résistance et d'activité propres. On dirait d'un véritable parasite ou d'un animal enté sur un autre. Elle a un tissu, je veux dire un entrelacement ou une juxtaposition de fibres et de fibrilles, une trame, un canevas. Souvent elle possède des vaisseaux propres, ou bien elle est susceptible d'en avoir. Elle se nourrit, elle s'accroît, elle végète, ce que ne font et ne peuvent faire ni le pus ni le tubercule. Elle a donc une vie locale beaucoup plus intense, et exerce moins d'influence morbide active qu'eux sur l'état général de l'économie. Il est incontestable que les tumeurs produisent et supposent, par conséquent, l'affection de l'organisme entier, beaucoup moins que le tubercule et le pus. C'est pourquoi, la vie intrinsèque de la tumeur étant plus riche et plus indépendante que celle des deux éléments nécrobiotiques qu'on appelle pus et tubercule, elle développe généralement autour d'elle et loin d'elle des réactions vasculaires moins vives, o u moins de fièvre et d'inflammation, que ne le font les deux produits morbides dont il s'agit. Aussi, et de même qu'aucune production morbide n'est plus inflammatoire et plus fébrile que le pus et le tubercule, aucun néoplasme ne l'est moins qu'une tumeur.

On voit que les caractères sur lesquels je me fonde pour séparer le tubercule de la famille des tumeurs, ne sont pas des détails extrinsèques de forme, de couleur, de consistance, de lieu ; mais des caractères de nature, de genèse et d'évolution. La description que je vais faire du tubercule le démontrera davantage encore.

Il semble, au premier abord, que, le pus étant liquide et le tubercule solide, il soit impossible d'établir entre eux aucune comparaison. Au point de vue de la médecine, cette différence physique n'est peut-être pas très-considérable. Il est vrai de dire, cependant, que la dureté d'un amas de granulations tuberculeuses étant le résultat de leur adhérence assez solide au moyen d'une substance compacte sans forme histologique bien déterminée, sorte de territoire intercellulaire pauvre et ratatiné, cet amas de granulations dures, chétives et confluentes, rapprocherait un peu les tubercules des tumeurs. Mais si on réfléchit à la fragilité organique excessive de ce moyen d'union, à la désagrégation naturelle et au ramollissemeut si faciles de cet amas de petites cellules dépourvues de toute circulation et de tout apport nutritif, on voit qu'il n'y a là que l'apparence d'un tissu, et le plus faible *minimum* de vie propre. Le tubercule est presque mort en naissant.

§ II

Histologie du tubercule. Son analogie avec les éléments normaux des ganglions lymphatiques. Son siége. Sa naissance. Son évolution. Sa mort. C'est une production essentiellement lymphoïde.

Le tubercule est essentiellement constitué par une cellule embryonnaire immédiatement arrêtée dans son développement, puis atrophiée, et réduite à son degré le plus misérable d'organisation et de vitalité. Si tout élément organique dévié et malade a son homologue dans les éléments et les tissus sains, c'est aux cellules et aux corpuscules des ganglions lymphatiques sains, que les cellules des granulations tuberculeuses ressemblent le plus. Histologiquement, la similitude entre ces deux sortes d'éléments est extrême, et l'on a vraiment de la peine à les distinguer. Virchow, qui signale cette analogie, en fait remarquer avec raison, en ces termes, une autre non moins importante : « Comparez, dit-il, les cellules que je considère comme constituant le grain tuberculeux, avec un tissu normal du corps humain, vous verrez que ces cellules ont la plus grande analogie avec les éléments des ganglions lymphatiques, analogie qui n'est pas accidentelle ou indifférente, car depuis longtemps la prédisposition du ganglion lymphatique à la transformation caséeuse est connue. Les anciens ont dit depuis longtemps que la constitution lymphatique prédispose aux tubercules (1). »

On ne peut nier, en effet, que cette dernière analogie ne confirme la première déjà si légitime, et n'autorise à regarder le tubercule comme une production lymphoïde, ou un dérivé morbide des tissus lymphatiques. C'est aussi l'opinion de Foerster; et les excellentes figures données par Frey le montrent clairement (2). J'ai dit « un dérivé des tissus lymphatiques », car je divise l'appareil lymphatique entier en trois parties : les ganglions, les vaisseaux et les tissus blancs lymphatiques, qui sont les tissus conjonctifs. Je ne parle pas des éléments lymphatiques disséminés dans plusieurs régions de membranes muqueuses. Or, c'est dans les tissus conjonctifs, que l'appareil lymphatique a ses racines et prend naissance. Ces tissus et leurs éléments, dans le réseau desquels naissent les vaisseaux blancs, sont les agents propres et immédiats de la nutrition. C'est en eux et à leurs dépens, que se forment les tubercules; c'est dans leurs équivalents histologiques, les tissus épithéliaux, et à leurs dépens, que se forment aussi les équivalents pathologiques du tubercule, je veux

____

(1) *Patholog. cellulaire*, p. 103.

(2) *Traité d'histologie et d'histochimie*, traduction de Spillmann, p. 496, et suiv.

dire les productions de matière caséeuse ou tuberculeuse amorphe.

L'élément histologique du tubercule est donc une cellule petite, dont l'enveloppe mince et souvent incomplète, s'applique assez étroitement sur un contenu formé d'un beaucoup plus grand nombre de noyaux que ceux que nous avons observés dans la cellule du pus. On peut en compter jusqu'à 20 et même 30. Ils sont réduits, sans force plastique, sans nucléoles, laissant à peine de la place pour un peu de matière intracellulaire sèche et épuisée. Cette matière existe entre les cellules elles-mêmes beaucoup trop serrées et presque dépourvues de territoire nourricier. Tous ces caractères sont ceux d'une pauvreté organique excessive. La granulation tuberculeuse ainsi constituée est grise, tirant de plus en plus vers le blanc jaunâtre, demi-transparente, assez dure, élastique, s'écrasant difficilement. Elle fait saillie à la surface du tissu, et son volume varie entre un vingtième de millimètre et un ou deux millimètres. Telle est la granulation isolée et dans sa première période. Mais très-souvent les granulations sont confluentes et ne forment qu'une masse dont les éléments sont très-difficiles à dissocier, unis qu'ils sont par l'espèce de substance compacte, mal formée et filamenteuse dont j'ai déjà parlé, qui en fait une agglomération sans en faire un tissu. La dégénérescence graisseuse jaunâtre et l'opacité qui en résulte commencent toujours par le centre de la granulation et s'étendent ensuite à la circonférence.

On peut assister en quelque sorte à la prolifération de ces éléments, à leurs âges successifs quelquefois si rapides, aux transformations de leurs périodes régressives, de leur désagrégation, de leur ramollissement, et de la circulation funeste de leurs débris liquéfiés dans tous les points de l'organisme.

Virchow a donné de ces diverses périodes, depuis l'état naissant jusqu'à celle d'opacité granulo-graisseuse et de ratatinement, une description parfaite accompagnée d'une figure qui a été souvent reproduite et dont j'ai plusieurs fois constaté au microscope la remarquable exactitude [1]. Ne pouvant la mettre ici sous les yeux, il m'importe de la faire bien comprendre.

Quand on examine à un grossissement de 300 diamètres la coupe d'une granulation tuberculeuse, on y distingue trois ordres de cellules concentriques. Les plus anciennement malades et les plus altérées sont au centre ; celles qui sont en voie de le devenir graduellement, occupent le cercle intermédiaire. On les voit perdre, de la circonférence au centre, les caractères des saines et fortes cellules normales de tissu conjonctif fusiformes, riches d'une enveloppe complète et d'un ou deux noyaux vigoureux, mats et à nucléoles. Elles se rapetissent, s'entassent, s'arrondissent et prennent de plus en plus les formes de fausses cellules embryonnaires, rapidement atrophiées, dont les enveloppes s'amincissent, se discontinuent et serrent de trop près de petits noyaux trop nombreux, durs et secs, qui en arrivent à ne plus paraître qu'une matière granuleuse, bientôt obscurcie par l'infiltration graisseuse. Le centre de la coupe se convertit alors en production caséeuse, et forme une large tache opaque finement pointillée. A la périphérie, au contraire, et séparée des granulations éteintes que je viens de dessiner par le cercle de celles qui s'en rapprochent graduellement, s'étale la zone encore saine dont les cellules robustes, que j'ai plus haut décrites, sont largement espacées dans un territoire intercellulaire où abondent encore des matériaux nutritifs.

Cette zone extérieure intacte, qui contraste si clairement avec la tache du milieu et les cercles de plus en plus altérés qui s'y concentrent, cette zone extérieure, dis-je, est probablement destinée à entrer dans la zone intermédiaire dont les cellules sont déjà affectées.

____

[1] *Pathologie cellulaire*, p. 399.

L'ensemble et les parties de ce foyer pathologique forment un petit tableau presque animé du processus de la granulation tuberculeuse. Il montre nettement plusieurs choses. D'abord, que les granulations se forment aux dépens du tissu conjonctif ou plasmatique, siége immédiat de la nutrition ; ensuite qu'en naissant, ces granulations, cellules plasmatiques avortées et nécrobiotiques, remplacent, pour les détruire, mais sans pouvoir les remplacer ultérieurement, les cellules du tissu plasmatique ou fondamental, et tous les éléments des tissus spéciaux dont il est la matrice. On sait, en effet, que les néoplasmes réparateurs, les tissus cicatriciels sont fournis par une prolifération extraordinaire du tissu conjonctif. Or, le processus de l'irritation tuberculeuse, en détruisant ce tissu ou en se substituant indéfiniment à lui pour mourir en naissant, ne suscite jamais des éléments réparateurs, comme le font les inflammations simples et saines ; il ne suscite que lui-même, et il est, par conséquent, une des productions morbides les plus hostiles à la force médicatrice.

Ce tableau montre aussi que le tubercule passe fatalement à l'état graisseux et finit par ressembler exactement au pus mort et concret. C'est le même mode de transformation régressive, et on pouvait le prévoir. Histologiquement, les éléments du pus et du tubercule sont voisins. Rien ne se ressemble plus sur le champ du microscope qu'un leucocythe atrophié, commençant à se ratatiner, et l'élément du tubercule. Le pus est un produit hématoïde, et le tubercule une production lymphoïde. Or, le globule blanc du sang ou leucocythe, histologiquement si semblable au globule du pus, a été formé par l'appareil lymphatique. Il procède des vaisseaux et des ganglions de cet appareil, et a été versé par eux dans les vaisseaux sanguins.

Que le pus soit une prolifération de cellules embryonnaires et avortées du tissu conjonctif sous l'influence d'une irritation inflammatoire de ce tissu, comme le prétend

Virchow, ou qu'il soit une extravasation des globules blancs du sang sous la même influence comme le veut Conheim, — opinions qui pourraient être exactes toutes deux sans s'exclure, — cela importe peu pour l'objet de ma thèse, et il n'en reste pas moins vrai, que le pus et le tubercule ont de grandes analogies, ou plutôt, qu'ils présentent un parallélisme d'origine, de processus et de terminaison que la clinique manifestera comme l'anatomie pathologique. Si nous avions besoin de nouveaux traits pour établir ce parallélisme, ils nous seraient fournis par l'étude de la matière caséeuse, que j'appellerai aussi muco-tuberculeuse ou tuberculeuse amorphe.

CHAPITRE IV

§ I

La matière caséeuse semble une production intermédiaire entre le pus
et le tubercule. L'étiologie, le siége, la marche de cette production en
font un variété intéressante de la phthisie pulmonaire, mais non une
maladie différente comme le prétendent les auteurs allemands. — Erreurs et abus de l'histologie à ce sujet. La matière caséeuse n'est pas un
produit inflammatoire commun, mais un produit d'inflammation tuberculeuse.

Je n'aurais pas le droit d'appeler cette matière un second
produit pyoïde, si elle n'était que le terme de la dégénération du pus et du tubercule, mais elle procède caséeuse, à
l'état naissant, d'une troisième source qui fait d'elle un véritable trait d'union entre les deux autres néoplasmes.

Il existe, en effet, une variété de phthisie pulmonaire caractérisée anatomiquement par la production primitive de
la matière caséeuse dans les vésicules pulmonaires, aux dépens de la membrane muqueuse et de l'épithélium de ces
alvéoles.

Bayle, Laënnec et leurs successeurs, avaient bien distingué
les granulations grises demi-transparentes, d'une substance
jaunâtre conglobée, ressemblant à la pulpe de marron cuit,
ou au fromage de mauvaise qualité ou encore à une sorte de
mastic, et qu'ils appelaient le tubercule cru. Ce tubercule
proprement dit se présentait pour eux sous deux formes :
1° la masse dont je viens de parler, obronde, plus ou moins

volumineuse, depuis la grosseur d'un petit pois jusqu'à celle d'une petite noix ; 2° la même matière disséminée sans forme dans les tissus, et portant le nom de tubercule infiltré ou d'infiltration tuberculeuse. A cette époque, on n'avait pas encore songé à établir une différence essentielle entre cette production et la granulation grise, pas même quant à leur siége. L'une et l'autre étaient des productions tuberculeuses, et la maladie dont elles formaient le caractère anatomique, était indistinctement la phthisie pulmonaire. Cela est tellement vrai, qu'un anatomo-pathologiste distingué, plus pathologiste que beaucoup de ses critiques, avait décrit comme caractérisant histologiquement le tubercule, certains corpuscules spécifiques selon lui, et consistant en petits fragments granuleux entassés sans ordre, irréguliers, anguleux, frappés de dégénérescence graisseuse, sans noyaux, tels enfin que je les ai décrits dans le pus concret, dans la granulation opaque mortifiée, et dans les substances formées de cellules quelconques qui, ne recevant plus de sang, se ratatinent, deviennent graisseuses et périssent autant que possible. M. Lebert — car c'est de lui que je parle, — qui n'ignorait pas l'existence de la granulation grise, se croyait d'autant plus autorisé à regarder ces corpuscules comme pathognomoniques, qu'ils appartiennent effectivement à cette granulation dès qu'elle paraît mûre, et que son centre s'opacifie sous l'influence de la transformation graisseuse rétrograde.

D'ailleurs on ne savait pas alors ce qu'on a su depuis les recherches de Reinhardt, que le produit de la suppuration arrêtée et non évacuée, présente les mêmes caractères, car toute masse caséeuse provenant même de cette dernière source, était réputée tuberculeuse.

Il faut dire aussi qu'on était alors dans la ferveur de l'histologie naissante ; dans la conviction que les formes élémentaires des tissus devaient être, même à l'état inanimé, le dernier mot de la vie, et que chaque maladie spéciale

devait avoir ses éléments morphologiques spéciaux. Penser
de la sorte, c'était pourtant ne pas sortir de la vieille anatomie qui ne connaît que les formes, et qui scalpe les organes morts au lieu d'analyser leurs éléments formateurs
toujours engendrés. Quand on voit les mêmes malades
fournir des produits morbides, qui, à l'état de maturité, sont
histologiquement identiques dans les mêmes poumons et
quel qu'ait été leur point de départ, n'est-on pas bien excu-
sable de les confondre ? D'ailleurs, si on excepte la variété
de matière caséeuse qui n'est que le déchet du pus, et qui
aurait dû éclairer M. Lebert, cet observateur est-il si cou-
pable de n'avoir pas suffisamment distingué la granulation
tuberculeuse plasmatique, des productions muqueuses ou
amorphes de la tuberculose ? Si ces deux productions diffèrent
anatomiquement à leur début, et surtout quant a leur
siége, cette différence est-elle aussi grande au point de vue
de la pathologie ?

Quelque service que Virchow ait rendu à l'anatomie
pathologique de la tuberculose, en nous faisant connaître
la constitution de la granulation tuberculeuse du tissu
conjonctif étudiée surtout dans les membranes séreuses,
s'ensuit-il que rien de ce qui n'est pas cela ne soit produit
de tuberculose, et que la matière caséeuse que j'examine en ce moment, ne soit pas, au fond, une production
du même ordre modifiée par la nature des tissus et, comme
on dit, du terrain où elle se développe? La différence des
tissus où le cancer se forme, n'imprime-t-elle pas à cette
néoplasie morbide des différences plus grandes peut-être
que celles qui distinguent la granulation plasmatique de la
matière caséeuse ? Personne ne prise plus haut que moi, et
on le verra bien plus tard, l'importance de la distinction
qu'on doit faire entre la phthisie granuleuse qui débute
lentement et froidement au sommet d'un poumon, et cette
phthisie dite caséeuse ou à produits mort-nés, qui a le même
siége que la pneumonie proprement dite, je veux dire l'in-

térieur des vésicules pulmonaires, et qui ressemble si souvent à ses débuts à une pneumonie chronique à forme aiguë suppurante et destructive ; mais, quelle que soit la valeur de cette distinction, elle ne peut servir qu'à fonder deux variétés d'une même espèce et non, comme on l'a prétendu, deux espèces différentes.

Je n'ai plus à décrire la matière caséeuse. La description que j'ai donnée des détritus solides du pus et de la transformation graisseuse de la granulation de Virchow, m'en dispense, car les trois produits ne diffèrent qu'en ce que les deux premiers sont régressifs et le produit d'une dégénération, tandis que le troisième est tel primitivement, sans doute à cause de son siége dans une membrane mucipare, revêtue d'épithélium pavimenteux. Ces conditions expliquent, sans doute, comment il se fait que l'irritation tuberculeuse diathésique, affectant ces derniers tissus, y donne un produit caséiforme ou mort-né, tandis que, lorsqu'elle affecte le tissu conjonctif et les membranes séreuses, elle engendre les granulations formées de cellules plasmatiques atrophiées, et bientôt mort-nées aussi, que j'ai plusieurs fois décrites. Comme le tissu conjonctif a des éléments et une vitalité plus robustes et moins éphémères que le tissu propre des membranes muqueuses et leur épithélium, surtout dans les alvéoles pulmonaires où ils sont réduits à leur plus simple expression, on peut comprendre assez facilement que les néoplasmes du tissu conjonctif aient des formes plus complètes, plus riches et plus persistantes que les néoplasmes de ces membranes.

Cela pourrait donner la raison suffisante de la différence des deux espèces de produits morbides dans la même maladie diathésique. Il y en a peut-être une autre qui confirme celle-là, mais que je n'examinerai qu'en étudiant l'étiologie et les variétés de la phthisie pulmonaire.

Quoi qu'il en soit, la différence absolue que les auteurs

allemands, et surtout M. de Niemeyer, ont prétendu établir entre la Phthisie et la tuberculose, sous ce prétexte, que le produit de la première est caséiforme et celui de la seconde granuleux, ne dénote pas un sens bien juste de la pathologie en général, et de la Phthisiologie en particulier. Je ne sais pas même si, au point de vue histologique, cette différence est aussi réelle qu'elle le paraît à première vue. Rien ne prouve qu'à l'état naissant, les corpuscules de la substance caséeuse n'ont pas eu une forme plus organique, n'ont pas été des cellules plus ou moins bien formées et frappées d'une dégénération granulo-graisseuse beaucoup plus rapide que les granulations tuberculeuses du tissu conjonctif. A-t-on jamais vu, en effet, du pus se produire du premier coup dans cet état? N'est-il pas au moins très-probable que les corpuscules de Lebert, fragments irréguliers, anguleux, ratatinés, ne sout pas nés tels primitivement, mais qu'ils sont les restes, réduits et mortifiés, d'éléments à forme plus régulière et plus parfaite?

Connaît-on, en histologie, des corpuscules semblables au moment de leur formation normale ou pathologique, et qui ne soient pas des produits dégénérés ou des détritus? Et si on n'en connaît pas, ne devient-il pas vraisemblable, que ceux dont l'entassement infiltré de graisse de décomposition, forme le produit de ce qu'on appelle la phthisie caséeuse — et malgré soi pneumonie tuberculeuse — ont été d'abord des éléments à cellules? N'en a-t-on même pas la preuve dans l'identité du magma caséeux primitif de cette pneumonie spéciale, avec le magma caséeux consécutif de la granulation tuberculeuse et du pus? Si le résidu de ces deux productions morbides, qui sont primitivement celluleuses, est caséeux ou tout à fait semblable au produit primitif de la phthisie dite caséeuse, n'est-on pas invinciblement amené à conclure que ce produit a eu les mêmes formes naissantes, seulement plus caduques et plus éphémères en raison de la nature plus caduque et plus éphémère des éléments muqueux et épithéliaux? Cette dernière condition est peut-être, en effet, la seule qui empêche l'observateur de surprendre ces formes au moment fugitif de leur phase primitive ou celluleuse? Ne peut-on pas penser aussi, qu'une inflammation pulmonaire plus ou moins vive présidant à la production caséiforme, cette condition de vie et de maturité hâtives contribue encore à la rapidité avec laquelle les éléments de la néoplasie passent de leur période cellulaire appréciable à leur dégénération caséeuse? Mais je ne suis pas réduit à ce genre de preuves. Si le tissu propre des membranes muqueuses n'est pas le tissu conjonctif, il en est, selon Virchow lui-même, un équivalent histologique, et ses hétéroplasies doivent être analogues. Il y a plus, MM. Cornil et Ranvier [1], disent avoir vu des granulations tuberculeuses fournies par l'épithélium des alvéoles de la glande thyroïde. Ils ajoutent [2] qu'il n'est pas rare de voir des alvéoles pulmonaires renfermer des granulations qui paraissent bien n'avoir pu se former qu'aux dépens de l'épithélium de ces alvéoles.

M. de Niemeyer, qui veut que le tubercule et la matière caséeuse, la Phthisie et la tuberculose soient si différentes, les rapproche malgré lui et par la force des choses. Ne convient il pas qu'il est rare de voir une Phthisie tuberculeuse parcourir toutes ses périodes sans pneumonie caséeuse concomitante et, par une réciproque inévitable, la phthisie caséeuse achever son cours sans génération de tubercules? Ne nous montre-t-il pas que les tissus plus ou moins frappés de phlegmasie et d'induration chroniques qui limitent les cavernes produites par la fonte de la matière caséeuse, sont souvent le siége de granulations tuberculeuses, engendrées, dit-il, par la présence de cette matière? Un dernier argument confirme que la matière caséeuse n'est pas un produit inflammatoire, simple et commun, c'est la propriété funeste

[1] *Manuel d histologie pathologique*, p. 203.
[2] *Ibid.*, p. 206.

et activement destructive de cette production : sous ce rapport capital, elle ne diffère en rien des tubercules granuleux. Elle est même plus destructive qu'eux.

Si l'inflammation pulmonaire diathésique, si commune dans la tuberculose, produit la matière caséeuse, et si les tissus voisins des foyers inflammatoires de celle-ci prolifèrent des granulations, comment se refuser à croire que ces deux productions développées sous l'influence de la même diathèse, sont de même nature ou ne sont que des productions morbides équivalentes, données par la différence des tissus où elles prennent naissance? On voit, en effet, se répéter, dans ce cas, ce qui se passe dans les injections ou les inoculations tuberculeuses faites aux animaux. On inocule ou on injecte du tubercule granuleux, et on recueille du tubercule caséeux, et réciproquement. Si la granulation naît du détritus caséeux, si celui-ci naît de la granulation, la conséquence est forcée : la granulation tuberculeuse et la matière caséeuse sont des formes diverses, ou plutôt des états divers d'une même production morbide, et elles caractérisent toutes deux histologiquement la phthisie tuberculeuse des poumons, avec des différences particulières que nous retrouverons dans l'étiologie, la marche et le pronostic de la maladie. Ce sont donc deux variétés et non deux espèces.

§ II

Raisons nombreuses pour lesquelles le tubercule et la matière caséeuse méritent le nom de pyoïdes. Nouveaux rapports et nouvelles différences entre le pus et les productions tuberculeuses.

On peut entrevoir maintenant la raison pour laquelle j'ai voulu commencer l'anatomie pathologique de la phthisie pulmonaire par une étude comparée du pus, du tubercule proprement dit et des productions caséeuses. Si les différences de ces trois produits morbides sont considérables, leurs analogies ne sont pas moins frappantes. Il est difficile de ne pas en faire un groupe naturel.

Ce qui fait à mes yeux la véritable différence entre le pus et les deux produits que j'ai nommés pyoïdes, le tubercule à cellules et le tubercule amorphe, c'est que le pus est un produit superficiel qui peut se renouveler indéfiniment dans la même partie sans la détruire, tandis que le tubercule, sous ses deux aspects, est essentiellement organique, constitutionnel, essentiellement destructeur des parties où il s'est formé. Il faudrait bien admettre ces deux faits alors même qu'on ne pourrait pas les expliquer; mais je crois qu'il n'est pas impossible d'en saisir la raison par quelque côté.

Trois théories se disputent la genèse du pus : 1° la théorie du blastème (J. Hunter, l'École française, Robin, Broca, etc.); 2° la théorie cellulaire ou de la prolifération immédiate des globules du pus par le tissu conjonctif (Virchow); 3° la théorie de l'extravasation des globules blancs du sang ou leucocythes, si semblables histologiquement à ceux du pus (Conheim, Hayem).

Sans me prononcer ici sur la valeur absolue de ces théories que leurs auteurs donnent pourtant comme absolues et exclusives les unes des autres (ce qui ne me paraît pas nécessaire), il semble que celle du blastème, et même celle de l'extravasation, répondent mieux à la notion clinique du pus, et celle de la prolifération immédiate du tissu conjonctif, à la notion anatomique et clinique du tubercule.

Que des leucocythes ou des globules de pus se forment dans un blastème exsudé des vaisseaux capillaires sanguins sous l'influence du stimulus inflammatoire; ou que, sous l'influence du même stimulus, les globules blancs du sang s'extravasent tout faits dans cet exsudat, ces deux processus permettent parfaitement de comprendre comment le pus n'est pas la production propre d'une maladie constitutionnelle et organique, et pourquoi il ne détruit pas la base de l'organisation, savoir le tissu plasmatique ou conjonctif.

Le pus est un produit hématoïde, et, comme tel, intermédiaire entre la lymphe et le sang. Telle est aussi la nature des leucocythes ou globules blancs du sang, versés dans celui-ci par les vaisseaux lymphatiques, et qui sont les homologues du pus. Celui-ci est un produit mobile, liquide ; c'est, comme on l'a dit, le sang de la pathologie. Le tubercule, au contraire, est une production primitivement constitutionnelle, organique, qui se forme, par conséquent, aux dépens d'un tissu constitutionnel, base de l'organisation. Or, ce tissu est le tissu conjonctif, lymphatique, ou plasmatique. En se formant, les cellules tuberculeuses détruisent les cellules saines de ce tissu auxquelles elles se substituent pour dégénérer et mourir rapidement sans rien laisser à leur place. Elles sont donc essentiellement destructives. C'est ce qui les distingue du pus. Ce qui les en rapproche et ce qui justifie le nom de pyoïdes, c'est qu'elles sont éphémères comme lui, qu'elles sont privées de vaisseaux, pauvres dès leur début, sans tissu proprement dit, sans végétation et sans accroissement, et qu'elles aboutissent au même produit ultime par le même processus ; enfin, qu'elles sont au plus haut degré inflammatoires et fébriles ; qu'elles se généralisent et infectent l'économie d'une manière tellement semblable, qu'à ne considérer que les symptômes généraux de ces deux infections, il serait très-difficile de dire si on a devant soi une phthisie au deuxième ou troisième degré, ou un sujet atteint d'infection purulente chronique consécutivement à quelque foyer de vieille suppuration ostéique ou tout autre. Le point de départ si souvent inflammatoire de la tuberculisation pulmonaire achève le parallélisme.

Les adversaires de la genèse du pus dans un blastème exsudé des capillaires sanguins, ne manqueront pas de dire que cette théorie pèche par la base, puisque le pus peut se former dans des tissus privés de vaisseaux tels que les cartilages et la cornée transparente.

Mais pourquoi, répondrai-je, ce blastème serait-il nécessairement un exsudat immédiat des capillaires sanguins? Les territoires intercellulaires et les sucs nutritifs ou la lymphe amorphe qui humectent tous les tissus, même ceux qui n'ont pas de vaisseaux, ne sont-ils pas de véritables blastèmes, c'est-à-dire des liquides à germination et spécialement formateurs? D'où viennent, si ce n'est de ces substances amorphes et blastiques, les éléments figurés qu'elles servent non-seulement à unir et à séparer mécaniquement, mais à nourrir? ne sont-elles pas en effet des matières nutritives et réparatrices? On peut donc dire que les globules du pus naissent de ces matières ou de ces liquides plastiques aussi bien que des exsudats immédiats des vaisseaux. Irritez, enflammez un tissu, et vous y provoquerez un avortement de cellules embryonnaires plus ou moins abondantes aux dépens de ces substances amorphes; car, dans l'état normal, celles-ci sont destinées à nourrir normalement ces mêmes tissus, à y former des cellules nouvelles saines et fortes, qui ne doivent pas régresser immédiatement comme les cellules avortées qui constituent le pus. Dans l'état morbide, elles ne font donc que ce qu'elles font dans l'ordre physiologique et sain, des cellules malades et impuissantes, au lieu de cellules saines et progressives.

Voilà ce qui arrive lorsque les éléments figurés et les éléments amorphes ou non encore figurés d'un tissu entrent en conflit les uns avec les autres ou avec les capillaires sanguins sous l'influence d'une irritation adventice ou superficielle. Mais si, au lieu de cela, les tissus sont irrités par une cause diathésique, c'est-à-dire profonde, constitutionnelle et, comme on dit, organique, la prolifération morbide se fera aux dépens des éléments constitutifs du tissu lui-même, et les cellules du tissu conjonctif seront remplacées par les cellules morbides du tubercule ou de tel autre néoplasme. Or, comme il n'y a rien au-dessous de ce tissu, rien ne le remplacera lui-même, et la destruction sera consommée.

Le tubercule du tissu conjonctif est le type du tubercule aussi bien formé et aussi consistant que possible. Mais les équivalents histologiques de ce tissu, je veux dire les tissus de substance conjonctive qui entrent dans la composition de la membrane muqueuse des alvéoles pulmonaires, ainsi irrités par le même *stimulus d'imperfection* et en vertu de la même diathèse, proliféreront des produits tuberculeux dérivés et équivalents du tubercule plasmatique. Ce sera le tubercule mort-né ou primitivement caséeux.

On peut encore m'objecter que la transformation grasse et caséeuse n'est pas propre au tubercule et au pus exclusivement, mais qu'on l'observe dans beaucoup d'autres néoplasmes et dans des tumeurs dont la nature est infiniment éloignée de celle du pus et du tubercule. Je réponds que ces tumeurs et ces néoplasmes n'éprouvent cette transformation que partiellement et exceptionnellement ; qu'elle n'est nullement dans leur processus ordinaire ou dans leur destinée. Lorsque, dans un point de leur masse, ces néoplasmes sont frappés de dégénérescence caséeuse, c'est que ce point est en quelque sorte une lacune ; qu'il avait cessé de vivre et d'évoluer comme ses semblables, et avait perdu sa vitalité cancéreuse par exemple, ou sa nature fibreuse ; qu'il était, par conséquent, descendu de plusieurs degrés dans l'échelle des hétéroplasies, et s'était rapproché de la constitution pauvre du tubercule. Aussi, cet arrêt d'évolution et ce mode de dégénération sont-ils des exceptions et des accidents dans les tumeurs de cet ordre, richement organisées, tandis qu'ils sont naturels, constants, fatals et selon l'ordre des choses, dans le tubercule. Celui-ci donné, la transformation caséeuse s'ensuit nécessairement. Ainsi en est il du pus, lorsqu'il s'immobilise au sein des tissus. Le cancer, au contraire, a naturellement un mode d'évolution et une terminaison totalement dissemblables. L'objection se retourne donc contre ceux qui me l'adressent, et elle fortifie mon opinion.

Ces rapprochements naturels et ces considérations me semblent de nature à justifier la place que je donne à côté du pus et de la granulation tuberculeuse, aux productions caséeuses ou aux tubercules mort-nés qui jouent un si grand rôle dans l'histoire de la phthisie pulmonaire. Équivalentes histologiques du pus concret et de la granulation grise devenue graisseuse ; fournies primitivement sous leur forme caséeuse par une variété particulière de Phthisie où elles se mêlent à la suppuration qui les désagrége et les liquéfie comme le détritus des granulations elles-mêmes, nous rencontrerons presque toujours ces productions dans le poumon des phthisiques avec le tubercule et le pus. Soit donc qu'on la considère en elle-même, soit qu'on l'envisage dans ses rapports avec les deux autres productions dont il s'agit, la matière caséeuse mérite le nom de pyoïde, et forme véritablement entre le pus et le tubercule, un trait d'union qui éclaire beaucoup la nature de l'un et de l'autre. L'étiologie, la symptomatologie, le processus des variétés de la Phthisie, continueront à nous la faire voir sous le même aspect.

§ III

Le tubercule et ses dérivés ne pouvant plus être classés dans les tumeurs, et retombant dans l'ordre des productions pyoïdes, l'irritation reprend une grande importance dans leur pathogénie. — Broussais et Laennec.

On doit avouer maintenant que le tubercule ne peut pas plus être rangé dans la classe des tumeurs que le pus et les produits caséeux. Au point de vue de la forme, ceux-ci, ou ce que Laënnec appelait le tubercule cru, en seraient peut-être plus susceptibles, car on conviendra qu'un tubercule cérébral de la grosseur d'une noix, comme j'en ai vu plusieurs fois, ressemble davantage à une tumeur qu'une granulation et même qu'un amas de granulations tuberculeuses confluentes du poumon. J'en dirai autant d'un ganglion lymphatique atteint de transformation caséeuse complète. Pourtant, on sépare ces productions des tumeurs proprement dites aussi systématiquement qu'on y introduit les tubercules miliaires. Ceux-ci ont cette analogie de plus avec les productions inflammatoires, que le champ du tissu conjonctif où ils se développent est presque toujours, pour ne pas dire toujours, entouré d'un cercle plus ou moins rouge qui indique une fluxion des capillaires sanguins, et que cette fluxion est bien plus une condition de la genèse tuberculeuse qu'elle n'est traumatique ou l'effet de l'irritation causée mécaniquement par la présence des granulations. Les congestions hémoptoïques et les hémoptysies ne précèdent-elles pas quelquefois l'existence visible des tubercules?

N'est-il pas évident que ces mouvements fluxionnaires jouent un rôle initial important dans la tuberculisation des poumons? Virchow n'hésite pas à regarder les granulations tuberculeuses comme le produit d'une irritation nutritive essentielle à leur formation. On croyait, il n'y a pas bien longtemps (Baron, M. Luys), qu'un petit épanchement sanguin était le point de départ nécessaire du nodule tuberculeux ; et M. de Niemeyer regarde le sang extravasé dans l'hémoptysie comme une des matières premières de ses phthisies caséeuses. Tout, encore une fois, nous éloigne des tumeurs, et nous force à classer le tubercule dans ce que j'appelle les produits pyoïdes. Il semblerait donc que nous sommes ramenés en arrière et que nous recommençons Broussais. C'est vrai sous certains rapports, et il ne faut pas s'en plaindre, car, malgré les progrès merveilleux que Laënne cavait accomplis en anatomie pathologique et en séméiologie, sa Phthisiologie avait jeté la médecine dans une impasse désolante.

Comme tout acte physiologique suppose une excitation,

tout acte morbide suppose une irritation. L'irritation chronique des vaisseaux lymphatiques de Broussais était plus médicale et plus juste que les productions hétérologues fatales, sans étiologie et sans espoir, de Laënnec. Nous verrons, plus tard, comment l'histologie et le vitalisme organique qui s'appuie sur elle, se mettent au-dessus de l'irritation trop vague ou trop physiologique de Broussais, et du scepticisme de Laënnec.

CHAPITRE V

DIAGNOSTIC DIFFÉRENTIEL DES TUBERCULES.

Le tubercule de la morve-farcin et le tubercule de la syphilis comparés entre eux et avec le tubercule commun de notre phthisie. La gomme
syphilitique se rapproche plus des tumeurs.

Après avoir étudié en lui-même le tubercule de notre
phthisie pulmonaire commune, il convient de voir si l'anatomie pathologique ne présente pas des productions analogues caractéristiques de certaines affections qui n'ont aucun rapport d'origine et de nature avec la Phthisie. En
dehors de la phthisie proprement dite, on reconnaît deux
variétés de tubercules, le tubercule de la morve-farcin, et
celui de la gomme syphilitique.

GOMME SYPHILITIQUE.

Je n'aurais pas la même répugnance à ranger les gommes
syphilitiques que les tubercules dans la classe des tumeurs.
Il est vrai que, si on se borne à examiner en lui-même le
nodule ou la petite cellule embryonnaire atrophique des
gommes, on peut très-bien la confondre avec le même élément dans la granulation tuberculeuse. Mais si on examine
l'ensemble complexe de ces éléments, la manière dont ils
naissent, se développent et sont nourris, on voit paraître
dans les gommes les caractères de la tumeur. Ainsi, leur
masse est beaucoup plus dure, beaucoup plus résistante

qu'un amas de granulations tuberculeuses. Elle est presque lardacée, et a des adhérences très-intimes avec les parties environnantes. Son tissu propre comme squirrheux, est coloré en rouge, injecté, vasculo-sanguin, par conséquent, et offre sous ce rapport, avec le tubercule, une différence qui me paraît devoir les séparer entièrement.

On sait, en effet, que le tubercule commun, le tubercule proprement dit, n'a jamais de vaisseaux. Si un vaisseau traverse une masse tuberculeuse, il ne lui est pas propre, il lui préexistait ; le tubercule s'est développé autour de lui et l'a aussitôt étouffé. Vaisseaux et tubercules s'excluent. Il n'y a de vaisseaux capillaires en excès qu'autour du tubercule. On sait, d'ailleurs, que celui-ci se détache toujours facilement des tissus ambiants, et que sa circulation inflammatoire est périphérique. C'est le contraire pour la gomme syphilitique, car elle a une vascularité moins grande hors d'elle qu'en elle-même. Si, après un temps fort long, les gommes perdent ces caractères ; si elles finissent par devenir granulo-graisseuses et à ressembler davantage dans cet état aux tubercules, c'est qu'alors elles ne sont presque plus elles-mêmes ; qu'elles se sont dépouillées de leurs signalements spéciaux ; qu'elles ne sont plus à leur état naissant et dans leur phase d'évolution. Or, je l'ai dit assez souvent, c'est l'évolution bien plus que la forme d'un élément ou d'un tissu organiques, qui les caractérisent.

Avoir une vie plus complexe et plus indépendante, une organisation plus riche, des agents d'apport nutritif ou des vaisseaux, des éléments associés entre eux par une trame plus résistante, s'accroître sans dégénérer immédiatement : voilà un ensemble de propriétés qui appartiennent à la gomme syphilitique et la rapprochent des tumeurs malgré l'état granulo-graisseux de ses petites cellules, leur désagrégation facile et leur ramollissement ultime. Ce ramollissement est d'ailleurs plus gélatiniforme que semblable au *deliquium* du tubercule fondu. Les phases de dégénération et de mort ne peuvent pas servir à spécifier un tissu.

Si j'ajoute qu'avant de produire ses gommes, la syphilis constitutionnelle détermine la formation de tissus fibreux particuliers, de périostoses, d'ostéites, de scléroses· des viscères qui lui sont propres et qu'on dirait être des acheminements vers le néoplasme qui nous occupe en ce moment, on verra que la naissance et le processus de ces tumeurs n'ont rien de commun avec ceux des tubercules. Ceux-ci sont toujours, comme le dit très-bien Virchow, « une production pauvre, une néoplasie misérable *dès son début* [1]. » Or, à son début le tubercule est non-seulement plus pauvre que les gommes, mais que le pus lui-même, car il n'a pas comme celui-ci un protoplasme contractile plus ou moins riche, et il est dépourvu de ces prolongements et de ces mouvements amiboïdes que possède le pus, et qui sont les signes d'une vitalité encore assez marquée.

Il faut donc être animé de quelque préoccupation systématique, pour assimiler les gommes syphilitiques aux tubercules communs, sous le prétexte qu'ils se ressemblent morphologiquement quand la gomme n'est plus reconnaissable comme telle. Le besoin de comparer ces deux productions morbides sous le rapport de leur virulence et de leur spécificité, comme l'a fait M. Villemin, peut seul expliquer les analogies forcées qu'on a voulu établir entre elles. Lorsqu'on ne peut pas distinguer le tubercule de la gomme syphilitique, celle-ci n'est plus qu'un detritus sans originalité et sans spécificité.

TUBERCULE DE LA MORVE.

La seconde maladie tuberculeuse distincte de la phthisie commune est, comme je l'ai dit, la morve-farcin.

Celle-ci, histologiquement parlant, et dans sa période de dégénération, ressemble beaucoup plus, d'un bout à l'autre,

----

[1] *Path. cellul.*, p. 400.

à la tuberculose pulmonaire commune, que la gomme
syphilitique, surtout lorsque la tuberculose des poumons
revêt la forme inflammatoire. Les granulations du tubercule de la morve-farcin soit isolées, soit en masse, sont
indiscernables de celles du tubercule commun. Cette maladie a aussi ses productions caséeuses du poumon, sa fonte
purulente et ses cavernes.

Elle constitue presque exclusivement la phthisie pulmonaire du cheval, car cet animal paraît extrêmement peu susceptible de la phthisie tuberculeuse commune.

Mais ce qui, entre bien d'autres caractères spécifiques.
distingue essentiellement la tuberculose morveuse de la
tuberculose commune, c'est que celle-ci ne présente anatomiquement rien de plus primitif que le tubercule. Le
tubercule y est initial. Rien, sous le rapport des productions
morbides n'étant avant lui, il est tout. Au contraire, le
produit caractéristique et virulent de la morve, ce n'est pas
le tubercule, c'est le pus, la sanie, la matière du jetage
fournis par les ulcérations des fosses nasales. Lorsque le
tubercule morveux se montre, c'est que la maladie devient
chronique, dégénère, commence à perdre sa spécificité et
tout ce qui s'y rattache.

Cette étude comparée du tubercule commun, du tubercule de la gomme syphilitique et du tubercule morveux
montre une fois de plus que je n'ai pas eu tort de faire du
tubercule une production pyoïde. On voit, en effet, le
tubercule présenter comme le pus, un état commun et des
états spécifiques.

Les maladies spécifiques ont une suppuration qui les
caractérise et les représente. Nous venons de voir aussi
deux maladies spécifiques, la syphilis et la morve, avoir
leur tuberculisation spécifique qui les représente aussi,
mais seulement à un certain moment de leur processus.
Quant au tubercule de notre phthisie pulmonaire, c'est le
tubercule commun,-comme dans les suppurations des ma-

ladies ordinaires et non spécifiques, le pus est un pus
commun. Le tubercule commun, celui de notre phthisie,
n'est ni plus spécifique ni plus virulent que le pus commun
ou le pus des inflammations communes. Mais il faut se
défier des tubercules spécifiques. Quoique en leur qualité
de productions en voie de régression et d'une faible vitalité,
ils soient moins virulents et moins inoculables que les
produits primitifs et naissants de la syphilis et de la morve,
ils peuvent, celui de la morve surtout, avoir conservé des
restes de propriétés virulentes et d'inoculabilité. Le tubercule commun n'est pas plus virulent, pas plus spécifique à
son début qu'à ses dernières périodes. L'étiologie de la
phthisie pulmonaire le prouvera.

Je termine ici l'étude des éléments ou des matériaux qui
forment l'anatomie pathologique de la Phthisie. Il me reste
à mettre ces matériaux en place, et à les voir se développer
dans le poumon même et dans les autres organes où la grave
et intéressante maladie qui fait l'objet de ce travail, nous
les montre.

CHAPITRE VI

§ I

Siége spécial du début de la tuberculose pulmonaire à forme lente ou chronique au sommet des poumons. Irritation vasculaire ou inflammation chronique presque constante présidant à cette naissance et à cette évolution. Raisons de ce siége de prédilection et de cette forme sub-inflammatoire du tubercule pulmonaire.

L'étude générale. à laquelle je viens de me livrer, abrégera beaucoup la tâche qui me reste à remplir. Elle aura aussi cet effet, de rendre beaucoup plus intelligible le détail des lésions spéciales que produisent, dans toutes les parties de l'appareil respiratoire, les trois principes de désorganisation dont le lecteur connaît maintenant la nature, les rapports et la manière d'agir.

Voyons comment ces agents de destruction se comportent dans le poumon.

Rappelons-nous que c'est dans le tissu conjonctif de ces organes, dans tous les tissus qui en sont dérivés, comme les cloisons interalvéolaires et interlobaires, le tissu péribronchique, et enfin dans la plèvre, que se développent les granulations tuberculeuses ; et que c'est dans la membrane muqueuse des vésicules pulmonaires et des bronches capillaires, que prend naissance la matière caséeuse ou tuberculeuse amorphe.

Parlons d'abord des granulations, et supposons que leur développement n'a rien de bien rapide, rien d'aigu, comme cela se voit dans une des formes les plus ordinaires de la Phthisie, la phthisie lente et à poussées intermittentes.

Le siége le plus habituel des granulations, dans cette forme, est le sommet des poumons. Il est même assez rare, au début surtout, que le lobe supérieur soit entièrement envahi. Le plus souvent, c'est le quart ou le tiers supérieur de ce lobe qui sont affectés. Une irritation sourde, manifestée par une injection vasculaire anormale et un développement plus grand des éléments du tissu conjonctif, signale ordinairement le travail formateur, et constitue le premier acte de l'hyperplasie morbide qui va s'accomplir.

Comme pour montrer le rapport intime de l'irritation nutritive et de l'irritation vasculaire au début et dans la suite de ce travail pathologique, les parties du tissu conjonctif qui prolifèrent le plus souvent la granulation, sont celles qui forment une gaîne aux vaisseaux capillaires sanguins. C'est dans les angles rentrants donnés par les divisions et subdivisions simples ou réticulées de ces petits vaisseaux fluxionnés et distendus, que les éléments du tissu conjonctif s'hypertrophient, et qu'au centre de ce foyer d'hypergénèse, apparaissent les premières cellules embryonnaires atrophiées. On sait déjà qu'elles sont remplies de noyaux chétifs et serrés, à peine séparés par une faible quantité d'un protoplasme sec et pauvre. A ces caractères, on reconnaît les granulations grises demi-transparentes et élastiques, d'abord louches, bientôt jaunâtres et friables à leur centre, puis dans leur totalité.

Si l'on fait une coupe dans une masse de ces granulations, on la voit faire une saillie très-sensible à la surface de la coupe, ce qui suffit sans autre signe pour distinguer cette lésion de quelques autres, telles que les pneumonies, etc., qui présentent une coupe lisse et plane. Ces cellules d'aspect misérable se multiplient plus ou moins rapidement et du centre à la circonférence, aux dépens de ce que Virchow appelle la zone de prolifération dont j'ai déjà parlé. Lorsque la pullulation tuberculeuse est confluente, on dirait, surtout lorsqu'elle commence à s'opacifier, d'une suppuration sèche, froide, constitutionnelle et organique, dont les éléments indurés et rabougris doivent entraîner, en périssant, la ruine des parties aux dépens desquelles elles se forment. Ce qui confirme celte apparence, ce sont, d'un côté, les pleurésies sèches et latentes qui coiffent de fausses membranes inflammatoires le sommet du poumon, et les bronchites qui accompagnent également le processus des granulations, quand elles ne le précèdent pas. La fréquence du pouls sans chaleur notable, l'état subhectique de l'appareil circulatoire dont les vaisseaux reviennent sur eux-mêmes et renferment sans doute moins de sang, achèvent le tableau de ce genre d'altération. Cela est si vrai, que l'observateur se demande, incertain, s'il a sous les yeux une maladie organique ou une phlegmasie chronique, comme il a dû se demander d'abord, si le tubercule devait être rangé ou non parmi les tumeurs. La Phthisie est, en effet, comme le tubercule, sur les limites de ces deux ordres d'affections et de productions morbides.

Deux choses frappent donc au début de la tuberculisation à type chronique : 1° son siége d'élection aux sommets pulmonaires ; 2° une irritation nutritive accompagnée d'une irritation vasculaire presque constante, présidant à la naissance du tubercule et à son évolution.

On peut se rendre compte de ces deux faits. Ce n'est pas une coïncidence, ou un fait sans raison d'être profonde, que le siége habituel du tubercule celluleux ou granuleux au sommet des poumons.

C'est une loi générale, en embryologie et en pathologie, que les organes ou parties d'organes les premiers formés chez l'embryon, sont les organes et les parties d'organes les plus importants à la vie, et que ce sont aussi les plus sujets aux maladies, ou ceux dont les maladies ont plus de gravité. Cette loi trouve sa confirmation éclatante dans toutes les parties rétrécies des diverses cavités organiques qu'on appelle les cols, les isthmes, les détroits, les valvules, les orifices. Chacun peut faire, à part soi, cette revue et cette vérification. Ces points sont toujours formés avant les autres dans les cavités ou les canaux qu'ils limitent ; ils jouent le rôle le plus important dans leurs fonctions ; mais aussi, ils sont toujours le plus fréquemment et le plus gravement affectés dans leurs maladies.

Or, si, placé à ce point de vue, on examine l'évolution embryonnaire des poumons, on voit que les sommets apparaissent avant les parties inférieures ou les bases de ces organes. L'appareil respiratoire ne consiste d'abord qu'en deux bourgeons ou deux renflements comme suspendus à la trachée et aux deux grosses bronches. Ces renflements ne sont autre chose que les poumons rudimentaires, réduits primitivement aux sommets. Les lobes inférieurs, les bases ne se développeront que plus tard. On peut conclure de cette observation, que les sommets pulmonaires sont la partie la plus importante des poumons proprement dits. On pourrait même affirmer, *à priori*, qu'ils en sont la partie la plus irritable et la plus vulnérable dans l'ordre pathologique. Telle est très-vraisemblablement la raison pour laquelle la maladie grave la plus fréquente des poumons, la Phthisie, a son siége au sommet de ces organes.

Quant à l'irritation vasculaire qui accompagne la génération des tubercules et l'active si généralement, elle a sa raison très-positive dans la nature pyoïde du tubercule. La fréquence, on pourrait presque dire la constance de cette inflammation, à quelque degré qu'elle existe, n'est pas plus extraordinaire là que dans la suppuration.

Si, au lieu d'être confluentes et de former une masse solide plus ou moins étendue, les granulations tuberculeuses sont disséminées et laissent entre elles des espaces notables de tissu pulmonaire sain, elles provoquent moins de congestion irritative, moins d'hypertrophie du tissu conjonctif ambiant, et il n'est pas rare de voir alors un certain degré d'emphysème supplémentaire apparaître entre les granulations.

Telle est une première éruption ou une première *poussée* de granulations tuberculeuses au premier degré dans le tissu du poumon, car généralement ces éruptions, dans la variété chronique et lente que j'examine en ce moment, se font d'une manière intermittente, soit spontanée, — ce qui arrive souvent — soit provoquée par une fatigue, un excès, un refroidissement, surtout au commencement de l'hiver, et plus encore à la fin de cette saison et au retour du printemps.

§ II

Deuxième et troisième degré. Processus du ramollissement et des excavations suivant que la tuberculose est granuleuse ou amorphe. Ce qui se fait autour des cavernes et dans leur intérieur. — Part qu'y prend l'inflammation. — Eruptions tuberculeuses secondaires. — Le rapport des granulations et des productions caséeuses est pris sur le fait. — Part que prennent à la tuberculisation les différents tissus dont le poumon se compose.

J'ai dit que le caractère de cette première poussée, alors même qu'elle est à peine appréciable, ou que les granulations ne sont pas encore formées, avait déjà une physionomie inflammatoire à laquelle les bronches et la plèvre voisine prennent part. Mais cette dernière membrane éprouve quelquefois plus qu'une inflammation de voisinage ; elle est elle-même le siége d'une tuberculisation, soit en même temps que le sommet du poumon, soit primitivement et avant lui.

Étant admis que cette première éruption est suivie de plusieurs autres dans les points environnants et presque toujours de haut en bas ; que les deux poumons sont rarement envahis ensemble ; mais que si la maladie suit son cours le plus ordinaire, ils le sont presque toujours successivement, voyons quel est le sort de ces premières éruptions et ce qu'elles deviennent si rien ne suspend ou ne retarde leur évolution.

Elles passent, comme on dit, au deuxième degré qui commence avec la période de ramollissement.

Nous avons vu le nodule tuberculeux jaunir, c'est-à-dire se remplir de granulations graisseuses très-fines et arriver à la consistance de fromage de mauvaise qualité ou de mastic plus ou moins humide, dans lequel on ne distingue plus que des corps irréguliers, anguleux, sans forme anatomique, et qui sont les débris ratatinés des cellules et des noyaux. Arrivé à ce point, le tubercule est presque sans vie. Bientôt, il se désagrége et devient d'abord de plus en plus mou, ensuite tout à fait déliquescent. A dater du moment où ce détritus moléculaire est formé et éliminable, le second degré est consommé. Pour que le troisième commence et se prononce, il ne faut plus que l'élimination de ces produits fondus. Ceux-ci sont formés du résidu de la matière caséeuse, de quelques débris du tissu des bronches et de pus. L'évacuation ou l'expectoration de ce *deliquium*, laisse à sa place plusieurs petites pertes de substance plus ou moins rapprochées comme seraient les alvéoles irréguliers d'un gâteau de miel. On les appelle des cavernules. Ou bien, la destruction d'un plus grand nombre de cloisons donne lieu à une perte de substance plus étendue, capable de loger une grosse noix, par exemple, et on nomme ces cavités plus grandes, des cavernes. Il faut signaler brièvement les caractères particuliers de cette succession de lésions, les complications qu'elles éprouvent, les agents auxiliaires de la destruction, enfin ce qui peut se passer ultérieurement dans les cavernes.

Il est rare que dans le cours des évolutions plus ou moins

rémittentes que je viens de décrire, la prolifération tuberculeuse et le ramollissement de ses produits ne soient pas
accélérés par des mouvements fluxionnaires et inflammatoires qui ont pour siége toutes les parties engagées dans
la maladie, la plèvre, les bronches, le parenchyme pulmonaire lui-même. Celui-ci peut l'être et l'est réellement de
plusieurs manières. La partie de son parenchyme si complexe qui y contribue le plus, est la membrane muqueuse
des alvéoles et des bronches capillaires qui leur sont afférentes. Il est rare qu'une phthisie parcoure toutes ses phases, sans que cette membrane muqueuse soit le siége
d'éruptions inflammatoires tuberculeuses. Ces éruptions,
tantôt lobaires, c'est-à-dire affectant une portion plus ou
moins grande de parenchyme uniformément et sans discontinuité de tissu lésé, comme dans la pneumonie lobaire
franche et aiguë ; tantôt lobulaires, c'est-à-dire disséminées
et circonscrites dans des parties de lobules pulmonaires ou
dans des lobules entiers, mais avec des intervalles de poumon sain, ces éruptions, dis-je, se traduisent anatomiquement par les productions caséeuses ou tuberculeuses amorphes que j'ai longuement décrites dans un des chapitres
précédents. Or, comme ces phlegmasies sont constitutionnelles, organiques, et que leurs produits nécrobiotiques sont
tout à la fois purulents et tuberculeux, elles détruisent les
tissus, car ces produits sont formés autant aux dépens des
tissus alvéolaires que des exsudats inflammatoires tels que
le pus. Cette forme de tuberculisation est même la plus
promptement et la plus largement destructive. C'est à elle
que sont dues les cavernes les plus étendues, surtout si l'inflammation diathésique est lobaire. Si, au contraire, cette
inflammation est lobulaire et se présente sous l'aspect d'un
semis de très-petits foyers opaques, caséiformes, gris ou jaunâtres, de la grosseur moyenne d'un grain de chènevis, que
Laënnec appelait tubercules miliaires et qu'il faut distinguer
des granulations plasmatiques grises, la fonte et l'élimination

s'opèrent lobulairement aussi ; et si l'étendue et l'intensité de l'affection n'amènent pas une terminaison promptement funeste, on a une multitude de cavernules occupant quelquefois tout ou presque tout un poumon, etc.

En effet, un des caractères distinctifs de la phthisie catarrhale ou à produits amorphes et caséeux, c'est d'affecter presque toutes les régions du poumon, et de ne pas se localiser au sommet, comme le font presque toujours les granulations grises dans la forme de phthisie lente par laquelle j'ai commencé cette description. La pneumonie muco-tuberculeuse débute, en effet, souvent dans les lobes inférieurs ou dans le lobe moyen du côté droit. J'ai déjà fait connaître la nature de son produit. C'est un magma caséiforme dans lequel on trouve les débris de nombreuses cellules épithéliales, car le propre de cette phlegmasie muco-tuberculeuse est de multiplier, d'hypertrophier et de détacher rapidement les cellules épithéliales des alvéoles et des bronches capillaires dont ces alvéoles sont la terminaison infundibuliforme. On retrouve donc ces débris épithéliaux dans le résidu caséeux ; elles y sont mêlées à des globules de pus, à des granulations protéiques et graisseuses abondantes, et aux débris des cellules qui entrent dans la composition du tissu conjonctif de la membrane muqueuse et des parois élastiques des alvéoles, car on n'y rencontre que très-rarement les cellules tuberculeuses entières et nouvellement formées qu'on rencontre dans les granulations grises plasmatiques. Mais si on n'en rencontre pas dans ce produit même, il est rare qu'on n'en trouve pas à côté et dans le voisinage. Il est presque inouï, en effet, que la pneumonie caséeuse marche sans granulations concomitantes dont la formation était antérieure ou est postérieure à cette pneumonie. On reconnaît très-bien ces granulations au milieu des points muco-tuberculeux et purulents, à leur dureté, à leur teinte grise souvent encore demi-transparente, et surtout au relief qu'elles forment au-dessus de la coupe planiforme que présente l'altération caséiforme lobaire ou lobulaire.

Mais ce n'est pas tout : à côté du tissu conjonctif simple, à côté des groupes de vésicules, à côté des petits vaisseaux frappés d'infarctus fibrineux et plus ou moins purulents, il existe dans le poumon un tissu fibreux qui constitue les cloisons interalvéolaires et interlobulaires sous forme de travées plus ou moins résistantes. Cette variété dense et serrée de tissu conjonctif participe aussi à l'inflammation générale. Celle-ci y offre les signalements particuliers de ce qu'on nomme la pneumonie chronique interstitielle. Cette pneumonie est caractérisée par l'hypergénèse des éléments du tissu fibreux, par son épaississement, son induration et sa tendance rétractile pareille à celle des tissus cicatriciels. Si le temps est donné à cette propriété, elle finit par étouffer les éléments organiques qui sont plongés dans ses réseaux, tels que les vésicules pulmonaires, les vaisseaux, etc. Il se passe alors, dans les poumons, ce qu'éprouve le foie dans la cirrhose, lorsque les tissus scléreux de cette glande en compriment et en étranglent les vaisseaux sanguins et les cellules sécrétantes ou acini. Il se produit donc alors une véritable cirrhose du poumon, d'autant plus semblable à celle du foie, que la constitution de l'organe respiratoire est tout à fait celle d'une glande.

Ce résultat se voit assez complétement bien dans certaines formes de la pneumonie chronique interstitielle non tuberculeuse ; mais dans celle que nous examinons en ce moment, le même résultat a rarement le temps de se produire. La multiplication et le ramollissement inflammatoires des produits muco-tuberculeux détruisent les parties les plus essentielles du tissu pulmonaire avant que l'état scléreux et cirrhotique puisse s'établir complétement. Et d'ailleurs, les tissus qui sont le siége de cette lésion, les cloisons et les travées se tuberculisent eux-mêmes, et les tubercules, ramollis ou non, désorganisent les cloisons dont l'usure transforme les cavernules en cavernes. Il est presque inutile de dire que les tubercules qui se forment dans cette espèce de tissus, sont des granulations grises ou des tubercules plasmatiques, puisqu'ils se forment dans des tissus de substance conjonctive. Ces granulations sont plongées dans le tissu fibreux gonflé et rougi par la congestion sanguine.

J'ai dit et je le répète, que les cas sont rares de phthisie muco-tuberculeuse ou caséeuse exclusive de granulations grises plasmatiques. On en cite à peine quelques exemples dans une maladie aussi fréquente. Et encore est-il très-difficile d'affirmer que ces cas ont été complétement exempts de productions tuberculeuses appartenant à la variété celluleuse ou plasmatique. On sait, en effet, que, lorsque celles-ci ont jauni par leur métamorphose graisseuse, il n'est guère possible de les distinguer des productions caséeuses primitives.

Il n'en reste pas moins vrai qu'il existe deux formes de Phthisie au point de vue anatomique. La question n'est pas de savoir si on peut les observer l'une à l'exclusion de l'autre, et s'il y a, par exemple, des phthisies caséeuses — qu'on appelle aussi pneumonies tuberculeuses — dans le cours desquelles il ne soit pas donné d'observer une seule granulation grise. Cette question serait subtile, car on ne pourrait la résoudre pendant la vie. Il suffit, pour justifier l'admission de ces deux formes, que l'une d'elles prédomine notablement sur l'autre et imprime son cachet et sa marche spéciale à la maladie, soit par son étendue, soit par ses causes, soit par son antériorité de développement. Dans ce cas, des formes cliniques différentes appartiennent à chacune d'elles et achèvent la légitimité d'une distinction. Toutefois, je le répète, lorsqu'elles coexistent dans des proportions à peu près égales, et dès lors indifférentes, cette fusion n'imprime à la maladie aucun caractère assez tranché pour servir de base à une séparation réelle. Or, ce cas est le plus commun.

§ III

Mode de formation des fistules broncho-pleurales et de l'hydro-pneumo·
thorax. — Anatomie pathologique des cavernes selon que la marche de
la phthisie continue, ou que le processus tuberculeux s'arrête avec des
tendances réparatrices. — Diagnostic anatomique différentiel des cavernes et des dilatations bronchiques. — Cavernes consécutives à la
fonte des infarctus sanguins qui se font dans les grandes hémoptysies
avec apoplexie pulmonaire. Leur signification. — Erreurs de l'école
allemande à cet égard.

Le tissu conjonctif sous-muqueux des bronches est encore une source de granulations tuberculeuses. Celles-ci,
parvenues à un certain développement ulcèrent la mem-
branc muqueuse des canaux respiratoires ; elles peuvent
même détruire le tissu de celles-ci et creuser ainsi de
petites cavernes. C'est de cette manière qu'une bronche est
susceptible de perforation, si elle est voisine de la plèvre pulmonaire, et de donner lieu à une fistule broncho-pleurale
ainsi qu'à tous les phénomènes de cet épanchement d'air
et de sérosité plus ou moins purulente dans la plèvre,
qu'on appelle l'hydropneumothorax. Cet accident se produit aussi lorsque des tubercules granuleux ou amorphes, développés et ramollis dans le tissu conjonctif sous-
pleural ou dans un groupe d'alvéoles très-rapproché de la
plèvre, ulcère et perfore celle-ci avant que des adhérences
aient pu s'établir entre elle et les points correspondants de
la plèvre pariétale. Cette complication, qui n'est pas excessivement rare, l'est pourtant encore beaucoup relativement
à l'extrême fréquence de la phthisie pulmonaire ; et si elle
est relativement si rare, c'est que les adhérences pleurales
se forment avec la plus grande facilité dans la Phthisie sur
tous les points de la plèvre, même sur ceux qui ne sont
pas en rapport immédiat avec des parties de poumon tuber-
culisées. Non-seulement, il est rare que les poumons ne soient

pas adhérents aux côtes dans une étendue plus ou moins grande chez les phthisiques, mais il est même assez commun de voir des granulations tuberculeuses se former dans les fausses membranes elles-mêmes, surtout si la maladie a commencé par la plèvre, et si elle montre une tendance particulière à affecter les membranes séreuses. Ces pseudo-membranes sont quelquefois très-épaisses, stratifiées. On sait qu'elles sont formées de tissu conjonctif adventice. Or, lorsque la diathèse tuberculeuse est très-prononcée, le néoplasme dont il s'agit est très-fécond en ces petites cellules avortées et nécrobiotiques qu'on nomme les ganulations tuberculeuses.

Que se passe-t-il dans les cavernes plus ou moins étendues que nous avons vus se former après le ramollissement et l'expectoration des granulations tuberculeuses, et surtout de la matière caséeuse ou tuberculeuse amorphe?

De deux choses l'une : ou bien leurs parois sont revêtues de la matière caséeuse plus ou moins mélangée, semée de granulations à tous les degrés de développement; ou bien, ces produits morbides, après une fonte plus ou moins répétée, ne se reforment plus. Dans le premier cas, l'effort diathésique continuant, et de nouveaux produits se répétant toujours avec des exacerbations plus ou moins rapprochées, l'entraînement et l'infection marchent vers leur terme fatal.

Lorsqu'on examine alors une excavation, on la trouve comme creusée dans la matière tuberculeuse mixte que je viens d'indiquer. Quelquefois elle est traversée par des colonnes formées les unes, de quelque vaisseau oblitéré, les autres, de quelque travée fibreuse qui a résisté à la désorganisation. Une ou plusieurs bronches s'y ouvrent, presque toujours de côté. Elle renferme donc une plus ou moins grande quantité du liquide de la fonte tuberculeuse dont j'ai indiqué la composition. Ses parois sont dures, ou molles, grises, jaunâtres ou même noirâtres. On dirait quel-

quefois, de surfaces frappées de gangrène, surtout lorsqu'elles exhalent une odeur particulièrement fétide que
dans quelques cas les malades exhalaient déjà pendant la
vie. Mais cette odeur est peut-être plus fréquente dans les
cas de bronchorrhée et de bronchectasie, dont je parlerai
tout à l'heure. Tel est un des aspects que l'intérieur des
cavernes peut présenter.

Mais il en est un autre moins triste. Dans celui-ci,
les parois de la caverne sont plus vivantes. Les productions tuberculeuses fondues et éliminées n'ont pas
été remplacées par de nouvelles couches. Les surfaces
se détergent, et on voit apparaître des arborisations vasculaires plus ou moins riches et une intention de membrane des bourgeons charnus. Lorsque ce tissu nouveau
possède une certaine vivacité, il finit par posséder aussi
quelque peu de cette propriété rétractile dont tout tissu
inodulaire est doué; et sous l'influence de cette force nouvelle, la caverne peut se resserrer et diminuer d'étendue. Il
est rare que, si elle a atteint le volume d'un petit œuf, sa
cavité s'efface complétement. Quelquefois on la voit réduite à une sorte de fente où aboutit une bronche comprimée en forme d'anche. Le plus souvent, la caverne reste
béante malgré sa tendance rétractile, et quoique tout processus tuberculeux ait cessé. On a dit que ces cavités inertes
étaient tapissées par une fausse membrane muqueuse. Il
n'y a pourtant rien dans ce tissu accidentel qui rappelle la
nature de ces membranes si complexes, si ce n'est une
surface lisse et comme tomenteuse qui sécrète une plus ou
moins grande quantité de liquide transparent et filant. Cette
surface est doublée d'un tissu cellulo-fibreux quelquefois
cartilaginiforme, doublé lui-même d'une couche de parenchyme pulmonaire induré renfermant assez souvent des
granulations tuberculeuses ratatinées, très-dures, grises ou
noirâtres et complétement inactives, que M. Cruveilhier a
appelées des granulations de guérison.

Si les pertes de substance ont été beaucoup moindres et n'ont constitué que des cavernules, elles ont pu être complétement réparées au moyen de tissu conjonctif de nouvelle formation qu'on reconnaît à des cicatrices froncées soit linéaires, soit étoilées, avec dépression et teinte noirâtre de la plèvre lorsqu'elles sont près de celle-ci. Autour de ces dépressions, on trouve des petites bronches aplaties, et le tissu pulmonaire affaissé, comme dans un état fœtal ancien et condensé. Il n'est pas rare d'observer, dans ces foyers éteints, des concrétions calcaires ou des tubercules qui ont subi la transformation crétacée.

C'est un des modes de guérison les plus fréquents et les plus sûrs. Tout ou partie de ces concrétions sont quelquefois expectorées.

Ces concrétions ne pourront jamais être confondues avec les amas de poussières minérales, métalliques ou autres, que sont exposés à inspirer les ouvriers dans certaines professions, comme les aiguiseurs, les tailleurs de pierres meulières, les mouleurs en cuivre, qui contractent si souvent des phthisies disséminées et miliaires sous l'influence de ces causes toutes directes, et sans que l'intervention d'une diathèse ou de l'hérédité soit alors nécessaire.

Puisque j'ai décrit les diverses cavernes, il importe d'ajouter que les poumons des phthisiques présentent assez souvent des cavités qu'il faut se garder de confondre avec celles que l'élimination de la matière tuberculeuse a creusées dans la substance même de ces organes. Je veux parler des dilatations bronchiques. Ces cavités, comme leur nom l'indique, ne représentent aucune perte de substance; elles sont formées par des relâchements ou des paralysies de la membrane contractile des bronches qui ont permis la dilatation partielle et ampullaire plus ou moins grande et plus ou moins répétée, en divers points, de l'arbre bronchique.

Il existe plusieurs caractères qui permettent de distinguer

les cavités bronchiectasiques des cavernes proprement dites. Et d'abord, elles siégent plus fréquemment dans les parties moyennes et inférieures des poumons qu'à leur sommet. Ensuite, ces cavités sont tapissées par une membrane muqueuse revêtue de son épithélium. Si une inflammation gangréneuse avait détruit ces caractères histologiques, on pourrait retrouver encore et plus facilement les cerceaux et les fibres élastiques des bronches. D'ailleurs, on peut suivre la bronche saine et non dilatée jusqu'au point où elle se dilate sans discontinuité de tissu, et la retrouver de la même manière. Au-dessous de la périphérie de celle-ci, le tissu pulmonaire est dur, épaissi et semblable à du caoutchouc. Il ne renferme pas de granulations tuberculeuses. Ce n'est pas que les bronchiectasies soient exclusives de ces productions. Bien au contraire, elles en sont souvent accompagnées, ou plutôt, elles les accompagnent assez souvent, surtout la forme miliaire caséeuse. Toutefois, ces dilatations n'ont pas la gravité des cavernes. Il y a plus, elles ne sont pas, je le pense, sans jouer un rôle analogue à l'emphysème pulmonaire dont elles sont souvent congénères. Ces deux lésions expriment, en effet, une sorte de paralysie fort analogue, l'une des vésicules, l'autre des bronches. Or, je chercherai à démontrer, plus tard, que l'emphysème et les dilatations bronchiques congénères, retardent bien plutôt qu'ils n'accélèrent la marche de la tuberculisation.

Lorsque les phthisiques éprouvent de ces hémoptysies où le sang est vomi à pleine bouche et dont l'éruption est si abondante et si prompte que les bronches ne suffisent pas à l'hémorrhagie, celle-ci se fait en même temps dans le parenchyme sous forme d'apoplexie pulmonaire. On a prétendu (Niemeyer) que ces foyers sont souvent le noyau ou le centre de la phthisie, et surtout de la pneumonie caséeuse qui est une des formes de cette maladie. Il serait d'abord juste de rechercher quelle est la cause et le centre de ces hémoptysies elles-mêmes. Pourquoi n'en voit-on jamais en dehors de la Phthisie, s'il n'y a pas chez le sujet qui en est affecté, une maladie organique du cœur ou des gros vaisseaux ? Pourquoi ces foyers siégent-ils presque toujours au sommet des poumons ? N'est-il pas bien plus probable que ces hémorrhagies sont déjà un effet de la présence ou de l'imminence des tubercules ? Cela n'est-il pas certain et susceptible d'être prouvé par l'auscultation dans bien des cas ? Soutenir le contraire, est aussi erroné que de dire que ce qu'on appelle la pneumonie tuberculeuse, est une inflammation simple et franche des poumons sans rapport primitif avec la tuberculose, et ayant celle-ci pour effet aussi naturellement que le pus.

Quoi qu'il en soit, il est certain que l'infarctus hémorrhagique peut être le point de départ d'un noyau de pneumonie tuberculeuse et de cavernes extrêmement promptes à se former et desquelles sont éliminés les produits de l'infarctus avec ceux de la pneumonie caséiforme. Ces sortes de cavernes ont peut-être plus de tendance que les autres à se limiter, à se tarir et à devenir inertes. J'ai observé plusieurs cas de ce genre, où les malades, presque rétablis, gardent leurs cavernes avec des signes généraux et locaux de l'immobilisation de la maladie.

§ IV

Anatomie pathologique de la phthisie aiguë. — Elle diffère de la phthisie galopante. — Anatomie de sa forme asphyxique et apyrétique. — Anatomie de sa forme fébrile ou typhoïde. — La granulie de M. Empis. Son erreur et celle de M. Virchow dans cette question.

Je pourrais borner ici cette suite de descriptions sommaires des altérations tuberculeuses du poumon dans la Phthisie, car la maladie qu'on appelle de ce nom se trouve à peu près renfermée, sous le rapport des altérations anatomiques locales, dans les formes que je viens de faire connaître succinctement. Toutes les fois, en effet, qu'on parle de phthisie étiologiquement, nosographiquement, thérapeutiquement, c'est cette maladie sous des formes plus ou moins lentes ou plus ou moins rapides, qu'on a en vue ; c'est le phthisique, le *poitrinaire* qu'on se représente. Il y a cinquante ans qu'on n'aurait pas même songé à autre chose.

Pourtant, l'anatomie pathologique nous a fait connaître une autre forme, sinon de phthisie, ou moins de tuberculose pulmonaire que la nature des choses nous force à décrire à la suite des variétés précédentes. Je veux parler de la phthisie aiguë. Il ne faut pas la confondre avec certaines formes rapides, dites galopantes, que nous a présentées la phthisie caséeuse lobulaire ou la tuberculisation miliaire gélatiniforme, grise ou jaunâtre, infiltration tuberculeuse de Laënnec, etc. La phthisie aiguë est encore autre chose.

Elle consiste, anatomiquement, en une éruption générale simultanée et confluente de granulations ou de cellules tuberculeuses dans les deux poumons, et se présente sous deux formes bien distinctes : l'une que, cliniquement, j'appellerai suffocante, asphyxique et apyrétique ; l'autre fébrile, inflammatoire, plus rapide encore dans sa terminaison que la première, et offrant souvent la physionomie et la marche d'une pyrexie grave, muqueuse ou typhoïde.

Dans celle qui n'est pas fébrile et qui tue par asphyxie, on trouve à l'autopsie les poumons comme granitiques. Ils sont formés de granulations grises, saillantes, très-rapprochées dans toute leur étendue. Le tissu pulmonaire est sain et crépitant dans l'intervalle de ces granulations que M. Empis a voulu distinguer sous le nom de granulie ou granulite, des granulations tuberculeuses proprement dites, comme appartenant à une maladie spéciale plus inflammatoire qu'organique, très-commune dans les membranes séreuses. Cette erreur ne prouve qu'une chose que j'ai déjà

énoncée bien des fois, savoir, que les produits inflammatoires et les productions tuberculeuses sont voisines en
anatomie pathologique, comme le sont, en pathologie, les
maladies caractérisées par ces deux ordres de néoplasmes.
Aussi trouvé-je que si, dans sa discussion avec M. Empis,
M. Virchow a eu toutes les apparences de raison au point de
vue histologique pur, il a été beaucoup moins dans la vérité
relativement à la pathologie générale. Cela peut surprendre
d'autant plus que M. Virchow fait une très-large part à l'inflammation dans la tuberculose. Sous ce rapport il se rapproche beaucoup de Broussais, et même un peu trop des
écoles physiologiques, ou des écoles qui ne voient dans les
maladies que des modifications accidentelles de l'état physiologique ou de la santé.

Quoi qu'il en soit, la forme que je décris est peut-être la
plus simple de toutes les formes de la tuberculisation pulmonaire, parce que la granulation y est réduite à elle-même,
et qu'on la rencontre là sans toutes les complications inflammatoires des divers tissus pulmonaires qui obscurcissent la lésion principale et introduisent plusieurs causes
d'erreur dans son étude. Les malades meurent par asphyxie
mécanique, parce que vraiment les poumons sont encombrés de granulations, et que le nombre des alvéoles accessibles à l'air est devenu tout à fait insuffisant.

La seconde forme présente anatomiquement et cliniquement un aspect tout à fait différent.

On y retrouve bien la même coupe granitique, la même
éruption généralisée et plus ou moins confluente de granulations à cellules; mais elles sont plus ou moins jaunâtres,
opaques et ramollies ; le poumon est partout congestionné,
avec des points de pneumonie caséeuse lobaire ou lobulaire, de la bronchite générale, des épanchements ou des
productions inflammatoires des plèvres. Le tube digestif
est presque toujours enflammé, et on y observe parfois des
follicules engorgés, ce qui, avec les épistaxis, la diarrhée,

la stupeur et tous les signes d'une double pneumonie lobulaire, donne à la maladie une ressemblance décevante avec
les fièvres graves. La terminaison est rapide : six semaines,
un mois, trois semaines, suffisent pour la consommation de
toutes les phases de la maladie. Je la montre brièvement sous
son aspect anatomique. J'y reviendrai avec intérêt quand
j'en étudierai l'évolution, les causes et les rapports avec les
autres formes de la tuberculisation pulmonaire qui méritent mieux le nom de phthisie.

CHAPITRE VII

Anatomie pathologique de l'évolution tuberculeuse dans les organes autres que le poumon chez les phthisiques. — Péritonite et entérite. —
Deux processus tuberculeux dans l'intestin comme dans le poumon.
— Hépatite, splénite, adénites diverses, néphrite, laryngite et pharyn-
gite folliculeuse chez les phthisiques. — Universalité du caractère inflammatoire de ces manifestations tuberculeuses généralisées.

Il ne me reste, pour en finir avec l'anatomie pathologique
spéciale, qu'à jeter un coup d'œil sur la tuberculisation
des organes autres que le poumon. J'esquisserai en quelques traits sous ce rapport, le tube digestif et ses annexes,
y compris les reins ; puis la trachée-artère et le larynx.

Après la plèvre, la membrane séreuse la plus souvent tu-
berculisée dans la Phthisie, est le péritoine. Il y a une
phthisie dite irrégulière par Laënnec, dont les premières
manifestations sont péritonéales, et constituent ce qu'on appelle la péritonite chronique, ce qui est à peu près syno-
nyme de péritonite tuberculeuse.

Le péritoine est semé de granulations grises demi-transparentes, entourées d'arborisations vasculaires sanguines et
lymphatiques. On y observe toujours aussi des produits liquides séro-purulents et des fausses membranes plus ou
moins bien organisées, injectées de sang et souvent infiltrées de granulations tuberculeuses. Elles forment des adhérences, soit entre les anses intestinales, soit entre celles-ci
et le péritoine pariétal, surtout avec les épiploons. Il en
résulte une sorte de conglomérat ou de paquet formé par
toutes ces parties agglutinées et comme retirées et collées

sur la colonne vertébrale. Les ganglions mésentériques sont souvent caséeux.

Quant à la membrane muqueuse de l'intestin, ses parties semées de follicules clos en tubes, puis de glandes isolées et agminées, par conséquent l'iléon, présentent des lésions tuberculeuses très-intéressantes à étudier.

On y retrouve en petit ce que nous avons déjà observé dans les poumons relativement à la coexistence et aux rapports des granulations tuberculeuses proprement dites et des productions phymatiques amorphes ou caséeuses.

Ainsi, on voit souvent l'affection débuter par une inflammation des follicules intestinaux, dans l'intérieur desquels se forme une sorte de pus concret ou de matière caséiforme composée de cellules épithéliales, de globules purulents et de detritus de la muqueuse, le tout plus ou moins graisseux comme dans la pneumonie alvéolaire et caséeuse. Un point d'ulcération commence au centre du follicule qui s'ouvre et s'exulcère de plus en plus. Or, il n'est pas rare que des granulations tuberculeuses grises se forment au bord de ces ulcérations et dans le tissu conjonctif sous-muqueux. C'est absolument ce qu'on voit autour des cavernes pulmonaires formées par la fonte des productions caséeuses. Ainsi se forment les ulcérations intestinales dans la deuxième et troisième période de la Phthisie. L'inflammation spéciale se propage quelquefois ainsi jusqu'au péritoine. Ici donc, comme dans le poumon, on voit se former les deux sortes de phlegmasies tuberculeuses, l'une épithéliale et muqueuse sous forme caséeuse, purulente et amorphe, l'autre plasmatique et celluleuse. Elles se mêlent, ont l'une ou l'autre, indifféremment, l'initiative, quoique selon toute apparence la forme folliculeuse ou caséeuse précède le plus souvent la forme granuleuse, qui a pour siége le tissu conjonctif sous-muqueux. Les ganglions mésentériques qui sont de même nature et remplissent, en leur qualité de glandes lymphatiques disséminées, les mêmes fonctions à peu près que les ganglions de ce nom, sont très-souvent engorgés par des dépôts caséiformes.

Entre ces organules, la membrane muqueuse est rouge, gonflée, évidemment enflammée. Elle est en même temps le siége d'un catarrhe très-abondant, et qui a ses poussées comme les éruptions tuberculeuses.

Ces inflammations étendues à un si grand nombre d'organes dans la Phthisie, intestin, reins, foie, bronches, etc... ont la plus grande importance au point de vue de la nature de la tuberculose et de la place qu'elle doit occuper dans les nosologies, car bien évidemment les phlegmasies, quoiqu'elles ne soient pas caractérisées anatomiquement par la présence d'un produit tuberculeux quelconque, n'en reconnaissant pas moins pour principe la même diathèse; elles en sont des manifestations congénères. Comment faire entrer toutes ces lésions, toutes ces expressions symptomatiques générales dans la classe des tumeurs?

Le foie et la rate ne sont pas exempts de tubercules dans les phthisies avancées. Indépendamment des granulations tuberculeuses qu'on rencontre assez souvent sous la séreuse sus-hépatique, le foie présente dans la Phthisie une altération spéciale qu'on n'observe guère que dans cette maladie ; je veux parler du *foie gras*. Le volume de l'organe est alors augmenté, sa surface est lisse, sa couleur d'un brun jaunâtre uniforme ou tachetée d'îlots d'un ton plus clair. A la coupe, le parenchyme répand des gouttelettes comme de graisse fondue qu'on voit sur le scalpel et qui font tache d'huile sur le papier.

Les reins prennent aussi part à la tuberculose. Les granulations y sont assez rares et la transformation caséuse plus commune. On y observe une variété de maladie de Bright à sa période de taches jaunâtres graisseuses. Souvent aussi ils sont frappés d'altération amyloïde. Le foie est dans le même cas, mais moins souvent. Ces lésions expliquent l'albuminurie et l'anasarque qui compliquent assez souvent la Phthisie.

Tout le monde connaît le testicule tuberculeux qu'on observe chez quelques phthisiques avec ou sans fistules. Le tubercule jaune ou caséeux est presque toujours celui qu'on rencontre dans cet organe.

Il est une forme de phthisie très-grave qui prend le nom de phthisie laryngée, quoiqu'elle n'existe jamais sans la tuberculisation pulmonaire, mais parce que les symptômes et les lésions qui ont alors le larynx pour siége, acquièrent une telle prédominance, détournent tellement l'attention du médecin et font à ce point le supplice des malades, qu'il semble vraiment que le larynx soit principalement affecté.

Nécropsiquement, cette altération est caractérisée par une laryngite chronique de nature tuberculeuse. On a nié l'existence des granulations dans ce cas ; elles sont pourtant incontestables, mais accompagnées, comme dans l'intestin, de l'inflammation ulcérative des follicules muqueux. Ces ulcérations folliculeuses ou glandulaires compliquées sont entourées de bords élevés, durs ou œdémateux. L'ulcération va quelquefois jusqu'au périchondre des cartilages du larynx, et nécrose même ceux-ci qui peuvent s'exfolier et fournir des séquestres. Les bords de l'épiglotte sont aussi épaissis et ulcérés, et cette valvule ne remplit plus ses fonctions.

Ces ulcérations qui occupent les cordes vocales surtout à leur point de jonction, les ventricules du larynx, etc., descendent quelquefois dans la trachée-artère qu'elles criblent, surtout le long de sa partie postérieure. Ce sont autant de follicules enflammés, vidés, exulcérés avec ou sans granulations plasmatiques. Lorsque cette lésion est prédominante dans la trachée, on a la phthisie trachéale au même titre que tout à l'heure la laryngée. Il est inutile d'ajouter que les extensions plus ou moins concentrées de la phthisie sur tel ou tel point, ne vont pas sans la tuberculose pulmonaire qui en fait la véritable gravité.

Si les ganglions mésentériques se tuberculisent dans les cas d'ulcérations tuberculeuses des intestins, à plus forte raison doit-il en être ainsi des ganglions bronchiques dans la tuberculose pulmonaire. On trouve, en effet, dans ces ganglions, le tubercule granuleux marié au tubercule jaune ou caséiforme. Cette lésion est quelquefois si prédominante, quoique toujours accompagnée de tubercules pulmonaires plus ou moins avancés, qu'elle donne son nom à une dernière forme de phthisie qu'on appelle bronchique. Il est rare que, dans ce cas, le chapelet formé par l'adénite ganglionnaire tuberculeuse ne commence ou ne finisse pas au-dessus des clavicules, sur les côtés du cou.

Le pharynx des phthisiques est très-fréquemment le siége de follicules hypertrophiés et enflammés qui constituent ce qu'on nomme l'angine granuleuse ou glanduleuse. Il en sera grandement tenu compte dans la partie clinique de ce travail. Ces granulations ne sont jamais tuberculeuses et ne s'ulcèrent pas. Je ne saurais les comparer aux lésions que j'ai décrites dans l'intestin, les bronches, la trachée-artère, etc.

DEUXIÈME PARTIE

CLINIQUE ET PATHOLOGIE GÉNÉRALES DE LA PHTHISIE.

Je quitte ici la méthode descriptive à laquelle j'ai dû me
conformer avec plus ou moins d'exactitude aussi longtemps
qu'il m'a fallu exposer les altérations posthumes de la
Phthisie. Cela était nécessaire. Les faits de cet ordre sont
cachés et ne frappent pas tous les regards. Il ne suffit même
pas de les voir comme on voit un malade dans son lit, à la
surface, quand on perçoit une forme, un mouvement, un
son, une odeur, ou qu'on provoque et écoute les réponses
d'un malade. L'anatomie pathologique suppose l'anatomie
intime des organes, des tissus et des éléments sains, première condition pour apprécier le processus comparé des
déviations et des désordres dont la maladie les frappe. Or,
en anatomie, les faits ne se présentent pas d'eux-mêmes; il
faut aller laborieusement à leur recherche au moyen d'in-
struments et de méthodes dont on n'apprend pas à se servir immédiatement, car à eux seuls ils forment déjà toute
une science. Cette étude devient tous les jours plus nécessaire. Indépendamment de ce que beaucoup de signes observés pendant la vie nesont compris que lorsqu'on sait à
quelles altérations ils correspondent, celles-ci, étudiées selon les méthodes de l'histologie et de l'organogénésie,
mettent l'esprit bien plus près de la nature et des réalités

que ne le font des groupes de symptômes abstraits et sans substance. Aussi, l'histoire de la Phthisie a-t-elle fait plus de progrès depuis cinquante ans, que pendant toute la suite des siècles antérieurs. Et c'est bien à l'anatomie pathologique qu'est due cette impulsion rapide et soudaine. Dans la première période de ce laps de temps, les études anatomiques ont surtout servi à fonder, puis à perfectionner le diagnostic de la Phthisie ; dans la seconde, l'anatomie devenue plus profonde et plus intime, ses investigations ayant pénétré jusqu'à l'élément organique altéré, elle a plus partiuclièrement éclairé l'intérieur et la génération même des choses. Voilà pourquoi j'ai dû ne pas supposer cette base acquise, mais la poser d'abord dans ses parties essentielles. J'en aurai trop besoin dans la suite ; mes idées sur la Phthisie se rattachent trop étroitement à ma manière d'en comprendre l'anatomie, pour que je n'aie pas dû exposer avant tout et discuter les données fondamentales qu'elle peut fournir aujourd'hui avec une égale utilité à la Médecine préventive, à la Médecine curative et à la Médecine philosophique.

Les médecins qui ont le sens et l'esprit de l'anatomie pathologique (j'espère que leur nombre augmentera) sauraient déjà voir la phthisie clinique dans la phthisie nécroscopique. Ils seraient loin, sans doute, de connaître tout le détail commun, et surtout le détail individuel, mais ils verraient déjà assez juste le processus et les symptômes généraux. Ils n'auraient qu'à animer par la pensée la série et l'espèce des productions morbides dont j'ai décrit l'ordre de génération, et appliquer à la marche de cette affection pyoïde organique et constitutionnelle ce qu'ils savent de la marche des phlegmasies chroniques purulentes, pour être conduits à tracer très-approximativement la suite et l'enchaînement des diverses périodes de la phthisie tuberculeuse des poumons.

Certes, mon intention n'est pas de procéder ainsi. En clinique on ne devine pas, on observe. C'est bien assez d'être quelquefois obligé d'induire et même de conjecturer. Pourtant, je ne m'astreindrai plus désormais à l'ordre purement descriptif et didactique. Je dirai seulement comment j'ai vu la Phthisie, et ce que j'y ai vu.

Les véritables maladies aiguës peuvent être indépendantes les unes des autres et n'avoir aucun rapport entre elles. Il n'en est pas ainsi des maladies constitutionnelles. Leur siége, leurs formes ne les séparent pas absolument; elles se tiennent par beaucoup de points, et peuvent se métamorphoser sur place ou dans leur transmission héréditaire. Cela est vrai de la Phthisie plus que d'aucune autre : elle touche un peu à tout dans l'ordre des maladies chroniques. Elle a de plus ses causes propres, ou plutôt ses conditions spéciales de développement. Peu de maladies ont besoin, pour être embrassées dans toute leur étendue, d'une méthode plus compréhensive. moins exclusive, par conséquent, surtout dans ce qui regarde l'étiologie et la prophylaxie. Or, ces deux points de vue dominent à mon avis tout le sujet de ce concours. C'était, du moins, l'unique pensée de son intelligent et généreux fondateur. Que de fois ne le lui ai-je pas entendu dire, quand nous suivions ensemble à l'hôpital de la Charité les visites du professeur Andral, et quand plus tard je fus pendant trois ans chargé de ce service comme médecin du Bureau central, et que le docteur Lacaze voulut bien continuer à fréquenter ces salles Saint-Félix et Saint-Vincent dont dix-huit années après je suis devenu médecin titulaire ! Dès que nous observions ensemble une fièvre typhoïde ou une Phthisie, il ne manquait pas de déplorer l'impuissance de la médecine contre ces deux types graves de la maladie aiguë et de la maladie chronique, si égales, disait-il, devant la thérapeutique, et qu'il désespérait de voir jamais attaquées avec succès, si ce n'est par le côté de leur étiologie et de leur cure préventive. Il se préoccupait donc plus pour ces deux maladies, de la médecine de l'espèce que de la médecine de l'individu. Son testament de médecin prouve bien que depuis nos anciennes relations cliniques, il n'avait pas cessé d'être efficacement tourmenté par la même conviction.

Ce que je ferai sera donc un mélange continuel de clinique, de pathologie et de thérapeutique générales de la Phthisie. Je ne mettrai pas, comme les classiques, les causes d'un côté et les effets de l'autre; la pathologie spéciale ici et la pathologie générale plus loin ; je ne séparerai pas autant le diagnostic du pronostic que si le premier ne renfermait pas le second, etc., etc... Il est, en effet, presque inutile de prévenir mes juges que je n'apporte pas ici un traité élémentaire de la Phthisie. Ma méthode ne peut donc pas être celle d'un auteur qui, s'adressant à des élèves, doit les mener comme par la main devant chaque fait inconnu d'eux, et leur faire toucher du doigt le phénomène interprété et devenu signe; qui divise et spécifie selon un ordre que rend toujours plus ou moins artificiel la nécessité de séparer pour le soulagement de l'esprit, des choses qui dans la nature sont inséparables, et qu'on ne sait pas toujours bien intégrer quand on les a d'abord différenciées.

Ici, je parle non-seulement devant des médecins savants et expérimentés, mais devant des maîtres qui sont saturés de symptomatologie et de séméiotique, et qui trouveraient, je l'espère, puéril et fastidieux que je me crusse tenu de leur prouver que je sais distinguer la phthisie tuberculeuse des autres maladies de l'appareil respiratoire. Je leur demande de vouloir bien admettre que je connais tous les procédés du diagnostic propre et différentiel de la Phthisie dans ce qu'il peut avoir de difficile comme dans ce qu'il a de courant et de vulgaire. Je ne referai donc pas ce qui est fait. Quand je parlerai de ces choses, qui sont maintenant du domaine commun, ce ne sera que lorsque mon observation personnelle m'obligera à

rectifier ce qui m'aura paru faux, ou qu'elle me permettra
d'y ajouter des remarques que je croirai importantes ou
nouvelles. Nous ne nous présentons pas pour répéter ce que
nos maîtres nous ont appris, mais pour proposer ce qu'à
l'aide de leurs travaux et de leurs découvertes, nous avons
vu de notre côté et par nous-même. Ils ont caractérisé nosographiquement la Phthisie et nous ont transmis les moyens
de la distinguer de ce qui n'est pas elle. Grâces leur en
soient rendues, car sans eux nous serions incapables de pénétrer un peu plus avant dans l'intérieur même du sujet, et
d'y pénétrer surtout, selon l'esprit et la fin de la Médecine.
Le médecin n'a pas seulement à connaître l'extérieur des
faits comme un simple curieux de lanature, il doit s'en emparer au nom de l'art et de l'humanité. Pour lui, la science
n'est pas le but; elle n'est qu'un moyen. Le but, c'est d'intervenir, d'agir, de dégrever la santé humaine, non-seulement chez l'individu déjà malade, mais surtout dans l'espèce.
Le but, c'est donc non-seulement le meilleur traitement du
phthisique en particulier, mais l'extinction progressive de
la Phthisie elle-même. Pour cela, il faut étudier sous toutes
ses formes ce qu'il y a de multiple et de divers dans la
Phthisie, ses symptômes et ses signes, ce qui apparaît aux
sens, mais pour saisir ce qui n'apparaît qu'à l'esprit, l'unité
de tout ce détail, sa nature ou sa génération, car c'est cela
qu'il s'agit d'amender indéfiniment.

CHAPITRE PREMIER

§ I

Première induction à tirer de la fréquence et de l'universalité de la Phthisie. — A quelles conditions et comment la dégradation de la nutrition conduit-elle à la Phthisie ? — Pourquoi la chlorose, la dyspepsie, beaucoup de cachexies et d'anémies dans lesquelles la nutrition paraît si affaiblie, n'y conduisent-elles pas ?

Ce qui frappe avant tout l'observateur qui jette un premier regard sur la phthisie pulmonaire, c'est son universalité, sa fréquence, et si je peux ainsi dire, sa banalité. Elle n'épargne aucun pays, aucun âge, aucun sexe, aucune condition, aucune classe. Je ne sais pas s'il est une autre maladie chronique capable de lui disputer ce règne presque illimité. Ce qu'il y a de certain, c'est qu'aucune ne prélève sur le genre humain un tribut de mortalité aussi considérable.

Mais il ne faut pas que cette observation reste stérile. Pour moi, c'est un grand jalon, et comme la porte d'entrée de la Phthisiologie. Et d'abord, une maladie aussi commune ne peut guère être spécifique. Voilà un premier enseignement. Il est, en effet, impossible qu'une telle maladie ne reconnaisse pas une multitude très-diverse d'influences et de conditions capables de la déterminer.

Or, cela éloigne aussitôt l'idée de spécificité, laquelle exclut à son tour les influences communes, les causes externes, et même les conditions internes autres qu'une aptitude à recevoir la semence une et spécifique qui provient déjà d'une maladie semblable et ne peut provenir d'ailleurs.

Mais si des causes aussi nombreuses que diverses déterminent la Phthisie, cela ne peut être que parce qu'il y a dans le fond de l'organisme des dispositions préexistantes si excitables pour cette hétérogénie, que toutes les causes prochaines et éloignées n'ont besoin que d'incliner plus ou moins ces conditions morbides particulières vers leur tendance rétrograde, pour réaliser la tuberculose.

Cependant, quelque générales et diverses que soient ces influences internes et externes, elles ne déterminent la Phthisie plutôt qu'une autre maladie constitutionnelle, que par une certaine manière définitive d'agir sur l'économie. Comme on va le voir, tout est là.

On dit, mais d'une manière trop vague, que la Phthisie accuse un affaiblissement général et une dégradation profonde de la nutrition. Cela est incontestable. Mais que de gens débiles, dont la nutrition est profondément dégradée, et qui ne deviennent jamais phthisiques !

Que de sujets qui le deviennent au milieu du plus bel état extérieur de la nutrition, avec une constitution en apparence très-riche, sans hérédité, sans cause extérieure d'épuisement et dans les conditions hygiéniques les meilleures de tout point ! Que faut il penser entre des faits si contradictoires et pourtant si fréquents ?

C'est peut-être que la nutrition si dégradée, en effet, dans la Phthisie, a des appareils et des éléments organiques. les uns essentiels, les autres accesssoires ; ceux-ci préparatoires, ceux-là définitifs et propres.

Quelques exemples me feront comprendre.

Voici une jeune fille franchement chlorotique. Son sang est extrêmement pauvre en hématies ; ses tissus, ses muscles même sont profondément décolorés. Si on en juge par sa tendance au refroidissement, par le peu de densité de ses urines, par son impuissance musculaire, les échanges

organiques du mouvement d'assimilation et de désassimila-
tion doivent être réduits au *minimum*. D'ailleurs son anorexie, ses appétits pour des substances non alibiles, lui
enlèvent les matériaux de réparation, etc.

La nutrition est donc chez elle profondément affaiblie,
car elle manque de stimulus et d'aliment. Eh bien, cet état
peut durer fort longtemps sans qu'aucun symptôme de tuberculose se manifeste. Je crois avoir remarqué même que
les deux maladies s'excluent jusqu'à un certain point, et
que, si elles coexistent, elles se limitent et se font un mu-
tuel antagonisme. Dans ce dernier cas, ce n'est donc pas
la chlorose qui conduit à la Phthisie.

Prenons maintenant un dyspeptique. Que n'a-t-on pas
dit sur les dyspepsies comme cause prochaine de la phthisie tuberculeuse? Brunett, Turnbull, Beau n'ont pas tari
sur cette origine. Ils y ont ramené presque toute l'étiologie
de cettle affection organique.

Le rapport de cause à effet est, suivant eux, bien simple.
Insuffisance de l'alimentation; mauvaise qualité des produits
immédiats d'une digestion altérée ; comme suite nécessaire,
hématose viciée, lymphe organisable ou blastème dégradé,
nutrition appauvrie, tubercules. Et pourtant, il faut bien
que ces belles déductions physiologiques soient fausses,
puisque les dyspeptiques proprement dits — classe si nombreuse — ne sont pas plus phthisiques que les personnes
qui digèrent bien, et le sont peut-être moins. Je n'en exclus
que les dyspepsies tuberculeuses ; mais celles-là sont si
peu des causes, qu'elles sont déjà des effets.

Il existe, cela est incontestable, un certain nombre de
sujets chez lesquels un état d'hypochondrie et de dyspepsie hypochondriaque cesse quand la toux et les autres
symptômes de la tuberculisation pulmonaire se déclarent et
viennent révéler au médecin la nature des accidents nerveux
qu'il observait depuis quelque temps, accompagnés d'une
maigreur qui l'étonnait et lui semblait inexplicable. Ces

symptômes, en effet, n'étaient pas suffisamment expliqués par la névrose gastrique qui paraissait jusque-là être la seule affection.

Il faut ajouter que ces sortes de dyspeptiques sont presque tous anorexiques, ce qui est loin d'être ordinaire dans les dyspepsies proprement dites. Dans la dyspepsie symptomatique de la phthisie imminente, et peut-être déjà en voie d'accomplissement, le fait même de l'inappétence, de la digestion laborieuse et des accidents gastriques, n'entre, comme on le voit, pour rien dans l'étiologie de la Phthisie. Il est, au contraire, un des mille troubles fonctionnels qui signalent l'action de la diathèse avant sa localisation pulmonaire. D'ailleurs, il ne faut pas exagérer la fréquence de cette dyspepsie prodromique. C'est dans le plus petit nombre des cas qu'on l'observe. Si le sujet est dyspeptique depuis longtemps ; si la dyspepsie est, comme on dit, *sa maladie;* si ce n'est pas la première fois qu'il l'éprouve ; si en un mot, il est affecté de la dyspepsie type des nosologies, cette cause de dénutrition, la maigreur et la débilité qui peuvent en résulter, ne le prédisposeront pas par elles-même à la tuberculose ; et s'il devient phthisique, ce sera en vertu d'une autre condition toute spéciale, à laquelle sa dyspepsie n'ajoutera rien. Il y a donc dans l'admission de ce mode étiologique une vue de l'esprit, un abus de la physiologie, bien plus qu'un fait d'observation.

Que de cachexies prolongées qui n'aboutissent jamais à la tuberculose ! Voyez ces malheureuses affectées de kystes de l'ovaire, s'avancer vers la mort à travers dix, vingt, cinquante ponctions abdominales qui les soulagent un instant et permettent à la dénutrition interstitielle et au marasme d'atteindre leur plus extrême degré : elles ne se tuberculisent pas ; elles ne suppurent guère non plus. La cirrhose, le cancer de l'estomac, voilà encore des affections organiques qui appauvrissent à fond la nutrition et réduisent cette fonction à son plus bas point, sans que pendant des mois de durée de ces phthisies *secundum vim vocis*, on voie apparaître le moindre symptôme de phthisie tuberculeuse.

Chez les ouvriers qui passent leur vie dans les entrailles de la terre pour en extraire la houille, et qui sont sujets à l'anémie particulière qu'on a décrite sous le nom d'*anémie des mineurs*, d'*anémie endémique d'Anzin*, etc., la Phthisie n'est pas plus commune, elle l'est moins que chez les individus qui ne sont pas soumis à ce genre d'étiolement qui paralyse en quelque sorte la nutrition.

Je pourrais multiplier ces exemples. On m'en dispensera.

On répondra peut-être que, dans tous ces cas, l'économie est en puissance d'une maladie générale qui produit sa cachexie propre, et que celle-ci s'oppose au développement de la tuberculose en vertu de ce principe établi par Hunter, que deux maladies ne peuvent pas coexister dans les mêmes points, etc. Mais la chlorose est-elle bien une maladie primitivement générale, une maladie *totius substantiæ*, comme on dit ? La cachexie des dyspeptiques dépend-elle d'une diathèse imprégnant toute l'organisation de son principe spécial ? Le marasme, dans les hydropisies enkystées de l'ovaire, dépend-il d'un vice morbide universellement local qui produise la dénutrition spécifiquement partout. comme on le voit dans l'amaigrissement dû aux vices syphilitique ou tuberculeux ? Non sans doute, il n'y a diathèse ou maladie générale primitive dans aucun de ces cas. Ils doivent donc échapper à la loi de Hunter ; et cependant, la tuberculose ne germe pas dans ces terrains qui devraient lui être si favorables, en supposant vraie la doctrine que je combats.

Que si ses partisans invoquent la loi de l'antagonisme pathologique, je leur répondrai que cette loi ne les couvre pas, car ils la repoussent et doivent la repousser en principe. La cause vraie de la Phthisie étant pour eux toute physiologique, ils ne doivent pas se préoccuper de l'espèce de cause qui ruine la nutrition ; cette fonction est appauvrie, la quantité et la qualité des éléments réparateurs lui manquent : l'effet doit suivre la cause ; la tuberculose doit naître ; ou bien il faut avouer qu'une telle étiologie posée si vaguement et si peu scientifiquement, est dénuée de base ou purement imaginaire.

Et pourtant, la phthisie pulmonaire chronique accuse une dégradation intime et essentielle de la nutrition.

Je dis une dégradation intime, essentielle, primitive de la nutrition. C'est sur le sens et la portée de ces mots qu'il faut bien s'entendre.

§ II

C'est l'appareil lymphatique, et surtout le tissu conjonctif ou plasmatique, base de cet appareil et organe immédiat de la nutrition, qui est le siége propre de la tuberculose.

Si tous les appareils de l'économie, et surtout les appareils de la vie organique ou intérieure, concourent plus ou moins prochainement à la nutrition, il n'en est qu'un qui accomplisse immédiatement et essentiellement cette grande fonction, c'est l'appareil ou système lymphatique. Le système lymphatique seul est véritablement l'organe propre et immédiat de la nutrition.

Cet appareil se divise en trois parties distinctes : 1° le tissu lymphatique, qu'on appelle plus particulièrement tissu conjonctif ou plasmatique ; 2° les vaisseaux lymphatiques ou vaisseaux blancs ; 3° les ganglions lymphatiques proprement dits, situés sur le trajet des vaisseaux blancs, et auxquels il faut ajouter quelques glandules répandues sur certains points des membranes muqueuses, comme les follicules agminés et disséminés de l'intestin, le thymus, la rate, etc...

Les vaisseaux et les ganglions lymphatiques étaient autrefois considérés comme les seuls organes du système lymphatique. Il y a plus de vingt ans, que pour les besoins de ma pensée et de mes opinions en physiologie et en pathologie générales. je professe et j'écris que le tissu conjonctif ou plamastique constitue la partie fondamentale, et la source véritable de l'appareil lymphatique. J'ai dit souvent que le tissu conjonctif était un appareil si important, qu'il avait un système vasculaire pour lui seul, le système des vaisseaux lymphatiques, qui a ses racines en lui et pour lui, et qui va se jeter dans le grand appareil circulatoire, auquel il apporte avec l'ensemble des vaisseaux chylifères — qui font évidemment partie du système lymphatique — tous les matériaux nutritifs de l'économie. L'histologie a confirmé ces idées de la manière la plus positive Elle a démontré que les corpuscules fusiformes ou étoilés du tissu plasmatique (cytoblastions du professeur Robin) circonscrivent entre leurs prolongements des espaces irréguliers qu'on appelle des lacunes, et qui sont remplis de sucs nutritifs composés de lymphe nouvelle et de lymphe usée confondues, blastème général dans lequel plongent les radicules béantes des vaisseaux lymphatiques. En vertu de propriétés vitales électives qui leur sont inhérentes, les vaisseaux blancs absorbent dans ces réservoirs propres à la constitution du tissu conjonctif, les parties de la lymphe ou du liquide nutritif par excellence qui doivent être reportées au système circulatoire centripète ou veineux, et ils y laissent les parties nouvellement exsudées qui doivent servir immédiatement à la nutrition.

On devrait donc donner au tissu conjonctif le nom de tissu lymphatique. Cela habituerait l'esprit à lui attribuer sa véritable nature et sa fonction. Cela ne l'empêcherait ni d'être conjonctif ou connectif, puisqu'il l'est évidemment, ni d'être plasmatique, puisque ce dernier mot exprime très-heureusement son attribut essentiel. Est-il étonnant que ce tissu matriculaire soit conjonctif, c'est-à-dire unissant tous les autres éléments organiques, puisque, destiné à les nourrir, il doit les suivre partout pieusement? Je me sers là d'une expression déjà consacrée par les anatomistes anciens pour désigner l'enveloppe la plus intime de l'encéphale. La pie-mère mérite certainement son titre, mais moins peut-être que le tissu conjonctif, et surtout que la névroglie, qui est le tissu conjonctif de l'encéphale, partout présent dans cet appareil, soutien et réparateur immédiat de ses derniers éléments. Voilà ce que j'appelle l'organe propre et direct de la nutrition. Or si on suppose ce tissu lymphatique et nourricier affaibli, dégradé, atteint primitivement dans sa constitution ou sa substance même, proliférant les éléments ou les noyaux imparfaits, atrophiques, misérables et à vie chétive que j'ai décrits, on ne sera pas loin de l'élément morbide qui caractérise anatomiquement la Phthisie.

Il s'agit maintenant de serrer de plus près cette nation encore trop générale, et de la dégager de la notion de toutes les autres affections constitutionnelles ou chroniques dont le tissu conjonctif peut être regardé comme le terrain propre et le point de départ.

Bordeu, Bichat et de nos jours Virchow, ont considéré le tissu muqueux, cellulaire, conjonctif, comme essentiellement plastique ou formateur, et, par conséquent, comme l'origine de tous les tissus nouveaux, qu'ils soient ou réparateurs, ou hétéroplasiques et destructeurs. Cette opinion étant admise — et je l'ai toujours partagée — il semble que ce ne soit pas avancer quelque chose de bien nouveau, que de dire, que le tissu conjonctif est le tissu générateur du tubercule. J'en conviens. Aussi, on voudra bien remarquer que je ne me borne pas à dire que le tissu conjonctif est le siége ou l'organe formateur du tubercule. Je vais plus loin : je dis que, non-seulement le tubercule se forme dans le tissu conjonctif comme tous les néoplasmes sains ou morbides, mais qu'il se forme immédiatement aux dépens même des éléments propres de ce tissu ; qu'il les remplace par des éléments atrophiques, avortés et pyoïdes, qui, mort-nés comme un pus constitutionnel et organique, anéantissent toute condition réparatrice possible et détruisent le tissu même de toute réparation.

Pour simplifier cette notion du tubercule, il faut absolument ajouter que cette néoplasie, « pauvre et misérable dès son début, » comme dit Virchow, n'est pas symptomatique ; qu'elle n'est, par conséquent, la manifestation propre d'aucun vice pathologique spécial ou d'aucune diathèse particulière ; qu'elle est donc essentielle, primitive et commune, en ce sens, qu'elle ne dénonce que la ruine, ou que l'impuissance nutritive et réparatrice des tissus conjonctifs de l'économie vivante.

Ainsi dégagés, le tubercule et la tuberculisation constituent une néoplasie et un processus morbides parfaitement distincts de toutes les autres hétéroplasies qui prennent naissance dans les tissus conjonctifs. Cet ensemble de caractères ne convient qu'au tubercule ; et si les poumons en sont le siége, il ne convient qu'à la phthisie tuberculeuse des poumons.

C'est de cette manière directe, et non de tant d'autres manières indirectes et éloignées, que la tuberculose est produite par un appauvrissement et une dégradation de la nutrition.

On voit maintenant pourquoi toutes les cachexies et toutes les formes de dénutrition que j'ai examinées plus haut. n'amènent pas nécessairement la tuberculose comme cela devrait être dans la doctrine vague et stérile qu'on se borne à ressasser partout.

Il ne faut jamais oublier le principe de la vie propre des organes. Le système circulatoire peut être profondément affaibli, et avec lui l'hématose, sans que l'appareil immédiat de la nutrition, ou le système lymphatique soit faible lui-même et partage la dégradation de l'appareil sanguificateur. Par le fait de cette anémie, les tissus plasmatiques recevront sans doute un stimulus et des matériaux insuffisants; la nutrition souffrira indirectement, mais elle ne sera pas atteinte dans ses propriétés radicales.

J'en dirai autant des causes d'affaiblissement de la nutrition qui ont leur point de départ dans les organes digestifs, quelle qu'en soit la nature, ainsi que de toutes les cachexies que j'ai citées. Dans ces différents exemples, l'appauvrissement des fonctions plastiques ne depend pas de la débilité et de l'insuffisance propres du système immédiat de la nutrition, mais des appareils réparateurs spéciaux qui y concourent tous d'une manière plus ou moins éloignée ou plus ou moins prochaine : système nerveux, système digestif, système circulatoire, appareils des sécrétions, etc.

Quant aux néoplasics morbides plus ou moins fatales qui naissent dans le tissu conjonctif et qui produisent des infections et des cachexies spéciales, le marasme et la mort, en agissant primitivement et immédiatement sur le système propre de la nutrition, il est impossible de les comparer à la tuberculose et au tubercule; et je ne vois pas comment la notion que j'ai donnée plus haut de ceux-ci pourrait leur convenir. Qu'on veuille bien se reporter au parallèle que j'ai fait du tubercule et des néoplasmes qui méritent le nom de tumeurs, et qui tous, ont pour matrice les tissus plasmatiques ou conjonctifs, et on verra aussitôt, que ces néoplasies, carcinôme, sarcôme, fibrôme, épithéliòme, myôme, chondrôme, ostéôme, névrôme, etc., par exemple, ne diffèrent pas seulement du tubercule, mais qu'ils présentent des caractères tout opposés.

Je l'ai assez dit : ce qui caractérise les tumeurs, c'est leur nature parasitaire, leur indépendance relative, leur vie propre, leur faculté d'accroissement, leur propriété de vivre comme une greffe animale, et par conséquent, d'avoir des vaisseaux, un véritable canevas organique, un tissu propre.

Rien de tout cela dans le tubercule. Le tissu plasmatique nourrit les tumeurs; elles représentent toutes un tissu normal de l'économie qui se développe et végète. Le tissu connectif est si loin de nourrir le tubercule , que celui-ci, formé à ses dépens et de sa substance, le remplace pour mourir en naissant à la façon du pus, mais sans réparation possible, à moins que la prolifération morbide ne s'arrête.

§ III

Pourquoi le tubercule est essentiellement destructeur. — La dégradation plasmatique ne suffit pas à son développement. Il faut qu'un principe d'irritation intervienne. — Quelle idée se faire de ce principe?

Le tubercule est immédiatement destructeur parce qu'il n'a aucun de ces éléments de vitalité, d'accroissement et d'indépendance qui constituent les tumeurs. Semblable en cela au pus et à la matière caséeuse, il ne se nourrit pas, parce que comme eux il en est incapable. Il ne peut donc naître que pour mourir, en détruisant sa propre base, la base de toute restauration, et en ne laissant pour résidu, qu'une matière descendue au dernier degré de l'échelle des productions organiques , de la graisse rétrograde et quelquefois même des substances inorganiques, Les tumeurs vivent du tissu conjonctif; le tubercule l'anéantit en se formant et disparaît avec lui. C'est le contraire d'une tumeur. Rappelons-nous d'ailleurs à quel point il est inflammatoire et fébrile, à quel point, enfin, ses symptômes locaux et généraux sont ceux des phlegmasies chroniques suppurantes. On exclut généralement les produits inflammatoires de la catégorie des tumeurs. Ce principe devrait, selon moi, s'appliquer au tubercule.

Quoi qu'il en soit, toutes les productions morbides chroniques et organiques du tissu conjonctif sont vivantes et progressives ; le tubercule seul est mort-né et régressif. C'est son caractère essentiel, et ce caractère suffit à le définir, puisqu'aucun autre néoplasme de l'ordre des maladies chroniques ne le possède. On voit donc que, loin de nier que le tubercule soit le produit d'une débilité et d'une dégradation extrêmes de la nutrition, je viens plutôt affirmer cette opinion, mais autrement qu'on ne le fait, et en déterminant l'espèce et le siége de l'appauvrissement. Je le limite à l'appareil lymphatique, et surtout à la partie fondamentale de cet appareil, le tissu plasmatique, tissu propre de la nutrition.

On a vu que ce tissu est la source de la lymphe, base elle-même du liquide nutritif général ou du sang. J'ai montré aussi que le tubercule a son homologue histologique dans les cellules constitutives des ganglions lymphatiques. et que cette homœomorphie le rapproche encore visiblement des productions lymphoïdes.

Est-ce tout, cependant? Les caractères que j'ai tirés du siége spécial, du processus unique et de la signification physiologique particulière de ce siége, de cette forme et de ce processus, consomment-ils l'idée de tubercule et de phthisie? Ne faut-il rien y ajouter? Et en supposant toutes ces conditions réunies, aurait-on immédiatement la tuberculose? Suffit-il de supposer le champ propre de la nutrition essentiellement débilité et appauvri pour que le tubercule y naisse de soi? Je ne le pense pas. Il faut encore une cause ou un principe d'irritation plus ou moins actif ou plus ou moins persistant.

Ce principe est quelquefois primitivement interne ou pathologique. Bien souvent, il est d'abord une influence extérieure. Dans ce dernier cas, il doit être assimilé et devenir finalement interne.

Pour avoir une idée juste de l'irritation tuberculeuse, il est bon d'y faire pénétrer la lumière qui naît du contraste. Qu'on suppose donc une cause irritante agissant sur un point donné du poumon ou de la plèvre chez un sujet sain, et la même cause agissant sur un de ces deux points chez un sujet en puissance de diathèse tuberculeuse.

Nous pouvons supposer encore que celle-ci ne se révèle par aucun signe appréciable, car le cas est très-commun. Des deux côtés, c'est le même tissu, une portion de tissu conjonctif qui est affecté par le même stimulus. Quelle différence dans les effets! Chez l'un, l'irritation est saine, et elle peut être immédiatement réparatrice ou adhésive. Elle n'a causé que la prolifération d'éléments sains et de cellules plastiques vigoureuses et en excès, et tout est fini. Si l'irritation est allée plus loin, et que la suppuration ait lieu, elle sera promptement limitée par un néoplasme restaurateur. Les globules purulents seront résorbés et détruits, et il ne restera dans les points enflammés et suppurés qu'un épaississement dû à la formation d'un tissu conjonctif nouveau très-solide, d'abord exubérant et induré, mais qui peu à peu s'affaissera et s'assouplira.

Chez l'autre, une fluxion inflammatoire se développera aussi sous l'influence de la cause irritante, mais moins vivace et moins saine; les corpuscules du tissu conjonctif se multiplieront et s'hypertrophieront, mais pour dégénérer presque aussitôt, et se diviser, et se reproduire sous forme de cellules incomplètes, avortées, sans protoplasme, remplies de noyaux pauvres et trop nombreux; dures, sèches, presque sans vie, dépourvues de prolongements et de mouvements amiboïdes, toutes prêtes, enfin, à subir la transformation rétrograde, puis la déliquescence infectante et mortelle, sans aucune tendance à la formation d'éléments normaux et réparateurs. Dans le premier cas, une fièvre inflammatoire simple, superficielle, n'affectant en rien la constitution; dans le second cas, une fièvre constitutionnelle ou hectique.

Il est bien évident qu'ici, la cause irritante n'a pas produit son effet propre et naturel, et qu'elle n'a fait qu'exciter l'effet propre et naturel du terrain organique sur lequel elle a agi ; car, à la rigueur, ce terrain pouvait s'en passer pour concevoir l'irritation tuberculisante. En effet, quand une imminence morbide est très-accusée ou parvenue à sa maturité, elle peut produire ses effets spéciaux spontanément ou sans cause occasionnelle expresse. Mais d'où vient alors l'irritation initiale ? Elle vient, je le répète, d'une action morbide spontanée parvenue à sa maturité complète.

§ II

Du *stimulus d'imperfection* de Hunter. — En quoi il consiste. — Son application à la génération du tubercule. — Nécessité d'une irritation tuberculeuse.

Hunter ne se contente pas de cela : il affirme avec son inimitable originalité d'observation, que dans ces cas où l'action morbide spontanée est parvenue à sa maturité, la partie éprouve «le stimulus d'imperfection». Rien de plus profond et de plus exact. Selon Hunter, toute partie vivante incapable de remplir sa fonction, a conscience de cette impuissance. En vertu de l'effort que chaque être vivant fait spontanément pour se maintenir dans l'intégrité de son état de vie, ce sentiment intime, cette conscience vitale de chaque cellule suscite une réaction contre l'état de faiblesse et d'inaptitude. Tel est le *stimulus d'imperfection*, ou l'irritation spontanée causée par la conscience que l'organisme ou une de ses parties peuvent avoir, et ont confusément mais réellement de leur imperfection.

Nous admettons cela volontiers dans l'ordre physiologique chez l'animal qui réagit tout entier contre sa propre faiblesse. Nous l'admettons même dans l'ordre pathologique chirugical, lorsqu'un organe ou une partie organisée réagissent contre une cause extérieure de trouble ou contre un corps étranger au moyen d'une action inflammatoire critique et éliminatrice. Mais nous ne l'admettons pas dans l'ordre des maladies internes spontanées, surtout lorsqu'elles sont chroniques, constitutionnelles ou hectiques, comme la tuberculose. Cependant, si le résultat n'est pas le même, le fait général n'est pas différent.

Le résultat n'est pas le même, parce que, dans les maladies hectiques, la constitution ne peut rien accomplir de salutaire, et que, son fond étant vicié et dénaturé, tous ses mouvements sont destructeurs au lieu d'être réparateurs. Mais que par un bénéfice d'art ou de nature, ce fond se régénère, et ces mêmes mouvements deviendront réparateurs. Dans l'un et l'autre cas, ces deux ordres d'effets si opposés se seront produits en vertu du *stimulus d'imperfection*. Peut-être même cette expression s'applique-t-elle mieux aux actions morbides hectiques du genre de celles que j'examine, qu'aux actions morbides réparatrices, car, pour désigner celles-ci, Hunter emploie plus volontiers le mot de *stimulus de nécessité*. Le mot de *stimulus d'imperfection* indique plus exactement l'impuissance de l'organisme ou de la partie affectée à surmonter l'impression morbifique profonde ou la diathèse. La Phthisie est, en effet, une de ces maladies où, comme le dit Hunter, en suivant toujours sa pensée, « l'organisme a la conscience de son incurabilité. »

Si on rejette l'animisme, si on admet, par conséquent, le principe de l'activité essentielle de l'organisme et surtout de son unité, on doit, pour être logique, accepter ces idées de Hunter. Voudrait-on modifier les expressions pour ne pas scandaliser les faibles ? Mais ces expressions mêmes, et les analogies qu'elles renferment, sont, au contraire, très-propres à aider l'intelligence.

Je poursuis ma recherche de la genèse du tubercule.

J'ai toujours reconnu la nécessité d'une irritation initiale pour expliquer la manifestation des produits tuberculeux.

J'ajoute que, quelque extérieur que soit l'agent irritant, il aboutit toujours à faire naître le stimulus d'imperfection ou la réaction hectique et infructueuse quoique souvent très-vive, de l'économie entière et du tissu affecté; de sorte que c'est toujours, en définitive, à ce genre d'irritation qu'on aura affaire. Tout cela sera éclairci plus tard par des exemples péremptoires.

Cependant, il n'est pas indifférent pour la forme du début de la Phthisie, et pour les particularités ultérieures de son processus, que la cause déterminante soit externe et agisse de telle ou telle manière, ou que l'irritation initiale soit interne et spontanée. Cela apporte souvent, en effet, des différences très-importantes dans la manière dont la maladie se comporte.

CHAPITRE II

§ 1

La Phthisie a une latitude illimitée d'étiologie. — Elle naît souvent d'une diathèse, mais elle peut naître indépendamment de toute diathèse. — Cette latitude extrême a engendré les doctrines les plus contradictoires, parce qu'aucun système n'a possédé jusqu'à présent la raison de l'unité de la Phthisie au milieu de la diversité de ses causes et de ses formes. — Cependant, la prophylaxie de la Phthisie n'est possible qu'à ce point de vue.

Le champ étiologique de la Phthisie n'a presque pas de limites et semble plein de contrastes. C'est la plus héréditaire et la moins héréditaire de toutes les maladies ; la plus diathésique et la moins diathésique ; celle qui se passe le plus de causes externes, celle qui en a le plus besoin pour éclater. Une foule d'individus n'en auraient jamais été atteints sans telle ou telle circonstance, ou s'ils avaient évité telle ou telle influence extérieure, et, sous ce rapport, elle ressemble à beaucoup de phlegmasies aiguës. A côté de ces faits très-évidents, on observe des multitudes qui subissent la Phthisie sans lui avoir jamais donné occasion, et qui, dès lors, lui étaient vouées. Cette extrême latitude a donné lieu aux opinions les plus contradictoires sur les causes et la nature de la Phthisie.

En vertu de ces contraires apparents, les uns ont exclu la diathèse tuberculeuse et n'ont vu que les causes externes, puis l'irritation, l'inflammation, etc. Pour eux aussi, la Phthisie est une maladie commune, sans spécificité, et le tubercule n'est, conséquemment, qu'un produit inflammatoire ordinaire. La thérapeutique a procédé en conséquence.

Les autres n'ont tenu compte que de la diathèse ; ils ont été spécificistes, fatalistes, puis sceptiques en étiologie et en thérapeutique, comme Laënnec et son école. Les partisans exclusifs des causes débilitantes ont été Browniens dans leur doctrine et dans leur traitement. Les physiologistes et les Broussaisiens ont fait le contraire, sans se demander si l'irritation n'était pas un symptôme de faiblesse et d'impuissance. Enfin, chose qu'on croira difficilement, il y a des partisans de la contagiosité de la Phthisie, et d'autres qui repoussent cette étiologie ou ce mode de transmission. Les premiers avaient presque disparu dans ce siècle ; mais ils ont repris confiance depuis trois ou quatre ans, au spectacle des inoculations réussies du tubercule de l'homme aux animaux. Ces expériences ont tout au moins ranimé l'attention sur la question de contagion, si facile pourtant à vérifier dans une maladie très-longue et très-fréquente, qui exige une assistance continue si immédiate, surtout dans les dernières périodes de l'affection où l'imprégnation doit être la plus active ; et cependant, malgré l'inoculabilité facile des lapins, le nombre des faits qui déposent en faveur de la contagion de la Phthisie, n'augmente pas dans la clinique humaine. Je n'y insiste pas en ce moment, ces expériences et leur signification très-intéressante d'ailleurs, devant faire l'objet d'un chapitre particulier de ces études. Mais le point sur lequel j'insiste, comme j'ai insisté sur l'universalité géographique de la Phthisie, c'est celui de son universalité étiologique. Elle est telle, qu'il n'est pas de cause occasionnelle de quelque intensité ou de quelque durée, qui ne puisse déterminer cette maladie. Une diathèse est quelquefois nécessaire pour expliquer le développement de la maladie, tandis que, dans une multitude d'autres cas, ceux, par exemple, des phthisies accidentelles, une simple prédisposition passagère paraît suffire.

Je répète, devant ce fait considérable, ce que j'ai déjà dit
devant celui de la banalité des lieux, des temps, des âges et
des conditions, qu'on ne saurait trop le méditer, parce qu'il
est, lui aussi, une des clefs de la Phthisiologie. Il en est de
même des statistiques comparées de l'hérédité de la Phthisie. Elles présentent un écart tel, que si on ne consultait
que les chiffres extrêmes, on croirait, ou que la Phthisie est
presque toujours héréditaire, ou qu'elle ne l'est jamais.
Voilà encore des contradictions qui dépendent bien moins
de la manière d'interroger du médecin et de la manière de
répondre du malade, que des lieux et des temps où l'on observe, de la classe de malades qu'on a à traiter, par conséquent, des conditions dans lesquelles vivent les sujets, et
plus encore peut-être de l'idée qu'on se fait de l'hérédité
pathologique.

Qu'on ne l'oublie pas, la Phthisie est une maladie banale
qui ne demande pas, pour éclater, une disposition aussi particulière et aussi définie que bien d'autres maladies chroniques, l'épilepsie, l'asthme, la folie, le cancer, par exemple.
Il y a dans toutes les classes, dans tous les lieux et toutes les
conditions, un bien plus grand nombre d'individus disposés
et exposés à la Phthisie qu'aux maladies que je viens de signaler. Celles-ci ne tombent guère sous le coup des milieux et des causes occasionnelles au degré où on le voit pour
la Phthisie. En dépit de tout ce qu'on a dit de l'hérédité, de
la diathèse, de l'innéité et de l'habitude extérieure des prédestinés à la Phthisie, cette maladie frappe un très-grand
nombre de sujets qu'on ne peut enfermer dans aucune de
ces catégories. J'avoue que je ne comprends pas bien le mot
innéité, surtout si on veut désigner par lui quelque chose de
différent de la diathèse. Je sais pourtant qu'on entend par
ce mot, désigner les phthisies qui naissent sans cause extérieure appréciable, sans hérédité directe, et chez des sujets qui ne sont pas marqués du cachet visible propre aux
poitrinaires consommés. On verra dans un instant, que ce

mot d'innéité ne peut exprimer que le fait des phthisies dégénérées de maladies chroniques autres que la Phthisie elle-même. Comme toutes ces distinctions obligent à élargir les notions d'hérédité, de diathèse; et comme, sous une foule de rapports, elles tendent à fondre la Phthisie dans le grand courant des maladies communes, de celles qui n'exigent guère, pour éclater, que la prédisposition nécessaire à toutes les actions morbides!

Noús avons donc devant nous une échelle étiologique immense. La doctrine doit s'élargir en proportion, sous peine d'être systématique et dangereuse. Il faut qu'elle embrasse l'hérédité et la spontéparité; la diathèse et l'accidentalité; les causes spéciales et les causes banales; la contagiosité ou plutôt la transmissibilité dans des circonstances très-définies, mais bien plus encore, et, comme règle très-générale, l'incontagiosité. Il le faut, d'autant plus, que tout se peut et se doit concilier sans le moindre éclectisme ou le moindre scepticisme, et bien au contraire, en assurant à la Phthisie sa véritable nature et son unité.

Si la phthisie tuberculeuse des poumons est une dans sa nature, on y aboutit certainement par des voies nombreuses. Il me semble donc, que plus j'aurai montré la diversité des causes externes et des processus morbides qui vont se perdre dans cette unité de dégénération, mieux je la ferai connaître, et moins je serai loin des principes d'une médecine préventive assez large et assez efficace pour fermer peu à peu toutes les portes par où pénètre celui de tous nos éléments de destruction qui ronge et épuise les générations humaines avec la plus sourde mais la plus implacable continuité.

§ II

Quatre grandes classes de causes : l'hérédité, la diathèse, les refroidissements, les causes dépressives et étiolantes agissant seules ou combinées
pendant un certain temps.

L'hérédité. — Il faut en élargir la notion. — Elle est directe ou indirecte.
— Transformation des maladies chroniques initiales ou capitales en
maladies ultimes ou organiques. — La Phthisie est souvent engendrée
et héréditaire, de cette manière indirecte et éloignée.

Au milieu de tant de causes occasionnelles qui peuvent
provoquer le développement de la Phthisie ; de tant de conditions soit héréditaires ou personnelles suffisantes par elles-
mêmes, soit extérieures et adventices capables de préparer
et de produire artificiellement la diathèse, je ne veux étudier qu'un certain nombre des plus habituelles et des plus
efficaces. Je distinguerai et j'examinerai donc plus particulièrement :

1° L'hérédité ;

2° La diathèse ;

3° Les refroidissements ;

4° Les causes dépressives et étiolantes telles que la misère,
la tristesse et le non-renouvellement de l'air respirable ; la
privation de lumière ; l'inspiration de diverses poussières, et
surtout l'action simultanée de toutes ou de quelques-unes
de ces causes, etc.

Élargissons d'abord la notion d'hérédité.

Quand les maladies sont spécifiques et n'ont pas d'autre
moyen de se reproduire qu'elles-mêmes par leurs semences,
elles ne sont guère susceptibles de transformation. Mais il
n'en est pas ainsi lorsqu'elles sont spontanées, ou le produit
éloigné de mille influences communes qui laissent à l'économie affectée toute sa force d'hétérogénie morbide.

Les maladies chroniques sont bien plus sujettes aux transformations que les maladies aiguës, car elles ne sont pas,

comme celles-ci, éliminatrices de leur propre cause. Pourtant, cette cause prochaine, ni ne s'anéantit, ni ne persiste dans son état primitif et dans ses formes natives. Elle se métamorphose donc chez l'individu d'abord, mais plus souvent encore chez ses descendants ou dans l'espèce, et presque toujours en dégénérant, c'est-à-dire en descendant d'un type moins malsain ou moins grave vers un type plus grave et plus destructeur. Ainsi, le rhumatisme, la goutte, la scrofule, la dartre, maladies essentiellement constitutionnelles et héréditaires, ne se conservent pas toujours identiques à elles-mêmes chez l'individu, et surtout elles ne sont pas toujours transmises aux enfants de ceux qui en sont affectés, sous leurs formes et avec leur nature nosologiques franches et naissantes. Plus souvent, peut-être, leur sont-elles transmises abâtardies et transformées rétrogressivement. Ces transformations ne résultent pas seulement du métissage ou du croisement de la maladie paternelle avec une autre espèce de maladie provenant de la mère. Il faut sans doute tenir compte de cet élément considérable d'abâtardissement ; mais il est bien certain, qu'en dehors de lui, les maladies chroniques ont une tendance naturelle aux transformations rétrogrades ; que celles-ci n'attendent pas toujours l'hérédité pour s'opérer, et qu'elles commencent souvent chez l'individu. Il est même certain que, si le père et la mère sont affectés de la même maladie chronique, la dégénération par hérédité sera plus sûre et plus marquée.

La Phthisie n'est pas susceptible de transformations, car celles-ci sont presque toujours rétrogrades. Or, une maladie d'un type déjà si dégradé ne saurait dégénérer davantage. Mais si la Phthisie ne peut pas dégénérer, elle est susceptible à un haut degré, d'être le produit héréditairement dégénéré de plusieurs autres maladies constitutionnelles.

L'arthritisme, l'herpétisme, la scrofule, la syphilis elle-même, aboutissent trop souvent par hérédité à la Phthisie. Personne n'oserait affirmer que ces affections se reproduisent indéfiniment identiques à elles-mêmes comme des espèces naturelles. Elles ont une enfance, un âge adulte, des âges de décroissance et d'usure, une décrépitude, etc... Personne ne pense non plus qu'elles s'éteignent et disparaissent en quelques jours par l'élimination critique de leur principe, comme les maladies aiguës. On pourrait donc affirmer que leurs transformations sont une loi de leur nature, alors même qu'elles ne seraient pas démontrées par l'observation. Je suis en mesure de prouver que la Phthisie descend moins souvent de la Phthisie, que de beaucoup d'autres maladies constitutionnelles et héréditaires. On voit que si, aux yeux de quelques-uns, je restreins le champ de l'hérédité directe de la Phthisie, je l'agrandis beaucoup en ajoutant l'hérédité indirecte ou médiate à l'hérédité directe ou immédiate. Et en effet, d'après des relevés qui portent sur plus de 4,000 observations, si j'additionne ensemble les cas de Phthisie la plus vraisemblablement accidentelle et acquise — à mes yeux la phthisie accidentelle et la phthisie acquise sont distinctes — avec les cas les plus évidemment constitutionnels et spontanés, je ne trouve pas la Phthisie née de la Phthisie plus de 20 fois sur 100. Au contraire, si j'ajoute aux phthisiques nés de phthisiques, ceux qui, d'après des observations que je produirai dans ce travail, sont issus de parents affectés d'autres maladies chroniques par voie de métamorphose régressive, j'arrive au chiffre de 50 pour 100. Je prie de remarquer que, sur les 50 autres cas, j'en compte un certain nombre, 10 environ, dans lesquels la Phthisie s'est développée suivant le même mode de processus, c'est-à-dire, par dégénération d'autres maladies chroniques pendant la vie même des sujets, ce qui donne une force nouvelle aux cas d'hérédité indirecte.

Je discuterai avec soin la valeur de ces faits, lorsque je traiterai de l'antagonisme qui existe entre la Phthisie et quelques autres maladies chroniques, car ces questions sont connexes. En ce moment, je ne fais que poser mon théorème.

§ III

La diathèse. — Il faut en étendre l'idée. Elle peut, comme l'hérédité, exister latente dans une génération. — La transformation régressive d'une maladie chronique peut aussi s'opérer d'une manière latente dans une génération intermédiaire. Conséquences de ce fait. — Idée générale de la diathèse tuberculeuse. — Exemples.

La question de l'hérédité et celle de la diathèse se tiennent très-étroitement et se complètent. Lorsque la Phthisie est directement héréditaire, cela ne peut être qu'en vertu d'une diathèse tuberculeuse transmise immédiatement par les parents. Or, un grand nombre de parents transmettent une diathèse tuberculeuse qu'ils n'ont pas, soit qu'ils fussent affectés d'autres maladies constitutionnelles évidentes et bien définies, soit qu'aucune maladie de ce genre n'existât chez eux, ou au moins n'y fût manifeste. Je dis « n'y fût manifeste, » parce qu'on peut transmettre héréditairement le principe dégénéré ou non d'une maladie qu'on n'a jamais éprouvée soi-même et dont les symptômes naturels ou déjà altérés ne se développeront que chez les descendants. On le dit avec raison : les maladies sautent quelquefois une génération. On peut donner le nom d'atavisme à ce mode d'hérédité ; mais il importe d'ajouter que l'hérédité par les grands-parents, ou l'atavisme, suppose que le principe de la maladie, latent chez le fils, n'en a pas moins existé chez lui, et qu'il a pu revivre chez le petit-fils, transformé et dégénéré, aussi bien que sous la forme et le type qu'il avait chez l'aïeul. La transformation dégénérative de la maladie peut s'opérer latemment entre deux générations, aussi bien que la forme native peut se conserver inaltérée dans les mêmes conditions. Or, aucun médecin de quelque expérience ne doute de l'hérédité atavique d'une maladie sous la forme qu'elle avait chez les grands-parents. L'hérédité atavique d'une maladie transformée et dégénérée n'est pas plus douteuse à mes yeux. La diathèse tuberculeuse est souvent le résultat de maladies ataviques non tuberculeuses. Cette diathèse se forme souvent ainsi. On l'appelle alors innée ou spontanée, parce qu'on ne possède pas le fil qui la rattache à des maladies ataviques régressivement transformées. La goutte et l'herpétisme sont féconds en dégénérescences de cette espèce; et un grand nombre de phthisies constitutionnelles et diathésiques, de diathèses tuberculeuses, par conséquent, n'ont pas d'autre source. C'est ma conviction profonde et inébranlable depuis douze ans que j'ai observé, sous ce rapport, plus de phthisiques qu'aucun médecin français.

On voit que la diathèse tuberculeuse n'est pas quelque chose d'immuable et de spécifique ; qu'elle se forme d'autre chose que d'elle-même ; qu'elle peut naître de tout ; se constituer à la longue sous plusieurs influences qu'on peut ramener : 1° à des causes externes plus ou moins banales, ce qui sera évident tout à l'heure ; 2° à des causes internes et pathologiques déterminées, qui vont s'user et se perdre en elle ; 3° enfin à une loi naturelle de dégénération qui frappe toutes les espèces vivantes et les ferait rentrer dans le néant, sans les forces réparatrices de la civilisation, sans les plus grands et les plus bienfaisants de tous les arts, la culture du sol et la culture de l'homme, l'hygiène publique et privée, la médecine de l'espèce.

On voit aussi maintenant pourquoi, considérée en elle-même, la diathèse tuberculeuse existe à tous les degrés ; comment elle est ébauchée ; faible et commençante ; mûre et adulte si je peux ainsi dire, ou dans toute sa puissance ; usée, sans force, et enfin éteinte. Si elle n'est que faible et ébauchée, il faudra à la tuberculose, pour naître, des causes excitantes et des conditions très-efficaces. Si elle est dans toute sa vigueur pathogénétique, la maladie pourra, sans

aucune cause auxiliaire, se produire avec toute sa spontanéité, etc. Si on tient à en donner une définition, ou
plutôt une idée approximativement juste, on pourra dire :

La diathèse tuberculeuse consiste dans une misère physiologique constitutionnelle et organique commune de l'appareil immédiat de la nutrition ou du système lymphatique,
en vertu de laquelle, le tissu plasmatique, base de ce système, au lieu de se reproduire lui-même, est affecté d'une
tendance à produire des éléments pauvres, avortés, mort-nés,
proliférant autour d'eux des cellules pyoïdes semblables.
Celles-ci remplacent et détruisent toute base de réparation
dans les points particulièrement altérés, et toute faculté
assimilatrice intime dans le champ général de la nutrition
qui, en apparence, n'est pas lésé. C'est pourquoi, on nomme
cette maladie *Phthisie* par excellence, ou *Consomption pulmonaire*, lorsque les productions morbides appelées *tubercules* qui la caractérisent, affectent spécialement les organes
respiratoires, leur lieu d'élection le plus ordinaire.

Je crois que cette notion ne convient qu'au tubercule,
qu'elle s'applique *toti et soli rei definitæ*. Toutefois, je le
répète, de toutes les diathèses, la tuberculeuse est la moins
spéciale, la plus vague, la plus commune, la plus facile à
former, celle, par conséquent, dont l'organisme peut se
passer le mieux pour engendrer ses produits. Les tubercules peuvent naître, en effet, sans diathèse mûre et définie, sous l'influence de causes externes sans lesquelles ils
ne se seraient jamais formés, et qui, par conséquent, ont
été nécessaires à leur développement. Les formes et la marche qu'affecte la Phthisie, varient sous l'influence de ces
deux conditions extrêmes et opposées.

Quelques exemples le feront voir facilement et me four-
niront l'occasion de poursuivre sous de nouveaux aspects
cette étude de la diathèse tuberculeuse.

Je prends deux faits vulgaires : 1° le cas d'un individu
issu de parents phthisiques et chez lequel la diathèse a assez

d'intensité pour que la tuberculose pulmonaire puisse se déclarer par sa propre force ou sans le concours d'aucune cause occasionnelle ; 2° le cas d'un individu né de parents vigoureux et longèves, jouissant de tous les attributs extérieurs d'une forte santé, et l'opposé, si l'on veut, du type décrit par Arétée, type que les gens du monde croient toujours rencontrer chez le poitrinaire prédestiné. Rien n'autorise à supposer chez ce sujet l'existence de la diathèse tuberculeuse. Pourtant, tous les deux deviennent phthisiques, et tous les deux succombent ; le premier, chacun sait comment, je veux dire avec la forme commune de la phthisie lente, et à l'âge de 23 ans ; le second, comme je vais le dire pour l'avoir vu souvent.

Il a 36 ans, avec les apparences et les antécédents que je viens de supposer. Il s'est mouillé et refroidi à plusieurs reprises dans des parties de chasse, et y a contracté un rhume de forme simple, non fébrile, qui ne l'a pas empêché de sortir, de chasser et d'être encore mouillé et refroidi les jours suivants. Une raucité très-prononcée de la voix, une toux rude et sonore, de la douleur au larynx, sur le trajet de la trachée et des grosses bronches, ont annoncé une laryngo-bronchite assez intense ; l'appétit s'est perdu et la fièvre s'est allumée. Personne, pas même le médecin, n'a dû songer à autre chose qu'à un catarrhe aigu de la partie supérieure des voies respiratoires, déclaré sous l'influence de refroidissements subis à la chasse. Il importe de remarquer que le malade n'est point affecté de cette susceptibilité catarrhale des bronches en vertu de laquelle certains sujets contractent facilement et, sous l'influence des moindres changements atmosphériques, des catarrhes bronchiques *à répétition*. Il ne s'est jamais enrhumé.

Cependant, la durée ordinaire d'une laryngo-trachéite simple est passée, et le rhume ne l'est pas ; il est aussi pénible qu'au début. La fièvre continue, mais différente, c'est-à-dire, avec une chaleur moindre et un pouls plus fréquent, une exacerbation vive le soir et une sueur le matin, ne résolvant rien, non critique. La face vultueuse des premiers jours pâlit un peu et semble même s'amaigrir, malgré le retour de l'appétit. La reprise d'une alimentation capable de remonter les forces et la nutrition n'empêche ni la nutrition ni les forces de diminuer. Il me semble inutile de continuer cette histoire. Je la résume donc en deux mots : l'amaigrissement croissant, la continuation de la toux, une expectoration pituiteuse dans les produits séro-muqueux de laquelle commencent à nager quelques petits crachats opaques, séparés, etc., attirent l'attention vers les poumons. On ausculte, on percute, et l'on perçoit, au sommet du poumon droit, une diminution plessimétrique du son, de l'expiration rude et trop prolongée ; les secousses de la toux permettent d'entendre des bulles muqueuses d'un timbre dur, limitées aux points mats, etc. La maladie marche avec des rémissions et des exacerbations, celles-ci marquées par des éruptions caractéristiques qui envahissent successivement l'autre sommet du poumon et différents points de l'un et de l'autre de ces organes, procédant toujours de haut en bas. Le tabes se prononce, les cavernes se creusent, les désordres colliquatifs de tout genre surviennent à leur tour, le malade succombe, et son autopsie présente les signes d'une phthisie tuberculeuse des deux poumons à tous les degrés : granulations grises, granulations jaunes, puis ramollies et éliminées ; matière caséeuse dure ici, molle là, et dans d'autres points remplacée aussi par des excavations.

Cette maladie dure deux ans, à dater de l'invasion par le rhume. La phthisie héréditaire et diathésique, dont l'invasion fut spontanée, dura quatre ans et quelques mois. L'une et l'autre aboutirent aux mêmes lésions nécroscopiques.

Ces deux faits que j'ai d'abord supposés sont réels. Je les ai observés et suivis depuis les premiers symptômes jusqu'à l'autopsie inclusivement. Rien de plus vulgaire que le premier. Quant au second, j'en possède beaucoup d'analogues.

Voilà deux phthisies lentes : l'une spontanée, l'autre provoquée. J'ai dit que les lésions cadavériques se ressemblaient beaucoup. Il sera intéressant maintenant de jeter un coup d'œil sur la série des cas intermédiaires. Elle est infinie et pleine de nuances comme l'histoire des maladies chroniques qui, n'étant pas spécifiques ou immuables dans leur espèce, n'ont pas de type fixe, peuvent exister à plusieurs degrés de formation et de maturité, et sont susceptibles d'association avec d'autres affections générales qui les modifient et retardent leur évolution naturelle. Il y a des phthisies qui durent 30 ans, il y en a qui durent 30 jours. J'ai observé ces deux extrêmes. Or, dans bien des cas, on peut trouver l'explication de ces écarts extraordinaires. Aucune autre maladie organique n'en offre de pareils exemples.

CHAPITRE III

DE L'INFLAMMATION TUBERCULEUSE.

§ I

Conditions de la marche lente, rapide, galopante, aiguë de la phthisie.
En quoi ces types diffèrent. — La granulie de quelques auteurs n'est
qu'une variété de la tuberculose.

L'acuité de la marche, et la rapidité de la terminaison de
la Phthisie tiennent à plusieurs causes.

1° A l'absence de toute affection antagoniste; 2° au caractère primitivement inflammatoire et fébrile que revêt
trop souvent l'éruption tuberculeuse; 3° à sa généralisation
et à son abondance telles. que le poumon en est quelquefois
mécaniquement suffoqué, ou l'économie infectée partout.

Lorsque j'aurai démontré à quel point l'existence de certaines affections constitutionnelles, comme les affections
arthritiques et herpétiques, les névroses, etc., contrarient
et ralentissent l'évolution de la tuberculisation pulmonaire,
on ne sera pas étonné que je fasse jouer à l'absence de tout
élément antagoniste de ce genre, le premier rôle dans la rapidité avec laquelle la maladie débute, marche et se termine
dans les phthisies qu'on appelle, 1° aiguës ; 2° galopantes ;
3° rapides. Ces trois degrés existent réellement dans la
Phthisie, sans compter la forme lente, qui, dans les conditions ordinaires, est la plus commune.

La Phthisie galopante et la Phthisie rapide ne sont que
deux degrés de la même variété, la galopante étant seulement la plus précipitée, celle des deux qui éprouve le moins

de rémissions et de délais. Dans l'une et l'autre de ces formes, les productions caséeuses, et, par conséquent, les symptômes inflammatoires ont presque toujours l'initiative. On peut dire aussi que cette variété est très-souvent accidentelle. Les refroidissements répétés et subis dans de mauvais conditions en sont l'occasion fréquente. Elle ne diffère de la phthisie lente vulgaire que par la rapidité plus ou moins grande de sa marche, car sa terminaison peut arriver sans qu'il y ait eu des rémissions bien notables. La preuve que les formes *galopante et rapide* ne sont que des degrés de précipitation de la forme lente commune, c'est qu'une Phthisie commencée sous ce dernier type, peut prendre tout à coup une forme rapide et même galopante; et réciproquement, que la maladie ayant marché pendant plusieurs semaines sous ce dernier type, peut se ralentir et prendre jusqu'à la fin la marche de la Phthisie lente commune. Ce n'est donc guère qu'une question de lenteur ou de rapidité dans l'évolution des lésions et des symptômes, sous l'influence d'un élément inflammatoire et fébrile plus ou moins marqué.

On ne peut pas en dire autant de la phthisie qu'on nomme aiguë. Celle-ci est peu susceptible de rémission. Elle marche presque toujours *uno tenore* comme une maladie aigue, comme une pyrexie, et elle peut enlever le malade en trois ou quatre semaines à la manière d'une fièvre grave, après avoir débuté brusquement sans cause interne ou externe appréciable, sans diathèse, sans prédisposition soupçonnée, etc. Elle est inexorable. Anatomiquement, elle se distingue de la phthisie galopante en ce que, au lieu d'être primitivement caséeuse, elle est primitivement granuleuse. et garde ce caractère histologique jusqu'à la fin.

Ce n'est pas que des points de pneumonie, lobulaire surtout, et que de la bronchite générale et profonde, ne se forment pas pendant son cours, et ne se terminent pas par des productions caséeuses lobulaires disséminées ; mais le produit tuberculeux qui débute et qui domine, est bien certainement et toujours la granulation, et la granulation partout, aux bases comme aux sommets, presque simultanément et des deux côtés. Cette forme extraordinaire est si bien granuleuse, que quelques observateurs ont voulu en faire une maladie à part, sans rapport avec la tuberculose, sous le nom de granulite ou de granulie, voulant, par cette dénomination, signifier que les granulations qui la caractérisent histologiquement, ne sont que des productions inflammatoires, purement fibrineuses, et comme les fausses membranes, prenant seulement la forme de ces petits grains qu'on voit disséminés quelquefois sur les membranes séreuses enflammées telles que l'arachnoïde, la plèvre, le péritoine, et qui n'ont rien de tuberculeux ni dans leur cause, ni dans leur évolution, ni par conséquent, dans leur constitution intime. Je suis convaincu que cette opinion est erronée, mais j'en prends acte comme d'un témoignage qui confirme ce que je ne cesse de dire sur la nature *quasi* inflammatoire de la phthisie. Voilà, en effet, un observateur-intelligent comme M. Empis, un clinicien sagace et consommé comme Trousseau, un anatomo-pathologiste de l'autorité du professeur Robin, qui déclarent que la phthisie aiguë, nommée par eux *granulie*, est une maladie inflammatoire spéciale distincte de la tuberculose. Et pourtant, au point de vue histologique, la cellule de cette phthisie miliaire ou granulée ne diffère en rien de celle de la phthisie lente commune. Elle pourrait même en être regardée comme le type, surtout lorsqu'on l'examine sur les membranes séreuses, où elle existe si souvent, que, dans la phthisie miliaire aiguë, on la voit quelquefois ne se développer que sur ces membranes.

Ce qui a pu induire à croire que ces productions miliaires généralisées et à marche aiguë étaient d'une autre nature que les tubercules, c'est que, dans une certaine catégorie de cas, la soudaineté du début, l'âge des sujets, de 15 à 30 ans, l'état florissant, et, en quelque sorte, antituberculeux de leur santé, l'absence d'hérédité, l'expression générale de la maladie qui semble débuter comme une pyrexie avec prédominance assez marquée des symptômes généraux sur les symptômes locaux, en un mot, la forme expressément typhoïde de ces symptômes, tranche tellement sur les accidents propres au début de la phthisie même rapide, même galopante, que l'observateur est dérouté, et cherche partout ailleurs que dans la supposition d'une phthisie, la raison d'un tableau clinique et d'une évolution aussi étrange. Mais après tout, l'autopsie est là. La brutalité et la simultanéité du raptus tuberculeux dans la totalité des poumons, et quelquefois dans d'autres organes; le caractère vivement inflammatoire et fébrile de cette éruption primitivement généralisée; la part qu'y prend promptement la membrane muqueuse des voies digestives, etc., peuvent suffisamment expliquer le caractère grave des symptômes généraux, l'intensité du mouvement fébrile, le délire, la fuliginosité de la bouche et des dents, le ballonnement du ventre, la diarrhée, les *sudamina*, les hémorrhagies multiples, le gonflement de la rate et des ganglions mésentériques, et en imposer pendant dix ou quinze jours, au moins, pour une de ces fièvres typhoïdes à forme d'emblée pulmonaire qui sont si peu rares dans certaines épidémies, etc. Aussi, presque toujours l'illusion cesse-t-elle avant la fin de la maladie. Vers le décours de la deuxième semaine, on voit se prononcer, en effet, un certain degré d'apaisement des symptômes typhoïdes, surtout du délire et de la stupeur, lesquels, au contraire, devraient augmenter dans le cas d'une fièvre continue grave. La toux devient aussi beaucoup plus fréquente que dans ces fièvres; l'expectoration prend un caractère purulent et des formes déchiquetées ou exactement arrondies qu'elle n'a pas dans les pyrexies; puis, des sueurs abondantes de la moitié supérieure du corps se manifestent, sueurs non critiques, mais débilitantes et colliquatives, tandis que vers cette période des fièvres, les sueurs sont éminemment salutaires. Des pommettes très-rouges sur une face qui pâlit et s'amaigrit rapidement, etc., finissent par démasquer la véritable nature de l'affection et par laisser voir une phthisie très-rapide derrière un échafaudage de phénomènes typhoïdes accessoires, expliqués par des circonstances exceptionnelles.

Dans le cas difficile à admettre pour un clinicien exercé, où l'illusion pourrait durer jusqu'à la mort, l'autopsie la dissiperait aussitôt. On voit bien quelquefois les poumons des individus morts d'une fièvre typhoïde à forme pectorale, présenter une congestion considérable, des infarctus plus ou moins étendus, des lobules enflammés, hépatisés, ou plutôt splénifiés, auxquels aboutissent de petites branches gorgées de muco-pus, etc. ; mais jamais on ne confondra ces pneumonies lobulaires et ces bronchites typhoïdes généralisées, avec ces poumons granitiques ou farcis de granulations miliaires, soit demi-transparentes, soit plus ou moins opaques, occupant tous les poumons, accumulées toutefois plus particulièrement aux sommets, presque toujours entremêlées de pneumonie lobulaire caséeuse et de fausses membranes pleurales molles, ou même d'exsudats séro-purulents, etc.

Que si on rencontre parfois dans ces cas des ulcérations intestinales, elles siégent le .plus souvent du côté de l'insertion du mésentère, et les ganglions mésentériques sont moins gonflés, moins ramollis et n'offrent pas ces marbrures d'un jaune rougeâtre qu'on observe dans la fièvre entéro-mésentérique, etc.

D'ailleurs, comment douter de la nature tuberculeuse de ces phthisies aiguës à forme typhoïde, quand on voit cette autre variété de phthisie granuleuse aiguë presque aussi rapide que la typhoïde, mais apyrétique et suffocante dont j'ai parlé tout à l'heure, ne présenter à l'autopsie que des granulations grises demi-transparentes dans des poumons qui ressemblent à des blocs de granit, et qui plongent au fond de l'eau, tant leurs vésicules sont étouffées sous des milliers de petits tubercules très-durs, sans aucune trace de lésion inflammatoire et même de congestion inter-granuleuse?

§ II

Les vraies phthisies aiguës, et celles qui n'étaient que latentes avant leur manifestation aiguë. Exemples. — Forme typhoïde revêtue par quelques phthisies véritablement aiguës. — Conditions de cette forme typhoïde.

Laënnec n'hésitait pas à reconnaître des tubercules dans ces deux catégories de cas, et cela tenait peut-être à ce qu'à ses yeux, ces productions morbides préexistaient toujours depuis un temps plus ou moins long à l'explosion des symptômes, et que, par conséquent, l'apparition de ceux-ci ne donnait pas la date exacte de l'existence de la lésion. A ce titre, les faits dont il s'agit ne mériteraient vraiment pas le nom de phthisie aiguë. Est-ce bien, en effet, une maladie chronique à type aigu, que celle qui, latente pendant plusieurs mois, ou ne s'étant signalée jusque-là que par des symptômes obscurs et sans signification bien déterminée, prend feu tout à coup, marche dès lors et se termine avec une rapidité presque aiguë? Non: une maladie chronique par sa nature ne mérite le nom d'aiguë par son évolution, que lorsqu'elle naît d'une manière aussi aiguë qu'elle se termine. C'est bien plus encore à cause de l'acuité, et si je peux ainsi dire, de l'improvisation de ses produits morbides, qu'à cause de celle de ses symptômes jusque-là plus ou moins latents, qu'une tuberculose pulmonaire doit être qualifiée d'aiguë. Il est vrai que ces sortes de cas ne peuvent guère être bien jugés qu'après coup. Ainsi tel malade, chez lequel on avait cru la santé bonne avant l'invasion des symptômes, ne paraît plus tel quand, après la mort, on veut remonter à l'état qui a précédé leur explosion. On retrouve alors un plus ou moins grand nombre de troubles fonctionnels, — petite toux sèche, dyspnée en montant, amaigrissement, état mélancolique ou hypochondrique, dyspepsie, fébricule le soir, etc., — symptômes vagues qui, après l'événement, prennent tout de suite une signification précise qu'ils n'avaient pas avant. J'ai vu un assez grand nombre de cas de ce genre ; et, tout bien considéré, je ne les ai pas rangés dans mes phthisies aiguës. Ce sont des rapides ou des galopantes, qu'on devrait peut-être appeler en même temps *larvées*.

Je ne donne positivement le nom d'aiguës qu'aux phthisies dans lesquelles les lésions et les symptômes sont contemporains. Or, je crois que de pareils cas existent. On me demandera de le prouver. Cela est peut-être très-difficile au médecin qui n'a commencé à voir le malade qu'après le début des accidents de phthisie aiguë ; mais la difficulté est beaucoup moins grande pour le médecin qui voyait habituellement le sujet avant l'invasion brusque des premiers symptômes, et qui avait pu constater la plénitude, et si je peux ainsi dire, la splendeur de la santé auparavant. Il est difficile d'admettre que la santé, l'embonpoint, la fraîcheur, la force, la vivacité (aptitude à vivre), l'harmonie de toutes les fonctions croissent en même temps que des tubercules nombreux se forment, sont formés, envahissent et ont envahi les deux poumons, même le sommet de l'un d'eux. Que la santé n'en paraisse pas notablement atteinte, que les symptômes propres se taisent, je le comprends, et d'ailleurs cela est ; mais que tout, dans un organisme, végète, se développe et soit exubérant avec cela, c'est ce que je n'admettrai que quand plusieurs autopsies me l'auront prouvé. Or, j'ai été deux fois témoin de faits de ce genre, et j'ajoute — cela est important — que, dans les deux exemples, la forme de la maladie a été typhoïde au plus haut degré.

En 1838, j'ai vu avec Trousseau une jeune fille de 16 ans, bien réglée depuis trois, née de père et de mère aujourd'hui encore vivants et bien portants, et dont les parents eux-mêmes avaient vécu vieux, saisie au milieu de la plus admirable santé, et d'une santé qui depuis 6 à 8 mois surtout avait pris un nouveau développement, de tous les prodromes d'une fièvre grave avec détermination péri-pneumonique dès le 3ᵉ ou 4ᵉ jour. Avant l'apparition des symptômes broncho-pneumoniques, les prodromes avaient plutôt une signification gastrique et muqueuse. Des épistaxis, du délire, le pouls dicrote, la sécheresse de la langue, de la diarrhée avec ballonnement du ventre et du gargouillement iléo-cœcal, la stupeur caractéristique et de très-bonne heure les soubresauts des tendons ne nous permirent pas de penser à autre chose qu'à une fièvre typhoïde. L'existence de râles muqueux, sibilants et bullaires, et de ronchus sous-crépitants disséminés dans les deux poumons avant la fin de la première semaine, ne nous détournèrent pas de ce diagnostic. Qui n'a pas observé des fièvres graves où la concentration des accidents broncho-pneumoniques a lieu dès le début? D'ailleurs, les bruits morbides étaient doux et généralisés. Les taches lenticulaires de la fièvre typhoïde ne se montrèrent pas. Je sais qu'on dit les avoir constatées dans quelques cas. Je ne le nie pas, mais j'en serais bien plus sûr si je les avais vues et touchées. Quant aux *suda-mina*, c'est autre chose; si je ne les ai pas observés dans le cas que je rapporte actuellement, j'ai eu occasion de les vérifier dans d'autres. Quoi qu'il en soit, l'absence des taches rosées n'est pas une raison suffisante pour rejeter l'existence d'une fièvre typhoïde, lorsque se déroule et se groupe d'un autre côté, un ensemble de symptômes qui n'appartiennent ordinairement qu'à cette maladie ; lorsque surtout l'âge, les antécédents, etc., concordent avec le tableau clinique qu'on a sous les yeux.

Quoi qu'il en soit, au commencement du troisième septénaire, nos yeux se dessillèrent, ou plutôt la nature des accidents pulmonaires fut démasquée par la chute des accidents typhoïdes et cérébraux, à cette époque de l'affection où, dans les vraies fièvres putrides, ils vont plutôt en s'aggravant. L'expectoration commença à prendre un aspect purulent strié et même taché de sang ; des vomissements se mirent à accompagner la toux ; le ventre s'affaissa malgré l'augmentation de la diarrhée, la langue s'humecta, et le gargouillement abdominal se généralisa. Des sueurs abondantes se déclarèrent qui eussent été heureuses et salutaires dans une fièvre typhoïde, et qui devinrent colliquatives. Les bruits bullaires grossirent et prirent un timbre dur et métallique, et la matité se prononça à la partie moyenne des deux poumons. Un amaigrissement très-rapide s'opéra en moins de huit jours, et la jeune malade succomba à la fin de la 4e semaine.

L'autopsie ne donna qu'une inflammation vive de l'iléon et de la première moitié du gros intestin, avec tuméfaction légère des follicules agminés et isolés, sans ulcérations, un peu de gonflement des ganglions mésentériques, sans ramollissement bien notable, et une rate modérément gonflée et ramollie. Pas d'état gras du foie.

Les poumons recouverts de fausses membranes récentes étaient criblés de granulations miliaires, presque toutes opaques ou passant de la teinte grise à la teinte fauve. Dans quelques points, un nombre assez grand de ces granulations confondues formaient des petits îlots de ramollissement. Les sommets n'étaient guère plus encombrés de ces petits corps plus ou moins durs que les régions moyennes et inférieures. Une congestion considérable dominait partout, et les bronches, jusqu'à leurs extrémités, offraient leur membrane muqueuse épaissie, d'un rouge foncé et recouverte de muco-pus épaissi.

J'ai observé, en 1842, à l'Abbaye-aux-Bois, une jeune reli-

gieuse de 24 ans, qui, deux ou trois mois après son entrée
en religion, m'a offert une répétition du cas que je viens de
citer ; mais malgré la ressemblance typhoïde de l'évolution
et des symptômes, malgré la terminaison fatale au bout
de 5 ou 6 semaines, je ne diagnostiquai jamais une fièvre
continue grave, par la raison que la maladie signala son
début et sa nature par une hémoptysie soudaine et impré-
vue. Cette jeune fille paraissait avant cet accident un type
de fraîcheur et de riche organisation. Il y a ici une particularité de plus à noter au point de vue de l'état des poumons avant l'hémoptysie du début.

Chaque fois qu'un sujet entre comme novice dans la
communauté, il est de règle toujours sévèrement suivie,
qu'elle soit soumise à l'examen attentif du médecin de la
maison, comme un conscrit avant son incorporation, pour
s'assurer qu'il n'existe chez elle aucune maladie rédhibi-
toire ou capable de l'empêcher de vaquer à des occupations
qui exigent, en effet, une santé bonne et régulière. L'exploration de la poitrine est surtout particulièrement recom-
mandée Je me souviens d'avoir fait cet examen avec un
grand soin et de n'avoir observé ni symptôme passé ni signe
présent capables de m'inspirer une inquiétude quelconque,
actuelle ou future.

Les parents, les collatéraux, les frères et sœurs étaient
exempts de toute affection des organes respiratoires. C'est
deux mois, tout au plus après cette constatation, que la phthisie aiguë débuta, et, dans l'intervalle, on n'avait pas toussé
une fois ; je n'avais été consulté pour aucune faiblesse et
aucun accident de santé. L'hémoptysie fut suivie dès le
lendemain du cortége typhoïde décrit dans ma première
observation, et tout continua à se ressembler jusqu'à la fin
dans ces deux cas. Je ne pus pas faire l'autopsie ; mais les
résultats constants d'une auscultation précise pratiquée
chaque jour ; et, d'ailleurs, la marche et les symptômes de
la seconde moitié de la maladie, équivalent pour moi à une

nécropsie dans ce cas, et je ne doute pas qu'on eût trouvé dans les poumons de cette jeune fille, les granulations miliaires généralisées et les lésions inflammatoires diffuses concomitantes. Les phénomènes gastro-intestinaux qui caractérisent ce qu'on appelle une fièvre muqueuse grave, furent très-prononcés dans cette observation.

J'en fais la remarque parce que je suis convaincu que cet ordre spécial d'altérations joue un grand rôle dans la production des formes typhoïdes de la phthisie aiguë. Toutes les fois, en effet, que j'ai observé ces formes, j'y ai constaté des symptômes de gastro-entérite prononcés, et il m'a toujours paru que l'inflammation catarrhale aiguë des voies digestives était la source des accidents qui simulent notre fièvre typhoïde chez les individus frappés de phthisie miliaire aiguë.

Quand on connaît l'histoire des fièvres proprement dites et le grand fait de leur centralisation abdominale, on doit être peu surpris de l'influence que peut exercer sur la forme pyrexique et typhoïde des phthisies aiguës, la participation inflammatoire qu'y prend primitivement la membrane muqueuse des organes digestifs.

On comprend mieux alors la préoccupation de quelques observateurs qui prétendent que la phthisie aiguë est une maladie primitivement générale, et la rapprochant des fièvres continues graves, en font une pyrexie tuberculeuse à part. Ceux-là n'hésitent pas à regarder l'éruption tuberculeuse miliaire généralisée comme secondaire, ou tout au moins primée par une dyscrasie générale aiguë qui la domine et conduit la marche des accidents. J'incline à croire qu'ils ont raison pour la forme dite typhoïde. Toutefois, je m'en expliquerai avec plus de rigueur quand j'examinerai bientôt le rapport de l'état morbide général et de la tuberculisation pulmonaire dans toute phthisie. On avouera que les deux observations que j'ai rapportées, sont bien faites pour autoriser l'opinion qui regarde comme aiguë et contemporaine des symptômes généraux, l'explosion tuberculeuse.

Thirial, qui a fait un très-bon mémoire sur ce sujet (1), regardait aussi la chose comme très-vraisemblable. Je lui ai fourni deux des observations de l'excellent travail dans lequel il fait voir la grande difficulté qu'on a quelquefois pour distinguer une phthisie aiguë d'une fièvre typhoïde, et une de celles où il démontre la proposition inverse, savoir, la difficulté de distinguer, au début, une fièvre typhoïde à détermination pulmonaire primitive, d'une phthisie aiguë.

Je conviens toutefois que bien des cas de phthisie aiguë, la plupart peut-être, rentrent dans l'opinion de Laënnec, qui voulait que toujours les tubercules préexistassent latents depuis un temps plus ou moins long, à l'apparition des symptômes.

Mais tous les faits qui se rapportent à cette catégorie se distinguent de ceux que je viens de citer, en ce que, pour un malade un peu sensible ou un médecin un peu attentif, de certains troubles locaux ou généraux pouvaient déjà antérieurement aux symptômes déclarés, dénoncer quelque altération grave de l'économie. Tels sont, par exemple, les cas de phthisie miliaire aiguë apyrétique et suffocante, et ceux, plus nombreux encore, où les malades toussaient et maigrissaient, quoique debout et à leurs affaires, avant l'invasion plus ou moins brusque des symptômes aigus.

Dans ces exemples, qui sont, je le répète, les plus fréquents, des tubercules granuleux existent depuis une époque plus ou moins reculée, sans altérer sérieusement, en apparence, la constitution et troubler la santé; puis, de nouvelles éruptions se faisant sous le couvert d'une inflammation broncho-pulmonaire, déterminent rapidement des symp-

______

(1) Sur quelques difficultés de diagnostic, etc. *Union médicale*, 1851 et 1852, et *Bulletin de la Soc. méd. des hôpitaux*, 1854.

tômes aigus en rapport avec l'intensité et la soudaineté de la stimulation phlegmasique.

La terminaison toujours fatale a lieu en 5 ou six semaines, quelquefois un peu plus, différente toutefois de celle des phthisies galopantes et surtout rapides, en ce que, du commencement à la fin des symptômes aigus, il n'y a pas de répit ou de rémission, et que la marche est continue comme dans les fébri-phlegmasies. Rarement alors on voit se développer le syndrome des fièvres typhoïdes; et ici, la confusion est presque impossible, même au début, tandis qu'elle est presque inévitable alors dans les cas qui font l'objet du mémoire de Thirial et de quelques autres observateurs. Aussi, ces cas se rapprochent-ils beaucoup des phthisies galopantes. Rigoureusement parlant, ils n'en diffèrent pas. On n'en peut pas dire autant de la phthisie vraiment aiguë et à forme typhoïde. Celle-ci suppose, en effet, la simultanéité d'invasion de l'éruption phymatique granuleuse, de la fièvre et des symptômes graves. Si les cas dans lesquels préexistent les tubercules latents sont susceptibles d'être confondus à leur début avec quelque autre affection, c'est bien plutôt avec les phlegmasies broncho-pneumoniques ou les bronchites capillaires graves, qu'avec les fièvres typhoïdes.

§ III

Importance qu'a l'étude de la phthisie aiguë. — Toutes les maladies pouvant s'accompagner d'inflammation quoiqu'elles ne soient pas toutes inflammatoires, à quelles conditions une maladie peut-elle prendre le nom d'inflammatoire? — La Phthisie réunissant ces conditions peut être rangée dans les phlegmasies chroniques.

Cette discussion sur les formes rapides et aiguës de la Phthisie ne paraîtra superflue et trop longue qu'aux personnes qui ne voient pas encore bien quel jour l'étude de ces variétés de la maladie jette sur l'unité de son fond; combien elle aide à comprendre la nature de la phthisie chronique ou consomption tuberculeuse des poumons, et à quelle distance elle relègue l'idée de spécificité, de virulence et de contagiosité sur laquelle on a voulu rebâtir la Phthisiologie. Cette étude met, en effet, dans le plus évident relief, l'importance de l'élément inflammatoire dans la tuberculisation pulmonaire. Or, si ce rôle est manifeste dans presque tous les cas rapides et aigus, il n'est pas moins considérable, quoique plus obscur, dans les formes lentes, celles qui sont chroniques dans leur marche comme par leur nature.

Pour bien saisir la part de l'inflammation dans le processus tuberculeux en général, il est nécessaire de s'entendre d'abord sur ce qu'on doit appeler une maladie inflammatoire ou une phlegmasie, et à quel titre ou à quel rang l'inflammation intervient dans les maladies qui ne sont pas inflammatoires et ne méritent pas le nom de phlegmasies proprement dites, car l'inflammation et la fièvre sont des propriétés morbides générales qui peuvent se mêler à tout. L'inflammation est, suivant l'expression de Boërhaave, *comes ferè individuus omnium morborum.*

S'il faut en croire les pathologistes les plus modernes, les phlegmasies s'en vont; l'inflammation elle-même est menacée. On remplacera ces dénominations et les unités nosologiques qu'elles représentent, par la désignation de l'altération principale ou initiale autour de laquelle se groupent les actions morbides multiples qui constituent le fait complexe de la phlegmasie ou de l'inflammation.

On croit avoir tout dit quand on a répété avec M. Andral et tous les auteurs, depuis Celse, que l'inflammation est un phénomène complexe. Et pourtant, se borner à cela, c'est ne dire que la moitié de la vérité. Or, si la moitié de la vérité n'est pas une erreur, elle n'est guère qu'un fait qui disperse et obscurcit la notion de la chose cherchée aussi longtemps que l'autre moitié qui la constitue n'est pas trouvée. Qui ne sait qu'une inflammation est un fait complexe? Cette complexité, reconnue en tout temps et en tous lieux, empêche-t-elle l'inflammation d'être un fait essentiellement un? Sans doute, l'inflammation n'est pas un fait simple, mais elle est un fait très-un, un fait qui a toute l'unité organique possible. C'est le plus un des actes morbides de l'économie, celui qui, dans sa variété ou complexité, présente l'unité la plus parfaite. Malheureusement, ceux qui ont troublé sans profit l'idée d'inflammation, et se bornent à dire avec une vaine importance, que cette grande manifestation pathologique est un fait complexe, ont eu manifestement l'intention de nier et de dissoudre son unité. Je ne demande pas mieux que de croire qu'ils ont confondu dans cette circonstance l'unité avec la simplicité, mais à condition qu'on m'accordera que la méprise est fâcheuse.

Toute inflammation représente une action organique complète, et, par conséquent, complexe, car l'idée d'organisation est inséparable de l'idée du concours de plusieurs éléments ou de parties diverses autour d'un même point de départ et vers un même terme. C'est ce principe et cette fin qui constituent l'unité de l'inflammation. Les actions vitales diverses et convergentes, congestion, chaleur, prolifération d'éléments nouveaux, en constituent la diversité ou la complexité. S'ils n'avaient pas de centre, de principe, ou d'unité, ces éléments n'auraient ni ordre ni lieu ; ils se dissoudraient. Si ce centre ou cette unité était sans complexité ou sans parties, il serait indéterminé, insaisissable, insusceptible d'analyse et d'étude ; et si ces éléments divers étaient privés de centre et de point de départ, on ne pourrait pas les concevoir, les synthétiser : ils seraient sans corps.

Maintenant, interrogeons les faits et recherchons, dans une inflammation, ce qui en constitue l'unité ou le centre, et ce qui en compose la diversité ou les parties ; ce qui fait enfin, qu'elle est un phénomène complexe en groupe tout à la fois un et divers.

Van Helmont n'admettait pas une inflammation sans une épine inflammatoire. Il appelait celle-ci épine métaphorique, et non métaphysique, comme on le dit toujours : *spina metaphorica*. Métaphorique signifie ici que, lorsque l'inflammation se développe spontanément, ou en vertu d'une cause interne, l'épine, ou le centre inflammatoire, n'est pas réelle ou traumatique, mais qu'elle figure une épine, ou agit comme agirait une épine enfoncée dans les tissus ; qu'ainsi, c'est par métaphore qu'on l'appelle épine. Rien de plus juste.

Voyons d'abord ce que produit l'épine réelle, c'est-à-dire, une cause physique ou chimique venue du dehors.

Il est certain qu'elle lèse physiquement la structure ou la composition du tissu et de ses éléments, et qu'il en résulte immédiatement une réaction organique. Celle-ci se traduit par la douleur, et bientôt par l'irritation contractile des vaisseaux capillaires sanguins, suivie d'un afflux plus vif et plus abondant du sang, d'une stimulation circulatoire à laquelle ne tarde pas à succéder une dilatation de ces mêmes vaisseaux qui sont énervés, affaiblis, et laissent le sang s'accumuler et stagner dans leur réseau dilaté. Alors le protoplasme et les éléments du tissu s'hypertrophient et prolifèrent visiblement, soit par génération directe au moyen des cellules préexistantes, soit au sein d'un blastème exsudé des vaisseaux irrités. Ces éléments normaux ont tous les caractères des cellules dites embryonnaires ou jeunes, délicates, destinées à mourir rapidement, — suppuration, — ou à devenir adultes pour former un tissu nouveau et accidentel, mais qui n'a jamais la régularité et la résistance vitale des tissus primitifs, — suppuration, cicatrice. — Si l'action lésante a été superficielle ou de courte durée, la résolution, c'est-à-dire le retour à l'état sain sans productions nouvelles, pourra avoir lieu. Si, au contraire,

l'action lésante a été violente et extrême, la mort des parties
ou la gangrène pourra s'eusuivre.

Supposons maintenant l'épine métaphorique, je veux dire
le même processus survenu spontanément, sans épine réelle
ou sans lésion externe et directe. Tout pourra se passer de
la même manière que tout à l'heure, à la condition que
l'inflammation soit, comme on dit, franche et saine :
franche et saine, c'est-à-dire exempte d'élément spécifique, de principe infectant, d'usure organique ou de tendance régressive et nécrobiotique. Ces derniers éléments
morbides changeront nécessairement le processus et la
terminaison de la phlegmasie.

Ce qui est nécessaire à la formation de toute inflammation, c'est donc une épine, c'est-à-dire un centre d'irritation ayant son siége à la base de toute organisation, c'est-à-dire
dans le tissu plasmatique. C'est ce qui distingue l'inflammation d'une congestion sanguine plus ou moins passagère
produite par une émotion nerveuse quelconque, et c'est ce
qui fait son unité. La congestion sanguine, dont elle s'accompagne dans les tissus vasculaires, doit toujours avoir son
stimulus ou sa raison d'être dans des éléments organiques
ou dans des tissus antérieurs aux vaisseaux sanguins dans
l'échelle zoologique ou l'évolution embryonnaire. Telle
est la loi; telle est aussi sa formule la plus générale et la
plus philosophique. Cette loi est la même dans la maladie que dans l'état physiologique. Normalement, les
vaisseaux sanguins ont pour fin et raison d'être la nutrition et les éléments organiques qui l'accomplissent.
Ceux-ci doivent donc précéder les vaisseaux dans l'évolution
embryonnaire et dans la série animale. Pour agir dans ce
rapport normal, ces deux ordres d'organules ont besoin
d'excitation. L'excitation suppose l'ordre physiologique et
sain. Dans l'ordre pathologique, le nom change comme la
chose, l'excitation prend le nom d'irritation. L'irritation,
c'est donc l'excitation morbide. Or, l'état de maladie im-

plique deux choses, faiblesse et altération, c'est-à-dire. vitalité autre ou *altérée* et d'un ordre inférieur. Irritabilité, irritation, supposent, par conséquent, un type de vitalité autre et inférieure ; comme excitabilité, excitation, une vitalité saine, normale et dans son type naturel. La maladie fait toujours descendre les organismes ou les parties organiques au-dessous de leur type normal, et elle y détermine des formations dont les genres sont représentés dans les tissus et les produits normaux des animaux d'un rang inférieur. Voilà ce que n'ont pas vu les médecins physiologistes — nommés ainsi sans doute parce qu'ils abusent de la physiologie — tels que les anciens méthodistes, Thémison, Cœlius Aurelianus ; parmi les modernes, Brown, Broussais, et aujourd'hui M. Virchow, suivi par la plupart des physiologistes modernes, sans en excepter M. Cl. Bernard.

Il y a là une erreur capitale ; et on ne comprend pas que les histologistes, qui ont surpris d'une manière si positive et à l'état naissant, le processus et la nature des néoplasies ou des productions morbides, n'y aient pas lu, écrite en caractères vivants, la signification que je viens d'énoncer.

Si nous reprenons, en effet, tous les phénomènes dont se compose l'inflammation de cause interne, nous trouvons partout le cachet d'un type de vie autre et inférieure, ou, ce qui revient au même, altérée. On n'y observe pas seulement de l'excitation normale en plus, ou un excès de la force saine. A un moment donné, le type change et se dégrade. C'est toujours alors un signe d'infériorité ou de faiblesse condition de l'altération. Ce que Broussais, Brown et M. Virchow prennent pour de la force saine en plus ou en moins, est autre chose, une vie autre et inférieure, régie toutefois par les lois générales de l'organisation sur laquelle se forme cette greffe morbide spontanée. C'est dans ce sens qu'il faut entendre la proposition hippocratique reproduite par Van Helmont : *Quæ faciunt in sano actiones sanas, eadem in ægro morbosas.*

Au début du processus inflammatoire, la surexcitation est incontestable, mais elle se passe dans des parties lésées, affectées, atteintes dans leur force et leur intégrité. Ce genre d'excitation s'appelle irritation . Certains éléments organiques s'hypertrophient et se multiplient, c'est vrai, mais ces néoplasies ou formations nouvelles sont des avortons. Et d'abord, leur multiplication excessive, puisqu'elle forme une tumeur, le nombre exagéré de leurs noyaux, sont déjà des signes de faiblesse et de dégradation. De plus, ils meurent vite, ou subissent des transformations rétrogrades : ils deviennent pus et graisse ; s'ils se répandent, ils infectent et portent la mort.

Quant à l'irritation vasculaire, elle est bientôt suivie du collapsus et de la paralysie des vaisseaux capillaires qui se ramollissent et deviennent friables. L'hématose subit dans ces points une sorte d'asphyxie. Un empâtement œdémateux, petite cachexie locale, entoure le foyer inflammatoire. Des vaisseaux nouveaux se forment, mais ils n'ont ni la solidité de texture, ni l'activité circulatoire des vaisseaux sains. En un mot, il se produit là, sous l'influence de ce mode de vitalité faible et irritable qui caractérise la maladie, une espèce d'existence organique nouvelle et éphémère qui a sa nutrition, sa circulation, sa sensibilité propres, mais d'un type inférieur très-altérable. Ce foyer de vie surnuméraire a toujours pour centre et unité l'irritation spontanée, ou par stimulus d'imperfection, d'un point plus ou moins étendu de tissu plasmatique, qui, réagissant contre sa propre faiblesse, et menacé de destruction, s'irrite, rétrograde, descend au-dessous de son type de vitalité, et tend à former des hétéroplasies de nature diverse selon le mode d'irritation dont il est affecté.

L'irritation vasculaire qui, aux yeux du public, fournit

tous les signes de l'inflammation, suppose donc l'irritation plasmatique. Si les exsudats fibrineux organisables qui distinguent les inflammations adhésives, les plus saines de toutes ; si le pus louable, formé en quantité modérée, et dont les forces saines subsistantes autour du foyer limitent la production ; si enfin la granulation tuberculeuse et les dépôts caséeux ne préexistent pas tout faits et adultes à l'irritation vasculaire et aux phénomènes inflammatoires extérieurs, il est certain que leurs germes ou que l'état rudimentaire et naissant de ces produits, sont antérieurs à la fluxion sanguine et aux manifestations qui ont mérité au groupe morbide dont il s'agit le nom figuré d'inflammation ou de partie livrée au feu. Il y a dans ces faits, comme je l'ai dit, tout ce qu'il faut pour constituer un organisme ou un acte générateur, savoir, une conception ou hétérogénie spontanée sous l'influence du stimulus d'imperfection ; une évolution qui entraîne nécessairement une fluxion sanguine et une vascularisation nouvelle ; enfin, la formation et l'excrétion du produit de cette conception morbide, le pus, le tubercule ou tout autre.

La preuve que la conception et l'irritation plasmatique sont à la base de ce processus, qu'ils en restent le centre et en forment l'unité jnsqu'à la fin, c'est que des parties dépourvues de vaisseaux rouges, les cartilages, la cornée de l'œil, sont susceptibles d'inflammation. et que si celle-ci est intense et durable, des vaisseaux de nouvelle formation naissent et enveloppent le noyau plasmatique initial.

Tout ce que je viens d'exposer s'applique aussi bien au tubercule et à la tuberculisation qu'au pus et à la suppuration.

Si, dans certaines circonstances assez bien connues, le pus peut se former indépendamment des symptômes dits inflammatoires ou d'irritation et de fluxion vasculaires, il ne faut pas s'étonner si, dans des cas plus nombreux et mieux connus encore, le tubercule peut se développer en l'absence de ces mêmes phénomènes de fluxion sanguine et d'inflammation évidente. Cela n'empêche ni le pus ni le tubercule d'être justement rangés dans les produits inflammatoires, c'est-à-dire, dans les produits morbides dont la formation excite ordinairement, et plus naturellement que d'autres, des phénomènes inflammatoires plus ou moins marqués à un moment quelconque de leur évolution.

On peut dire, en effet, en vertu d'une loi de la pathologie que j'ai depuis longtemps énoncée, qu'une production morbide est d'autant plus inflammatoire qu'elle est moins vasculaire, plus chétive et plus pauvre ; et réciproquement. Voilà pourquoi les tumeurs proprement dites, celles surtout qui renferment des vaisseaux, sont les moins inflammatoires des néoplasmes ; et pourquoi le pus, le tubercule, la matière caséeuse, qui ne renferment pas de vaisseaux et sont les plus pauvres des néoplasies, sont aussi celles qui entraînent le plus de fièvre et d'inflammation dans leur sphère d'activité morbide.

On se rappelle que c'est pour cela même que j'ai rapproché le tubercule du pus, sous le nom de produit pyoïde, et que je l'ai enlevé à la classe des tumeurs, pour ranger la phthisie pulmonaire dans la classe des phlegmasies chroniques. Je prie le lecteur de se reporter à la partie de cette étude où j'ai développé cette doctrine et donné les raisons anatomiques qui me paraissent devoir l'autoriser.

Qu'on ne vienne pas m'objecter qu'il y a des tubercules autour desquels il est impossible de constater la moindre congestion irritative ou le moindre produit imflammatoire, car on peut en dire autant du pus dans certaines maladies pyogéniques par excellence, telles que les maladies puerpérales purulentes et les infections de même nature dans les salles de chirurgie où sont encombrés des blessés. Dans ces divers cas, le pus paraît, en effet, se pouvoir former d'emblée, comme s'il exsudait des vaisseaux, sans traces appréciables d'inflammation vasculaire, ou tout au moins, avec de si faibles marques de cet état, qu'il n'y a aucune proportion entre son intensité et la quantité extraordinaire du pus produit. La disproportion entre l'inflammation et le tubercule n'est certainement pas plus grande qu'entre les phénomènes vasculaires de l'inflammation et le pus. Cela n'empêche pas de regarder le pus comme un produit imflammatoire.

§ IV

Classification des phlegmasies d'après les caractères plus ou moins réparateurs ou plus ou moins destructifs de leurs produits. La lymphe plastique et le pus louable sont placés au sommet de cette échelle; les productions pyoïdes, la matière caséeuse et les granulations tuberculeuses occupent son degré inférieur.

Echelle de la tuberculose depuis la plus inflammatoire jusqu'à celle qui l'est le moins. Cette série est parallèle à celle que présente le pus depuis celui qu'on nomme louable et phlegmoneux jusqu'au pus froid et non inflammatoire. — Phthisies accidentelles distinctes des phthisies acquises.

Il y a une échelle des phlegmasies. Au sommet de cette échelle se placent les phlegmasies dont les produits ont le plus de plasticité et de propriétés réparatrices. Au bas, on observe celles qui sont le moins naturelles, le plus antiplastiques, le plus destructives. Dans la première catégorie, sont les inflammations saines et adhésives, ou à cicatrisation franche et facile. Dans la dernière, les tubercules. Le pus, à tous les degrés, depuis le plus louable, homogène et doux, jusqu'au plus liquide, mal formé, acide et exulcérant, puis les productions caséeuses, forment la série intermédiaire descendante qui confine au tubercule proprement dit. Plus la tuberculisation est inflammatoire, moins elle s'éloigne des phlegmasies, et réciproquement.

Qu'on n'abuse pas de ces rapprochements pour me faire dire comme l'ont dit MM. Cruveilhier, Piorry, Reinhardt, etc., que le tubercule et même la matière caséeuse ne sont que du pus concret. Entre le pus et le tubercule il y a autre chose que de simples degrés, autre chose que du plus et du moins, car sans cela ils seraient identiques au fond. Il y a entre eux la distance qu'il y a entre deux genres. Je dis seulement que ces genres sont voisins, et marchent parallèlement sans se confondre. J'ai assez expliqué au chapitre de l'anatomie pathologique ce qui les unit et ce qui les sépare, et j'y renvoie.

En procédant des phthisies aiguës et les plus inflammatoires vers les plus lentes et les plus froides, nous rencontrons certaines phthisies plus ou moins rapides qui débutent sous la forme de bronchites profondes ou de pneumonies catarrhales avec un mouvement phlegmasique et fébrile assez décidé pour faire croire à des broncho-pneumonies aiguës et simples. Cette forme est très-commune chez les ouvriers des grandes villes comme Paris ; et les productions caséeuses ou muco-tuberculeuses se rencontrent là plus que dans aucune autre forme de Phthisie. Elles sont en général assez rapides, et, dans aucune autre variété anatomique, on ne rencontre des pertes de substance ou des cavernes aussi vastes.

C'est cette phthisie qui a été regardée par M. de Niemeyer, sous le nom de pneumonie ou de phthisie caséeuse, comme complétement distincte de la turberculose. J'ai assez insisté en Anatomie pathologique sur la gravité de cette erreur. Ma démonstration s'appuie principalement sur la coexistence presque constante des deux genres d'altération dans les mêmes poumons. Lorsque la phthisie dont il s'agit commence par l'inflammation caséeuse de la membrane muqueuse des bronches capillaires ou des alvéoles, et creuse des excavations dans le poumon, il est rare qu'autour d'elles le tissu pulmonaire frappé de pneumonie chronique interstitielle, ne renferme pas de nombreuses granulations tuberculeuses, et qu'il ne s'en forme pas dans d'autres points des poumons. Réciproquement, si ces sortes de phthisies commencent par des granulations, il est rare, presque inouï, que des points de pneumonie caséeuse ne se forment pas dans des parties plus ou moins rapprochées. Le caractère destructif de ces productions pyoïdes ou phymatoïdes, leur processus, leur étiologie, la transformation des granulations grises demi-transparentes en matière caséeuse indiscernable de celle qui s'est produite primitivement sous cette forme, et leur terminaison commune, etc..., ne laissent aucun doute sur l'identité diathésique ou la communauté d'origine de ces deux formes anatomiques de la phthisie pulmonaire.

Cependant, si elles ne diffèrent essentiellement que par le siége qui imprime au produit morbide, des caractères particuliers, l'un caséeux, parce qu'il est formé aux dépens d'une membrane muqueuse et de son épithélium, l'autre granuleux, parce qu'il est engendré des cellules du tissu plasmatique, cette différence de siége, et par conséquent, de forme du produit de la diathèse tuberculeuse, n'en suppose-t-elle aucune dans le caractère même de l'affection ? N'indique-t-elle pas une modification appréciable dans la diathèse, dans l'étiologie, dans l'état du sujet, et ne mérite-t-elle pas qu'on en fasse une variété de la Phthisie ? Je suis porté à le croire dans de cestaines limites, et surtout dans certains cas.

J'ai dit tout à l'heure que la phthisie de forme caséeuse, presque toujours inflammatoire et débutant toujours par la membrane muqueuse des bronches capillaires et des vésicules du poumon, était très-commune parmi les ouvriers de Paris et qu'elle formait une grande part de nos phthisiques des hôpitaux. Or, rien de plus certain par contre, que la phthisie granuleuse se rencontre plus souvent hors des conditions sociales où se trouvent les ouvriers des grandes villes.

Celle-ci me paraît généralement plus spontanée et plus

constitutionnelle, tandis que je crois l'autre plus souvent accidentelle ou plus souvent acquise. Je distingue ces deux cas.

Le mot phthisie accidentelle s'entend de soi. Il se dit d'une phthisie contractée par un accident, comme le serait une pneumonie, la prédisposition étant toujours supposée. Il est certain qu'il y a des phthisies provoquées ainsi, et qui ne seraient probablement jamais nées sans tel ou tel accident.

Le mot phthisie acquise implique à mes yeux plus que cela. Il implique l'acquisition de la diathèse. Celle-ci se formerait alors tout artificiellement, sous l'influence de conditions extérieures agissant plus ou moins lentement, seules et le plus souvent combinées. Ainsi, une phthisie naîtra chez un sujet non prédestiné, de l'action simultanée d'une habitation sombre, humide, confinée, d'une mauvaise alimentation et d'une tristesse continue. La diathèse se formera là de toutes pièces, une véritable diathèse ; et ce qui le prouve, c'est que la phthisie pourra se développer alors spontanément ou sans le concours d'une cause excitante, comme un refroidissement. Voilà ce que j'appelle une phthisie acquise et sa différence avec une phthisie accidentelle. Il ne s'agit pas ici, comme dans le cas de phthisie accidentelle, de prédisposition qui n'attendait qu'une occasion pour se traduire en acte. Dans le cas de phthisie acquise que je viens de supposer et qui est fréquent, il s'agit de la résistance plus ou moins grande que le sujet opposera à l'action combinée des influences débilitantes spéciales. Un autre sujet placé dans les mêmes conditions n'acquerra pas la diathèse tuberculeuse ; il aura opposé une résistance plus énergique à ces causes et n'y aura pas cédé. Cela ne prouve pas que le premier sujet portât en lui une prédisposition, car il ne l'avait pas avant de subir l'atteinte lente de ces influences. Seulement, il n'y a pas résisté. C'est ainsi que deux individus qui prennent la même dose du même poison, dont l'un y succombe, tandis que l'autre y résiste, n'avaient pas plus ou moins de prédisposition pour cet empoisonnement, mais une résistance inégale.

J'insiste sur ces faits comme sur tous ceux qui peuvent enlever à la Phthisie le caractère de spécificité qu'on a voulu lui prêter, et pour montrer combien, au contraire, elle est une maladie commune, formée de toutes pièces dans l'économie sous l'influence des causes banales les plus diverses, au lieu d'y être semée comme une graine par un miasme contagieux ou un virus. Non, la Phthisie n'est pas toute faite ; elle se fait sous nos yeux de mille causes.

Or, j'estime qu'un grand nombre d'ouvriers qui sont venus de la campagne à Paris, robustes, bien portants, sans hérédité tuberculeuse, et qui, travaillant en plein air dans toutes les saisons, subissent incessamment l'alternative de toutes les températures et de tous les états de l'atmosphère, mal vêtus, mal nourris, couchant dans des chambrées, passant de la nourriture insuffisamment réparatrice aux excès et à l'ivresse avec du mauvais vin et des boissons spiritueuses frelatées, etc..., j'estime, dis-je, qu'un grand nombre de ces sujets succombent dans nos hôpitaux à la phthisie acquise, après s'être fait des diathèses tuberculeuses de toutes pièces. Il n'en serait pas ainsi si la Phthisie était spécifique et virulente. Encore une fois, on ne la ferait pas, on la recevrait toute faite.

Ces conditions agissant à la longue, et non brusquement comme on les voit agir dans la phthisie accidentelle, sont à peu près les mêmes chez les jeunes soldats qui succombent en si grand nombre dans nos casernes et nos hôpitaux, après avoir quitté sans transition la vie des champs.

La phthisie contractée par les enfants et les jeunes gens dans les ateliers, les fabriques, surtout dans les filatures et les métiers à soie, phthisie qui décime ces victimes de nos industries, est aussi une phthisie acquise. On ne doit pas l'appeler accidentelle.

Or, de ces phthisies, les plus fréquemment caséeuses ou muco-tuberculeuses, sont celles qui, sous l'influence du froid humide et de bronchites profondes répétées, débutent sous la forme catarrhale et inflammatoire. On observe plus souvent la forme granuleuse chez les sujets de la seconde catégorie de phthisie acquise, ceux qui ont contracté la diathèse par suite de l'encombrement, de l'excès de travail et de la misère. Cela résulte des cliniques comparées du nord de la France, de la Belgique et de Lyon avec celles des hôpitaux militaires et civils de Paris. La durée de la maladie est moins aiguë, moins inflammatoire, moins rapide chez les premiers.

§ V

Le siége et la forme des productions tuberculeuses est ordinairement en rapport avec les causes et la variété de la phthisie. — Entre les phthisies constitutionnelles et les phthisies accidentelles, il y a une série de formes qui rapprochent ces variétés éloignées, et fondent l'unité de la maladie. Raison pour laquelle la tuberculose est plus fréquente et plus inflammatoire dans les poumons que dans les autres organes.

Il me paraît, d'après ces faits rapprochés, que plus la Phthisie est lente, profonde dans ses causes, constitutionnelle dans son origine, plus aussi elle tend à revêtir la forme granuleuse ou tuberculeuse proprement dite, et réciproquement. La phthisie granuleuse lente est celle du véritable poitrinaire ; celle qui a posé devant Arétée, devant les artistes et les poëtes. Voilà peut-être pourquoi M. de Niemeyer la sépare absolument de la phthisie caséeuse sous le nom de tuberculose. J'ai assez démontré qu'on ne pouvait y voir qu'une variété souvent indiscernable en clinique.

Le siége du tubercule granuleux ou plasmatique est, en effet, plus profond que celui des productions caséeuses. Celles-ci se forment dans un tissu spécial, secondaire, si je

peux ainsi dire, ou moins essentiel à la vie. Le premier se
forme dans le tissu fondamental et premier-né de l'économie. Il est donc plus constitutionnel sous ce rapport comme
sous tous les autres. Il y a, dans ces caractères réunis, un ensemble qu'il ne faut pas dédaigner, et qui, je le ferai voir plus
tard, éclaire beaucoup la nature de la Phthisie.

Voyez ce qui se passe également dans la phthisie caséeuse.
Elle débute par la membrane muqueuse profonde des voies
respiratoires; et, quand elle y a formé ses produits, elle engendre autour d'eux des granulations tuberculeuses,
comme si la diathèse en se concentrant, et en devenant plus
intense et plus constitutionnelle, donnait ses produits dans
un tissu plus profond et plus constitutionnel aussi.

L'exemple de la phthisie aiguë qui est toujours miliaire
et granulitique ne peut pas être opposé à ce fait général.
C'est une variété extraordinaire et toute à part qui ne doit
pas faire loi. Je parle ici de la phthisie lente ou de la consomption pulmonaire.

Celle-ci est bien la vraie phthisie, la seule que le monde
connaisse, et que connussent les médecins nos prédécesseurs
avant les progrès de l'anatomie pathologique et de la séméiologie. Si elle était la seule forme de tuberculisation
pulmonaire, son histoire serait beaucoup plus occulte et
plus mystérieuse; l'idée de spécificité dominerait bien plus
son étiologie et sa nature. Au contraire, l'échelle de la Phthisie, que je développe en ce moment, dissipe les nuages dont
nos devanciers, même Laënnec, surtout Laënnec, avaient enveloppé la Phthisiologie. Ce grand observateur ne recon-
naissait pas d'étiologie à la Phthisie.

Le tubercule est à ses yeux comme un cryptogame qui
pousse dans les poumons sans cause externe et sans excitation interne. Parce qu'il voyait une irritation saine, une phlegmasie franche des bronches. du poumon, des plèvres ne pas
engendrer des tubercules, Laënnec en concluait que l'irritation est étrangère à la tuberculisation. Il aurait pu en

dire autant de la suppuration. Comme s'il n'y avait pas autant d'espèces d'irritations que d'espèces de maladies !

Mais l'étude des phthisies comparées déchire l'occulte et
le spécifique, rétablit l'étiologie, et forcé à reconnaître que
cette maladie rentre sous la loi des maladies communes. Il
faut en féliciter l'humanité, la science et l'art, car l'idée de
spécificité n'a pour conséquence pratique que l'isolement des
malades ou la recherche d'une inoculation préventive, tan-
disque la négation de cette idée est destinée à écarter indéfiniment de l'homme toutes les influences communes externes
et internes qui vont aboutir à la Phthisie.

Il y a, il y aura toujours assez d'inconnues dans les maladies, même les plus communes, le coryza, l'érysipèle ou l'angine ; il ne faut pas les multiplier sous prétexte d'avoir des
maladies plus semblables à des espèces, et pour l'honneur
des nosologies. On doit, au contraire, les dissoudre le plus
possible : c'est un signe des temps modernes et du progrès.

On ne peut nier que les phthisies inflammatoires aiguës
ou rapides, ne soient, au fond, de même nature que les phthisies lentes, quoique celles-ci se comportent bien plus comme
des maladies organiques, et que les premières ressemblent davantage aux phlegmasies. Les unes éclairent donc singulièrement la nature des autres. C'est cet effet que j'ai voulu produire. Ne croirait-on pas la distance infinie et la ressemblance
de nature impossible entre une phthisie accidentelle et rapide, d'une durée de deux mois, et une phthisie héréditaire
et diathésique, qui se développe par ses propres forces, sans
aucune cause excitante connue et malgré les influences hygiéniques les mieux combinées pour la prévenir ou arrêter
son cours, se traînant plusieurs années et arrivant fatalement
à son terme comme une maladie organique du cœur, une
paralysie progressive ou un cancer, etc, ... ?

Il est vrai qu'entre ces deux extrêmes, viennent se placer
les phthisies rapides subinflammatoires; puis, les phthisies

acquises ; puis celles qui semblent être le terme d'autres maladies constitutionnelles régressivement transformées soit chez l'individu, soit chez ses descendants, etc., et qu'on possède ainsi tous les intermédiaires, tous les anneaux de la chaîne. Il existe même d'autres variétés très-propres à montrer le rapport intime de la Phthisie avec les phlegmasies chroniques. Ce sont celles qui se développent si fréquemment à la suite des rougeoles et des coqueluches, et qui sont évidemment excitées par les catarrhes bronchiques spéciaux inséparables de ces deux affections. Quoi de plus démonstratif? Qui ne sait que ces deux fièvres exanthématiques agissent beaucoup plus sur l'appareil lymphatique des bronches que les catarrhes simples ?

Que dire enfin de mieux fait pour ruiner l'idée de spécificité et établir celle de phlegmasie chronique particulière, que l'exemple des phthisies causées chez des individus sans hérédité et sans diathèse par la respiration des poussières organiques telles que celles de la laine et du coton, chez les filateurs et les cardeurs, et surtout des poussières inorganiques telles que celles du grès, du silex et de l'acier chez les tailleurs de pierres meulières et chez les aiguiseurs? Parmi ces derniers, il n'est pas rare de voir une moitié des ouvriers succomber à la phthisie granuleuse plus ou moins lente. Ces faits ont une analogie frappante avec ceux que nous offre la pathologie expérimentale, où l'on voit des granulations tuberculeuses se développer dans les tissus au sein desquels on entretient longtemps une inflammation peu intense ou moyenne, mais continue, par la présencede divers corps étrangers, sétons, fragments organiques ou inorganiques. etc.

Quoi de plus fort et de plus concluant contre la nature spécifique de la Phthisie? Que peuvent faire autre chose des corps étrangers pulvérulents dans les poumons, que d'y déterminer l'inflammation chronique la plus commune? Et si cette irritation chronique plus ou moins lente finit par exciter la formation de tubercules, quoi de plus péremptoire en faveur de la nature pyoïde commune de ces productions morbides? La pathologie expérimentale peut-elle rien produire de plus évident ?

Je sais bien que la même cause n'aurait pas les mêmes effets dans l'œil, dans un muscle ou dans tout autre tissu que le poumon, excepté toutefois les ganglions lymphatiques, le foie, les os, etc. ; mais cela même prouve plutôt contre que pour la spécificité du tubercule. Les organes les plus riches en vaisseaux lymphatiques sont peut-être, en effet, les poumons et le foie. J'en excepte les ganglions qui sont des centres exclusivement formés d'éléments de ce genre. Tout le sang de l'économie traverse le poumon dans un court espace de temps. C'est dans ces organes que s'opèrent les échanges les plus rapides et les plus considérables, puisqu'avec leur nutrition et leur hématose propres, ils pourvoient à l'hématose générale. Les tissus lymphatiques chargés du double travail de composition et de décomposition, doivent donc y être soumis à une activité constante, à une irritabilité, et, par conséquent, à une altérabilité proportionnées.

De plus, les poumons ont avec l'atmosphère un double rapport, l'un immédiat par la membrane muqueuse bronchique, l'autre indirect par la peau, mais très-fécond, plus même peut-être que le premier, en irritations inflammatoires qui retentissent sur toutes ses parties. membrane muqueuse, parenchyque, membrane séreuse. Qu'on rapproche cette vascularité sanguine et lymphatique incomparable des poumons, du travail excessif de chimie vivante qui leur est imposé sans relâche; qu'on fasse agir, sur un pareil foyer de vie intime et nutritive, l'influence directe et indirecte si perpétuelle et si extrême en sens inverse de l'atmosphère et des agents impondérables ou non dont il est le milieu et le véhicule, et on concevra peut-être la raison pour laquelle les organes respiratoires sont infiniment plus exposés que les autres organes de l'économie à la tuberculisation.

En connaît-on d'ailleurs de plus sujets qu'eux aux phlegmasies aiguës et chroniques en général ? Or, croit-on que cés deux faits généraux soient sans rapport ? L'homme meurt plus par la poitrine que par aucun autre de ses centres organiques En cela, encore, rien qui sente l'occulte, le virulent, le spécifique ; rien, au contraire, qui ne soit conforme aux lois des maladies communes. Quelle différence avec les productions tuberculeuses particulières à ces autres maladies qu'on appelle la syphilis ou la morve–farcin ? Les tubercules spécifiques de ces deux affections, les tubercules communs de la Phithsie, sont entre eux comme le pus commun et le pus morveux ou syphilitique.

Lorsque ces deux maladies virulentes sont aiguës et récentes, leurs phlegmasies fournissent du pus. Quand elles se font chroniques, profondes, et qu'elles affectent la constitution, les produits de leurs plegmasies, de purulents, deviennent tuberculeux. C'est l'ordre et la loi.

Quand on considère l'influence lamentable du froid sur la production de la Phthisie, et le nombre des cas de cette maladie qu'il détermine, on est frappé du rapport des phlegmasies pulmonaires et des tubercules. Il a fallu l'esprit réfractaire de Laënnec, sa haine contre Broussais, son ambition de placer la Phthisie au-dessus des causes visibles, comme un domaine inaccessible à d'autres explorations qu'à celles du dignostic matériel de cette maladie dont il nous livrait la clef, pour fermer ses yeux à la lumière, au point qu'il ait nié l'action puissante des refroidissements dans l'étiologie de la tuberculisation pulmonaire. Les nègres transplantés dans les pays froids, et même dans nos climats tempérés, succombent à la Phthisie dans une proportion considérable. D'où cela vient-il, si ce n'est de la susceptibilité catarrhale et inflammatoire excessive de la poitrine chez ces sujets nés pour d'autres conditions atmosphériques ? N'en est-il pas ainsi des singes et des lions de nos ménageries ?

§ VI

Continuation du même sujet. Rapports et différences entre ce qu'on a appelé les fausses phthisies ou les pseudo-tuberculoses, et la phthisie dite essentielle. Ces distinctions établissent bien plus qu'elles ne la détruisent l'unité de la Phthisie. Toutefois, elles renversent la doctrine de la spécificité.

Plusieurs médecins, frappés de la différence qui existe entre les phthisies accidentelles et inflammatoires, et les phthisies lentes spontanées et diathésiques; ne pouvant se décider à voir la même maladie sous des aspects et avec des origines en apparence si dissemblables, ont voulu diviser la phthisie contre elle-même et en faire deux espèces distinctes sous les noms de phthisie accidentelle ou fausse, et de phthisie vraie ou essentielle. Ils ont cru trouver, non-seulement dans l'étiologie et la marche, mais dans l'anatomie pathologique, un fondement solide à cette distinction. Pour eux la matière caséeuse et la granulation plasmatique en sont le criterium. Ils appellent la première pseudo-tubercule, et la seconde tubercule vrai ou néoplasie tuberculeuse.

Le pseudo-tubercule constitue le produit de la pseudo-phthisie ou phthisie accidentelle; la néoplasie tuberculeuse caractérise la phthisie vraie ou essentielle (1). Je ne vois dans ces distinctions si tranchées et dans ces partis pris de ne pas tenir compte des transitions et des processus, qu'une manière d'éluder les difficultés considérables du sujet et de s'en débarrasser. Il est plus facile de diviser que d'unir. En adoptant cette méthode, je me serais épargné, depuis dix ans, bien du travail clinique et bien des méditations.

Au lieu de voir dans le fait des phthisies inflammatoires

---

(1) Voir Bidlot, *Etude sur les diverses espèces de phthisie pulmonaire.* Liége, 1868.

et à productions caséiformes plus souvent accidentelles, je l'ai déjà dit maintes fois, que la phthisie granuleuse lente et partielle, au lieu, dis-je, de voir, dans ce fait, matière à réunir, on y a trouvé matière à diviser. Je tiens à honneur de suivre la marche inverse. C'est en cela que ces études se distingueront, je l'espère, des traités classiques sur le même sujet.

L'influence de Baÿle, et surtout de Laënnec, a été si profonde, que nous ne pouvons plus abandonner l'idée d'essentialité de la Phthisie. Il en résulte que, quand on observe cette maladie sous une forme inflammatoire, avec des productions caséeuses primitives et prédominantes, on ne veut plus la reconnaître, alors même que des granulations tuberculeuses, ce qu'on appelle des tubercules vrais, se développent dans les poumons simultanément ou consécutivement. Et cependant ce mélange, dans des proportions diverses, des deux sortes de productions morbides, forme l'état le plus habituel des poumons tuberculeux, quelle que soit celle des deux productions qui ait eu l'initiative ou qui garde la prédominance.

On commet en cela l'impardonnable erreur de fait qui consiste à croire que les productions caséeuses ou les pseudo-tubercules ne peuvent se former qu'inflammatoirement. Il est positif, au contraire, que les poumons en renferment souvent, qu'on appelait autrefois tubercules crus, tubercules par excellence, autour desquels il est impossible de saisir la moindre apparence de congestion sanguine et d'inflammation.

D'ailleurs, que signifie ce fait auquel on ne veut pas songer, à savoir, que toute inflammation qui se développe dans les vésicules d'un poumon tuberculeux, loin de se résoudre ou de se terminer par suppuration, s'y termine par la production de pseudo-tubercules qui ont les mêmes effets destructifs que les vrais tubercules, et produisent ces effets de la même manière? Les progrès de l'anatomie pathologique seraient regrettables, s'ils ne devaient enfanter que des distinctions de ce genre ; car, à moins d'être purement relatives, elles sont aussi préjudiciables à la science qu'à la médecine pratique.

J'admets une différence réelle entre ce qu'on appelle le vrai et le faux tubercule ; j'admets même que cette différence en suppose souvent d'autres dans l'étiologie, la marche et les symptômes ; mais je prétends que l'étude de ces différences doit éclairer la genèse du tubercule, et qu'au lieu de dissoudre l'unité de la Phthisie, elle doit l'édifier.

Ces distinctions ne peuvent être absolues ; elles ne peuvent détruire l'idée de continuité, que parce qu'elles sont artificielles. On dissimule le problème sans autre but que de soulager la faiblesse de l'esprit.

Veut-on savoir à quel point ces distinctions, en tant qu'absolues, sont, en effet, superficielles? Le voici. Leurs auteurs conviennent qu'elles n'ont de valeur et ne se peuvent apprécier qu'au début de l'affection, c'est-à-dire pendant cette période d'invasion où, comme je l'ai dit tant de fois, la phthisie qui débute peut être prise un instant pour un catarrhe profond ou une broncho-pneumonie. Passé cette phase initiale, et au fur et à mesure que la maladie se caractérise, la pseudo-phthisie ou phthisie accidentelle se confond avec la phthisie essentielle. Elles sont indiscernables. Ces deux espèces, si différentes d'abord, n'en font plus qu'une. La distinction devient alors impossible et inutile. C'est la même marche, le même pronostic, le même traitement. Peut-on détruire ainsi ses propres preuves !

C'est qu'en effet, lorsque la phthisie inflammatoire, d'abord pseudo-tuberculeuse ou caséiforme dans ses produits, continue son évolution, les granulations tuberculeuses vraies, qu'on prétend si différentes des fausses de tout à l'heure, ne manquent pas de se développer et de marcher concurremment jusqu'à la fin. Les partisans de leur différence absolue ne se demandent même pas si la différence des tissus dans lesquels se développent ces deux variétés de la lésion, n'est pas la cause de leur différence histologique, et si cette différence de siége ne tient pas elle-même à l'*extériorité* de la cause, un refroidissement, par exemple, dans le premier cas, et à l'*intériorité* puissante et suffisamment efficace de la diathèse dans le second ; les causes extérieures agissant plus particulièrement sur les membranes de rapport ; les causes internes ou constitutionnelles, agissant plus naturellement, au contraire, sur les tissus profonds et constitutionnels.

On a la contre-épreuve de cette démonstration dans la phthisie dite vraie ou essentielle. Elle débute par la granulation plasmatique ; mais il est bien rare qu'elle achève son cours sans être compliquée du pseudo-tubercule ou de la production inflammatoire caséiforme. Tant il est vrai que ceux qui séparent radicalement ces deux productions morbides et les deux formes de phthisie, sont dans l'erreur, et que ceux qui les identifient absolument ne sont pas dans la vérité. C'est ce que je me suis efforcé de faire voir dans la discussion provoquée à l'Académie de médecine par la question de l'inoculabilité du tubercule (1867 et 1868), où j'ai combattu ceux de mes collègues qui défendaient alors les doctrines déjà vieilles de Laënnec sur ce point. J'annonçais, alors, que l'étude de la phthisie accidentelle, presque toujours inflammatoire et pseudo-tuberculeuse, était destinée à jeter un jour nouveau sur la phthisie eu général, et qu'on avait tort de rejeter cette distinction, quoique venue d'Allemagne.

Voyons donc, maintenant, ce qu'a de si essentiel cette prétendue phthisie vraie, ainsi nommée, sans doute, parce qu'on la croit sans cause, et qu'en vertu de cette même essentialité, on la croit aussi, sans doute, hors des atteintes de l'art et de la science ?

Elle est essentielle, dit-on, parce que héréditairement ou

non, l'économie y est constitutionnellement et entièrement
disposée ; que tout y est prêt pour que la maladie éclate à
la moindre occasion, et même sans occasion. Elle sera dite
plus essentielle encore, si, comme dans une certaine classe
de sujets, l'habitude extérieure du corps exprime cette
constitution prédestinée par des traits bien connus.

Je conviens qu'une fois la maladie déclarée, les phthisiques dont il s'agit, les vrais poitrinaires, si on veut, meurent en général lentement avec des exacerbations ou des poussées vernales et des rémissions automnales. Ils peuvent se
traîner ainsi plusieurs années. Mais il est également vrai
que, dans des cas qui ne sont pas rares, la marche de l'affection se précipite sous l'influence d'une bronchite, ou de telle
autre cause intercurrente, et qu'elle prend alors la forme et
la marche d'une phthisie accidentelle. Est-ce que dans ces
cas la phthisie vraie serait devenue fausse ? Si l'existence
du pseudo-tubercule ou de la matière caséeuse est la caractéristique de la pseudo-phthisie, on pourra rencontrer cette
forme de production morbide dans les cas dont je parle, et
alors la Phthisie devra être essentielle et accidentelle, vraie
et fausse tout à la fois. Voilà qui serait plus près de la vérité ; mais cela supprimerait la grande distinction, en confon-
dant les deux grandes espèces. L'exemple inverse est assez
commun. Une phthisie a débuté accidentellement ; puis, ce
début vif, inflammatoire, pseudo-tuberculeux se modérant,
la maladie prend la marche lente et essentielle avec des
productions tuberculeuses vraies et fausses mélangées Enfin,
elle dure sous cette forme un temps aussi long que la phthisie primitivement essentielle. J'avoue que la phthisie accidentelle est plus souvent inflammatoire et pseudo-tuberculeuse ou caséiforme, et que c'est le contraire pour la
phthisie diathésique; mais les cas contraires sont si peu
rares, qu'il est impossible de voir deux espèces dans ces
deux variétés.

Quel enseignement renferment tous ces faits ?

Ils confirment l'idée générale par laquelle j'ai commencé cet examen des variétés anatomiques et des formes vives ou lentes, accidentelles ou constitutionnelles de la Phthisie. Les détails dans lesquels je viens d'entrer me permettent de rappeler maintenant cet enseignement avec plus d'autorité, et de conclure avec plus de fruit.

J'ai dit, plus haut, ce que je n'ai cessé d'écrire depuis bien des années, que la Phthisie est tout ensemble la plus accidentelle et la moins accidentelle, la plus diathésique et la moins diathésique de toutes les maladies chroniques ; et que cette latitude d'étiologie, depuis la simple prédisposition nécessaire à la manifestation de toutes les maladies, jusqu'à la diathèse consommée et capable de produire spontanément ses effets, met sous les yeux de l'observateur une échelle ascendante ou descendante formée par une continuité dans laquelle la nature semble se plaire en général, et qui jette le plus grand jour sur la genèse et la nature de la maladie si grave et si universelle qui fait l'objet de notre étude. Cette échelle n'est donc pas un vain mot.

On n'a qu'à parcourir une salle d'hôpital, ou avoir pendant quelque temps une clientèle de phthisiques, et on verra cette échelle se former vivante devant soi. C'est elle qui m'a autorisé à dire plusieurs fois : que la Phthisie est placée nosologiquement entre les phlegmasies chroniques et les maladies organiques, c'est-à-dire, qu'elle participe des unes et des autres : des maladies organiques quand elle est diathésique, qu'elle naît spontanément chez un sujet visiblement prédestiné, et marche lentement, sans réaction, mais inexorablement, à son terme ; des phlegmasies chroniques, quand elle débute accidentellement, en apparence au moins, sous une forme inflammatoire plus ou moins subaiguë qui accélère sa marche et précipite son terme, sans qu'il soit possible de trouver une différence réelle de nature entre ces deux types extrêmes. Et que de transitions, que de

nuances de l'un à l'autre, comme pour montrer la continuité, et, par conséquent, l'unité nosologique !

Pourtant, ce qui empêchera toujours de ranger la Phthisie
parmi les vraies phlegmasies, c'est la propriété destructive
du tubercule. Ce caractère d'attaquer essentiellement la base
de l'organisation et de la détruire, appartient aux maladies
organiques, et la Phthisie le possède éminemment. Je l'ai
déjà dit dans la partie anatomo-pathologique de ce travail :
ni pus ni tumeur, le tubercule participe de l'un et de l'autre.
Je ne fais que reproduire cette vérité en énonçant la nature
mixte ou mi-partie inflammatoire et organique de la Phthisie. Elle concilie sans éclectisme, et en vertu d'une vue plus
juste des choses, l'opinion de ceux qui admettent deux phthisies, l'une accidentelle qui ne serait qu'une phlegmasie spéciale ; l'autre essentielle qui serait une maladie organique.

Mais il y a quelque chose de plus derrière cette échelle si
nuancée des degrés, ou, pour mieux dire, des puissances
graduées de la tuberculose et de la Phthisie ; et cette chose
forme le fondement de notre espoir dans une curabilité et
une prophylaxie indéfinies de la maladie qui m'occupe.

§ VII

Il existe plusieurs puissances de la tuberculose. Parallèle du tubercule
et du cancer. En quoi la Phthisie se rapproche des phlegmasies chroniques ; en quoi elle se rapproche des maladies organiques.

Si la phthisie diathésique ou essentielle, et la phthisie accidentelle ou non diathésique sont au fond la même maladie, n'est-il pas vrai que celle-ci, la non diathésique, n'est
que la première à sa plus faible puissance, et que la diathésique ou l'essentielle n'est que la non diathésique ou
l'accidentelle à son *maximum* de profondeur dans la constitution ? Incontestablement ; et la preuve en est donnée par l'existence de la série graduée des puissances

intermédiaires. Il en résulte, cependant, que le phthisique héréditaire, constitutionnel et prédestiné, est, si je peux ainsi dire, plus tuberculeux, plus phthisique que le non diathésique; mais il en résulte aussi, que la tuberculose et la Phthisie sont des maladies qui se forment de toutes pièces sous nos yeux; qu'elles sont ou plus ou moins fatales ou plus ou moins éludables; qu'il y a des vingtièmes, des dixièmes, des quarts, des moitiés, des trois quarts de phthisies et de phthisiques; et que, dès lors, cette maladie peut et doit être indéfiniment déracinée, pour peu que l'espèce humaine soit perfectible ou ne soit pas en pleine et irremédiable dégénération.

Sous ce rapport, je me plais à le dire, quoique je l'aie déjà dit bien des fois, la Phthisie diffère heureusement du cancer. Le cancer est beaucoup plus absolu que le tubercule. Malgré les variétés que l'histologie a établies dans son histoire, on ne pourrait pas même avoir l'occasion d'y distinguer un cancer accidentel et un cancer essentiel; je veux dire que la production de cette hétéroplasie est bien plus indépendante des causes communes et des causes externes que ne l'est le tubercule. Le cancer fait beaucoup moins acception que celui-ci des tempéraments, des constitutions et des individus. Ayez un tubercule, et cela pourra être comme si vous n'aviez rien; vous pourrez même l'ignorer. Un peu ou beaucoup de cancer est presque la même chose, et aussi grave l'un que l'autre. Ce qu'il faut, c'est n'en pas avoir. Aussi, il est bien moins universel, bien moins banal que le tubercule. Si l'un est plus incurable, l'autre est plus fréquent et plus général. On peut faire la prophylaxie de la Phthisie; il est très-difficile de dire par où l'on pourrait commencer celle du cancer. Son origine est beaucoup plus mystérieuse, je veux dire son étiologie plus obscure et plus cachée. Il y a sans doute une diathèse cancéreuse, mais on ne la reconnaît qu'à ses fruits; rien ne la décèle que leur apparition multiple. Au contraire, à certains caractères de la constitution, à des traits extérieurs qui ne trompent personne, à de certaines habitudes pathologiques, il est souvent facile de distinguer la diathèse tuberculeuse.

Cela vient sans doute de ce que la diathèse cancéreuse est généralement plus locale, si je peux ainsi dire, que la tuberculeuse, et que, primitivement au moins, la constitution y est moins affectée. Incontestablement, en effet, les forces générales, la nutrition, l'hématose, sont bien plus altérées au début d'une phthisie, et même avant ses plus simples manifestations, qu'au début ou dans l'imminence d'un cancer dont rien, le plus souvent, ne dénote, dans l'ensemble, l'approche ou les premiers phénomènes.

C'est que le cancer a une vie locale aussi intense que celle du tubercube est misérable. L'un est organisé, vasculaire, horriblement sensible; l'autre, espèce de pus constitutionnel et organique, n'a aucun élément d'accroissement, et, mort-né, n'a juste assez de vie que pour mourir et infecter. L'activité morbide du cancer est bien plus en lui qu'autour de lui. C'est le contraire pour le tubercule. Pourtant, le cancer dont la diathèse n'est pas appréciable en elle-même comme l'est souvent la diathèse tuberculeuse, le cancer a sa cachexie bien spéciale : sa cachexie, c'est-à-dire l'infection manifeste de l'économie par le poison morbide que fournit la tumeur. C'est alors, que ses multiplications et ses reproductions loin du lieu premièrement affecté, sont le plus actives ; ce qui prouve encore qu'une diathèse, c'est-à-dire une affection plastique générale et constitutionnelle, est plus nécessaire à la tuberculose spontanée qu'à la carcinose. La disposition à celle-ci est souvent toute à la peau, toute à l'épiderme, à l'épithélium. Elle se généralise dans un système spécial d'éléments organiques. Quand elle se répand et se reproduit, on dirait d'une affection universellement locale bien plus que d'une affection vraiment et primitivement générale.

Il y a donc des diathèses locales, des diathèses de systèmes organiques.

Que dirai-je de l'incurabilité comparée du cancer et du
tubercule? Elle découle de tous les caractères précédents.
On peut dire, en effet, d'une manière générale, que plus
une maladie est susceptible de se produire sous des influences communes, et surtout sous l'influence d'agents externes,
moins elle est incurable; et que plus ses causes sont internes
et mystérieuses, plus elle est inaccessible aux moyens thérapeutiques. Or, c'est bien le cas du cancer comparé au
tubercule.

Ce parallèle confirme les arguments que j'ai employés
contre l'opinion des pathologistes qui rangent le tubercule dans les tumeurs, et ceux que j'ai fait valoir pour le
rapprocher davantage du pus, avec la matière caséeuse,
sous le nom de production pyoïde. Le cancer, au contraire,
est la tumeur par excellence. Aussi, on ne pensera jamais
à le rapprocher des phlegmasies chroniques, comme on
le peut du tubercule. On comprend Broussais appelant de
ce nom les phthisies accidentelles et inflammatoires de ses
soldats en campagne. On ne le comprend plus lorsqu'il
veut mettre le cancer sur la même ligne. Le cancer est
placé au point le plus élevé de l'échelle des néoplasies ou
des maladies organiques ; le tubercule au point le plus
bas de cette échelle. C'est dire qu'il touche aux phlegmasies chroniques.

L'inflammation pouvant, comme la fièvre, s'associer à
toutes les maladies, j'ai voulu rechercher, au commencement de ce chapitre, en vertu de quoi une maladie devait
être classée dans les phlegmasies. Les considérations précédentes renferment ce qu'il faut pour répondre à cette importante question. Une maladie sera placée dans les phlegmasies ou les inflammations, toutes les fois que l'irritation

nutritive ou l'épine autour de laquelle se groupent les phénomènes dits inflammatoires, donnera lieu soit à une néoplasie réparatrice ou cicatricielle, soit à du pus, soit à des éliminations épidermiques ou épithéliales et à des débris organiques morts et devenus étrangers, soit enfin à des productions qui, à cause de leur défaut d'organisation, de leur inaptitude à s'accroître, de leur vitalité inférieure et misérable et de leur mort rapide, se rapprochent du pus plus que de tout autre produit morbide, et devraient, en conséquence, être appelées pyoïdes. Telles sont, en effet, les seules maladies dans lesquelles les phénomènes dits inflammatoires sont assez intenses, assez constants et dominent assez tout l'appareil des symptômes, pour mériter le nom de phlegmasies proprement dites.

On voit que les tumeurs sont déjà exclues de cette notion, et que les tubercules y sont encore compris.

L'absence d'inflammation appréciable au début des phthisies lentes, ne serait pas à elle seule une raison pour rejeter tout à fait les tubercules de la famille des phlegmasies chroniques. N'observe-t-on pas des abcès froids, qu'on appelait autrefois des dépôts, dans lesquels le pus s'est formé en l'absence de toute inflammation, ou avec une inflammation si obscure et si faible, que, de là à une inflammation nulle, il n'y a pas de distance qui compte? Que d'autres exemples je pourrais citer! Cela fait-il que le pus ne soit pas un produit inflammatoire? Qu'on dise cela du pus louable et phlegmoneux, je l'admets; mais il n'est pas nécessaire que le pus soit tel pour être pus. Le pus phlegmoneux n'est qu'une des variétés du pus. Ce produit morbide suit, d'ailleurs, dans ses rapports avec la quantité d'inflammation qui l'accompagne, les lois même du tubercule. Ainsi, lorsque l'économie est livrée à l'infection purulente, et qu'il y a, comme disait Tessier, « diathèse purulente », — expression impropre suivant moi, — la suppuration, les abcès multiples se passent presque d'inflammation pour se former. C'est ce que nous avons vu dans la diathèse tuberculeuse très-prononcée.

Au contraire, si l'individu est sain et vigoureux; s'il est aussi loin que possible de toute influence pyogénique; s'il a fallu une cause traumatique ou des refroidissements violents en hiver ou au printemps pour le faire suppurer, beaucoup d'inflammation sera nécessaire pour une suppuration faible ou proportionnée et très-louable dans son produit. La clinique montre tous les cas intermédiaires. Il est même des maladies où le groupe des symptômes inflammatoires est très-intense et où la suppuration est rare ou ne se trouve même jamais : j'ai nommé le rhumatisme aigu et la goutte, etc... Les produits sont alors simplement séreux ou séro-purulents.

On doit reconnaître, dans cette série, celle que j'ai montrée parallèle dans la tuberculisation et la Phthisie, depuis les phthisies accidentelles ou inflammatoires, jusqu'aux diathésiques lentes, froides et aussi abirritatives que possible. Nous verrons même, plus tard, que les maladies arthritiques, le rhumatisme et la goutte, jouent, vis-à-vis de la tuberculisation et de la Phthisie, le même rôle que dans la suppuration, je veux dire un rôle d'antagonisme, comme si la même incompatibilité existait entre l'arthritisme et les maladies à suppuration, qu'entre l'arthritisme et les maladies à productions pyoïdes ou tuberculeuses : nouveau trait du parallélisme entre le pus et le tubercule.

§ VIII

La Phthisie n'est pas la scrofule des poumons. Analogies et différences entre ces deux maladies, l'une initiale, l'autre ultime. A quelles conditions et comment la scrofule conduit elle à la Phthisie ?

Il est une maladie constitutionnelle et chronique au plus haut degré, dont l'étude, au point de vue qui m'occupe, est

en ce moment naturelle et inévitable, car elle forme aussi
une espèce de trait d'union entre la suppuration et la tuberculisation, entre les phlegmasies chroniques et les lésions
organiques ; car elle est très-féconde en inflammations, en
productions purulentes et en productions pyoïdes, je veux
parler de la scrofule. Cet examen éclairera encore la nature de la tuberculose et de la Phthisie.

Un certain nombre de pathologistes confondent la tuberculose et la scrofule, et ne veulent voir dans notre phthisie
que la scrofule des poumons. Si cette opinion n'est pas
exacte, elle prouve, au moins, que les deux maladies ont des
points de contact et des apparences similaires.

Dans l'aperçu général que j'ai donné bien des fois des
maladies chroniques, j'ai placé la scrofule dans les maladies constitutionnelles primordiales ou initiales, et la Phthisie parmi les maladies ultimes. C'est dire assez la distance
qui sépare à mes yeux ces deux maladies.

En sa qualité de maladie chronique initiale, la scrofule
a des formes et des degrés très-variés, depuis l'érythème,
les phlegmasies superficielles de la peau et des membranes
muqueuses, jusqu'aux altérations osseuses les plus graves ;
depuis les affections purulentes jusqu'aux affections pyoïdes.
On voit que nous sommes tout à la fois près et loin de la
tuberculose et de la Phthisie. On voit aussi que les affections
scrofuleuses sont naturellement et très-souvent inflammatoires, depuis les formes phlegmasiques les plus vives,
jusqu'aux plus lentes des maladies de ce genre. Les productions pseudo-tuberculeuses ou caséeuses sont aussi très-
communes dans la scrofule. Les ganglions lymphatiques,
les testicules, la rate, les os, etc... en sont souvent le siége.
Le tissu conjonctif et tous les tissus qui en sont des équivalents histologiques, sont très-sujets dans la scrofule à des
gonflements, à des pléthores et à des stases lymphatiques

qui témoignent d'une exubérance, et, tout à la fois, d'une faiblesse des éléments organiques du système lymphatique et de ses produits, les sucs nutritifs. Or, j'ai donné aussi pour siége à la tuberculose ce même système lymphatique. Il est donc difficile que deux maladies qui affectent primitivement le même grand système organique, n'aient pas d'assez nombreux points de ressemblance.

Il en est un autre entre la scrofule et la tuberculose, c'est que l'une et l'autre sont des maladies communes, et, par conséquent, non spécifiques. Toutes deux sont donc des altérations constitutionnelles primitives et communes de cet appareil lymphatique si fondamental qui commence au tissu conjonctif et se termine dans les réservoirs centripètes ou veineux des vaisseaux blancs. Voilà les ressemblances. J'ai déjà résumé les différences, en disant plus haut, que la scrofule est une maladie constitutionnelle initiale, et la Phthisie une maladie constitutionnelle ultime. Deux mots me feront comprendre. Il me faudra pour cela anticiper un peu sur certains faits généraux de l'étiologie de la Phthisie que je n'ai pas encore particulièrement abordés, je veux parler des faits hors de toute contestation pour moi, qui prouvent que beaucoup de phthisies proviennent de la transformation rétrograde ou de la dégénération d'autres maladies constitutionnelles, soit que cette dégénération s'opère déjà chez l'individu, soit qu'elle ne se manifeste héréditairement que chez ses descendants.

Sous ce rapport, la scrofule ne diffère pas de l'arthritisme et de l'herpétisme, dont la dégénération est aussi une source de phthisie très-digne d'être prise en considération.

Cependant, l'usure de la scrofule, l'affaiblissement des forces plastiques dont elle frappe les générations, et dont on a des types très-communs dans les grandes villes chez les jeunes gens et les jeunes filles étiolés, grêles, pâles, à poitrine étroite, délicats, comme on dit, qui ne sont plus des scrofuleux, mais qui restent des lymphatiques irritables, et à peine des strumeux plus ou moins herpétiques, cependant, dis-je, cette scrofule abâtardie et dégénérée fournit à la Phthisie un plus grand contingent de sujets que les autres maladies initiales dégénérées, l'arthritisme, par exemple, car celui-ci est en général une maladie des races fortes, résistantes, antilymphatiques. De plus, ce qui survit d'éléments arthritiques chez ces sortes de sujets, oppose encore un certain antagonisme au règne absolu de la tuberculose. Aussi, les phthisiques issus de ces souches durent-ils longtemps, et offrent-ils une assez vigoureuse résistance à la marche de la consomption pulmonaire. Au contraire, les sujets fournis à la maladie par la scrofule affaiblie et dégénérée sont tout acquis à la Phthisie, qui s'empare d'eux sans rencontrer d'éléments d'antagonisme. Elle est sur son terrain et s'y développe librement.

Si, comme le prétendent Graves et bien d'autres, la Phthisie n'était que la scrofule des poumons, c'est dans la scrofule franche, complète et consommée, ou chez les écrouelleux proprement dits, qu'on devrait la rencontrer le plus souvent. Or, elle est rare chez eux. La scrofule primitive et fortement caractérisée, la grosse et jeune scrofule, tout extérieure, n'est pas féconde en Phthisie ; je dirai même qu'elle l'exclut. Il faut, je le répète, que cette scrofule exubérante et forte se soit retirée et n'ait laissé d'elle que l'affaiblissement de la force formatrice et la faiblesse irritable du grand appareil lymphatique, aux dépens de la vigueur et de la santé des autres systèmes organiques, pour que la tuberculose pulmonaire et la Phthisie se montrent et terminent l'évolution rétrograde.

La scrofule suppose un système lymphatique prédominant et en excès ; la Phthisie, un système lymphatique épuisé et organiquement atteint. La scrofule est donc une des sources de la Phthisie, mais seulement quand elle n'est plus la vraie scrofule. Elle se borne à user le système lymphatique, à l'épuiser, et elle le jette dans une faiblesse irritable favorable à la tuberculisation. On en a la preuve dans le nombre considérable de phthisiques qui n'ont rien de la scrofule à quelque degré que ce soit, ni personnellement ni héréditairement ; qui ont même une constitution, un tempérament, des habitudes pathologiques contradictoires avec cette maladie et avec le lymphatisme. D'autres affections constitutionnelles usées ont amené leur organisation au point où la scrofule dégénérée a amené celle de ses propres sujets ; les premiers succombent à la Phthisie comme les seconds. Des maladies constitutionnelles diverses à leur origine, mais dégénérées, ont conduit les uns et les autres au même point, à la Phthisie. Il n'y a eu de différence que dans les formes et la marche de celle-ci ; car les reliquats des affections chroniques initiales, qui, en usant la constitution, ont amené la consomption tuberculeuse, modifient souvent de la manière la plus intéressante la durée, l'aspect, la marche et les accidents de cette maladie ultime.

Quoi qu'il en soit, les praticiens, ou les observateurs empiriques qui ne seraient pas sensibles à ces considérations, issues pourtant de l'observation clinique , peuvent être assurés du fait suivant : c'est que, sur mille phthisiques pris au hasard, il y en a cinq cents qui n'ont jamais eu, même dans leur jeunesse, la moindre manifestation scrofuleuse ; et deux cents dont la constitution, le tempérament et les antécédents, présentent des caractères en opposition avec ceux de la scrofule proprement dite.

Si on m'objecte que, chez ces individus, la Phthisie est précisément cette première manifestation que je demande pour affirmer la nature essentiellement scrofuleuse de la Phthisie, je déclare n'avoir rien à répondre à une pareille pétition de principe.

Je livre à la méditation des observateurs la solution que je viens de donner du problème considérable et difficile des rapports et des différences de la scrofule et de la tuberculose. En poursuivant mes études dans le même esprit, je me trouve en face de la question de l'antagonisme de quelques autres maladies constitutionnelles et de la Phthisie.

CHAPITRE IV

MALADIES ANTAGONISTES DE LA PHTHISIE.

§ I

Classification des maladies chroniques d'après leur incompatibilité plus
ou moins grande avec la Phthisie. Raison de cette incompatibilité.
L'arthritis est la plus antagoniste de ces maladies. Pourquoi?

C'est moi qui ai introduit dans la Phthisiologie cette
question, et, je l'espère, ce chapitre désormais inévitable. Si
j'ose le dire, c'est que jusqu'à présent il n'y a pas de vanité
à en tirer, car les écoles ont accueilli par l'incrédulité ce
beau problème de clinique, et daignent à peine le prendre
en considération. J'espère qu'il sera patronné par les praticiens indépendants, par ceux-là surtout qui peuvent suivre
avec intérêt les maladies des familles, et qu'ils m'aideront à
le résoudre.

J'avais signalé dès 1855, dans des leçons cliniques à l'hôpital Lariboisière, l'antagonisme de l'asthme et de la Phthisie. A cette époque, je n'allais pas plus loin. Je ne voyais là
qu'un fait particulier. Plus tard, quand ma position aux
Eaux-Bonnes m'eut mis en rapport avec un grand nombre
de ces phthisiques de la société qu'on revoit, qu'on suit pendant des années, dans la généalogie pathologique desquels
on peut entrer, qui se présentent à vous en famille, le père
ou la mère, quelquefois tous les deux accompagnant leurs
enfants et pouvant donner eux-mêmes sur leurs ascendants
et leurs collatéraux des deux branches des renseignements

clairs et certains, je m'aperçus que ce que j'avais pris pour un fait isolé, dépendant d'un état anatomique spécial des poumons, l'emphysème, était un fait beaucoup plus étendu qu'il fallait peut-être rattacher à de certaines incompatibilités diathésiques, et que l'antagonisme, très-positif d'ailleurs, de l'emphysème pulmonaire et de la Phthisie, n'était qu'un cas particulier d'une loi générale, en vertu de laquelle, des maladies déterminées excluent, limitent ou enrayent d'autres maladies.

Je m'aperçus, par exemple, que bon nombre de parents goutteux, ou nés de parents goutteux, engendrent des fils ou des filles phthisiques, et que beaucoup de ceux-ci avaient été ou étaient encore affectés de goutte dégénérée, consistant en douleurs vagues, en nœuds goutteux atoniques aux doigts, en névralgies externes, en viscéralgies, en angines herpétiques, en hémorrhoïdes, en tendances lithiasiques faibles, enfin, en arthritides, je veux dire, en maladies cutanées plus ou moins marquées, généralement peu intenses et peu étendues, eczéma sec, acné rosacea, pityriasis, psoriasis, groupe de dermatoses données par M. Bazin comme des manifestations rhumatismales et goutteuses ou arthritiques, et réunies par lui sous cette dénomination commune d'*arthritides*.

C'était assez souvent chez les parents directs que ces affections existaient, et chez les grands-parents, que l'arthritisme franc, jeune et vigoureux avait existé ou existait encore. Dans un certain nombre de cas aussi, les enfants phthisiques n'avaient pas des reliquats bien manifestes des maladies arthritiques de leurs parents et de leurs grands-parents : il n'y avait d'appréciable chez eux que leurs tubercules, et de particulier, que le fait d'être nés de parents ou de grands-parents arthritiques. Je me trompe, il y avait ceci de singulier, surtout si on les comparait aux phthisiques vulgaires, que chez eux, et plus encore chez ceux qui conservaient des affections arthritiques en voie de dégénérescence, la tuberculisation était très-circonscrite ; que, depuis son début positif, elle s'était peu étendue ; que sa marche était, par conséquent, très-lente, et surtout que la constitution était si peu altérée, que, sans l'auscultation, on n'aurait pas cru à l'existence de tubercules pulmonaires.

Lorsque des faits de ce genre viennent s'offrir chaque jour à l'observation sur le même terrain, par groupes simultanés, et dans l'espace de quelques mois, ils forment un faisceau de lumière bien plus éclatant que lorsqu'ils n'apparaissent qu'isolés et à de rares intervalles. On voit tel fait renfermer ce qui manque à tel autre pour que tous deux aient la même signification ; ils se fécondent mutuellement par ces contacts répétés, ils parlent d'eux-mêmes et s'imposent. Ces observations me captivèrent ainsi pendant deux ans. Je crus pouvoir exprimer alors avec quelque confiance le rapport général qu'elles me semblaient porter avec elles. Ce rapport, si je ne me trompais pas, était consolant ; il donnait un fondement de plus à la curabilité de certaines phthisies, car il éclairait leur origine et révélait les sources multiples d'une maladie qui intéresse autant l'humanité que la science. Il y avait dans ces points de vue trop peu classiques de quoi m'attirer vivement. Éveillé par mes premiers aperçus, je recherchai donc cliniquement avec ardeur tout ce qui était de nature à les confirmer. Je m'obligeais par cela même à noter avec soin tout ce qui pouvait les modifier et les restreindre.

Le public qui, en toutes choses, est toujours plus systématique et plus prévenu qu'un individu ; le public, induit peut-être en erreur par des critiques inexacts ou inintelligents, croit et répète que je ne vois dans la Phthisie que le produit de la dégénération ou de la transformation rétrograde de quelques autres maladies constitutionnelles, la goutte, le rhumatisme, la dartre, etc.

De ce que j'ai cru pouvoir dire à l'occasion des cas de

phthisie qui ont, en effet, cette origine : « La Phthisie n'est pas une maladie qui commence, c'est une maladie qui finit, » on a conclu que, pour moi, toute la Phthisie était là, que telle est sa nature, qu'elle n'a ni une autre origine ni d'autres causes.

La vérité est, cependant, que personne ne lui en reconnaît de plus nombreuses et de plus diverses que moi. Je suis l'homme des sources multiples et communes de la Phthisie, parce que je crois que là est son unité, et parce que je suis l'adversaire le plus convaincu de la virulence et de la spécificité de cette maladie. On a vu quel rôle je fais jouer dans son étiologie aux influences externes, le froid, l'inspiration des poussières irritantes, les chagrins, la misère, les encombrements, le séjour des grandes villes, l'obscurité, la tristesse, les excès, toutes les causes d'épuisement, sans parler de l'hérédité directe, etc... On a vu aussi que ces divers ordres de causes impriment souvent leur cachet particulier aux variétés de phthisie qui naissent de leur action ; et on se rappelle ce qu'à cet égard j'ai dit du froid, des phthisies accidentelles, etc. Eh bien, à ces causes j'ajoute, sous le nom de causes internes ou pathologiques, la transformation rétrograde ou la dégénération de plusieurs maladies constitutionnelles. J'en ai déjà donné un exemple en exposant de quelle manière je comprends, dans ce genre, l'influence de la scrofule sur la Phthisie, et comment il faut envisager les rapports mal vus, et trop vaguement énoncés jusqu'à ce jour, de ces deux maladies entre elles.

On est tellement habitué au rapprochement de la scrofule et de la tuberculose, que j'aurai moins de peine à faire accepter la génération de la seconde de ces maladies par la dégénération de la première, que par celle des autres maladies constitutionnelles. Et pourtant, la dégénération de celles-ci aboutit trop souvent, selon moi, aux mêmes conséquences organiques ultimes.

Je nomme maladies chroniques capitales ou initiales, celles qui ne descendent d'aucune autre par voie de dégénération, et dont, au contraire, l'usure et la transformation rétrograde peuvent donner lieu à des maladies chroniques, les unes intermédiaires, généralement vagues et mal définies, qui peuvent conduire à d'autres moins vagues et mieux définies que j'appelle maladies chroniques ultimes.

Le rhumatisme et la goutte, deux divisions tranchées de l'arthritisme; puis la scrofule et la syphilis, forment à elles seules les maladies chroniques initiales.

L'herpétisme forme la classe des maladies chroniques mixtes ou intermédiaires. Cette classe est d'une innombrable multiplicité de siége et de formes, depuis les phlegmasies jusqu'aux névroses, soit séparées, soit associées entre elles dans les proportions les plus variées et les plus infinies.

Les maladies chroniques ultimes renferment les maladies et les hétéroplasies organiques proprement dites; puis les névróses graves, qui sont presque toujours dues à des altérations régressives profondes des centres nerveux. Il est inutile de dire que la Phthisie, objet de cette étude, fait partie des maladies chroniques ultimes. On doit encore mieux comprendre, après ce court exposé, les rapports et les différences de la scrofule et de la Phthisie.

J'ai énoncé cette large classification dans plusieurs brochures depuis 1862 jusqu'en 1868. Depuis ces époques diverses, une patiente observation des maladies chroniques et de leurs transformations n'a fait que m'affermir dans les mêmes principes.

Il conviendrait peut-être de renoncer aux expressions de phthisie arthritique, phthisie scrofuleuse, phthisie herpétique, etc., pour désigner les phthisies issues de la dégénération de ces diverses maladies. En effet, beaucoup de personnes, prenant ces dénominations à la lettre, peuvent croire qu'aux yeux de ceux qui les emploient, la Phthisie est un dernier degré de la goutte, et que cette variété de phthisie a quelque chose de goutteux. Et pourtant, le tubercule et la tuberculisation considérés en eux-mêmes sont uns ; ils ex-cluent même la goutte , comme celle-ci les exclut. Phthisie arthritique ou scrofuleuse signifie seulement, phthisie dégé-nérée de la goutte, etc., de la scrofule, ou phthisie rempla-çant ces maladies au fur et à mesure que, s'abâtardissant et s'usant, elles laissent après elles le terrain organique frappé de faiblesse irritable , ou les tissus plasmatiques épuisés et propres au développement de la tuberculose pul-monaire.

Les Latins exprimaient cela clairement et brièvement, selon le génie de leur langue, en disant, non pas comme Morton , *phthisis arthritica*, mais *phthisis ab arthritide*, *phthisis à scrophulis, à lue venereâ*, etc. Au lieu de phthisie arthritique, nous pourrions bien dire , il est vrai, phthisie chez les goutteux, chez les scrofuleux ; mais cette expression aurait l'autre inconvénient de laisser croire que la Phthisie peut compliquer l'arthritis, etc. Il me paraît plus simple de prévenir le lecteur de l'espèce bien définie de rapports que ces maladies constitutionnelles ont avec la Phthisie , et de désigner les phthisies nées de leur dégénération, sous le nom de phthisie des goutteux, phthisie des scrofuleux, phthisie des herpétiques, phthisie des névropathes, comme on dit phthisie des aiguiseurs, phthisie des cardeurs, phthisie des misérables, phthisie des prisonniers, etc... Cette méthode a pour moi l'inestimable avantage de consa-crer l'étiologie multiple de la Phthisie, et d'écarter du même coup l'idée de sa spécificité. Or, au point de vue de la mé-decine curative, et surtout préventive, cet avantage est im-mense.

J'ai dit, il y a un instant, que l'arthritis et la Phthisie

s'excluent. Cela est vrai, et ce fait incontestable est le premier qu'il faille poser pour bien comprendre la Phthisie chez les arthritiques.

On ne voit jamais la Phthisie avec la goutte ou avec le rhumatisme francs et jeunes. Jamais, non plus, ces affections initiales ne s'observent chez les phthisiques, lorsqu'elles sont dans leur âge d'accroissement et de vigueur. Que signifie une pareille antipathie entre deux maladies pourtant si communes? Elle signifie évidemment que la composition intime des tissus et des humeurs, que l'état de la nutrition et de l'hématose sont totalement différents dans l'une ou dans l'autre; que dans l'arthritis goutteux, par exemple, les éléments organiques sont trop riches, suranimalisés; qu'ils donnent naissance à des produits excrémentitiels excessivement azotés, tandis que, dans la tuberculose diathésique, ils sont pauvres, dégradés, et fournissent des produits mal élaborés, surcarbonés, gras, éphémères, qui vont se rapprochant de la nature inorganique. On comprend l'incompatibilité de maladies caractérisées par des crases aussi opposées; on ne comprendrait même pas qu'elles coexistassent.

Il y a dans la constitution des maladies chroniques et héréditaires un principe essentiel qui les sépare des maladies aiguës par une différence de nature autrement profonde que leur marche et leur durée comparées. Notre école ne sera ni surprise ni blessée, si j'ajoute qu'elle n'a jamais su se pénétrer de ce principe, et que son insuffisance sur ce point frappe de vue courte sa pathologie des maladies chroniques.

Les maladies constitutionnelles et héréditaires — l'une de ces propriétés implique l'autre — ne sont pas éliminatrices de leur propre principe par cela même que ce principe est inhérent à la constitution. Il n'en est pas ainsi des maladies aiguës, qui se forment aux dépens des éléments adventices plus ou moins superficiels et peu stables de l'organisme. Cependant cette cause interne, ce principe inhérent des maladies chroniques, quelque constitutionnel et héréditaire, quelque stable qu'il soit, ne persiste pas indéfiniment identique à lui-même. Il affaiblit et dégrade le fonds organique; ou plutôt, c'est le fonds organique affecté d'une certaine manière qu'on appelle goutte, rhumatisme, etc., qui, s'il ne surmonte pas ces affections, s'altère, s'affaiblit et les traduit sous des formes nouvelles qui correspondent à sa faiblesse et à son altération nouvelles. Aussi, en dégénérant, il entraîne la dégénération de l'affection qui lui est immanente, car toute maladie suppose la faiblesse des parties affectées; et la faiblesse engendre des altérations de plus en plus rétrogrades.

L'affection de la constitution se manifeste alors par des symptômes et des produits moins bien formés, moins francs plus mobiles, d'une marche plus irrégulière et caractérisée par moins de rémissions ou de retours nets à la santé.

Ainsi, le fils ou le petit-fils d'un goutteux auront encore la goutte, mais elle sera d'une forme moins aiguë et moins inflammatoire. Elle prendra les apparences de la goutte froide, et les tissus articulaires s'altéreront d'une manière permanente. Plus souvent peut-être, ces descendants de goutteux seront asthmatiques, avec des retours imparfaits d'accès goutteux ; ils seront névralgiques, névropathes, lithiasiques, très-souvent herpétiques sous formes d'arthritides (couperose, psoriasis); et ces dermatoses alterneront avec les affections précédentes. On pourra ressentir encore quelques réminiscences, mais de plus en plus affaiblies, de la goutte initiale. Enfin, dans cette génération, ou dans la suivante, il n'y aura plus rien qui rappelle l'arthritis goutteux; les maladies de l'enfance et de l'adolescence seront caractérisées par des irritations fréquentes des membranes muqueuses, bronchites sèches, angines, épistaxis, puis par des hérpétides diverses, des adénites, une irritabilité générale, attribut des constitutions délicates; la puberté sera difficile, et trop souvent on verra se développer la Phthisie entre 15 et 40 ans.

Dans cet exemple qui s'est produit un très-grand nombre de fois sous mes yeux, j'ai montré la série rétrograde complète, ininterrompue, normale, si je peux ainsi dire. Les choses ne se passent pas toujours ainsi; mais il est·bon de montrer d'abord les types.

Observons maintenant les cas qui sont loin d'être rares, et dans lesquels la Phthisie se déclare chez des fils immédiats de goutteux, et sans qu'on ait le temps de voir se dérouler la série intermédiaire décroissante que je viens de faire voir. C'est dans ces cas, en effet, qu'on peut le mieux observer l'antagonisme et tous ses caractères. A peine, au contraire, peut-on le constater dans le premier exemple, c'est-à-dire dans celui où la Phthisie ne se développe que lorsqu'il n'y a plus d'éléments d'incompatibilité, et, par conséquent, de résistance. C'est dans le cas où survivent chez l'individu des reliquats encore appréciables de la constitution goutteuse, qu'on voit des altérations pulmonaires exister déjà depuis un temps assez long sans altération correspondante de l'organisme, et même avec les apparences de la santé.

C'est parce que j'ai vu ces sortes de faits se reproduire très-souvent sous mes yeux, que l'idée d'antagonisme s'est présentée invinciblement à moi. La résistance de l'économie est d'autant plus remarquable, que le sujet présente encore, comme je viens de le dire, des accidents goutteux reconnaissables, quoique plus ou moins altérés. Les hémorrhoïdes et la gravelle urique, par exemple, restent des conditions puissantes d'antagonisme, surtout lorsque ces témoins de la diathèse arthritique sont accompagnés de l'habitus et du facies goutteux : figure colorée et ouverte, physionomie franche, yeux brillants, etc. Il est impossible de comparer ces cas à ceux de la phthisie consommée, je veux dire aux cas où la Phthisie, quelquefois moins avancée localement, s'est pourtant emparée, sans résistance, d'une constitution entièrement tuberculeuse, et de n'être pas frappé de la différence considérable que la nature du terrain ou du sujet imprime aux formes, à la marche, par conséquent, au pronostic et à la cure de la maladie. Cette différence est quelquefois si grande, le contraste entre la gravité des lésions locales et la résistance de l'économie entière si peu ordinaire, qu'après l'auscultation, il m'arrive souvent de dire au malade : Vous êtes né de parents goutteux ? et d'avoir presque toujours une réponse affirmative. Que si la réponse est négative, je trouve assez habituellement l'équivalent de l'hérédité goutteuse dans quelque affection rhumatoïde, névralgique, herpétique en activité chez le malade. Les névroses, l'hystérie, l'hypochondrie; cet état de névropathie protéiforme désigné sous le nom de nervosisme, jouent souvent ce rôle modérateur. La Phthisie marche très-lentement et a des rémissions incalculables chez les personnes affectées de névrose. S'il est un fait évident pour moi, c'est que ces sortes de sujets, chez lesquels la Phthisie n'est pas rare, lui opposent une résistance surprenante, indéfinie, et que, dans le traitement de la Phthisie, il ne faut pas trop s'occuper de leurs nerfs malades.

Une merveilleuse conservation de la santé générale chez un phthisique issu d'arthritique, ou chez un individu dont l'arthritisme affaibli ne se manifeste que par des symptômes vagues et avortés, est si commune, et en quelque sorte si propre à cette classe de sujets, que beaucoup de médecins prennent pour des dilatations bronchiques, les cavernes de la phthisie des goutteux. Que de malades j'ai reçus aux Eaux-Bonnes et à Paris, avec le signalement : Catarrhe pulmonaire chronique et dilatations bronchiques, écrit de la main de leur médecin, et dont les poumons étaient bien excavés par une fonte tuberculeuse ! La disproportion entre cette grave lésion et le bon état de la constitution prévalait alors contre le témoignage des signes stéthoscopiques, et même contre ceux que fournit la percussion. J'en ai en ce moment un cas bien saisissant sous les yeux.

Mademoiselle X..., âgée de 35 ans, brune, d'apparence forte, bien réglée, née de père et de mère goutteux, ayant même eu des grands-parents collatéraux affectés de cette maladie, a commencé à tousser et à présenter des signes d'une affection pulmonaire grave à l'âge de 18 ans.

Plusieurs hémoptysies, des alternatives nombreuses d'amaigrissement et de démaigrissement, dix hivers passés dans le Midi, des nœuds goutteux froids à deux doigts de la main droite et à un doigt de la main gauche, des accès assez fréquents de dyspnée spasmodique avec sibilances stridentes des bronches, les voies digestives en bon état, etc., forment aux yeux du médecin, qui observe pour la première fois cette malade et ne l'a pas encore auscultée, un tableau assez équivoque. Sans les hémoptysies, on pourrait croire à un asthme humide plus ou moins grave ; et encore, chez une femme, ces hémorrhagies pourraient bien passer, à cause de leur ancienneté et de leur innocuité, pour ne traduire qu'une grande susceptibilité congestive des poumons. Mais le diagnostic change bien quand on explore la poitrine par la percussion et l'auscultation.

Tout le lobe du poumon droit est mat et présente une dépression sous-claviculaire. L'oreille perçoit en ce point et en arrière dans la région correspondante, du souffle caverneux, amphorique même, et de la pectoriloquie. Il est évident que là existe une caverne assez étendue, entourée de pneumonie chronique interstitielle ou d'infiltration tuberculeuse ratatinée (granulations de guérison). Il existe plus bas des craquements secs, mêlés de râles muqueux assez volumineux les uns et les autres pour permettre de croire à des dilatations bronchiques multiples. A gauche, sonorité partout, mais des craquements aussi, et des gros râles bronchiques.

- Pas de fièvre; toux convulsive, ou légers accès de dyspnée spasmodique alternants. Bon appétit, pas de diarrhée ni de sueurs nocturnes. Conservation moyenne de la nutrition et des forces.

Il y a six semaines que j'ai vu ce cas pour la première fois; puis, je l'ai revu de temps en temps. A ma première visite, après l'examen de la poitrine et sans rien connaître des antécédents de mademoiselle X..., je lui dis très-simplement : Vos parents sont goutteux. « Archigoutteux, » me répondit-elle, et tous les deux. Une personne de la famille, présente à l'examen, confirma cette réponse, et ajouta qu'en effet le père et la mère de mademoiselle X. étaient perclus et noués par la goutte qui affectait déjà leurs grands-parents. Le vrai diagnostic (tubercules) avait été porté par deux médecins de Paris; mais d'autres, en plus grand nombre, s'etaient arrêtés à des dilatations bronchiques.

Quand on a ausculté cette malade, son existence paraît un problème. Elle succombera tôt ou tard à la Phthisie; mais, avant Laënnec, personne n'aurait pu le prédire; et aujourd'hui même, malgré la profondeur des lésions locales, on ne pourrait pas dire quand la terminaison fatale aura lieu. Qu'on ne croie pas que je m'étonne devant ce fait et que je le rapporte comme extraordinaire. Il aurait pu l'être il y a dix ans; aujourd'hui j'y suis habitué. J'en pourrais citer cinquante plus ou moins analogues. Je ne veux pas en embarrasser l'exposition générale du sujet. On les lira à la fin de ce mémoire. D'ailleurs, qui n'en a pas observé quelques-uns de pareils? Ce qu'on n'avait pas observé, c'est l'antagonisme qu'ils proclament entre l'arthritis, surtout l'arthritis goutteux, et la Phthisie.

Tous les faits n'ont pas ces caractères saillants et cette évidence. Comme en toutes choses, il y a ici des transitions, des demi-faits et des demi-preuves. L'interprétation des rapports est quelquefois plus difficile; mais ce sont précisément ces dégradations et ces ombres qui achèvent le ta-

bleau. Elles donnent à la théorie son caractère philosophique, et surtout elles étendent ses applications médicales.

Il n'est pas rare de rencontrer des phthisiques qui présentent les caractères d'antagonisme que je viens de signaler,
et qui pourtant ne sont pas nés de parents arthritiques.
Mais si on connaît le père et la mère, ou si on interroge les
enfants sur leur santé et celle de leurs aïeux, on apprend
souvent d'eux qu'ils sont forts, très-âgés, et ont toujours eu
une santé robuste. On en a d'ailleurs assez souvent sous
les yeux la preuve convaincante. Je ne crois pas ces faits capables d'infirmer la doctrine de l'antagonisme, au contraire.

Les maladies chroniques non spécifiques ne sont souvent
que l'exagération des attributs qui caractérisent les tempéraments. Le développement excessif du système lymphatique s'approche de la scrofule ; celui du système nerveux,
des névroses ; celui du système sanguin, de l'arthritisme.
Or, la transition de la santé à la maladie se fait facilement
chez les sujets doués de ces tempéraments, lorsqu'ils s'expo-
sent habituellement au régime de vie et aux influences extérieures reconnues pour pousser à l'excès telle prédominance de l'appareil organique qui les caractérise.

L'arthritis, surtout l'arthritis goutteux, est le plus souvent
la maladie des natures vigoureuses et sanguines, soit que
ce dernier tempérament soit exclusif, soit qu'il s'y associe
une certaine proportion de tempérament bilieux ou de tempérament nerveux. Quoi qu'il en soit, cette maladie affecte
de préférence les fortes races ; et quand elle passe à des descendants moins forts, c'est qu'en s'usant, elle les a déjà usés.
C'est ce tempérament dominant qui, placé dans un milieu
réparateur trop riche et trop succulent, surtout si d'autres
habitudes de mollesse et de sensualité viennent s'y joindre,
favorise la formation de l'acide urique en excès. Si l'organisme repu et énervé n'est pas forcé par un exercice mus-

culaire journalier, à faire des éliminations régulières, il se surcharge de produits trop azotés qu'il est incapable de consumer et qu'on retrouve anormalement dans son urine, dans son sang et même dans les régions froides et blanches de l'économie, qui ne sont ni destinées à l'éliminer, ni capables de le faire, telles que les tissus articulaires, etc... Voilà, je ne dirai pas toute la goutte, mais une de ses conditions, et un de ses éléments appréciables les plus importants. Dans beaucoup des affections dégénérées de la goutte, comme les arthritides, certaines névralgies mixtes ou associées à des phlegmasies chroniques des membranes muqueuses, et qui sont de la même nature que les arthritides, on retrouve encore les produits et les signes de cette diathèse urique.

Or, beaucoup d'individus, qui n'ont jamais éprouvé le moindre symptôme de goutte, font de l'acide urique en excès, sous forme de sable et même quelquefois de graviers assez volumineux. On les rencontre partout parmi ces sujets forts, vigoureux, sanguins, longèves et qui ont tout ce qu'il faut pour être goutteux sans l'avoir jamais été. S'ils procréent des enfants tuberculeux, ceux-ci pourront jouir des avantages de l'antagonisme. Il ne conviendrait donc pas de me les opposer, sous ce prétexte que ni leurs grands-parents ni leurs parents n'étaient goutteux.

On le voit : il n'y a rien de mystérieux dans l'antagonisme de la goutte et de la Phthisie ; rien non plus d'extraordinaire dans la Phthisie provenant de la goutte dégénérée et usée.

Affirmer cet antagonisme, c'est à peu près comme si on disait que les constitutions fortes et à riche hématose, caractérisées par une suranimalisation du sang et de ses produits, excluent la tuberculose, maladie qui suppose des conditions de l'organisme entièrement opposées. Pour ce qui est des phthisies qui sont très-suceptibles de naître chez les individus dont la constitution a été usée à travers plusieurs générations d'arthritiques, etc., c'est comme si on disait que la force plastique est débilitée à la longue par les maladies goutteuses qui l'altèrent de génération en génération, et qui laissent dans les tissus plasmatiques, siége de la tuberculose, une faiblesse féconde en produits morbides rétrogrades, et une imperfection d'assimilation intime avec irritabilité, qui les disposent singulièrement à cette maladie.

Entre ces deux extrêmes, la goutte franche et vive, prenant entièrement possession de son sujet, excluant, par conséquent, la phthisie, et la goutte complétement dégénérée et éteinte, ayant laissé au siége intime de la nutrition une faiblesse irritable très-propre à l'hétérogénie tuberculeuse, se place naturellement un antagonisme incomplet et relatif. C'est celui que nous étudions en ce moment. Ici, l'organisme cède à la Phthisie, mais incomplétement. Aussi, l'évolution de la tuberculose est toute partielle ; la constitution résiste énergiquement parce qu'elle est encore occupée par des reliquats tenaces de l'affection arthritique qui ne se laissent pas assimiler à la dégénération ultime. Cet antagonisme dure plus ou moins longtemps, quelquefois indéfiniment, et c'est alors que sa puissance entraîne toutes les convictions. Mais le plus souvent, la résistance arthritique s'use, tout antagonisme cesse, et la tuberculose l'emporte avec toutes ses conséquences. Quand cela arrive, ces phthisiques si différents d'abord des diathésiques consommés, finissent par leur ressembler complétement. La phthisie qu'on nomme essentielle, ou qui paraît ne provenir d'aucune cause externe, prend dans cette usure de la force plastique par des maladies constitutionnelles lentement dégénérées, et même par le seul fait de l'usure naturelle des générations, une de ses sources les plus fréquentes.

Je ne saurais trop le répéter, en effet, la Phthisie n'est pas une maladie qui commence, c'est une maladie qui finit ; ce n'est pas une maladie chronique initiale, c'est une maladie chronique ultime.

Quand la Phthisie est accidentelle, elle suppose que l'accident a surpris l'économie dans un état d'altérabilité rétrograde profonde de la force plasmatique ; et que l'inflammation pulmonaire, au lieu de produire du pus par voie de blastème, a produit cette matière pyoïde caséiforme, essentiellement destructive du tissu plasmatique aux dépens duquel elle se forme, tubercule imparfait, mais qui sème bientôt autour de lui le tubercule parfait ou la granulation. Quand la Phthisie est essentielle, elle suppose, au contraire, une diathèse consommée qui n'a besoin d'aucune sollicitation extérieure pour donner ses produits et se déterminer localement. Il faut alors que des causes internes profondes aient appauvri lentement les bases de l'organisation. Ces causes internes et latentes, sont la dégénération naturelle des familles, quand rien ne vient les régénérer ; ou des maladies constitutionnelles qui, par l'intermédiaire de transformations rétrogrades, produisent la Phthisie ou la consomption par excellence, dernière manifestation morbide constitutionnelle des forces plasmatiques épuisées. J'ai signalé plus haut une troisième voie qui conduit à ce terme ultime, c'est la diathèse tuberculeuse artificielle qu'on observe dans les phthisies acquises. On se rappelle que j'ai désigné intermédiairement sous ce nom, en les séparant et des phthisies accidentelles, et des phthisies essentielles ou spontanées, certaines phthisies très-communes, qui se forment sous l'influence lente et prolongée de conditions extérieures telles que la misère, la tristesse, l'encombrement, le travail excessif, l'air confiné, la privation de lumière, etc., surtout quand plusieurs de ces causes sont combinées.

J'ai parcouru ainsi les grandes catégories étiologiques de la Phthisie, et montré la multiplicité de ses causes. C'était mon but principal ; et je l'aurai atteint doublement, si j'ai fait voir du même coup, que, quelle que soit celle de ces catégories à laquelle appartienne la Phthisie, elle n'est pas une maladie chronique qui commence, mais une maladie chronique qui finit.

Elle a, en effet, ce caractère, alors même qu'elle ne descend pas appréciablement d'une série d'autres maladies constitutionnelles antécédentes. Qu'on y aboutisse par une quelconque des voies que j'ai signalées, elle est toujours elle-même, et ne saurait être une maladie initiale. Là est réellement son unité. Quant à ses variétés, elles sont données par la différence des causes et des processus qui conduisent à l'altération une et ultime. Fonder ces variétés — qui seules donnent à l'étude de la Phthisie son intérêt médical — sur les différences anatomo-pathologiques que les poumons présentent à l'autopsie, et ne les fonder que sur cela, c'est rétrécir à plaisir la Phthisiologie, et s'interdire volontairement la connaissance des causes et des remèdes.

§ II

Les autres maladies antagonistes de la Phthisie : l'herpétisme et le nombre infini de phlegmasies chroniques et de viscéralogies, de flux, de congestions et de névroses qui s'y rattachent ; les maladies organiques du cœur : le cancer, la chlorose, la cachexie saturnine, la cachexie palustre et l'alcoolisme.

Explication et réfutation du paradoxe de Niemeyer : « Ce qui peut arriver de plus fâcheux à un phthisique, c'est de devenir tuberculeux. »

Comment la syphilis en dégénérant conduit à la Phthisie. La syphilis à l'état spécifique est-elle antagoniste de la Phthisie ?

J'ai montré la filiation de la phthisie des goutteux. Celle des herpétiques n'est pas moins réelle. On se rappelle que dans la série descendante des maladies chroniques, j'ai placé l'herpétisme entre les initiales et les ultimes, et j'ai dit quel champ vaste et divers formait l'herpétisme. Si, sans le parcourir en détail, on veut s'en faire une idée juste, on n'a qu'à repasser dans son esprit la classe entière des phlegmasies chroniques de la peau et des membranes muqueuses ou des autres membranes revêtues d'épithélium, et y joindre les névralgies et les névroses. De plus, et pour juger de l'infinie multiplication à laquelle peut s'élever le concours de ces deux séries reliées par un principe pathogénique commun, qu'on veuille bien les observer dans la nature, en dehors des classifications nosologiques étroites et artificielles où les écoles ont cru devoir les caser, et on verra bientôt qu'elles marchent assez rarement isolées ; qu'au contraire, phlegmasies, flux, hémorrhagies, névroses, névralgies se combinent entre elles deux à deux, trois à trois, associées ou dissociées, successives ou simultanées, se substituant les unes aux autres avec des rémissions et des intermittences pendant lesquelles s'opèrent des transformations et des variétés à l'infini, et on aura le seul fil conducteur qui puisse guider, dans le domaine divers et mouvant des maladies chroniques incurables dont on ne meurt pas, le médecin qui se croit appelé à autre chose qu'à classer des symptômes et des lésions.

Or, on ne saurait imaginer à quel point ces affections si variées, qui me paraissent avoir pour tronc commun l'herpétisme, maladie intermédiaire ou indiquant déjà de certains degrés très-nuancés de dégénération, usent la constitution, et combien elles sont capables de conduire aux maladies chroniques ultimes, et en particulier à la Phthisie. Depuis douze ans, je m'en convainc tous les jours par l'observation. Je ne crains pas d'appeler sur ce grand chapitre des causes internes de la Phthisie essentielle ou spontanée, toute la patiente attention des médecins qui veulent se rendre compte de la filiation des maladies chroniques ou héréditaires.

Combinez une tuberculose pulmonaire et une névrose, ou un état nerveux caractérisé, et vous prolongerez indéfiniment la lésion organique ; elle n'arrivera que très-lentement à la Phthisie. Les gastralgies, les entéralgies opèrent souvent cet antagonisme efficace. C'est pour moi un axiome.

Les formes de l'herpétisme qui, avec les névroses, opposent le plus de résistance à la Phthisie, sont les dartres, surtout les dartres arthritiques. Celles qui lui en opposent le moins, sont les phlegmasies anciennes des membranes muqueuses non compliquées de névroses et de dermatoses, car ce sont elles qui affectent et dégradent au plus haut degré le fond de la constitution.

Les maladies organiques du cœur qui, par les congestions pulmonaires qu'elles entretiennent, sembleraient devoir favoriser le développement et la marche rapide des tubercules, les retardent, au contraire, de la manière la plus manifeste. D'abord, l'existence simultanée des deux affections n'est pas commune, ce qui prouve déjà l'antagonisme. De plus, quand on observe cette coïncidence, la cardiopathie retarde l'évolution de la Phthisie. Il est inutile de rappeler l'origine si fréquemment arthritique des maladies organiques du cœur.

Un praticien distingué de Vierzon, ancien élève interne des hôpitaux de Paris, M. le docteur Burdel, médecin de l'hôtel-Dieu de cette ville, fils et petit-fils de médecins qui ont exercé très-longtemps dans le même département, a présenté, il y a un an, à l'Académie de médecine de Paris, un mémoire fort bien rédigé, rempli de faits aussi nets et aussi exacts que possible, qui a pour titre : « *La Phthisie issue du cancer.* » Ce mémoire renferme plus de cent exemples de cette filiation.

« Depuis longtemps, dit l'honorable docteur Burdel, je tenais de mon père et j'observais moi-même, que fréquemment les cancéreux engendraient des phthisiques. Ces faits, déjà très-nombreux, s'accumulaient plutôt comme des coïncidences, pourtant remarquables, que comme des rapports de cause à effet, lorsque les travaux de M. Pidoux sur les phthisies issues de maladies chroniques dégénérées, telles que l'arthritisme, l'herpétisme, la scrofule, m'ouvrirent les yeux, et me convainquirent que ce n'était rien moins que par hasard que je voyais si souvent les cancéreux procréer des phthisiques, etc., etc. »

Les personnes qui liront le mémoire de M. le docteur Burdel, seront frappées comme moi du rapport de filiation qui existe entre les deux maladies dont il s'agit.

Bien qu'ils soient l'un et l'autre des maladies ultimes, le cancer et la Phthisie ne peuvent pas être mis sur le même rang. Je l'ai déjà dit, le cancer est moins ultime, accuse une dégradation organique beaucoup moins avancée que la Phthisie. Il est aussi vivant que la Phthisie est nécrobiotique : je ne reviendrai pas sur ce parallèle. Qu'on ne s'étonne donc pas si le tubercule est encore un produit éloigné et héréditaire de la dégénération du cancer : c'est dans l'ordre. On ne cite pas la filiation inverse, celle du cancer par la Phthisie.

Je peux ajouter aux exemples si nombreux produits par le docteur Burdel un contingent déjà sérieux de faits semblables à ceux sur lesquels il a fondé son excellent mémoire ; et il n'est pas d'année où ce nombre n'augmente. Je les ajouterai aux diverses catégories de phthisies issues d'autres maladies constitutionnelles, qu'on trouvera à la fin de mon travail.

Je termine ce long chapitre sur l'antagonisme de certaines maladies chroniques et de la Phthisie, — étude inséparable de celle des phthisies dégénérées de ces mêmes maladies, car ces deux points de vue ne font que se vérifier et se juger réciproquement, — par le signalement de quelques autres catégories de ce genre.

Je mentionnerai, en première ligne, l'antagonisme de la chlorose, celui de la cachexie saturnine, de la cachexie palustre et de l'alcoolisme, avec la Phthisie ; enfin, la dégénération fréquente du diabète en phthisie pulmonaire.

Je serais presque tenté de dire que la chlorose vraie et
franche exclut la Phthisie. On les voit, en effet, rarement
ensemble, et même l'une après l'autre. J'entends par chlorose franche et complète, celle qui affecte des jeunes filles
d'une constitution assez forte, non amaigries, qui, avant
les pâles couleurs, jouissaient d'une bonne santé et n'é-
taient ni scrofuleuses, ni visiblement entachées d'une dyscrasie quelconque ; chez lesquelles aussi, la peau est non-
seulement décolorée, mais chlorotique suivant le sens
étymologique du mot ; qui ont des souffles artériels bien
vibrants, des névralgies gastriques et temporo-faciales intenses, les dépravations du goût, l'aménorrhée et la dysmé-
norrhée ; enfin, qui supportent bien le fer et les toniques, etc.

Je les appelle franches, relativement à d'autres d'un teint
plus blafard que chlorotique ; dont les lèvres restent souvent
colorées ; qui ont des granulations gutturales ; dont l'estomac est autant irrité et hypérémié que simplement névralgique ; qui ont quelquefois de la diarrhée, des bronchites
sèches, des pityriasis, etc., des adénites plus ou moins
développées, des bruits cardiaques et vasculaires peu marqués : qui sont, enfin, des chlorotiques mixtes, ou chez lesquelles une chlorose incomplète est associée à quelque diathèse strumeuse et herpétique. Ici, la chlorose n'est pas
pure et franche. Or, cette espèce mixte n'exclut pas la
Phthisie comme la précédente, et bien au contraire. Voilà
pourquoi j'ai tenu à les bien séparer. La thérapeutique de
ces sortes de cas est très-intéressée à ce qu'on les distingue.
Le fer, les toniques sont beaucoup moins bien tolérés et
ont une action bien moins efficace dans les chloroses bâ-
tardes que dans les franches. C'est dans ces cas où la complication de quelque diathèse, la strumeuse, par exemple,
abâtardit la chlorose, que Trousseau et moi avons signalé
depuis plus de 30 ans l'inconvénient d'administrer les fer-
rugineux sans mesure ; car c'est dans ces cas, en effet, que

nous avons vu des hémoptysies, premier symptôme révélateur d'une phthisie latente, excitées par l'emploi trop prolongé du fer, qui a d'ailleurs l'inconvénient d'exciter alors
de la gastrite et des diarrhées. Tels sont les vrais cas où
l'antagonisme se manifeste, et où il est bon de protéger la
chlorose au lieu de la combattre énergiquement par ses médicaments spéciaux. En effet, dans la chlorose franche, il
n'y a guère à parler d'antagonisme, puisqu'il y a presque
toujours exclusion.

Beau, qui avait observé la rareté de la Phthisie chez les
ouvriers employés à la fabrication des préparations de
plomb et qui sont affectés de cachexie saturnine, avait
proposé d'administrer le plomb contre la Phthisie, et pré-
tendait s'en trouver bien. L'observation dont Beau est parti
pour instituer cette médication est juste, et tout le monde
l'a confirmée. A mes yeux elle est incontestable. La conséquence thérapeutique que Beau en tirait, est plus douteuse.
On ne détermine pas facilement la cachexie saturnine chez
un phthisique déjà plus ou moins cachectisé par la tuberculose, en lui faisant avaler de l'acétate de plomb. Autre
chose est d'être sous l'empire d'une cachexie acquise, capable d'empêcher l'invasion d'une maladie constitutionnelle différente, autre chose de vouloir déterminer thérapeutiquement, et non préventivement, la première, quand
on est déjà sous l'influence de celle-ci.

C'est Boudin qui a proclamé le premier l'antagonisme
entre les fièvres intermittentes paludéennes et la Phthisie. Il
ne tarda pas à être accablé sous le poids des observations
contradictoires. Il avait pourtant raison et ses adversaires
n'avaient pas tort.

Oui, il y a antagonisme entre la cachexie palustre et la
Phthisie; non, cet antagonisme n'existe pas entre cette maladie et les fièvres d'accès paludéennes pures et simples.

Des accès qui n'ont pas amené la cachexie ne suffisent pas
pour constituer l'antagonisme : la cachexie palustre bien
accusée est nécessaire. Dans ces cas, devenus si communs,
en effet, depuis l'époque de nos possessions d'Afrique, on
a pu voir se vérifier la loi de Boudin, mais à la condition
de la modifier comme je viens de le faire.

Nul doute, pourtant, qu'un certain degré d'antagonisme
entre les affections palustres et la Phthisie ne commence
avant la cachexie consommée, et déjà sous le règne des
accès fébriles marématiques avec gonflement de la rate.
Quand on ne se rend pas maître promptement de ces
accès, le début de la cachexie est, en effet, très-prompt.

Le tort de Boudin a été moins d'émettre l'idée vraie de
l'antagonisme relatif que celle de l'antagonisme absolu. Les
praticiens qui se sont élevés contre son affirmation ont cru
le réfuter en lui citant de nombreux cas de Phthtisie chez
des individus affectés de fièvre intermittente palustre. Ce
n'est pas assez. Il faudrait prouver de plus, que, dans ces
faits, l'impaludisme ne modifie pas la marche de la Phthisie
dans le sens d'un retard d'évolution, comme le font les
autres maladies qui ont cette propriété et qu'on appelle pour
cela antagonistes. Il en est sous ce rapport de l'impaludisme comme de la chlorose, de la goutte, etc… Dans toute
leur intensité, ces maladies excluent la Phthisie ; lorsqu'elles s'usent, dégénèrent, ou sont d'une faible intensité,
elles ne font qu'antagoniser incomplétement et restreindre
plus ou moins la marche naturelle de la Phthisie. Boudin
ne se trompait pas au fond ; mais il n'a pas su avoir raison.
On a repoussé ses observations parce qu'il a voulu trop
prouver.

Il est exact, je le crois, de dire avec M. Lancereaux, que
l'alcoolisme est une cause de Phthisie. Pourquoi donc ai-je
cité cet empoisonnement chronique au nombre des affections artificielles qui peuvent faire antagonisme à la tu-

berculisation pulmonaire? La réponse est très-simple.

Je distingue deux variétés d'alcoolisme, et deux phases ou périodes de cet état morbide.

Quand la première se produit chez des individus sanguins et vigoureux; surtout si l'abus du vin et des spiritueux proprement dits est accompagné de la consommation proportionnée d'une alimentation assez forte, l'alcoolisme produit dans l'économie quelques effets plus ou moins analogues à la goutte. Couperose, pléthore abdominale, congestions veineuses, excrétions surchargées d'acide urique et d'urates, stases sanguines du foie, tendance à l'hépatite et aux néphrites chroniques, etc... La Phthisie trouve, dans cet état, des conditions d'antagonisme plutôt que des conditions favorables à son développement.

Au contraire, si l'alcoolisme fait alliance avec la misère, s'il rencontre des constitutions débiles et appauvries; si les boissons spiritueuses sont plutôt les mauvais vins blancs, l'eau-de-vie et l'absinthe pris à jeun et immodérément, que les vins rouges, et sans le contre-poids d'une alimentation forte et abondante, les phlegmasies chroniques des voies digestives, la dénutrition, les bronchites, les laryngites permanentes, précèdent et amènent souvent la Phthisie. Elle est aussi commune dans cette seconde classe d'alcooliques, que rare dans la première.

Avant de quitter cette belle question de l'antagonisme, j'ai besoin de revenir sur un point important en ce qui concerne l'influence de l'arthritis goutteux sur la marche de la tuberculisation pulmonaire.

M. de Niemeyer a rendu, malgré des erreurs systématiques que j'ai signalées, un service réel à la Phthisiologie, en distinguant les pneumonies ou les phthisies qu'il appelle caséeuses, et Virchow scrofuleuses, de la tuberculose plasmatique et à granulations.

Qu'il les ait trop distinguées, c'est ce que j'ai assez dit et prouvé. Quoi qu'il en soit, il a montré que les grandes cavernes qui se forment rapidement chez certains phthisiques, sont particulièrement dues à la fonte en masse de dépôts caséiformes à la suite de pneumonies lobulaires muco-tuberculeuses.

J'ai dit bien.des fois, dans d'autres circonstances, que ces phthisies, quoique très-souvent accidentelles, étaient plus rapides, aussi fatales, et plus promptement désorganisatrices que les phthisies constitutionnelles. Je n'ai aucune raison de revenir sur ce pronostic. Je veux seulement y introduire une distinction.

La gravité de ces phthisies inflammatoires est tout à fait relative à la nature des sujets affectés. Quand on les observe dans les hôpitaux, chez ces malheureux ouvriers transplantés tout à coup de la campagne à Paris, et là, livrés à des travaux pénibles, exposés chaque jour à toutes les intempéries, mal vêtus, mal nourris, ne se préservant pas toujours des excès, entassés dans des *garnis* plus ou moins malsains, etc., on comprend que des bronchites et des pneumonies catarrhales répétées déterminent chez eux des phlegmasies à produits pyoïdes ou pseudo-tuberculeux, c'est-à-dire des phlegmasies destructives. Aussi ces sortes de phthisiques se pressent-ils dans nos hôpitaux, et vont-ils jusqu'à former, en hiver et au printemps, plus de la moitié des malades d'une salle. La marche de la maladie est généralement rapide et inexorable.

Quelle différence si la même affection se produit chez un de ces sujets encore vigoureux en apparence, nés de parents robustes, longèves ou goutteux, et chez les fils desquels la régression des maladies constitutionnelles commence à se faire. Ceux-ci peuvent être pris de la pneumonie pseudo-tuberculeuse ou caséeuse — et j'en ai beaucoup d'exemples — mais le sort de la maladie est tout différent de ce que nous l'avons vu tout à l'heure chez les pauvres malades de nos hôpitaux.

Au lieu de se généraliser, de précipiter l'entraînement hectique et purulent, l'inflammation pseudo-tuberculeuse s'arrête et se limite. Pourtant, une caverne plus ou moins grande s'est formée, le malade reste plusieurs mois, un ou deux ans même, dans une situation indécise.

Enfin, la constitution se remonte ; les pronostics funestes et à échéance assez courte portés par les médecins qu'avait effrayés la fonte caséuse rapide, sont démentis, et le malade se rétablit assez bien pour reprendre, avec des ménagements, les habitudes de la vie commune. Toutefois, cette situation est encore précaire ; car les signes de la caverne persistent, tout en se modifiant. Les bruits morbides, tels que les bulles, ont perdu toute humidité ; ils ne consistent plus qu'en des souffles inertes, n'ayant rien de morbide, et, si je puisainsi dire, inorganiques.

Telle est l'histoire de beaucoup de ces cavernes éteintes qu'on trouve chez des phthisiques guéris. Presque tous ces exemples se rapportent à des sujets pourvus d'éléments d'antagonisme puisés ou chez des ascendants goutteux ou chez des ascendants doués de l'*habitus* physiologique qui dispose à l'arthritis goutteux.

Telle est la différence du processus et de l'issue des phlegmasies catarrhales pseudo-tuberculeuses, suivant la différence des sujets, c'est-à-dire, avec ou sans éléments d'antagonisme. Dans le premier cas, la Phthisie est sur son terrain, et tout l'y favorise. Dans le second cas, elle rencontre des éléments d'antagonisme ou de résistance qui retardent indéfiniment sa marche, et peuvent amener sa guérison.

Mais voici le complément intéressant de ces observations, et ce qui leur donne une grande importance. Niemeyer a émis à peu près en ces termes la proposition paradoxale suivante : « Ce qui peut arriver de plus fâcheux à un phthisique, c'est de devenir tuberculeux. »

Pour comprendre cette expression un peu hardie, il faut savoir que l'auteur appelle phthisiques, mais jamais tuberculeux, les individus affectés de pneumonie caséeuse; et qu'il ne donne le nom de tuberculeux qu'à ceux qui ont des granulations. Mais il a beau faire, il prête lui-même des armes pour combattre la distinction radicale qu'il veut établir entre ces deux variétés de la Phthisie.

Quoi qu'il en soit, voici comment je rectifie son paradoxe.

La plupart des sujets dont il vient d'être question, je parle de ceux qui opposent une résistance plus ou moins énergique à la phthisie pseudo-tuberculeuse et qui peuvent paraître guéris, finissent par succomber. Les éléments d'antagonisme s'usent, les symptômes de la phthisie lente, essentielle ou granuleuse se développent, et les malades meurent alors comme on meurt dans cette dernière variété de phthisie.

C'est que cette reprise de la maladie ne s'est pas faite selon le processus de la phthisie pseudo-tuberculeuse ou caséeuse. Cette fois-ci, des granulations grises demi-transparentes se sont produites, et, pour me servir de l'expression de M. de Niemeyer, le phthisique est devenu tuberculeux; le faux tubercule est devenu tubercule vrai.

On se souvient que, dans le cours de ce travail, j'ai déjà donné pour preuve de la nature congénère des productions pseudo-tuberculeuses ou caséiformes et des granulations tuberculeuses, ce fait, à savoir, que celles-ci se développent souvent autour et à la suite de celles-là. Les cas auxquels je fais allusion en ce moment en sont un nouvel exemple; mais ici, au lieu de se faire immédiatement ou dans le cours continu de la même maladie, cette genèse des granulations par la matière caséeuse s'est faite après de nombreuses années, en raison des conditions d'antagonisme et de résistance de l'organisme.

Quoi qu'il en soit, c'est toujours le même processus tuberculeux gradué, et un exemple des deux puissances de tuberculose, la caséeuse ou pseudo-tuberculeuse, et la granuleuse ou plasmatique, celle-ci, néoplasie tuberculeuse plus parfaite que la première. C'est aussi la preuve que la granulation n'est pas essentiellement différente de la production caséeuse ou pseudo-tuberculeuse, mais seulement, qu'elle occupe, comme je viens de le dire, dans l'ordre des productions morbides qui caractérisent la Phthisie, un siége plus profond et plus constitutionnel.

Rien, en Phthisiologie, n'est aussi intéressant que la vue de ces choses.

Toutes mes observations rapprochées et longuement méditées m'amènent à croire, que tels sont les procédés généraux que suit la nature dans cette grande dégénération morbide qui, sous le nom de Phthisie, pourrait épuiser les races humaines, si la science et la civilisation ne parvenaient pas à en tarir indéfiniment les sources nombreuses.

J'ai rangé la syphilis parmi les maladies chroniques initiales ou capitales. Serait-il donc vrai aussi que son abâtardissement et son usure fussent une cause plus ou moins éloignée de phthisie?

Cela n'est pas douteux, et absolument de la même manière qu'elle est une cause de rachitisme, de scrofulisme déjà plus ou moins altéré, d'herpétisme, etc.

Les autres maladies vénériennes, les blennorrhagies, par exemple, sont aussi dans ce cas. Elles sont fécondes en maladies chroniques intermédiaires, strumes et dartres, qui conduisent aux maladies ultimes, et en particulier à la Phthisie.

Je ne parle pas en ce moment de la tuberculose syphilitique proprement dite, ou de ces tumeurs qu'on appelle des gommes, dont la stucture est si analogue à celle des granulations tuberculeuses. J'en ai assez longuement parlé au chapitre de l'Anatomie pathologique. Ces productions tuberculeuses sont proprement et spécifiquement syphilitiques; elles font partie des symptômes tertiaires de cette maladie, et ne doivent pas être confondues avec la tuberculose non spécifique ou commune qui constitue la Phthisie.

Lorsque celle-ci se développe comme conséquence de la syphilis, c'est d'une manière si éloignée, si indirecte qu'elle n'a plus rien de commun avec elle.

Mais ce qui est certain, c'est que la syphilis, qui a une action si intime sur les diverses parties de l'appareil lymphatique, affaiblit et altère ce grand système organique, siége intime de la nutrition. Elle est par là une source incontestée de la dégénération de l'espèce, et une source non moins incontestable de Phthisie. Elle est aussi une des maladies constitutionnelles qui produit le plus d'avortements et d'avortons, d'adénites strumeuses, de scrofule bâtarde, en un mot, de ces êtres chétifs, irritables, rachitiques, qui sont pour la Phthisie une proie facile.

La syphilis, dans toute sa force spécifique, constitue-t-elle un élément d'antagonisme pour la Phthisie comme les autres maladies chroniques initiales lorsqu'elles sont dans leur période de jeunesse et de vigueur?

Je ne saurais le dire. Mes observations sur ce point ne sont ni assez nombreuses ni assez exactes pour me permettre de répondre. Pourtant, j'ai de la peine à le croire. La syphilis est une maladie pauvre et rapidement cachectisante. Elle altère promptement le système lymphatique. Il semble qu'elle ne devrait exclure ou empêcher la tuberculose, qu'en vertu de cette loi de Hunter, que deux maladies ne peuvent pas occuper simultanément les mêmes points. Mais cela ne constituerait pas un véritable antagonisme; et il me paraît que la syphilis est bien plus propre à préparer le terrain à la tuberculose qu'à le défendre contre elle.

CHAPITRE V

DE L'INOCULABILITÉ ET DE LA CONTAGION DE LA PHTHISIE.

§ I

L'absorption de la matière tuberculeuse massive de l'homme par le lapin, et sa reproduction par ce processus lent et visible, ne constituent pas une inoculation proprement dite. — On peut transmettre par ce procédé toutes les matières animales communes. — Si le tubercule n'est pas inoculable, il est encore moins spécifique, car il naît de toutes sortes de causes. — Il n'est pas plus inoculable et plus spécifique que le pus. — Ce qui caractérise véritablement une maladie inoculable.

La Phthisie est-elle spécifique ? Est-elle inoculable ? Est-elle virulente ? Est-elle contagieuse ?

Toutes les questions que j'ai discutées dans le chapitre précédent concourent à prouver que la Phthisie se forme en nous bien plus qu'elle n'y entre toute faite. C'est pourtant cette dernière opinion qu'il faudrait professer si l'inoculabilité du tubercule de l'homme au lapin prouvait celle de l'homme à l'homme, ou sa contagiosité dans l'espèce humaine. Si la pathologie expérimentale doit régir la clinique humaine ; si l'observation doit s'incliner devant l'expérimentation, nous ne savons plus rien de la Phthisie que sa séméiotique. Quant à ses causes, à sa nature, à sa médecine préventive et curative, tout ce que nous croyions en savoir était imaginaire. Nous n'avons pas vu ce que nous avons vu. La Phthisie était virulente et contagieuse comme la morve et la syphilis, et nous ne nous en doutions pas, etc... Qui a fait cette révolution ? Qui a démontré ces choses ? Des inoculations de matière tuberculeuse à des lapins, qui ont produit, au bout de quelques mois, des tubercules disséminés dans plusieurs organes chez les animaux.

J'avoue que cela ne me paraît pas suffisant, et que je ne crois pas la conséquence contenue dans le principe. Il n'y a pour moi aucun rapport entre les résultats de ces inoculations que, pour le moment, je suppose irréfutables, et la transmission de la morve, de la syphilis, et, à plus forte raison, de nos maladies spécifiques aiguës, variole, rougeole, scarlatine, coqueluche, diphthérie. Je cite toutes les maladies virulentes ou contagieuses connues, et je n'en vois aucune procéder dans son mode de propagation séminale comme le fait la tuberculose dans les inoculations de M. Villemin et de tous ceux qui ont répété ses expériences. La tuberculose aurait donc une virulence et une inoculabilité qui lui appartiendraient en propre et ne ressembleraient à rien dans ce genre?

Cependant, nous allons voir si cela peut s'appeler virulence ou inoculabilité; si cela peut donner rang à la Phthisie à côté de la morve et de la syphilis auxquelles M. Villemin, le savant et habile promoteur des inoculations dont il s'agit, assimile la consomption tuberculeuse des poumons ; nous allons voir surtout, en conséquence de tout cela, et par l'observation clinique, *ultima ratio* de la médecine, ce qu'il faut penser de la contagion de la Phthisie.

Je suppose que les expériences de M. Villemin sont indiscutables ; que le tubercule inoculé peut seul reproduire le tubercule, et qu'aucune autre matière animale ou non animale n'en est capable. Nous verrons plus tard si ces concessions sont possibles. Prenons donc pour constant, que le tubercule de l'homme, inoculé au lapin, tuberculise cet animal. Pour mon compte, je n'en saurais douter, car j'ai fait pratiquer ces inoculations avec succès. Mais il n'y a aucun rapport entre les traînées et le cheminement visibles de la matière tuberculeuse à travers les voies lymphatiques ; entre son dépôt en divers points de l'organisme ; entre sa prolifération même sur tous ces points, et l'imprégnation simultanée de notre économie par un virus, puis l'explosion soudaine et générale des effets de ce poison morbide.

Dans le premier cas, tout se fait moléculairement et pas à pas, par continuité d'éléments et de tissu. C'est comme un processus végétal qui s'opérerait sur un animal rongeur. On en voit autant dans l'extension d'une phlegmasie par continuité de tissu, dans un érysipèle, dans une lymphangite ou une adénite par absorption de pus altéré ou de sanie, etc. Le pus commun peut proliférer ainsi, loin du point où il a été absorbé. C'est la théorie et le processus des résorptions qui ont lieu avec les produits morbides les moins spécifiques et les moins virulents. Le tubercule ne fait pas exception à cette loi.

Que voit-on, en effet, dans les inoculations du tubercule au lapin ?

On voit d'abord un fait contradictoire avec tout ce qu'on sait des maladies virulentes et des contagions. Ce fait, c'est la nécessité d'une certaine quantité massive de la matière inoculée pour obtenir des produits d'inoculation. Trop petite, quoique palpable et visible, elle ne donne rien. Il en faut une assez notable quantité. En un mot, l'abondance des produits de l'inoculation est proportionnelle à l'abondance de la matière massive inoculée. Au-dessous de cette dose très-pondérable, le résultat est nul. Qui reconnaîtrait là les propriétés des virus et des contages ?

Dans un certain nombre de cas, la matière tuberculeuse insérée en quantité suffisante dans le tissu conjonctif sous-cutané, s'y comporte comme un corps étranger; elle s'y enkyste : preuve qu'elle n'est pas bien maligne, qu'elle n'est certainement pas virulente. On pourrait se contenter de ces deux preuves, et, sans aller plus loin, nier la spécificité et la virulence. Allons plus loin cependant, car il faut que les expériences de M. Villemin ne nous prouvent pas seulement que le tubercule n'est pas virulent et spécifique : elles doivent nous prouver qu'il a les propriétés absolument contraires.

Après un temps qui peut varier entre dix et vingt jours, la matière tuberculeuse, qui a irrité son lieu de dépôt et y a provoqué des produits inflammatoires, signale son absorption progressive par des angioleucites et des adénites successivement centripètes. On peut la suivre du doigt et de l'œil dans cet itinéraire forcé. Elle prolifère plus ou moins dans les ganglions. Enfin, elle atteint les viscères et leurs membranes séreuses, le poumon et la plèvre, le foie, la rate et le péritoine ; ce qui n'empêche presque jamais l'animal de se bien porter. Sacrifié au bout de deux mois sans avoir donné le plus souvent signe de maladie, il présente des granulations tuberculeuses parfaitement caractérisées dans les diverses régions et tissus que je viens d'indiquer. Si on le laisse vivre beaucoup plus longtemps, la constitution peut s'affecter, et le dépérissement, ou la Phthisie proprement dite, survenir. Cela est rare.

Tel est le fait en substance. Indépendamment de son processus qui, comme je l'ai déjà dit, ne diffère pas de celui de toutes les matières organiques livrées à l'absorption des vaisseaux lymphatiques, il importe de remarquer que son produit est le même, soit qu'on ait inoculé la granulation grise demi-transparente, soit qu'on ait inoculé la matière caséeuse, le pus des cavernes et les crachats des phthisiques.

Ce fait considérable confirme tout ce que j'ai dit sur l'identité de nature de ces divers produits morbides, c'est-à-dire sur leur provenance de la même maladie générale ou de la même diathèse. Par cela même, il annihile les distinctions fondamentales que les Allemands avaient cru pouvoir établir entre ces divers produits sur la foi seule de l'anatomie pathologique.

La prétention de M. Virchow d'avoir dégagé et spécifié irréductiblement le tubercule, d'en avoir fait une néoplasie aussi invariable dans son genre que le chancre vénérien primitif dans le sien, perd aussi beaucoup de sa valeur absolue. Cette prétention m'a d'ailleurs toujours paru de nature à rétrécir les idées sur la tuberculose, et à borner les progrès de la Phthisiologie.

M. Virchow, qui ne croit pas à la spécificité du tubercule, prête pourtant à son insu un appui considérable à cette doctrine. De plus, son irritation tuberculisante n'est pas en harmonie avec la notion, « d'un nodule spécifique ». C'est à côté de Laënnec bien plus qu'à côté de Broussais que le classe cette opinion. Lui, qui place tout avec raison dans l'évolution, et qui ne trouve rien de spécifique dans l'élément histologique, a été, dans ce cas, infidèle à son principe ainsi qu'à la méthode naturelle qui ne fonde rien sur un seul caractère, mais sur leur ensemble et leur subordination.

Qu'y-a-t-il de plus semblable à une maladie spécifique quelconque, variole, syphilis, morve, etc., que la même maladie transmise par inoculation ou contagion ? Personne ne pourrait les distinguer, car pour quelques-unes d'entre elles, la rage, la vaccine et la syphilis, par exemple, c'est la seule manière de se reproduire.

Rien de plus artificiel, au contraire, et de plus différent de la phthisie tuberculeuse spontanée, que la tuberculose inoculée.

On a vu comment elle naît, chemine et se propage de la peau aux viscères par des voies connues et sous l'œil de l'expérimentateur.

Quoi qu'il en soit, dira-t-on, elle se propage et se transmet. Qu'importe le procédé, si le résultat est une infection tuberculeuse, une dissémination de tubercules dans les viscères ?

Cela importe tellement, que cela est tout.

La question n'est pas de savoir si des matières organiques injectées dans les veines ou déposées sous la peau peuvent s'y multiplier, produire loin du foyer d'absorption des dépôts ou des proliférations de même nature, et infecter l'économie. Nous savons cela par la clinique et par l'expérimentation ; c'est-à-dire, que nous le voyons s'opérer tous les jours par des résorptions spontanées qui sont des auto-inoculations, ou par des inoculations proprement dites qui sont des absorptions artificielles.

De tous les produits morbides, le pus commun, surtout s'il est altéré, — ce qui ne lui donne aucune spécificité, — est celui que nous sommes le plus habitués à voir se comporter ainsi. C'est aussi celui avec lequel le tubercule a le plus d'analogie. J'ai assez insisté sur ces analogies, sur celles entre autres qu'offre le pus commun avec la matière caséeuse, ce tubercule caractéristique de la Phthisie comme l'est la granulation, et qui d'ailleurs la reproduit par inoculation : j'y renvoie le lecteur. Or, qui s'est jamais avisé de regarder le pus ordinaire comme spécifique et virulent ?

Qui pourrait comparer le processus que nous venons d'examiner, avec l'incubation latente d'un virus et ses premières manifestations locales, n'éclatant qu'après l'imprégnation de l'organisme entier ?

Les inoculations du tubercule au lapin ne font que répéter expérimentalement et par artifice les inoculations que se fait naturellement à lui-même et à d'autres organes le poumon spontanément tuberculeux. Nous n'avions pas besoin d'elles pour savoir que la granulation se reproduit elle-même dans son voisinage et plus ou moins loin d'elle, et qu'elle infecte secondairement l'économie, c'est-à-dire, indépendamment de la diathèse ou concurremment avec elle. Nous savions même sans elles que la matière caséeuse ou le pseudo-tubercule reproduisent autour d'eux la granulation grise, et réciproquement.

Ce qu'il faudrait pouvoir inoculer pour me convertir à l'importance étiologique et thérapeutique des inoculations du tubercule, c'est la diathèse. Reproduire le tubercule par greffe végétale sur un animal très-éloigné de l'homme,

n'est qu'une grossière et superficielle contrefaçon de notre
Phthisie. Je dis par greffe végétale, parce qu'une inoculation et une pullulation ne se comporteraient pas autrement
chez un végétal que ne le fait celle du tubercule, qui n'affecte,
en effet, l'animal qu'en tant qu'il y a en lui du végétal, c'est-
à-dire des fonctions d'absorption, de nutrition et de sécrétion sans consensus, sans sympathies, sans unité.

On sait qu'un végétal et un animal inférieur sont des
assemblages de parties organiques qui n'ont pas entre elles
une indispensable solidarité ; et que, séparées les unes des
autres, elles peuvent continuer à vivre et à se reproduire.
Il en est ainsi, sous certains rapports, des inoculations dont
il s'agit, et de leurs produits.

L'espèce d'organisme pathologique ou de maladie générale qui en résulte n'a ni solidarité ni unité. C'est un assemblage de lésions ou de groupes tuberculeux disséminés
sur divers points sans tuberculose, et surtout sans Phthisie.
Ce sont des greffes multiples, des boutures qui se répètent
sur plusieurs points de l'économie ; mais cela n'a rien
d'animal, aucune vie morbide d'ensemble. La nutrition et
ses fonctions végétatives n'ont d'unité que par une circulation et une innervation centralisées.

Mais, dira-t-on encore, le lapin est un animal, et sa nutrition n'est pas celle d'une plante. C'est une raison de plus
pour reconnaître que, si l'inoculation du tubercule ne produit pas chez lui les effets d'un poison morbide ou d'un
virus, ce n'est pas de lui que cela dépend, mais de la
nature même du tubercule, et que cette production pyoïde
n'a, par conséquent, aucune des propriétés des virus et des
contages.

Ce n'est pas de la pure physiologie expérimentale que
nous faisons, nous médecins, c'est de la pathologie et de
la médecine humaines.

Que nous importent les inoculations du tubercule de
l'homme au lapin si elles ne montrent pas autre chose

que ce que nous venons de voir, c'est-à-dire, les greffes végétales d'un produit morbide commun, qui n'occupe dans l'ordre des néoplasies que le rang le plus infime, qui ne possède que le minimum de vitalité possible, et n'implique ni virulence ni contagiosité ?

On refait avec le tubercule ce que tout le monde savait d'un produit morbide analogue, le pus, et on croit avoir fait une révélation médicale. Cela ne prouve pas pour la force de nos principes en médecine. Mais ce que cela prouve surtout, c'est à quel point le scepticisme de Laënnec touchant l'étiologie et la nature de la Phthisie, ou touchant l'idée d'origine occulte et spécifique du tubercule que ce scepticisme et ce fatalisme impliquaient, pèsent encore sur nous et nous disposent à accepter tout ce qui peut donner du crédit à cette doctrine funeste.

On peut inoculer le tubercule comme le pus commnn plus ou moins altéré : c'est tout ce que nous devons savoir pour être certain que l'un n'est pas plus virulent et contagieux que l'autre, et même moins infectieux dans beaucoup de circonstances.

On serait moins exposé à contracter la Phthisie en couchant pendant un mois dans une salle d'hôpital remplie de phthisiques à tous les degrés, qu'on ne le serait à contracter une disposition pyogénique et des suppurations à la moindre occasion, en passant le même temps dans une salle d'opérés ou de femmes en couches où seraient réunis le même nombre d'individus affectés de phlegmasies abondamment purulentes. Qu'est-ce que cela prouve ? Que le pus commun est virulent et contagieux ? Nul n'oserait le penser.

Mais ce n'est pas tout.

De même qu'on produit du pus en injectant dans les veines ou en insérant dans les tissus du pus ou des corps étrangers, de même on produit du tubercule en injectant du tubercule, du pus et des corps étrangers, ou en insérant et entretenant ceux-ci dans la profondeur des tissus. Ceci de-

mande quelques explications et surtout de certaines conditions.

§ II

On produit le tubercule en irritant les tissus d'une manière modérée et
continue par la présence de corps étrangers. — Toutefois le tubercule
reproduit le tubercule plus facilement que les matières organiques, et
celles-ci plus facilement que les corps inorganiques. — Le rôle du système lymphatique dans ces tuberculoses artificielles. — La Phthisie est
une, mais le tubercule ne l'est pas. Différence entre l'unité de la première
et l'*unicité* du second.

Il est aujourd'hui parfaitement démontré — et nous devons la connaissance de ce fait très-important aux expériences de M. Villemin, je veux dire aux expériences
contradictoires que les siennes ont provoquées — qu'on
peut exciter la formation des tubercules par d'autres moyens
que l'inoculation du tubercule même.

Celui-ci se reproduit sans doute beaucoup mieux par lui-
même que sous l'influence de causes irritantes hétérogènes ;
mais il naît incontestablement de l'action de celles-ci, et
cela suffit pour démontrer que son inoculabilité n'a rien
de spécifique et de virulent.

Après le tubercule, c'est le pus, surtout le pus formé
autour du tubercule inoculé, qui reproduit le mieux celui-
ci. Après le pus, d'autres matières animales, fausses membranes diphthéritiques, fragments de muscles, de foie, de
rate, de poumon, etc... excitent aussi dans plus d'un quart
des cas la génération de tubercule et de pus mêlés dans des
proportions variables.

Autour de parasites, d'helminthes qu'on trouve souvent
dans les viscères du mouton, on observe aussi des granulations tuberculeuses. Enfin, des corps étrangers, comme de
la charpie, du papier, des fragments de carton, des poussières diverses inoculés, réussissent également à exciter
la prolifération de cette néoplasie pauvre, chétive, pyoïde.

Des sétons, entretenant un degré modéré d'inflammation dans le tissu conjonctif, finissent par produire des tubercules granuleux dans ce tissu, tandis qu'une inflammation trop vive n'y produit que du pus. Ces granulations tuberculeuses comme celles qui se développent sous l'influence de l'irritation chronique entretenue par les corps étrangers et par les matières organiques que j'ai indiqués plus haut, pénètrent dans les voies lymphatiques, irritent les ganglions, y déterminent des proliférations tuberculeuses beaucoup plus facilement que les matières étrangères ne les avaient déterminées dans le tissu conjonctif où elles avaient été primitivement déposées.

Ces multiplications gagnent de proche en proche, toujours par l'intermédiaire appréciable des vaisseaux lymphatiques, les viscères les plus tuberculisables de l'animal, poumon, foie, rate et leurs séreuses, absolument comme si l'inoculation primitive avait été pratiquée avec des granulations.

Les ganglions lymphatiques sont les principaux centres de prolifération. On le comprendra facilement si on se souvient de ce que j'ai dit sur la nature des éléments histologiques de ces ganglions, en traitant de l'anatomie pathologique du tubercule. Les corpuscules qui les constituent sont les homologues physiologiques de la cellule tuberculeuse. Celle-ci, à son début, en est histologiquement indiscernable, comme le pus du globule blanc du sang et du leucocythe de la lymphe. La prolifération du tubercule dans les ganglions lymphatiques est donc facile et toute naturelle. La matière caséeuse se forme aussi avec une déplorable facilité dans ces ganglions au contact de la granulation que leur apportent les vaisseaux blancs, soit que ces granulations viennent de tubercules inoculés, soit qu'elles viennent de matières hétérogènes tuberculisantes.

N'est-ce pas ce que nous voyons dans les phthisies accidentelles des aiguiseurs, des cardeurs, des tailleurs de

pierres meulières, etc. ? Les éléments du système lymphatique (tissu conjonctif, ganglions) sont donc essentiellement
tuberculisables. Ils le sont sous l'influence des causes
irritantes hétérogènes chroniques, et bien plus encore sous
l'influence des irritations chroniques homogènes, comme le
tubercule, ou le moins hétérogènes possible, comme le pus,
la matière caséeuse et toutes les productions pyoïdes.

Dans les belles et nombreuses expériences exposées dans
son rapport à l'Académie de médecine en 1867 et 1868,
M. Colin signale une particularité décisive contre l'assimilation des inoculations tuberculeuses, aux inoculations des
produits spécifiques et des virus : c'est l'unilatéralité des
lésions du système lymphatique sous l'influence de l'absorption de la matière tuberculeuse. Les vaisseaux et les
ganglions lymphatiques seuls du côté inoculé participent à
l'irritation et à la prolifération jusqu'aux viscères. Peut-on
désirer une démonstration plus claire du cheminement
progressif du tubercule et de son irritation semblable à ce
qui se produit lorsque les vaisseaux blancs charrient du pus
ou la matière sanieuse d'une ulcération commune, en les
multipliant de ganglions en ganglions de la circonférence
au centre ?

Où est donc ici l'imprégnation totale et simultanée de
l'organisme qu'on observe dans les affections spécifiques,
virulentes et vraiment inoculables ?

On me dira que le virus syphilitique ne se propage pas autrement. C'est une erreur. Quand un chancre s'indure et
produit des adénites dans son département lymphatique, ces
deux phénomènes ne précèdent pas l'imprégnation générale
de l'économie, ils la suivent et n'en sont déjà qu'un effet et
un reflet, une évidente manifestation locale. On observe
dans ce cas le contraire du processus des inoculations tuberculeuses; c'est donc une différence du tout au tout.

La formation des granulations tuberculeuses sous l'influence d'une inflammation traumatique modérée, lente, chronique, se rapprochant autant que possible des phlegmasies constitutionnelles, est un fait des plus considérables. L'absorption de ces granulations et leur prolifération dans les viscères à tubercules, n'est pas un fait moins intéressant. L'une et l'autre prouvent effectivement que le tubercule est une néoplasie infime et commune à laquelle l'organisme animal, celui des herbivores surtout, est éminemment prédisposé; néoplasie presque entièrement subjective, plus profonde que le pus, ultime et vraiment pyoïde. Le tubercule se fait donc là de toutes pièces, et, une fois fait, s'y multiplie par lui-même. Dès lors, il ne faut pas s'étonner si, lorsqu'on offre au tissu conjonctif déchiré cette cellule misérable et commune, elle s'y reproduit, ou si celui-ci la reproduit beaucoup plus constamment que s'y on y introduit une production morbide d'une autre nature, et surtout un corps inorganique. C'est, encore une fois, que le tubercule fait le tubercule comme le pus fait le pus, le cancer le cancer, sans aucune supposition de virulence et de spécificité. Cette contagion ou cette répétition locale par voie de contiguïté et de voisinage n'a jamais été la contagion proprement dite. Elle ne suppose que ces propriétés assimilatrices ou génératrices élémentaires, sans lesquelles il n'y aurait ni vie ni nutrition.

La nutrition n'est, en effet, qu'une assimilation de soi par soi. L'élément osseux va à l'os, le musculaire au muscle, l'urique aux reins, l'hépatique au foie, etc., etc., enfin, l'élément tuberculeux reproduit plus facilement le tubercule que ne le fait un autre modificateur irritant. Cela est si vrai et va si loin, que le tubercule d'une espèce animale se reproduit moins facilement et moins souvent chez une autre espèce que le tubercule de celle-ci.

Ainsi, le tubercule de l'homme ne sera inoculé avec succès au lapin que dans la moitié des cas, tandis qu'il le sera avec un succès constant du lapin au lapin.

Tous les faits que je viens de prendre à témoin ont été démontrés surabondamment dans les expériences de MM. Wilson Fox, Simon, Feltz et Sanderson. S'ils ne prouvent pas à mon lecteur l'abus qu'a fait M. Villemin de ses inoculations, en les assimilant à celles des poisons morbides ou des virus, j'invoquerai en dernier ressort les inoculations de matières mélaniques morbides et même pigmentaires physiologiques, celles de la choroïde, par exemple, qui s'en vont multiplier ces éléments normaux dans les ganglions lymphatiques, les viscères, et les poumons en particulier; et je rappellerai cette loi physiologique dont M. Virchow a su se servir avec beaucoup de force et de bonheur dans sa *Pathologie des tumeurs*, loi en vertu de laquelle tels éléments d'un tissu vont féconder par inoculation les éléments d'un autre tissu, et le forcent, en quelque sorte, à produire, non ses propres éléments, mais ceux que l'inoculation lui apporte. Un médecin militaire très-distingué, M. Papillon, a reproduit les granulations tuberculeuses les plus positives par l'intermédiaire de phlegmasies chroniques expérimentales, et par l'insertion de toutes sortes de corps étrangers dans les tissus des animaux. Ces expériences très-remarquables ne laissent rien à désirer.

Tel est, en effet, un des modes de génération et de multiplication des tumeurs. Faut-il répéter qu'il n'y a rien, dans ces lois de la nutrition pathologique, qui soit comparable à l'action des contages et des virus?

Dans la discussion que le Mémoire présenté à l'Académie par M. Villemin a soulevée au sein de cette savante société, mon honorable collègue et ami, M. le professeur Chauffard, a développé tous ces faits avec une puissance de haute raison et de beau langage qui auraient dû désillusionner nos collègues et le public dès le commencement des débats, et faire voir que les expériences du jeune professeur du Val-de-Grâce étaient à peine spécieuses.

Cependant, je suis loin de les regretter. Elles ont été,

elles seront l'occasion du progrès le plus sérieux qu'ait fait la Phthisiologie depuis Laënnec.

L'examen réfléchi des expériences de M. Lebert et de M. Colin sur le même sujet, mais dont les conclusions sont si différentes de celles de M. Villemin, va nous le prouver, je l'espère.

Dans les discours que j'ai prononcés à l'Académie de médecine à l'occasion de l'inoculabilité et de la virulence du tubercule, j'ai toujours opposé la doctrine de la génération spontanée ou de l'hétérogénie à celle de la spécificité et de la panspermie de la tuberculose où les expériences de M. Villemin prétendaient entraîner les esprits. C'est sur le terrain de l'observation clinique que je me plaçais pour combattre ces idées et proclamer une Phthisiologie contraire.

Depuis cette époque, l'expérimentation elle-même, sur laquelle seule s'appuyait M. Villemin, s'est prononcée contre lui. On l'a vu il y a un instant. Il est impossible à la clinique d'affirmer l'hétérogénie du tubercule plus positivement que ne le font les expériences dans lesquelles des corps étrangers introduits dans le tissu plasmatique sous-cutané, ou des sétons entretenant dans ce tissu une inflammation à type chronique, y excitent la formation de granulations tuberculeuses abondantes qui, absorbées lentement, croissent et se multiplient dans les ganglions lymphatiques, et plus tard dans les viscères, par le même mécanisme, mais avec d'autant plus de facilité, que l'irritation chronique proliférante est moins hétérogénique ou plus homogénique.

Dans ce cas, tout ce qu'on peut accorder au tubercule, c'est donc d'être plus tuberculisant qu'une matière étrangère. De là à la spécificité, il y a loin.

Mais les expériences sur les animaux sont encore venues ruiner par un autre côté la spécificité du tubercule et confirmer les données de la clinique, en nous permettant d'assister à ce que j'appellerai la genèse graduée du tubercule,

et de prendre, sur le fait, ses affinités et ses rapports avec
le pus.

J'ai toujours défendu l'unité de la tuberculose et de la
Phthisie. En même temps, j'ai toujours protesté contre l'u-
nicité du tubercule. A mes yeux, l'unité de nature du tubercule et de la Phthisie n'implique et ne suppose pas
l'unicité histologique de cette néoplasie; elle suppose même
sa variété. Évidemment, M. Virchow a réagi avec beaucoup
trop de vigueur contre les divisions subtiles de Bayle. Il
s'est trop inspiré de l'anatomie et pas assez de la clinique.

Au début de ce travail, et avant d'entrer dans l'anatomie
pathologique de la Phthisie et du tubercule, j'ai voulu établir un parallèle entre le pus et deux autres produits morbides que j'ai appelés pyoïdes, le tubercule et la matière
caséeuse. Ce n'est pas sans raison que j'ai commencé par là.
Je voulais qu'on s'habituât à ne pas séparer ces choses aussi
radicalement qu'on le fait, et préparer l'esprit à comprendre
leurs affinités. Ces affinités, je les ai fait voir vivantes dans
la clinique, et même dans l'anatomie pathologique humaines. Je tiens à compléter ma démonstration par la pathologie expérimentale. J'y tiens d'autant plus, que les spécificistes l'ont invoquée contre ma doctrine.

§ III

La phthisie expérimentale confirme ma doctrine de la phthisie naturelle ou spontanée. — Caractère inflammatoire de la tuberculose expérimentale. — Cette inflammation a tous les attributs des phlegmasies communes, aucun de ceux des phlegmasies spécifiques. — La matière
tuberculeuse n'a aucun des caractères des virus. — L'inflammation de la
tuberculose expérimentale n'est pas mécanique ou par juxtaposition; elle
se produit par intussusception ou génération. — Si les premiers phénomènes de la tuberculose expérimentale se passent dans les vaisseaux capillaires sanguins, il est certain que l'action morbide primitive et profonde s'opère dans le tissu plasmatique. — Démonstration expérimentale
des rapports du pus et du tubercule.

Un premier fait a frappé tous les expérimentateurs, c'est

le caractère inflammatoire de la tuberculisation artificielle,
soit qu'elle ait été produite par le contact prolongé des corps
étrangers et par l'irritation lente et modérée qui en résulte,
soit que son développement ait suivi l'inoculation du tubercule. Cela ressort des expériences de MM. Feltz, Clark,
Wilson Fox, Sanderson ; mais personne n'y a plus insisté
et n'en a mieux fait sentir l'importance et les rapports internes avec la tuberculose, que MM. Lebert et Colin. Ces
pathologistes ont vu la chose non-seulement des yeux, mais
de l'esprit.

L'existence d'une inflammation appréciable avant la per-
ception de toute néoplasie tuberculeuse, est un fait de
grande importance, car il est le premier caractère par lequel
la Phthisie commence à se détacher des maladies spécifiques.
Ce n'est pas que ces maladies ne s'accompagnent pas de
symptômes inflammatoires, — la morve et la syphilis prouveraient le contraire, — mais ces symptômes sont limités et
localisés par la nature même de leur principe ; ils ont, comme
le dit Hunter, « leur distance spécifique ».

L'inflammation tuberculeuse est illimitée, diffuse comme
l'inflammation commune. Un œil exercé distingue l'inflammation vaccinale, syphilitique, morbilleuse à de certains aspects pathognomoniques. L'inflammation tuberculeuse n'a
pas de cachet.

Ce dont elle s'éloigne le moins, c'est de l'inflammation
scrofuleuse, qui certes n'a rien de spécifique, et qui constitue la plus commune de toutes les inflammations de
cause interne. De plus, toutes les inflammations spécifiques sont vives et aiguës à leur début. Ce n'est que plus tard
qu'elles prennent le type chronique. Au fur et à mesure
qu'elles s'éloignent de leur forme initiale pour devenir lentes
et constitutionnelles, elles dépouillent progressivement leur
virulence et leur inoculabilité. Cela ne se fait pas tout à
coup et à un moment donné, de sorte qu'il soit possible de
dire : à tel moment, la syphilis ou la morve-farcin ont absolu-

ment cessé d'être virulentes et inoculables ; mais il est exact de dire qu'il est dans leur nature de perdre graduellement leur virulence, et de se perdre, en dégénérant, dans les maladies communes.

La phthisie tuberculeuse, au contraire, débute le plus souvent sous le type lent, latent, tout à fait chronique. Dans un assez grand nombre de cas, il est vrai, elle débute d'une manière aiguë ou subaiguë ; mais il est précisément remarquable que, dans ces cas, on peut presque toujours en accuser une cause commune, les refroidissements, par exemple, de sorte que, de quelque côté qu'on considère le début de la Phthisie, début aigu ou début chronique, on la trouve en pleine opposition avec le caractère et le processus des maladies spécifiques.

D'ailleurs, quand ses débuts sont inflammatoires, elle s'accompagne d'une fièvre très-vive et de tous les symptômes généraux des phlegmasies graves. On n'observe jamais pareille chose dans les maladies virulentes chroniques. Or, nous savons que, quelque aiguës que puissent être les formes de la Phthisie, elle est, au fond, une véritable maladie chronique ou constitutionnelle. Il importe de remarquer aussi que les maladies virulentes ne concluent pas essentiellement au pus ou aux productions pyoïdes, mais à des sanies, etc., et que si elles ont quelquefois du pus pour véhicule, c'est le sérum de celui-ci, et non ses parties solides, qui font cet office. Les matières compactes, comme la granulation tuberculeuse, paraissent incapables de jouer le rôle de porte-virus. On a vu d'ailleurs que, dans les inoculations, elles sont absorbées en masse et agissent en irritant par leur quantité le lieu même du dépôt, ne se reproduisant qu'au fur et à mesure qu'elles cheminent et qu'elles touchent successivement chaque point de leur parcours. Elles n'ont pas d'incubation proprement dite, je veux parler de cette période de latence absolue pendant laquelle, pourtant, tout se fait, et de laquelle la maladie sort bien formée dans tous les points de l'économie à la fois.

M. Colin a montré, dans la pratique de ses inoculations, une des grandes qualités de l'expérimentateur qui a manqué à M. Villemin, c'est la patience active. Il a guetté patiemment le moment où la matière tuberculeuse déposée en masse dans le tissu conjonctif déchiré, et ayant lentement parcouru les voies lymphatiques, arrive au poumon; et il n'a pas peu été surpris de voir la reproduction du tubercule, dans cet organe, être précédée de l'apparition d'un pointillé sanguin et d'une injection inflammatoire, bien avant que l'ombre d'une néoplasie tuberculeuse se manifestât sous la plèvre au sein des surfaces inflammées.

Cette préexistence du phénomène inflammatoire ou de l'irritation vasculaire sanguine à l'apparition des premiers linéaments du tubercule naissant, est un grand fait à plusieurs égards.

Indépendamment de ce qu'elle démontre la nature inflammatoire du tubercule, elle permet de constater que ce n'est pas seulement en tant que corps étranger qu'il irrite le poumon pour se reproduire. Il est évident qu'il y apporte plus qu'un élément commun d'irritation, mais une semence, quelque chose d'assimilé au sang et, par conséquent, de reproduit, dans le vrai sens d'une génération. On a de cette manière la réfutation expérimentale et vivante de l'erreur de Laënnec, qui voulait que l'inflammation pérituberculeuse fût toujours consécutive à la présence du tubercule préformé et à son action mécanique, comme dans un pur traumatisme. Ici, au contraire, on voit le sang, imprégné du principe tuberculeux, féconder les cellules du tissu plasmatique ou lymphatique du poumon avec un succès presque constant, et de manière à prouver que si, le système lymphatique de cet organe, lentement et longtemps irrité par une cause quelconque, produit souvent de lui-même le tubercule, il le produit avec une fécondité beaucoup plus considérable lorsqu'il est irrité par le tubercule lui-même.

Sous ce rapport, le tubercule ne se comporte pas autrement que les produits morbides communs, pus, cancer, mélanose, etc., qui se reproduisent bien plus facilement par eux-mêmes que par des causes irritantes hétérogènes. Il faut donc lui accorder ce mode d'inoculabilité qui n'entraîne aucune des conséquences que M. Villemin a voulu y voir.

Il ne s'agit pas ici d'embolies capillaires produites mécaniquement par les molécules tuberculeuses. Il y a un véritable processus générateur. Rien ne le prouve mieux que ce fait, à savoir, que la quantité de tubercule reproduit dépasse de beaucoup celle du tubercule inoculé.

Mais si le premier phénomène appréciable dans le poumon pour l'inoculateur est l'hypérémie inflammatoire, il est bien certain, pour moi, qu'elle n'est pas la première action morbide réelle. Je suis convaincu que le tissu plasmatique a été impressionné, irrité même, avant les vaisseaux capillaires sanguins. J'ai assez développé plus haut cette vérité quand je me suis demandé ce que c'est qu'une phlegmasie.

On peut me dire, il est vrai, que ce qui est exact et nécessaire des inflammations spontanées ou de cause interne, ne l'est pas de celles qu'on provoque artificiellement. Qu'entend-on par là? L'inflammation peut avoir des causes très-diverses, mais son mécanisme est un. Toutes les irritations nutritives ou qui concluent à une néoplasie, ont leur point de départ au siége même des néoplasies, qui est le tissu plasmatique ou nourricier lui-même. Quoique ce soient les vaisseaux capillaires sanguins qui conduisent au tissu plasmatique les causes irritantes du dehors, séminales ou vivantes, inorganiques ou mécaniques, il faut que les premières soient exsudées des vaisseaux sanguins sous forme de sucs nutritifs ou de blastème, pour devenir dans le tissu conjonctif les éléments d'une néoplasie ; de même que c'est par cette voie seule que les sucs nourriciers normaux vont réparer tous nos tissus, au moyen de ce mouvement de génération simple et continue qu'on nomme la nutrition.

S'il en était autrement, les phénomènes congestifs du poumon, que les expérimentateurs signalent comme les premiers après l'inoculation des matières tuberculeuses, seraient produits par embolie capillaire ou mécaniquement. Il faudrait admettre, dès lors, que la tuberculisation qui suit ces embolies capillaires, se produit par irritation plastique ou hétérogénique, et que la nature du tubercule n'y serait pour rien, hypothèse complétement inadmissible en face du fait de la production constante du tubercule par le tubercule d'un animal à un autre animal de même espèce, et du succès considérablement moins sûr de l'inoculation des matières organiques autres que le tubercule, et surtout des matières inorganiques.

Donc, dans les cas cités, où l'injection inflamatoire des vaisseaux sanguins est le premier phénomène de l'inoculation, ce phénomène est produit par intussusception et non par juxtaposition. La circulation sanguine apporte les matériaux du tubercule, comme dans l'état physiologique elle apporte ceux de la nutrition ; mais ce n'est pas en elle que se forment les produits sains ou morbides de cette fonction. Elle ne participe à l'inflammation que par l'irritation nutritive, et elle lui reste subordonnée.

Il en est, à cet égard, du pus comme du tubercule, et réciproquement, quelle que soit la théorie de l'inflammation et de la suppuration qu'on adopte : celle de M. Virchow, celle de M. Conheim, ou celle de MM. Robin, Broca et de l'école française. Ces deux hétéroplasies sont parallèles et souvent congénères.

Alors qu'on ne voit pas encore dans un tissu enflammé l'épine métaphorique de Van Helmont, on perçoit déjà la chaleur, la tumeur, la rougeur et la douleur. Si le pus ne préexiste pas à la fluxion inflammatoire des vaisseaux, une irritation plasmatique ou proliférante précède cette fluxion, la règle et la détermine, et le pus paraît plus tard dans toute sa maturité.

Ce serait une erreur de croire que, dès le début d'une phlegmasie suppurative, alors qu'on n'aperçoit encore que l'injection inflammatoire signalée par M. Colin avant la manifestation de la néoplasie tuberculeuse, les éléments du pus n'existent pas à un degré quelconque. Or, il en est absolument de même pour la tuberculisation que pour la suppuration.

Lorsque la diathèse tuberculeuse est à son maximum, le tubercule peut se développer sans irritation vasculaire sanguine appréciable. Il en est ainsi du pus lorsque l'infection purulente est à son comble : le pus se forme dans les tissus, d'emblée et sans inflammation.

Mais, dans les cas les plus ordinaires, la suppuration et la tuberculisation sont accompagnées d'un appareil phlegmasique, et elles méritent d'être placées dans la grande classe des maladies inflammatoires à des rangs divers, il est vrai, et avec les réserves et les différences importantes que j'ai assez fait connaître. On en aura la preuve expérimentale en continuant à suivre les inoculations de MM. Lebert et Colin.

Cette question domine la Phthisiologie. On la retrouve partout. Il ne faut donc pas s'étonner de me voir ne la laisser un instant, que pour la reprendre ensuite sous un autre point de vue, car c'est elle qui me poursuit et s'impose.

On en comprendra mieux l'importance quand j'arriverai aux problèmes de la prophylaxie et de la thérapeutique. Autant la doctrine de la spécificité est stérile en pratique, autant la doctrine de l'hétérogénie et des causes communes est féconde en ce qui concerne la médecine sociale ou préventive de la phthisie pulmonaire.

L'inoculation du tubercule produit presque inséparablement le tubercule et le pus. Cela ne devrait pas surprendre si on n'observait ce double produit qu'au point de l'inoculation, car on sait que le tubercule reste longtemps déposé dans ce lieu et qu'il peut y déterminer la formation du pus à simple titre de corps étranger. Mais ce qu'il y a de significatif, c'est que ces productions congénères, le pus et le tubercule, ont lieu dans le poumon, là où, comme je viens de le prouver, le tubercule agit, non plus mécaniquement, mais séminalement et par intussusception. Ici, il est impossible de nier l'affinité des deux hétéroplasies. Cela est d'autant plus difficile, qu'on observe un processus, c'est-à-dire, des nuances et des transitions insensibles de l'une à l'autre.

Je ne saurais mieux faire, pour être compris sur ce point difficile, que de citer longuement les dernières expériences de M. Colin. Elles sont contenues dans un complément très-intéressant de son premier rapport sur l'inoculabilité du tubercule, et ont été présentées à l'Académie de médecine dans sa séance du 16 juin 1868.

« Lorsqu'au début de mes expériences, dit M. Colin, je cherchais à saisir le moment précis de l'arrivée au poumon du tubercule inoculé, je fus vivement frappé de l'aspect pointillé que me présenta l'organe quelque temps avant l'éruption tuberculeuse. Six taches rouges irrégulièrement disséminées sous la plèvre pulmonaire, des petits îlots de pneumonie me firent profondément réfléchir sur ces opinions anciennes d'après lesquelles la Phthisie naîtrait à la suite des phlegmasies pulmonaires chroniques. Depuis, j'examinai avec attention quelques poumons de chevaux morveux, et entre les foyers purulents ou tuberculiformes bien constitués, je retrouvai dispersés des îlots semblables, les uns encore parfaitement homogènes, les autres commençant à offrir un petit dépôt jaunâtre à leur centre. Il me parut dès lors : 1° que l'hypérémie de petits lobules disséminés, des îlots de pneumonie constituaient le phénomène initial de la tuberculisation ; 2° que, dans ces îlots, le simple exsudat demeurait pendant un certain temps le seul résultat apparent de l'irritation ; 3° que, plus tard seulement, se formaient à leur centre les noyaux tuberculeux, caséeux ou puriformes. A compter de ce moment, j'inclinai vers l'opinion de Reinhardt : je me dis : si le tubercule ne naît pas d'emblée dans les tissus sains, il ne semble pas un produit immédiat de l'irritation ; c'est plutôt un dérivé des premiers produits de celle-ci représentant une deuxième génération sortie du travail irritatif. »

« Ce que j'ai observé sur les ruminants, particulièrement sur les bêtes bovines où il semble que la diathèse tuberculeuse soit étendue à l'espèce entière, m'a donné de nombreuses preuves de la réalité du rôle de l'irritation dans le développement du tubercule, et cela au sein d'une foule d'organes différents. »

« Ainsi, lorsqu'on examine un poumon de brebis sain en apparence dans son ensemble, on y aperçoit souvent de petites élévures arrondies, lisses. Ce sont des nids, des repaires de strongles microscopiques à l'état embryonnaire. Autour d'eux, et au milieu d'eux, est une matière grise finement granulée, composée de petites cellules : c'est de la matière tuberculeuse infiltrée dans un lobule encore quelque peu perméable, matière née évidemment sous l'influence de l'irritation causée par la présence des parasites. Elle n'existe pas là où ils manquent, si ce n'est dans quelques repaires abandonnés et devenus caséeux. La même chose s'observe dans les ganglions mésentériques de ces animaux où se trouvent de jeunes linguatules ténioïdes. A la longue, les nids dans lesquels l'helminthe a vécu s'imprègnent d'éléments tuberculeux qui éprouvent ultérieurement les dégénérescences caséeuse et crétacée. C'est aussi, dit-on, ce qui arriverait dans les points occupés par les échinocoques. »

« Mais c'est à la surface des séreuses, que l'irritation qui donne naissance au tubercule se présente à l'observateur dans toute son évidence ; c'est là qu'elle se montre, non comme un phénomène parallèle, concomitant, mais comme un phénomène précédant et déterminant la tuberculisation ; elle y est en quelque sorte étalée aux regards ; rien ne la masque, rien n'en cache les produits successifs. La plèvre des bêtes bovines, au lieu de produire par l'irritation, comme chez le cheval, des fausses membranes d'une résorption facile, donne du tubercule, sans que dans le principe rien semble le faire présager. Dans les points où l'irritation débute, car ici elle ne surgit encore que par places, par petits îlots, une simple vascularisation se montre dans les points sous-jacents à l'épithélium. Dans ceux où elle est établie depuis quelque temps, ces vaisseaux sont énormes, variqueux, serrés, le tissu épaissi. Là où elle date d'une époque plus reculée, il y a des houppes rouges très-vasculaires, très-saillantes, mais point encore de dépôts tuberculeux visibles. Enfin, dans les endroits où l'irritation est ancienne, des points blancs, grisâtres, opaques, apparaissent de distance en distance : ce sont des masses tuberculeuses. A la longue, celles-ci se multiplient, s'accolent à la manière des lobules d'une glande conglomérée ; il se forme des plaques nummulaires, des disques, des plastrons souvent énormes, des grappes rameuses rappelant l'aspect du chou-fleur ; puis commencent la dégénérescence caséeuse, la transformation crétacée. Les autres séreuses, le péritoine et jusqu'aux synoviales articulaires peuvent, par l'irritation, arriver aux mêmes lésions tuberculeuses. Une arthrite, celle du jarret, par exemple, toujours chez les ruminants, peut engendrer les formations tuberculeuses les plus bizarres : des plaques, des granulations en dedans, des parties boursouflées, près des marges articulaires, autour des ligaments interosseux, même dans les franges synoviales. Le tubercule naît de tous les points de la glande synoviale et des petites, surtout de ceux où la vascularité est très-prononcée, comme l'articulation mise sous vos yeux vous en présente un remarquable exemple. »

. . . .

« Qu'on ne vienne pas me dire que ces tuberculisations des poumons irrités par les helminthes, des plèvres, du péritoine, des synoviales, de la muqueuse intestinale et des ganglions ne sont pas de véritables tuberculisations analogues à celles du poumon du phthisique. Je répondrai d'abord qu'on s'abuserait étrangement si on espérait trouver entre les tubercules des divers organes une ressemblance parfaite. Ceux des séreuses, des poumons, des muqueuses, des ganglions ont chacun quelques caractères propres dans leur forme, leur évolution, les transformations qu'ils éprouvent, les réactions qu'ils développent autour d'eux, lesquelles dépendent évidemment du degré de susceptibilité des tissus des organes. J'ajoute que ceux d'un animal, d'un genre d'animaux, ne sont pas à beaucoup près semblables à ceux d'un autre. Le tubercule de l'homme, par exemple, se ramollit vite et provoque presque constamment la formation de cavernes. Le tubercule des ruminants devient directement crétacé, et il le devient même après avoir passé par l'état caséeux ; il ne provoque presque jamais l'ulcération autour de lui, la formation de cavernes. Aussi le ruminant phthisique meurt avec un poumon aux trois quarts pétrifié, sans avoir rien rejeté, pendant que l'homme succombe après avoir expulsé la moitié du sien. Le tubercule du chien, celui du lapin, ont aussi quelque chose de particulier. Il y a réellement plusieurs variétés de tubercules dérivant les unes des organes, les autres des espèces animales où elles naissent. Ce sont évidemment toujours des tubercules : ce qu'ils ont de commun est patent, mais les nuances qui les différencient sont moins saisissables et mériteraient d'être étudiées. Ces nuances, *on ne les saisira pas dans ce tubercule embryonnaire qu'on appelle la granulation, granulation à laquelle on attache tant d'importance.* Elles ressortiront de la considération attentive de ce produit à travers ses âges, ses mutations si diversifiées. »

« Étant admise la tuberculisation qui résulte d'un certain mode d'irritation, cette forme ne doit pas, au fond, différer beaucoup de la tuberculisation dérivée de l'introduction au sein de l'organisme d'éléments étrangers, comme lors de l'inoculation ou à la suite de maladies éruptives, etc. Dans celles-ci, l'élément étranger ferait naître l'irritation et se juxtaposerait à ses produits ultérieurs en leur servant en quelque sorte de noyaux. Dans la tuberculisation spontanée, au contraire, l'irritation ferait à elle seule tous les frais de la production morbide. Encore pourrait-il bien se faire que l'élément étranger ne manquât qu'en apparence, et qu'il fût fourni par la diathèse aux dépens des matériaux lymphatiques de l'économie, si aptes à engendrer le tubercule. Ce qui, à mes yeux, rendrait probable cette funeste influence de la diathèse, c'est que celle-ci fait mille fois plus de mal que les matériaux venus du dehors; c'est que le tubercule né de son impulsion tend sans cesse à s'accroître, à pulluler, à renaître avec de nouvelles poussées, tandis que les dépôts nés à la suite de l'inoculation, arrivés à un certain volume, cessent de s'agrandir, ne se multiplient point et paraissent se résorber peu à peu au moins en partie, si j'en juge par le retour de l'embonpoint et la marche de l'accroissement sur quelques animaux inoculés que je me propose de conserver. »

. . . .

« ... Le tubercule n'est pas absorbé en un instant : il entre avec lenteur et par portions succcessives dans les vaisseaux : on l'y voit progresser et s'arrêter dans leurs ganglions ; on saisit le moment de son arrivée au poumon ; on le voit *se dégager en quelque sorte de sa substance* et s'y installer par places. C'est lui qui entre, qui se fractionne, c'est lui qui reparaît dans l'organe où il est obligé d'élire domicile. C'est si bien par lui et avec son individualité conservée que l'inoculation produit ses effets, *que ceux-ci sont pro-portionnés à la quantité.* En très-petite proportion il ne détermine presque pas d'effet sensible, et s'il sature si complétement le poumon du lapin. c'est à cause du petit volume de l'organe, de la faible taille de l'animal. La même quantité ne produirait rien, très-probablement, sur le cheval ou sur le bœuf, etc.... »

M. Colin fait part ensuite à l'Académie des inoculations qu'il a pratiquées sur les lapins avec la matière tuberculiforme de la morve.

En voici les conclusions :

« Ainsi, comme on le voit, les résultats de l'inoculation des produits de la morve du lapin, tout en prouvant que ces produits n'ont pas une influence également funeste, semblent indiquer que, d'un côté, ils agissent rapidement par un élément toxique, et, de l'autre, très-lentement, très-faiblement par quelque chose de tuberculeux. Si un rapprochement est admissible par ce dernier côté entre la morve et la tuberculisation pulmonaire, une assimilation serait inacceptable bien plus encore aux yeux du clinicien qu'à ceux de l'expérimentateur. Les deux maladies sont distinctes : la première par son extrême virulence, sa contagiosité si manifeste, le caractère de ses lésions, en un mot, par sa spécificité si accentuée, ne peut-être considérée comme une simple affection tuberculeuse portée à sa plus haute expression ; quant à la seconde, elle est suffisamment caractérisée par sa symptomatologie et ses lésions anatomiques. Je crois, avec M. Pidoux, qu'elle a été présentée sous un faux jour par M. Villemin d'après les résultats de ses inoculations sur le lapin. Il en a exagéré la spécificité, il en a affirmé la transmission par inoculation avant de l'avoir bien établie et suffisamment analysée, la contagion par l'atmosphère du malade sans l'avoir étayée de bonnes preuves. Il en a fait une maladie propre à un petit nombre d'espèces. Il a mis presque à néant l'influence de l'hérédité, de la prédisposition et des causes

généralement reconnues comme aptes à faire naître la tuberculisation ; il a nié la diathèse ; en un mot, il a façonné
cette affection d'après un type nouveau que les praticiens
les plus habiles ne connaissent pas. Ses exagérations, qui ont
excité les colères de M. Pidoux, me paraissent inacceptables.
Son livre est à reviser, peut-être à refaire ».

Tous ces faits sont pleins de choses. Je les ferai ressortir
quand on m'aura encore permis la citation suivante sur le
processus congénère du pus et des productions pyoïdes,
matière caséeuse et tubercule.

« J'avais été frappé depuis longtemps de l'aspect de la
matière blanche, ferme, non puriforme, point tout à fait
caséeuse, formée sous la peau du lapin à l'endroit des ino
culations, matière que M. Villemin dans une des fictions
dont il a parsemé son livre, considère comme un véritable
tubercule reproduit sur place et comparable sous quelques
rapports au chancre syphilitique. Je l'examinai avec soin.
Sans avoir l'aspect du tubercule, elle renfermait les éléments
du tubercule répandus au milieu du tissu conjonctif et
associés à une grande quantité de globules de pus non modi-
fiés. Ici, il y avait un produit mixte, probablement un
reste de tubercule inoculé, puis les éléments nouveaux nés
par suite de l'irritation du tissu cellulaire. Pour avoir ces
derniers tout à fait isolés, je les recueillis sur un animal
dans un point où une poudre insoluble avait été déposée,
et je leur trouvai le même aspect, les mêmes caractères que
dans les cas d'inoculations tuberculeuses. Je passai un
séton au cou, mais il ne donna rien et s'enveloppa d'une
gaîne presque transparente. Enfin, je profitai d'un accident
arrivé à deux de mes bêtes pour m'édifier sur le compte de
cette matière.

« Une femelle méchante, qui détruit de temps en temps
quelques-unes de ses portées, maltraita un jour, d'une fa-

çon affreuse, deux petits qui s'étaient échappés de leur cabane ; elle leur déchira la peau sur une très-grande étendue, si bien que, sur l'un, toute la région cervicale, et sur l'autre, celle des reins et de la croupe étaient à nu. Ces petits, âgés de deux mois, furent mis à part et bien soignés : l'un mourut au bout de huit jours sans suppuration à la surface des muscles dénudés, qui se recouvrirent d'une pellicule granuleuse plastique presque sèche ; l'autre ne périt qu'à la fin de la troisième semaine, sans que les parties découvertes de ses plaies eussent suppuré. Mais, et ceci mérite attention, en deux endroits, sous la peau, sur la lisière de la vaste dénudation, se trouvaient deux dépôts blanchâtres, un peu caséiformes, quoique fermes, exactement semblables à ceux qui se forment dans les points où les inoculations tuberbuleuses sont pratiquées. Ils avaient aussi les caractères microscopiques de ces derniers. Ce n'étaient pas ceux du pus ordinaire. Leurs cellules étaient petites, les unes pointillées, les autres à un seul noyau; les noyaux libres abondaient comme aussi les fins granules intermédiaires à mouvement brownien. Enfin, sur ce jeune lapin, le poumon était parsemé de granulations blanches, les unes fermes, les autres d'aspect caséeux, présentant des éléments tuberculeux et purulents. Sa vaste plaie l'avait conduit à la Phthisie ou à quelque chose d'analogue.

« Ce résultat, très-inattendu en ce qui concerne le poumon, me porta à penser que cette matière, produite sous la peau du lapin, cette forme de pyogénie, particulière au rongeur, devait jouer un grand rôle dans les inoculations, dont la réussite est si constante sur cet animal. Je le rapprochai des faits dont je vous ai entretenus dans mon Rapport, où, après avoir avoir inoculé de la matière tuberculeuse associée à du pus, je retrouvais côte à côte, avec des granulations demi-transparentes franchement tuberculeuses, d'autres granulations opaques de nature équivoque et des dépôts de pus, plus ou moins fermes, caséeux, puriformes. Tout cela n'a fait que fortifier mes doutes sur la sûreté des distinctions établies entre le tubercule et le pus par Virchow et ses nombreux commentateurs. J'ai eu beau relire leurs dissertations, m'inspirer de leur foi robuste, la mienne n'a pas pu se raviver entièrement. La certitude que j'avais affaire à du tubercule ne m'a paru complète que dans les cas où je retrouvais encore la granulation type, ferme, demi-transparente ; mais j'ai douté sur tous les autres, c'est-à-dire, lorsque les dépôts étaient opaques, caséeux, soit qu'ils eussent pris cet aspect par la dégénérescence, soit qu'ils l'eussent acquis dès le début par suite d'une résorption purulente ajoutée à la résorption tuberculeuse, etc. » . . . .

. . . .

« Il s'agit de nuances délicates à indiquer, de délimitations à tracer entre des produits dont les analogies sont si évidentes qu'elles vont souvent jusqu'à une apparente identité. En effet, le tubercule et le pus ont une même origine cellulaire, un même mode d'évolution. Leurs éléments constitutifs, cellules, noyaux, granules, se ressemblent. Les petites cellules, les petits noyaux, donnés comme propres au tubercule, se trouvent dans l'un et l'autre. Le pus épaissi et le tubercule ont le même aspect, si bien que Reinhardt et d'autres les ont confondus : ils éprouvent également la dégénérescence caséeuse et provoquent autour d'eux des réactions à peu près semblables. Dès lors, on conçoit que le pus puisse donner du tubercule, comme on paraît l'avoir constaté dans quelques expériences ; on s'explique ces ressemblances tant de fois rappelées entre la pneumonie caséeuse, la pneumonie tuberculeuse et la phthisie ordinaire ; on voit la raison de ces tuberculisations pulmonaires qui naissent chez les enfants à la suite de maladies éruptives avortées, où des éléments purulents sont emportés par la métastase vers les viscères ; enfin, on semble par là découvrir le lien qui doit rattacher les faits expérimentaux à ceux de l'observation clinique. »

Je me plais à le répéter, il y a dans ce simple exposé de faits expérimentaux tout un aperçu du processus et des variétés anatomiques du tubercule et de la Phthisie. L'investigateur habile et consciencieux de ces faits ne dissimule pas son embarras et ses doutes ; mais, par cela même, il entrevoit et il pose tous les problèmes que renferme la Phthisiologie, ces problèmes auxquels beaucoup de nos pathologistes très-autorisés, dit-on, n'ont pourtant jamais songé.

Les considérations longuement développées plus haut dans mon parallèle du pus, de la matière caséeuse et du tubercule, et que j'avais déjà présentées dans plusieurs autres mémoires : *Introduction à une Doctrine nouvelle de la phthisie pulmonaire*. Paris, 1865. — *De la pneumonie, de la fièvre et de l'hémoptysie des phthisiques*. Paris, 1868), auraient pu aider M. Colin dans la solution des problèmes qu'ont posés devant lui ses expérimentations. Elles auraient justifié et en même temps résolu ses hésitations, et l'auraient empêché surtout de prêter le flanc aux critiques de nos adversaires, qui l'accuseront d'avoir confondu le pus et le tubercule. En effet, si mes idées reçoivent des faits expérimentaux de mon habile collègue une confirmation éclatante et positive, il est certain que, sorties de l'observation clinique et de l'anatomie pathologique humaines, ces mêmes idées expliquent les faits de M. Colin, les rehaussent, et en donnent, sans confusion, la raison et le sens complets.

Les expériences de M. Lebert concluent comme celles de M. Colin.

Cet expérimentateur inocule à un cochon d'Inde des granulations tuberculeuses prises sur le péritoine d'une phthisique qui en avait dans les poumons et dans plusieurs viscères. L'animal meurt cinq mois après. M. Lebert résume ainsi son autopsie :

«Voilà donc des granulations tuberculeuses type, inoculées sous la peau, occasionnant dans le foie une inflammation interstitielle sans granulations tuberculeuses ; dans la rate des granulations en partie ramollies à leur centre ; dans les poumons une inflammation interstitielle, des granulations qui offrent tout à fait le type des tubercules pulmonaires de l'homme, puis des tubercules plus volumineux, et enfin des foyers à destruction moléculaire et commençante plus avancée jusqu'à des cavernes indubitables, distinctes de toute dilatation bronchique. »

M. Lebert termine en affirmant qu'il est impossible de fonder les caractères de la Phthisie sur un seul produit ; que rarement la granulation de Virchow est isolée ; et que vouloir caractériser toute la Phthisie par elle seule, c'est créer une entité que dément la nature ; qu'il n'y a aucune différence essentielle, même par l'expérimentation, entre la phthisie granuleuse, épithéliale, caséeuse, etc... ; en somme, que la Phthisie est une pneumonie chronique spéciale, à produits inflammatoires spéciaux, qui n'ont rien de virulent, etc.

Un savant vétérinaire de Lyon, M. Chauveau, a entrepris des travaux originaux sur les virus. De plus, il a inoculé, avec le genre de succès que j'ai déjà signalé, les matières tuberculeuses ; mais il a choisi d'autres voies de transport que ses prédécesseurs : il a mêlé les matières tuberculeuses aux aliments des animaux, et a infecté ainsi des ruminants. Ce n'est, guère par les voies digestives que nos virus s'introduisent, surtout quand la membrane muqueuse de ces cavités n'est pas ouverte. On s'étonne que du tubercule digéré soit encore du tubercule et puisse se semer de graine.

Ces expériences, qu'il convient de répéter, sont de nature à jeter l'inquiétude dans la société. Qui de nous est parfaitement sûr de ne pas manger une viande ou un viscère tuberculisés ? D'ailleurs, quel rapport peut avoir une alimentation malsaine avec la contagion clinique ?

On parle d'autres expériences dans lesquelles M. Chauveau lave les matières tuberculeuses et ne s'est servi pour des inoculations réussies, que d'une petite quantité de l'eau qui a servi à ces lavages. Ces faits n'ayant pas été publiés, je ne peux les discuter et préjuger les conséquences qu'on en tire. Quelles que soient celles-ci, je ne vois pas ce qu'elles pourraient changer à l'expérience clinique et aux conclusions qui en sortent d'elles-mêmes.

M. Colin m'a dit avoir répété sans aucun succès les expériences de M. Chauveau sur l'inoculation des tubercules par les voies digestives. Il croyait avant moi, que ces matières sont digérées, et ne sont plus inoculables, car il n'a jamais vu le tubercule reproduit de cette manière.

§ IV

Nouvelles preuves cliniques et expérimentales de la nature inflammatoire du tubercule. — Les abstractions scientifiques de l'esprit allemand, et les réalités cliniques de l'esprit français devant le tubercule et la Phthisie. — Résumé des progrès que l'histologie et la pathologie expérimentale ont imprimé à la Phthisiologie.

Il y a bien longtemps que j'ai invoqué la fréquence et la multiplicité des phlegmasies chroniques tuberculeuses sans tubercules dans le cours de la Phthisie, comme une preuve de la nature inflammatoire de cette maladie. Qui ne connaît l'existence presque habituelle de l'entérite, de la laryngite, de l'hépatite, de certaines néphrites, de l'angine folliculeuse chez les phthisiques, sans qu'on puisse trouver le moindre vestige de tubercule dans les divers organes manifestement enflammés ? On me répondra peut-être que les ulcérations intestinales et laryngiennes des phthisiques sont assez souvent accompagnées de tubercules sous la membrane muqueuse

du larynx et dans les follicules de l'intestin, etc... Raison de
plus pour admettre la nature inflammatoire de cette production quand elle existe, car l'entérite et la laryngite
existent souvent sans elle.

Il est bien évident, en effet, que dans les deux séries de cas,
la cause des phlegmasies est la même ; et que, quand celles-
ci existent sans tubercules, elles ne diffèrent pas des cas où
les tubercules se rencontrent, et que, par conséquent, la
nature de ces phlegmasies est tuberculeuse, alors même que
la matière tuberculeuse y fait défaut. Cette preuve est sans
réplique.

La méningite tuberculeuse des enfants offre une démonstration analogue de la nature inflammatoire du tubercule.
Que deux enfants meurent de cette maladie avec des
symptômes et un processus pathologique semblables, vous
diagnostiquerez chez l'un et chez l'autre une méningite
tuberculeuse.

Cependant, chez celui-ci, l'autopsie donnera des tubercules et de l'inflammation de l'arachnoïde, etc., chez l'autre,
la même inflammation, mais sans aucun tubercule. Le
diagnostic était pourtant exact, et la maladie la même dans
les deux cas. Pourquoi, dira-t-on, des cas analogues ne se
montrent-ils pas dans les poumons ?

D'abord, parce que, chez un enfant affecté de méningite,
la mort peut frapper avant la production du tubercule qui
qui se serait manifesté plus tard ; car, avec une méningite
aiguë, on n'attend pas. Ensuite, parce que le poumon
est le plus tuberculisable et le plus inflammable des organes.

Cet organe est, en effet, le siége par excellence de la
phthisie tuberculeuse. C'est là que cette maladie se développe dans toute son intensité, avec toutes ses variétés, avec
son principal et ses accessoires.

Dans les autres organes, le tubercule est presque exclusivement plasmatique ou exclusivement caséeux. Les mem-

branes séreuses ne le présentent qu'à l'état de granulation. Mais les médecins doivent prendre les choses comme elles sont. C'est surtout au poumon que nous avons affaire : c'est donc le poumon que nous devons surtout considérer.

M. le docteur Cornil a publié dans le tome Ier des *Archives de Physiologie normale et pathologique* de MM. Brown-Séquard, Charcot et Vulpian, un bon mémoire sur le *Tubercule considéré dans ses rapports avec les vaisseaux*. Il a démontré que la granulation tuberculeuse ne se manifeste jamais sans que les capillaires sanguins dans la gaîne celluleuse desquels se forment les éléments embryonnaires de la néoplasie phymatique, n'éprouvent une inflammation de cette enveloppe ainsi que de leur membrane interne, en vertu de laquelle la lymphe plastique oblitère la lumière de ces petits vaisseaux et infiltre du même produit leur membrane externe.

C'est au sein de ce processus inflammatoire, que se développent les cellules jeunes et avortées qui vont constituer le nodule tuberculeux. Ces phlegmasies intra et péri-vasculaires du réseau capillaire sanguin, constituent les phlegmasies bronchiques caséeuses et les pneumonies tuberculeuses qui jouent un rôle si grave et si décisif dans la phthisie pulmonaire. En effet, ce que je viens de dire des petits vaisseaux, il faut l'étendre aux bronches capillaires au dedans desquelles naît le muco-tubercule, et autour desquelles la granulation plasmatique pullule avec les mêmes caractères inflammatoires que tout à l'heure. Si ces faits, serrés de près, bien vus, et qui sont d'ailleurs en harmonie complète avec toutes les données de l'étiologie, de l'observation clinique et de l'anatomie morbide à l'œil nu, ne démontrent pas la nature inflammatoire du tubercule, il n'y a plus de démonstration en pathologie.

Admirons ici la naïveté des savants, et surtout des savants

d'outre-Rhin. La Phthisie leur importe peu ; ce n'est pas leur affaire. Ce qui les intéresse, c'est le tubercule. Aussi, ne veulent-ils pas qu'on l'étudie dans les poumons. Là, disent-ils, on ne le voit pas tout seul, on ne peut pas le dégager ; il est compliqué de beaucoup de productions étrangères. Ils appellent étrangers à la tuberculisation, les produits inflammatoires de la Phthisie, la matière caséeuse, le pus des tuberculeux, lesquels se confondent avec le tubercule scientifique et abstrait tels qu'ils le conçoivent. On ne sait plus alors ce qui appartient à la Phthisie. En effet, ce que ces savants ont l'air de trouver étranger, n'y manque presque jamais.

On aurait quelquefois le droit de regarder la granulation comme l'accessoire et la production caséeuse comme le principal, car il n'est pas rare de l'observer seule au début de l'affection. Pour se délivrer de ces conditions fâcheuses, qui sont pourtant les véritables réactifs de la tuberculose, que fait-on ? On veut que le tubercule ne soit étudié que sur les membranes séreuses, là où rien d'autre ne gêne et n'obscurcit la vue de l'anatomiste.

Tout cela est très-bien au point de vue purement histologique. Cependant, on n'a là qu'un élément de la Phthisie, c'est-à-dire une abstraction. Le tubercule pulmonaire, pris dans sa vie et son évolution totales, doit être observé tel qu'il est, avec tout son cortége naturel, et non isolé, et non tel qu'on voudrait qu'il fût. Considéré ainsi, il ne vit pas, il n'existe même pas, car il est sans rapports.

Dire : tout ce qui n'est pas le nodule plasmatique que j'ai décrit, n'est pas tubercule, c'est faire de la tuberculose une maladie spécifique ; c'est affirmer qu'une diathèse n'a qu'une seule manifestation possible, et que la nature du tissu ne modifie pas le produit morbide. Tout en reconnaissant les services que l'École allemande a rendus à l'histoire de la tuberculose, il faut convenir que l'École française a été plus intelligente. Je consens volontiers aux

abstractions : elles sont malheureusement nécessaires à l'é-
tude des choses complexes. Que l'on sépare la granulation et
qu'on l'étudie en elle-même pour mieux apprécier sa part,
et, par conséquent, celle des autres éléments constitutifs de
la Phthisie, encore une fois, cela est inévitable et excellent ;
mais à condition qu'après avoir séparé artificiellement les
parties de la Phthisie, on les réunisse et les remette en
place.

C'est peu de différencier si on n'est pas capable de réinté-
grer. Il est vrai que cette dernière opération est plus difficile que la première.

On a dit sur tous les tons pendant et après la longue discussion de l'Académie de médecine sur les expériences de
M. Villemin, que ni cette discussion, ni ces expériences
n'avaient fait faire un pas à la connaissance de la Phthisie.
Je me suis alors élevé avec force contre ces courtes vues.
Lorsqu'on ne voit pas devant soi, il est rare qu'on sache
attendre. Je répète aujourd'hui, après plus de deux ans
d'observation et de méditations nouvelles sur ce sujet, que
les expériences de M. Villemin ont été soit par elles-mêmes,
soit par les recherches expérimentales et les débats qu'elles
ont provoqués, le point de départ d'une nouvelle phase de la
Phthisiologie.

Voici un aperçu du nouvel aspect sous lequel celle-ci se
présente aujourd'hui à mes yeux, et les perspectives qu'elle
me semble avoir devant elle.

Nous nous sommes assimilé les travaux des Allemands
sans tomber dans leurs subtilités anatomiques sur la tuberculose, et en conservant toujours à la clinique la suprématie
de son criterium.

Nous avons maintenu l'unité de la Phthisie tout en niant
son unicité anatomique, car l'unité suppose des choses à
unir ; et ce sont, dans ce cas, les variétés cliniques et anato-

miques de la Phthisie, dont l'unité se trouve ainsi plus fortement consacrée.

De même, en effet, qu'on ne confond pas l'unité de la syphilis avec son unicité de manifestation, et que cette maladie est une malgré ses variétés de symptômes, de même il ne faut pas confondre avec l'unicité du tubercule, l'unité dè la Phthisie impossible sans les variétés des manifestations tuberculeuses.

Au lieu du nodule tuberculeux abstrait de l'Allemagne, nous avons une sorte d'échelle histologique de la tuberculose établie d'après 1° le siége, 2° les causes, 3° l'accidentalité, 4° la constitutionnalité de l'altération phymatique.

Loin de trouver dans le tubercule les caractères du nodule et de la tumeur, nous y trouvons exactement leur contraire, c'est-à-dire les propriétés des néoplasies pauvres et éphémères, qui sont les productions pyoïdes.

Nous sommes, comme je l'ai fait voir, sur la voie de démontrer que le tubercule est un pus organique et constitutionnel, formé bien plus aux dépens des éléments du tissu plasmatique ou lymphatique, qu'aux dépens d'un blastème exsudé de ce tissu, comme cela est probable dans la suppuration.

Le pus et le tubercule seraient donc parallèles, mais en occupant des couches fonctionnelles différentes de l'appareil immédiat de la nutrition ; l'un hématoïde et superficiel, l'autre lymphoïde et profond. Ce siége plus profond et plus constitutionnel expliquerait la propriété essentiellement destructive du tubercule, en même temps que ses caractères inflammatoires chroniques.

Nous avons repoussé la doctrine de la spécificité, de la virulence et de la contagiosité de la Phthisie, à cause de la multiplicité et de la diversité de ses causes internes et

externes qui n'ont de commun que d'épuiser le tissu nourricier de l'économie ; et nous avons tiré des expériences
instituées pour et contre cette virulence, des preuves qui
établissent définitivement, d'après les méthodes expérimentales modernes, la nature essentiellement commune et
banale du tubercule. Cette vérité démontrée peut devenir la
source de la prophylaxie la plus pratique et la plus efficace
de la Phthisie.

M. Villemin, qui est un des premiers importateurs des
idées allemandes sur la tuberculose, est venu, sans le vouloir,
les fondre et les absorber dans l'école française. C'est un
service qu'il est juste de reconnaître. Mais quand il a essayé
d'y ajouter la doctrine de la spécificité et de la virulence, en
se fondant sur ses inoculations, il nous a fourni l'occasion
d'étudier le processus des transmissions artificielles et des
greffes du tubercule sur les animaux, et de suivre du doigt
et de l'œil la marche commune et antispécifique de ce
produit morbide à travers les voies lymphatiques.

Alors nous avons pu constater expérimentalement ce que
l'anatomie nous avait déjà appris, savoir, que les éléments
constitutifs de cet appareil ont avec le tubercule des équiva-
lences histologiques qui décèlent et caractérisent l'origine et
la nature de cette néoplasie.

Ces expériences contradictoires sont venues en aide à
l'anatomie pathologique humaine, en exposant aux regards
des vivisecteurs cette échelle de la tuberculose qui commence plus bas que le pus, si je peux ainsi dire, et qui arrive
au tubercule plasmatique en passant par des formes intermédiaires plus ou moins parfaites, mais qui appartiennent à
la Phthisie dès qu'elles ont les caractères pyoïdes et qu'elles
détruisent le tissu plasmatique avec un appareil inflammatoire plus ou moins intense.

Ces mêmes expériences ont eu, surtout, ce prix inestimable, de prouver que le tubercule est bien une hétérogénie, puisqu'on en détermine la formation par l'introduction de matières organiques quelconques, et même de substances inorganiques dans les tissus.

Elles ont fait voir, enfin, que la notion du tubercule, au lieu d'être enfermée dans un type anatomique immuable, repose sur une idée générale déduite de ce qu'ont de commun toutes les formes dont ce produit est susceptible suivant les âges, le siége, les causes, les espèces animales, etc., à condition toutefois que sa caractéristique soit maintenue, savoir : 1° une nature et un processus pyoïdes ; 2° la propriété destructive du tissu conjonctif ou nourricier.

Il résulte de tout ce qui précède, que les expériences de M. Villemin ont servi considérablement les progrès de la Phthisiologie, en démontrant, de plusieurs manières, le contraire de ce qu'elles avaient la prétention d'établir.

§ V

La contagion de la Phthisie remise en question par les inoculations. — Si la Phthisie est contagieuse, c'est comme elle est inoculable, par contamination lente et infection, à la manière de toutes les maladies à produits pauvres et mort-nés. — Cette lente infection est même si rare, qu'on peut la mettre en doute. — Ce mode de transmission, si différent de la contagion, est très-relatif et tout exceptionnel. — Les cas de contagion d'une mère par son enfant conçu d'un père phthisique, appartiennent presque autant à l'hérédité. — Les contagionistes s'appuient sur des faits très-complexes et qui se prêtent à plusieurs conclusions. — Conséquences et conseils pratiques.

J'arrive maintenant à la question qui pour nous, médecins, forme la sanction et le but de toutes les recherches de la science sur l'inoculabilité de la tuberculose, je veux parler de la contagion de la Phthisie.

Que nous importerait, en effet, l'inoculabilité du tubercule si la Phthisie n'était pas contagieuse? et si elle l'était, que nous importerait encore cette inoculabilité? Aurions-nous eu besoin d'elle pour acquérir la conviction d'un fait essentiellement et exclusivement clinique?

En général, on ne demande à l'expérimentation que la vérification d'un fait déjà acquis ou fortement soupçonné par l'observation. Ainsi a-t-on fait pour la morve et la syphilis. Ici, au contraire, c'est des résultats d'une préten-due inoculabilité du tubercule aux animaux qu'on a déduit l'idée que la phthisie tuberculeuse des poumons est conta-gieuse. Peut-on retourner d'une manière moins sérieuse l'ordre des problèmes et des solutions?

Il est certain, en effet, que si cette opinion a eu autrefois plus ou moins de partisans — car elle n'a jamais régné sans conteste dans l'Europe occidentale — on n'en parlait plus depuis 50 ans, c'est-à-dire, depuis l'époque où la Phthisie s'est plutôt multipliée que réduite, et où on la connaît beaucoup mieux qu'auparavant.

Quand je faisais mes études, on ne s'occupait pas de cette question dans l'enseignement clinique. Personne ne croyait à la contagion de la Phthisie; et il a fallu les expériences de M. Villemin pour ramener les esprits à cette idée, et leur rappeler que les médecins d'un autre âge, et le public, surtout, se défiaient de la contagiosité de la Phthisie, sans prendre toutefois contre elle beaucoup de précautions au-tres que celles de purifier ou de détruire les vêtements et les objets de literie qui avaient été à l'usage des poitrinaires. Cela ne prouvait pas une très-grande conviction chez les contagionistes d'alors; car on prend des mesures de pro-tection tout autrement sévères du vivant des sujets qui sont affectés de maladies indubitablement contagieuses comme les fièvres éruptives proprement dites.

Quoi qu'il en soit, les expériences de M. Villemin, qui montrent avec quelle facilité on peut reproduire par inocu-lation le tubercule de l'homme chez le lapin, et surtout, de celui-ci chez les individus de son espèce, n'ont pas eu la vertu de ranimer dans l'Europe médicale savante, la foi dans la contagiosité de la Phthisie. Lorsque la discussion de ce problème — n'est-il pas bien étonnant que ce soit un problème? — s'éleva au sein de l'Académie au sujet des inoculations de M. Villemin, on put croire, que de l'attention des médecins éveillée sur cet important sujet ; que de l'appel que j'avais fait à l'Europe médicale du haut de la tribune académique, allaient sortir des informations nombreuses, des matériaux riches et positifs, des statistiques péremptoires, des opinions autorisées pour ou contre l'admission du grand fait que les inoculations avaient remis en question.

J'attends depuis quatre ans ces témoignages cliniques si faciles à recueillir, avec lesquels la lumière est si facile à faire, et je les attends en vain.

Pour moi, un des médecins de France qui vois le plus de phthisiques, et qui depuis la discussion de l'Académie en 1867-68, me suis scrupuleusement appliqué, tant à l'hôpital de la Charité où mon service est très-chargé de phthisiques, que dans ma clientèle de Paris et des Eaux-Bonnes, à rechercher les faits qui peuvent déposer en faveur de la contagiosité de la Phthisie, je déclare n'avoir observé que quatre cas dans lesquels la maladie s'est développée chez des sujets qui n'en paraissaient pas affectés pendant qu'ils donnaient des soins assidus à des phthisiques, et qui n'ont présenté les premiers symptômes de la tuberculisation pulmonaire, que plusieurs mois après la mort de ceux qui les auraient infectés.

Eh bien, ce chiffre imperceptible dans une maladie si commune et si universelle, a-t-il la prétention de prouver la contagiosité de la Phthisie en face de quatre mille faits dans lesquels l'origine de la maladie a été incontestablement accidentelle, quand elle n'a pas été soit acquise, soit diathésique, soit héréditaire, etc., et, de plus, dégagée de toute circonstance où elle aurait pu être contractée par contagion?

Je sais bien qu'aux yeux des contagionistes systématiques, il n'est pas nécessaire d'avoir été longtemps en contact intime avec un phthisique au 2ᵉ et surtout au 3ᵉ degré pour contracter sa maladie par contagion. L'atmosphère est saturée de particules tuberculeuses qu'on respire partout, mais surtout dans de certains lieux confinés, où sont agglomérées des personnes qui peuvent être phthisiques. C'est une application du principe de la panspermie tuberculeuse.

Mais ce fait de l'influence funeste de l'air confiné et de l'encombrement des ouvriers dans certaines professions dont les ateliers réunissent un très-grand nombre d'enfants, d'adolescents, de jeunes gens mal nourris, excédés de travail, trop souvent livrés à des habitudes exténuantes, décimés enfin par la Phthisie, ce fait, invoqué par les contagionistes, est décisif contre eux. Ces conditions anti-hygiéniques sont, en effet, les plus favorables, qu'on puisse imaginer au développement de ce que j'appelle la phthisie acquise, par comparaison avec la Phthisie accidentelle. La maladie s'y forme de toutes pièces, non pas, dès lors, parce qu'il s'y trouve primitivement un ou plusieurs phthisiques qui contagionnent les autres au moyen d'un ferment tuberculeux déjà formé, mais quoiqu'il n'y ait primitivement aucun phthisique dans l'agglomération. Ici, les premiers phthisiques sont effet et non cause. Rien donc de moins habile que d'invoquer ce fait.

N'est-ce pas dans des conditions à peu près analogues et plus efficaces encore, que se trouvent les personnes qui à la suite de longs soins, de veilles répétées, de fatigues excessives, d'une tristesse profonde et prolongée, perdent une femme, un mari, une fille, un frère lentement épuisés par la Phthisie? Si ces personnes meurent phthisiques à leur tour après quelques mois ou quelques années, c'est toujours la phthisie contagieuse qu'on accuse, et jamais la phthisie acquise. Cependant, pourquoi ne le serait-elle pas dans les exemples que je viens de prendre comme dans ceux que j'ai d'abord invoqués? Dans les deux cas, elle peut se former de toutes pièces aussi bien que de venir toute faite de la cohabitation avec un phthisique.

Mais admettons, pour un instant, qu'à la suite d'une longue et intime cohabitation avec un phthisique exhalant de tout son corps et principalement de ses poumons par l'haleine et les crachats, des effluves tuberculeux, une personne ait véritablement contracté la même maladie : cette transmission dans de telles circonstances établirait-elle un fait de contagion et la contagiosité de la maladie contractée? En aucune façon, car, à l'entendre ainsi, toutes les maladies seraient contagieuses.

Voilà une maladie qu'on sait naître souvent sous l'influence des fatigues, des excès, des chagrins, de la tristesse, etc. Vous ajoutez à ces conditions pathogéniques spéciales une imprégnation immédiate et prolongée du sujet au moyen des exhalaisons qui émanent du corps d'un phthisique en colliquation. La personne ainsi predisposée et ainsi imprégnée — supposons que ce soit la femme du phthisique — commence une phthisie quelques mois après la mort de son mari dont elle a partagé la chambre et souvent le lit jusqu'aux derniers jours, et vous assimilez cet exemple à un fait de contagion? Mais faut-il tout cela à la morve et à la syphilis pour se reproduire? Le typhus, la variole, la scarlatine, le choléra, la peste·bovine, la coqueluche, la dyssenterie, certaines diphthéries, etc., exigent-elles toutes ces conditions?

Si encore on voyait les circonstances que j'ai énumérées faire naître souvent la Phthisie chez ceux qui cohabitent longtemps avec les phthisiques, je pourrais accorder quelque valeur aux faits de ce genre que s'empressent tant de publier les partisans de la contagiosité de la tuberculose; mais non; ces faits sont rares, extrêmement rares. On les produit et on les cite comme des curiosités dans l'histoire d'une maladie horriblement fréquente, alors que, pour prouver quelque chose, ils devraient être presque aussi communs que les phthisiques eux-mêmes. En effet, c'est à peine si on trouve un cas sur mille pour prouver ce mode de contagion. C'est pourtant l'exemple qu'on se plaît à alléguer comme le plus démonstratif. A quoi donc se réduit la statistique sur les faits où toutes ces conditions ne sont pas réunies? Elle est nulle ou insignifiante; car quand il s'agit d'une maladie aussi fréquente, on ne peut pas exiger que ceux-là seuls qui ont cohabité avec des phthisiques ne seront jamais phthisiques eux-mêmes en vertu des causes communes de cette maladie. Il faut être juste : si, sur mille cas de Phthisie, il en est un tout au plus qui se développe à la suite d'une cohabitation avec un phthisique, on ne voit pas pourquoi ce prétendu rapport de causalité serait autre chose qu'une coïncidence.

A-t-on bien songé que la Phthisie entre pour plus d'un dixième, et, dans certains pays, pour un vingtième et plus dans la mortalité générale? A-t-on réfléchi que cette maladie ne dure pas 8 ou 15 jours comme la variole ou la rougeole ; qu'elle dure des mois et des années ; qu'elle exige, pendant ces longs temps, des soins et des contacts assidus ; et que, si elle est contagieuse, on a l'occasion de la contracter cent fois plus qu'on ne peut contracter les vraies maladies contagieuses pendant leur courte durée ? Et cependant, les vieux praticiens sont nombreux, qui n'ont pas vu cette contagion une seule fois dans leur vie, après avoir donné des soins à quelques milliers de phthisiques ?

Je le demande à tous mes collègues des hôpitaux de Paris : n'ont-ils pas toute l'année, dans leurs salles, des individus non phthisiques, qui couchent plusieurs semaines et plusieurs mois de suite entre deux phthisiques à la période d'élimination ? Combien de fois ont-ils vu la Phthisie contractée dans ces circonstances ?

Si la Phthisie est réellement contagieuse, c'est aux Eaux-Bonnes qu'on doit rencontrer des occasions favorables de le constater.

Là, les familles n'ont pas des appartements spacieux pour se loger et s'isoler. Plusieurs personnes sont souvent forcées de coucher dans la chambre du malade, ou dans une pièce qui communique largement avec elle.

Ces malades sont trop fréquemment atteints au troisième degré. Le médecin seul sait l'odeur nauséabonde *sui generis* qui souille l'atmosphère chaude et condensée de ces chambres infectes, car c'est lui qui, le matin, y entre le premier. Ces exhalaisons concentrées et encore vivantes du phthisique excavé, suant, expectorant ses tubercules fondus, ont une fadeur spéciale à laquelle les organes respiratoires de l'homme sain qui s'y trouvent plongés tout à coup, ont beaucoup de peine à s'accoutumer. On les perçoit souvent jusque dans les chambres voisines occupées par d'autres familles saines ou d'autres malades non phthisiques. C'est un poumon qui les fournit, et c'est un poumon qui en reçoit la première impression. Elles se condensent sur lui ; et si elles sont des contages, les organes respiratoires sains et surtout prédisposés qui les inhalent constamment chaque nuit, doivent en être assez saturés pour que, s'ils sont virulents, l'imprégnation soit efficace. Tout semble, en effet, réuni pour cela.

Cependant, depuis douze ans que j'observe aux Eaux-Bonnes, et que j'y ai de très-fréquentes occasions de revoir là ou ailleurs les familles que j'y ai traitées, je n'ai pas encore vu un cas de contagion.

Les personnes qui ont cru en observer, n'ont peut-être pas assez remarqué que les sujets prétendument contagionnés, sont presque toujours des frères, des sœurs, des filles qui ont donné depuis longtemps des soins intimes à des mères, à des frères, à des sœurs, etc..., et que, dans ces cas, le problème est double. Il se complique, en effet, d'une question d'hérédité, question complexe elle-même, car la prédisposition héréditaire est aggravée et renforcée, si je peux ainsi dire, par deux ordres d'influences : l'action débilitante des fatigues et du chagrin ; la cohabitation avec un phthisique avancé dont le contact incessant est malsain et infectant.

Je ne m'arrêterai pas à l'élément hérédité ; il complique ici trop évidemment la question, et prime trop celle de contagiosité, pour qu'on puisse faire jouer à celle-ci le premier rôle.

Mais, dira-t-on, vous admettez donc que cette contagiosité peut jouer ici un second rôle, un rôle quelconque ? Certainement, je l'admets : il ne s'agit que de s'entendre et de ne pas abuser des mots.

J'établis d'abord que toutes les maladies caractérisées par des productions pauvres et mort-nées, rapidement proliférantes et qui contagionnent facilement les éléments voisins de l'organisme même où elles sont nées, ont une grande disposition à infecter au dehors comme elles infectent au dedans. Le pus et les productions pyoïdes sont particulièrement dans ce cas.

Cela ne veut pas dire que ces maladies soient essentiellement contagieuses.

Il est des maladies qui sont contagieuses spécifiquement et par nature. D'autres, ordinairement vulgaires, sont susceptibles de contagiosité dans certaines circonstances, les épidémies, par exemple. Ce sont toujours des maladies aiguës. Mais toutes les maladies du genre que j'ai spécifié, alors même qu'elles ne sont pas essentiellement aiguës et qu'elles sont constitutionnelles, comme la Phthisie, peuvent, avec des conditions bien déterminées, se transmettre et se reproduire dans un terrain préparé. Or, ces conditions particulières ne sont pas celles qui suffisent à la contagion telle qu'on l'entend, au contraire.

Une longue et intime cohabitation, des rapports continus

et étroits ne sont pas nécessaires à la propriété contagieuse. Ce n'est jamais pour elle une affaire de temps et de quantité, pas plus, d'ailleurs, que pour la génération.

Les affections purulentes, les érysipèles, toutes les maladies fébriles infectieuses, peuvent être transmises à ceux qui respirent longtemps, dans une atmosphère confinée et saturée, les miasmes qui s'exhalent du corps des individus livrés à ces maladies. Elles ne sont pas contagieuses pour cela. Ce sont, au contraire, les moins spécifiques et les plus communes des maladies.

J'empêche toujours autant que je le peux deux époux, dont l'un est phthisique, de coucher ensemble, et même, s'il est possible, d'habiter la même pièce ; et pourtant, je ne crois pas la phthisie contagieuse. Cette interdiction, je l'applique à toutes les maladies générales et fébriles à productions pauvres, envahissantes, pyoïdes.

La preuve que la Phthisie n'a rien de spécifique, alors même qu'il serait prouvé qu'un phthisique a transmis son affection dans les conditions déterminées plus haut, c'est qu'il n'est pas rare de voir les personnes qui ont longtemps donné des soins intimes à des poitrinaires jusqu'à leur mort, être affectées, à la suite de cette imprégnation prolongée, de divers accidents, qui, pour n'être pas tuberculeux, n'en témoignent pas moins d'une infection générale.

Celle-ci se traduit par des phlegmasies disséminées et d'une suppuration facile, des furoncles, des éruptions pustuleuses, des angines, de l'embarras gastrique, des lymphangites, des érysipèles, et principalement des diarrhées, toutes manifestations qui prouvent que l'organisme en général, et que le sang en particulier, ont subi une dyscrasie commune sous l'influence de l'absorption lente des miasmes pyogénétiques et infectieux.

Ces effets ne sont pas propres aux effluves longtemps agissants des poitrinaires. On peut les éprouver, on les éprouve assez souvent à la suite d'une longue contamination par les miasmes pernicieux qu'exhalent des malades affectés d'infection purulente, de maladies gangréneuses, putrides ou septiques de tout genre. Ces maladies ne sont pourtant pas plus spécifiques que la tuberculose, ou que les maladies générales et fébriles caractérisées par des productions purulentes ou pyoïdes.

Est-ce à dire que je me refuse absolument à croire que dans ces circonstances de longue et intime cohabitation, une Phthisie ne puisse être transmise d'un phthisique à un individu qui ne l'aurait jamais été sans cela ? Non, encore une fois, je ne m'y refuse pas ; mais si j'accepte que les choses puissent se passer quelquefois ainsi, je n'en tire pas la conséquence que la Phthisie est contagieuse.

Il en est de cette question comme de celle de l'inoculation du tubercule au lapin. Des doses massives sont nécessaires ; on sature le lapin. Le tubercule prolifère dans les tissus de l'animal, en cheminant lentement et sous les yeux de l'observateur à travers la filière des voies lymphatiques. C'est une propagation de voisinage, comme elle s'opère dans l'organisme lui-même, d'un foyer tuberculeux aux parties contiguës, soit de cellule à cellule, soit par résorption et métastase. On observe les mêmes effets avec certains pus non spécifiques, mais plus ou moins altérés. Jamais pareil processus n'a été la contagion.

Les choses semblent se passer ainsi d'un phthisique à un individu sain. Là aussi, il faut, si je peux ainsi dire, des doses massives, ou qui agissent très-longtemps et à des distances très-rapprochées, comme s'il fallait que l'individu sain fût saturé des effluves pathogénétiques du corps malade.

Dans des cas très-rares — si rares que, pour une maladie aussi commune et aussi universelle, on pourrait toujours contester le rapport de cause à effet — dans les cas très-rares, dis-je, où ce mode de transmission serait prouvé, on n'aurait encore qu'un cas d'infection et de saturation ana-

logue à ceux qu'on observe dans les salles d'un hôpital où
sont couchés des individus affectés de fièvre purulente traumatique ou puerpérale.

C'est alors qu'on voit des sujets sains ou affectés d'autres
maladies, contracter, comme je l'ai dit plus haut, des accidents inflammatoires féconds en suppurations et généralisés,
Ce sont des maladies purulentes similaires, communiquées
par saturation et infection. Elles ne proviennent pas de
maladies spécifiques, et elles ne peuvent être appelées contagieuses que par un abus de langage et une confusion
d'idées destructives de toute science et de toute nosologie.

De même, en effet, que si le lapin peut être tuberculisé
par l'insertion ou l'injection du tubercule en masse, on le
tuberculise aussi par des irritations hétérogéniques, de
même, le tubercule de l'homme naît de mille causes autres
que le tubercule, bien plus souvent qu'il ne naît de celui-
ci. Ce dernier mode étiologique est infiniment rare — s'il
existe — relativement au mode hétérogénique qui est, au
contraire, infiniment commun, et que personne ne conteste.

D'ailleurs, pourquoi la Phthisie échapperait-elle à cette
propriété funeste qu'ont toutes les maladies non contagieuses, de contracter, dans certains cas exceptionnels, la
puissance de porter, hors de leur propre foyer, la force infectante qu'elles ont sur les parties voisines de ce foyer?
Je le répète, cette propriété peut appartenir passagèrement
à toutes les maladies qui ne sont pas naturellement contagieuses. A ce compte, toutes les maladies le seraient.

Ces idées sur les conditions et l'espèce de transmissibilité
possibles de la phthisie, se placent naturellement entre la
doctrine des contagionistes absolus qui partent de l'idée
erronée de spécificité et de virulence, et celle des anticontagionistes empiriques qui nient purement et simplement une transmissibilité quelconque de la Phthisie.

Toute maladie générale et fébrile du genre des purulentes, des pyoïdes et des nécrobiotiques, peut se propager par infection. On ne saurait le nier, tout en refusant absolument de reconnaître à ces maladies le titre de contagieuses. Ce mode de transmission rare, et qui exige des conditions toutes particulières, peut toujours être évité, tandis qu'on n'élude pas toujours l'action des maladies contagieuses.

Il ne faut jamais qu'une personne saine, un parent surtout, partage le lit d'un phthisique qui a dépassé le premier degré de la maladie. Non-seulement il convient de ne pas partager le lit, mais il n'est pas toujours prudent de coucher longtemps dans la même chambre, surtout à la fin de la maladie. Ces précautions concernent surtout les parents et les jeunes gens.

Les cas de transmission qu'on a cru observer se rapportent principalement à des jeunes femmes qui auraient couché longtemps avec leur mari phthisique, et auraient conçu dans ces conditions. On a pensé qu'alors, la transmission était d'autant plus efficace que l'enfant conçu d'un père tuberculeux, pouvant lui-même se développer avec le principe héréditairement transmis de cette maladie, renvoyait incessamment à sa mère un sang imprégné de la même altération, et devait, en vertu de cette communication si intime et de cette mutuelle pénétration pendant neuf mois, infecter plus sûrement l'organisme maternel.

Si cette théorie est vraie ; si surtout les faits sur lesquels elle croit pouvoir s'appuyer sont positifs, elle viendrait appuyer elle-même l'idée d'imprégnation et de transmission lente et moléculaire que j'ai émise, laquelle n'a rien de commun avec la contagion proprement dite. Elle confirme aussi — et cela doit être notre préoccupation particulière — ce que j'ai dit de la facilité avec laquelle il est toujours possible d'éviter ces sortes de transmission si elles existent, et si on a des raisons de les craindre.

Quoi qu'il en soit, ces faits de prétendue contagion du mari à la femme par un fœtus non actuellement tuberculeux, quoique engendré par un père qui l'était au moment de la conception, ces faits se rapprochent plus de l'hérédité que de la contagion, car, en pareil cas, on pourrait vraiment dire que la femme a reçu la Phthisie héréditairement de son mari, en vertu de la solidarité intime qui l'unit à l'enfant.

Il ne faut jamais oublier qu'il y a des contagions presque absolues, et des contagions relatives à tous les degrés ; que celles-ci, par conséquent, peuvent exister depuis une puissance que je représenterai par dix, jusqu'à zéro, en passant par toutes les puissances intermédiaires, même dans des maladies qui ne sont ni spécifiques ni contagieuses essentiellement ou par nature. Les principes d'une maladie quelconque non contagieuse, du genre de celles que j'ai tant de fois caractérisées, peuvent exceptionnellement s'élever à la puissance spécifique et contagieuse. Cette propriété, qui n'appartient pas au genre, peut donc appartenir passagèrement aux individus infectants ou infectés. Mais encore une fois, tout cela ne constitue pas la spécificité, la virulence et la contagiosité comme les entendent les partisans de la phthisie contagieuse.

Je me résume en disant : ôtez à la syphilis, à la morve, au farcin, à la variole, à la scarlatine, à la rougeole, à la rage, etc..., leur contagiosité, leur virulence ou leur inoculabilité, et vous les détruisez : elles ne sont plus elles-mêmes, elles disparaissent de la nosologie. Au contraire, enlevez à la phthisie tuberculeuse des poumons l'espèce de transmissibilité toute conditionnelle et toute relative que quelques médecins lui reconnaissent, et elle reste entière, elle continue à être, comme auparavant, la phthisie vulgaire que nous connaissons tous.

Si la Phthisie était contagieuse, on n'en disputerait pas; le nombre des contagionistes ne serait ni si restreint ni si timide, et on n'aurait pas besoin de l'inoculation du tubercule de l'homme au lapin pour la démontrer. Que dire d'ailleurs de cette dernière démonstration sur laquelle on comptait tant, quand il est prouvé, aujourd'hui, que le tubercule n'est qu'une matière plus propre seulement qu'un corps étranger et irritant quelconque, à exciter la tuberculose chez les lapins ?

Ce dernier fait résume aussi toute mon argumentation. Il prouve du même coup la transmission possible du tubercule de l'homme au lapin au moyen d'insertions et d'absorptions massives qui ne me paraissent pas mériter le nom d'inoculations ; et l'hétérogénie de cette même production morbide, puisqu'elle se développe chez les animaux comme chez l'homme, sous l'influence d'irritations chroniques artificielles et communes.

La doctrine de la contagion de la Phthisie perd plus qu'elle ne gagne à la démonstration expérimentale et palpable qu'on voulait lui donner comme un fondement immuable et définitif.

Il résulte, de tout ce qui précède, qu'il y a loin de la transmissibilité rare et difficile de la Phthisie dans les conditions exceptionnelles que j'ai indiquées, à l'idée de spécificité, de virulence et de contagiosité de cette maladie.

Que la prudence, que le soin des personnes dont la vie et la santé nous sont confiées, nous inspirent les plus sérieuses précautions dans le règlement des rapports d'une famille avec ses phthisiques, rien de mieux ; mais ces précautions sont d'un tout autre ordre que celles que nous imposent les maladies véritablement et spécifiquement contagieuses.

Il ne s'agit pas de fuir un phthisique comme on fuit un varioleux ou un morveux, mais d'éviter de se saturer de ses exhalaisons dans une cohabitation longue et intime. C'est sous cet aspect que le médecin doit présenter les choses dans sa clientèle lorsqu'il dirige le traitement des phthisiques. Il ne lui est pas permis de manquer à ce devoir, dût-il, dans une longue carrière, n'éviter qu'une fois le danger d'une transmission possible. Il y apportera d'autant plus de soin, que comme il s'agit, dans la plupart des cas, de préserver des parents que leur consanguinité prédispose à être affectés eux-mêmes de la Phthisie, on ne manquerait pas d'attribuer à la contagion et de faire remonter jusqu'au médecin, les cas nouveaux qui pourraient se déclarer dans la famille.

J'ai parlé de la Phthisie acquise dans les conditions où se trouvent les jeunes sujets enfermés du matin au soir, quelquefois même la nuit, durant plusieurs années, dans des ateliers encombrés, mal aérés, où souvent l'on respire une atmosphère viciée non-seulement par le nombre des individus, mais encore par des poussières de diverse nature. Ces jeunes gens des deux sexes, déjà bien souvent lymphatiques et chétifs, mal nourris, mal vêtus, livrés à un travail continu au-dessus de leurs forces et de leur âge, fournissent beaucoup de phthisiques. A Lyon, parmi les ouvriers en soie qu'on appelle canuts, ce nombre est considérable. La Phthisie miliaire est très-commune parmi eux.

J'ai dit que c'est abuser de l'observation que de faire intervenir la contagion dans la multiplication des cas de Phthisie de cette espèce, parce que toutes les conditions sont réunies pour que la Phthisie y soit acquise. Si on voulait créer des phthisiques, comme en histoire naturelle on s'applique à créer ou à modifier certaines espèces ou variétés d'organismes, on ne pourrait pas mieux réussir : c'est à de pareils milieux qu'il faudrait demander la tuberculisation acquise de l'homme.

Cette preuve de contagion si équivoque, les spécificistes l'ont étendue aux agglomérations, et comme contre-épreuve, aux déserts : ainsi, aux grandes villes, aux casernes, aux prisons, aux colléges, aux vallées ; ensuite, aux plateaux, aux altitudes, etc... La Phthisie est plus rare à la campagne qu'à la ville, que dans les grandes villes surtout, contagion ; dans les vallées que sur les plateaux, contagion ; sur les hautes montagnes que dans les plaines, contagion ; dans les lieux confinés que dans les vastes habitations ; dans les lieux obscurs que dans les lieux éclairés, contagion, toujours contagion. Comme si, dans toutes ces conditions contraires, on ne rencontrait pas les influences les plus favorables ou les plus défavorables à l'acquisition de la Phthisie, indépendamment de tout miasme spécifiquement tuberculeux !

Si encore, avant d'affirmer que la fréquence de la Phthisie dans ces conditions hygiéniques malsaines et particulièrement tuberculisantes, tient à ce que ces régions et ces habitations sont des foyers habituels de phthisie tuberculeuse et de contages proprement dits, on avait suivi à la piste ces prétendues effluves contagieux, et si on s'était assuré que la semence phymatique était bien partie de tel individu à tubercules ramollis, pour se transmettre visiblement à d'autres individus sains, comme on peut le faire et comme on le fait dans la variole ou la morve, je comprendrais que l'on invoquât de tels exemples. Mais point du tout. Le tubercule est inoculable de l'homme au lapin ; donc si la Phthisie est plus commune dans les casernes que dans les maisons spacieuses et peu habitées, dans les grandes villes que dans les campagnes, etc., etc., cela dépend de ce que dans les premières de ces circonstances ou de ces milieux, il y a des effluves tuberculeux qui contagionnent les masses, et que celles-ci sont contagionnantes à leur tour, comme on le voit du lapin au lapin. On compte pour rien les constitutions débiles, les avortons, la misère extérieure engendrant la misère interne ; l'encombrement, l'obscurité, le vice et l'ignorance, toutes causes très-fécondes en phthisies et leur préexistant ; et on prend sans le voir les effets pour les causes.

Pour ce qui est de la fréquence d'autant moins grande de la Phthisie, que les habitations humaines occupent des lieux plus élevés, je ne sais s'il faut attribuer cette rareté croissante de la maladie, à ce que les habitants, étant plus rares eux-mêmes, n'ont pas entre eux des contacts aussi multipliés et évitent ainsi les conditions de contagion ; ou bien, si cette infréquence tient à des conditions de pression atmosphérique moindre, ou à telle ou telle autre influence météorologique mal connue ; mais j'avoue que j'incline fortement vers cette dernière opinion, et qu'elle me paraît s'élever à. un degré suffisant de certitude, lorsque je vois que l'asthme et les maladies chroniques des voies respiratoires décroissent en nombre comme la Phthisie au fur et à mesure que l'altitude augmente. Passé 2,000 mètres au-dessus du niveau de la mer, la Phthisie est inconnue ; mais il en est de même de l'asthme, etc...

Ces observations dues à un médecin observateur et ingénieux, M. le docteur Jourdanet, ont conduit à imiter, dans les plaines, une au moins des conditions que présentent les grandes altitudes, savoir, la diminution de pression atmosphérique. On a construit d'immenses cloches sous lesquelles on enferme les malades, et dans lesquelles on fait un vide relatif. On obtient ainsi le soulagement de certains asthmatiques, sans qu'on puisse dire pourquoi cette diminution de pression atmosphérique réussit à soulager les uns et aggrave la dyspnée des autres ; mais je ne sache pas qu'on ait exercé la moindre action efficace sur les phthisiques. On me dira que cette puissante influence est préventive et non curative. Je ne soutiendrai pas le contraire ; mais j'affirmerai que le problème est plus complexe qu'on ne le pense, et que, quand l'homme naît et respire à plus de 2,000 mètres au-dessus du niveau de la mer, il vit dans des conditions générales tellement exceptionnelles et si différentes de celles où existent et respirent les Européens qui sont au niveau de la mer ou à quelques centaines de mètres au-dessus, qu'il est bien difficile de dire laquelle de ces conditions isolée ou coordonnée, et dans ce dernier cas, formant un ensemble ou un milieu spécial inimitable, produit l'antagonisme qui supprime la tuberculose.

Je suis bien convaincu que, si la Phthisie était contagieuse, Paris renfermerait quatre fois plus de phthisiques que nous n'en voyons ; et que, si cette maladie déjà trop funeste se propageait comme la morve, ainsi que l'enseigne et essaye de le prouver par ses inoculations aux animaux la doctrine de la spécificité, la terre serait dépeuplée dans fort peu de siècles.

§ VI

Les abus de la Pathologie expérimentale. — Dès qu'une phthisie n'est pas héréditaire, on est trop porté à croire qu'elle est contagieuse, tant on est persuadé qu'elle ne peut être que l'une ou l'autre. — Parallèle de l'hérédité et de la contagion. — Loi des maladies héréditaires. — Place qu'occupe la Phthisie dans l'ordre de ces maladies.

Il est assez facile de faire de la pathologie et de la thérapeutique expérimentales, mais il me paraît bien difficile de l'appliquer à la clinique humaine et de n'en pas abuser, si j'en juge par les erreurs fâcheuses qu'elle introduit à tout instant dans la médecine. C'est qu'on n'a pas assez remarqué que les maladies artificiellement produites chez les animaux, n'imitent jamais que les symptômes et leur mode physiologique d'enchaînement, mais que, quant aux maladies, elles ne peuvent que les contrefaire. Elles produisent une inflammation et une fièvre quelconques, mais point nos phlegmasies et nos fièvres ; des accidents nerveux de telle ou telle forme, et non nos névroses. Ces phlegmasies, on peut les entretenir en renouvelant leur cause externe, et les conduire ainsi à quelques dégradations des tissus, mais cela ne fait pas nos maladies constitutionnelles ou chroniques, nos diathèses, nos lésions organiques et nos cachexies ; on peut enfin déterminer ainsi la formation du tubercule, qui est une des dégradations dont je viens de parler, mais on ne fait pas la phthisie de l'homme, car ce qui caractérise celle-ci et la rend inimitable, c'est la lente préparation de l'organisme à la tuberculose ; ce sont les mille causes et conditions externes et internes, héréditaires et personnelles, innées ou acquises, qui viennent aboutir à cette altération ultime, et donnent à la maladie ses formes, sa marche, et ses complications infiniment variées.

J'ai remarqué depuis longtemps que l'idée de contagion de la Phthisie, qui depuis 50 ou 60 ans avait disparu des pays les plus civilisés de l'Europe et du globe, s'était réfugiée dans les États les plus arriérés sous le rapport de la science et des lumières, le Midi et l'Orient. Il n'a rien moins fallu que l'inoculabilité des lapins pour nous ramener à une opinion que l'extrême sud de l'Europe, l'Amérique méridionale surtout, se préparaient à abandonner au fur et à mesure que ces pays en retard étaient gagnés par notre civilisation. Le lecteur jugera si les expériences de M. Villemin meritaient de produire ce contre-sens du progrès.

Je ne peux pas quitter cet important sujet sans dire un mot d'une erreur qui accrédite souvent parmi nous certains faits de contagion qui sans cela frapperaient beaucoup moins les esprits.

On attache trop de valeur à l'hérédité, au tempérament, à l'habitude extérieure chez le phthisique. On se figure trop aisément que le poitrinaire d'Arétée et du roman moderne est le seul prédestiné, et que c'est chez lui exclusivement, que la Phthisie éclate d'elle-même ou n'attend qu'une occasion pour éclater. Aussi, dans tous les cas de contagion qu'on cite, s'empresse-t-on de donner comme argument péremptoire en faveur de cette étiologie, que le prétendu contagionné était né de parents non phthisiques et n'offrait lui-même aucun des caractères qu'on attribue aux sujets marqués pour la Phthisie.

Je ne connais pas d'erreur plus grande et d'argument plus faible. Les contagionistes feront bien d'y renoncer. Je l'ai déjà dit, le nombre des phthisiques nés de phthisiques est quatre ou cinq fois moins grand que le nombre des phthisiques nés de parents bien portants ou affectés de ces maladies chroniques autres que la Phthisie et qui occupent dans la série des maladies constitutionnelles, une place moins dégradée et moins inférieure qu'elle. J'ajoute que les individus à large poitrine, à forte musculature, que les plus belles femmes, qui, jusqu'à une cause occasionnelle fatale, n'avaient jamais toussé, et qui cependant meurent phthisiques, sont malheureusement nombreux, et je le crains, de plus en plus nombreux.

Qui sait s'il ne faudrait pas craindre davantage de mettre un sujet de cette espèce en longue cohabitation avec un phthisique, que d'y mettre un individu constitutionnellement prédisposé par héritage ou par innéité? Qu'est-ce que celui-ci peut recevoir de plus qu'il n'a déjà? N'est-il pas saturé, en quelque sorte?

Que de préjugés à réformer sur toutes ces questions, et, en particulier, sur celle de l'hérédité.

L'hérédité morbide a plus d'un rapport avec la contagion. Dans l'une et l'autre, il s'agit de la transmission d'une qualité ou d'une propriété des êtres organisés à leurs semblables. L'une s'opère par le germe dans l'acte procréateur, et, par conséquent, sans qu'il soit nécessaire que la maladie transmise existe actuellement ; l'autre par des effluves détachées de l'individu malade et agissant sur un individu sain. C'est toujours une génération. Mais les maladies vraiment contagieuses, qui toutes sont virulentes et spécifiques, ressemblent beaucoup plus à la génération séminale, à la génération d'unité ou d'ensemble, que les maladies qui se propagent par infection ou saturation, comme les fièvres purulentes et toutes les maladies qui naissent de l'encombrement, etc.

Ces faits généraux ne manquent pas d'importance ; ils deviennent des principes ou des lois, et, par conséquent, des guides dans l'étude comparée des maladies héréditaires.

En tête de ces maladies, je place, comme les plus efficacement héréditaires, celles qui affectent les centres nerveux de relation : ce sont toutes les névroses intra ou extra-céphaliques et leurs dépendances : la folie et toutes ses formes; puis, l'épilepsie, l'hystérie, etc... ; ensuite, les anomalies des membres et des sens : difformités des doigts, des orteils, surnuméraires ou non ; strabisme, bégaiement, tics divers, etc... A l'autre extrémité, se placent les maladies qui affectent primitivement les fonctions vitales communes ou végétatives. On peut dire aussi que les plus fortement héréditaires, sont celles qu'on voit le moins souvent accidentelles. Au contraire, les moins héréditaires sont celles qu'on contracte le plus souvent après la naissance, sous l'influence de mille causes externes plus ou moins banales : ce sont, par conséquent, les moins spéciales, les moins originales, les plus acquises.

On peut placer entre ces deux extrêmes, et dans l'ordre de leur *héréditabilité*, toutes les autres maladies constitutionnelles ou chroniques, et on verra qu'elles jouissent d'autant plus de cette propriété, qu'elles sont plus nerveuses, et d'autant moins qu'elles sont plus végétatives.

L'acte générateur est, de tous les actes vitaux, celui auquel les centres nerveux prennent la plus grande part. J'ose même dire que le sperme est le liquide organique le plus vivant et le plus nerveux de l'économie. Il n'est donc pas étonnant, que les maladies nerveuses soient celles qui se transmettent le plus énergiquement et le plus primitivement dans cet acte qui décide de la tournure caractéristique et personnelle de l'être procréé ou de l'individu, selon le sens le plus rigoureux du mot individu.

D'après cette loi, la Phthisie, quoique positivement héréditaire, occuperait un des degrés les plus inférieurs ; et j'estime que l'observation est d'accord avec cette vérité générale.

On m'objectera que la syphilis affecte primitivement et essentiellement les fonctions végétatives, et que, pourtant, elle est héréditaire.

Ceux qui me feraient cette objection, prouveraient qu'il)

a bien, comme je le disais tout à l'heure, certaines analogies entre l'hérédité et la contagion, car cette syphilis qu'on m'oppose comme transmise héréditairement, n'est à mes yeux qu'un fait de contagion du père à l'enfant, soit directement, soit par sa mère contaminée.

Le caractère de la vérole transmise du générateur à l'engendré, c'est la virulence. Les accidents transmis par le père sont inoculables. Ceux de l'enfant lui-même le sont, comme le prouvent les nourrices contagionnées, ou plutôt, inoculées par lui. Aussi, l'enfant conçu dans ces conditions, présente-t-il les signes de la syphilis à sa naissance, ou quelques semaines après, généralement. Telles ne sont pas les maladies héréditaires. On ne les apporte pas toutes formées en naissant. Les maladies virulentes et inoculables ne sont donc pas transmises et héréditaires. Ce que les parents syphilitiques transmettent héréditairement à leurs enfants, ce sont des maladies constitutionnelles issues de la syphilis d'une manière plus ou moins éloignée, mais point la syphilis elle-même.

Un père qui a été syphilitique, mais dont la maladie a perdu, comme le dit Hunter, sa distance spécifique ; qui n'a plus que des accidents tertiaires anciens, apparus plusieurs années, vingt ans quelquefois après l'accident primitif ; chez lequel même il n'y a plus de manifestation appréciable, peut donner naissance à un enfant rachitique, débile, lymphatique, irritable, strumeux, etc... Voilà ce que la syphilis peut transmettre héréditairement. Il peut même engendrer un tuberculeux, un phthisique qu'il n'aurait pas engendré s'il n'avait pas eu la vérole ; mais celle-ci, non. Il la transmet par le procédé de la contagion, mais non en vertu de la loi d'hérédité.

Nous sommes ramenés à la tuberculose après un long détour et un hors- d'œuvre apparent.

Je l'ai dit tout à l'heure, mais trop en passant pour n'y

devoir pas revenir : ce qui prouve que l'enfant qui naît syphilitique d'un père qui, en le procréant, était atteint d'accidents encore inoculables, n'a pas la vérole par voie d'hérédité, mais par voie de contagion, c'est que ces accidents paternels inoculables, le sont encore plus ou moins chez l'enfant, et qu'ils se manifestent presque immédiatement après la naissance, bien que la mère fût exempte de tout symptôme de ce genre qu'elle aurait pu transmettre à l'enfant dans son passage à travers le canal utéro-vulvaire.

Ce n'est pas ainsi, en effet, que se comportent les maladies héréditaires.

J'ai vu beaucoup d'enfants naître forts, grands, gros, exubérants de santé, de père ou de mère phthisiques l'un ou l'autre et quelquefois l'un et l'autre. S'ils ont apporté en naissant le germe de la tuberculose, celle-ci ne se développera qu'à 15, 25, 35, 40, 50 ans, et même au delà. Ils ont pu n'avoir pas un rhume jusqu'à leur bronchite tuberculeuse. Le germe héréditaire a dormi 50 ans avant d'éclore.

J'en dirai autant, et plus encore, du cancer, des affections organiques du cœur, des diverses lithiases, de l'épilepsie même, et surtout de la folie. Qu'on me montre une syphilis héréditaire éclatant comme telle ou avec ses caractères spécifiques à l'âge de 20 ans, de 30 ans, de 50 ans....

Lorsqu'en vertu d'une vérole à accidents tertiaires, ou d'une syphilis passée, dégénérée, un père engendre un tuberculeux qu'il n'aurait pas engendré s'il n'eût pas été syphilitique, cet enfant ne devient presque jamais phthisique avant son adolescence ou sa virilité. C'est en vertu de la même loi, qu'un goutteux ou un scrofuleux dont les maladies sont plus ou moins usées, engendrent des tuberculeux selon la loi de transformation rétrograde ou dégénérative si commune dans l'hérédité des maladies chroniques ou constitutionnelles.

C'est ce qui m'a fait dire plusieurs fois déjà dans le cours de ce travail, qu'il y avait un bien moins grand nombre de phthisiques nés de phthisiques, que d'individus affectés d'autres maladies chroniques.

J'ai observé que les phthisiques nés de phthisiques, ont été engendrés bien plus souvent quand leurs parents étaient encore valides, et alors qu'aucun symptôme de leur phthisie n'avait encore apparu, qu'une fois leur maladie déclarée. Ce fait se rapporte à la loi d'hérédité avec transformation rétrograde.

Lorsqu'on est arrivé aux degrés inférieurs de l'échelle des maladies constitutionnelles ou chroniques, on transmet difficilement quelque chose, on n'a, pour ainsi dire, plus rien à transmettre. Alors, après un certain nombre de générations, il se fait une réduction ou un retour aux types morbides primitifs ou initiaux. Sans cette loi réparatrice, il y a longtemps que l'espèce humaine serait éteinte. C'est de même qu'on peut dire, que si l'hérédité pathologique était toujours directe ou identique ; que si on transmettait toujours la maladie constitutionnelle qu'on a et telle qu'on l'a ; que s'il n'y avait pas non plus de métis pathologiques, on n'observerait que des maladies franches et simples. Or, les maladies chroniques sont pleines de complications, de nuances, de dégradations, d'associations infiniment diverses. Donc, l'hérédité est transformatrice soit avec régression ou dégénération, soit avec retour et réparation.

Telle est la loi générale. Notre Phthisie est peut-être la maladie sur laquelle on peut s'appuyer le mieux pour démontrer ces vérités. Elles dominent son histoire ainsi que la nosologie des maladies chroniques ou constitutionnelles.

Le problème de l'hérédité morbide est entièrement renfermé dans cette partie de la nosologie générale. En effet, les maladies aiguës, les plus contagieuses des maladies, ne sont jamais héréditaires et ne peuvent pas l'être. Ce problème est si difficile et si complexe; il donne lieu à des solutions si diverses et si opposées, qu'il est indispensable d'avoir à la main, pour s'y guider, un fil conducteur. Les solutions contradictoires qu'on y rencontre, ne peuvent venir que de ce que les mêmes faits, pris comme des abstractions ou des nombres, sont susceptibles de plusieurs interprétations diverses et même contraires. Avant de conclure en vertu des résultats fournis par la statistique, il faudrait connaître la signification de chaque fait en lui-même et dans ses rapports avec tous ceux qu'on lui compare.

Mais si cette condition scientifique était remplie, ce qu'on appelle la statistique perdrait aussitôt les trois quarts de sa valeur.

Il m'a donc paru utile de présenter ces considérations au milieu de l'anarchie des esprits et des jugements si incroyablement divers, sur les questions connexes de la contagion et de l'hérédité de la Phthisie.

TROISIÈME PARTIE

CHAPITRE PREMIER

CLINIQUE SPÉCIALE.

§ I

Résumé général de la doctrine contenue dans les deux premières parties. — Le scepticisme et le fatalisme de Laënnec et de son École. — Genèse du tubercule. — Encore ses variétés et son unité. — Il est accidentel et diathésique tout à la fois. — Par quelle multitude de voies on y arrive. — Coup d'œil général sur les principaux symptômes de la Phthisie : — 1° L'habitude extérieure. — 2° Les doigts hippocratiques. — 3° L'amaigrissement.

J'ai exposé au commencement de ce livre ce que j'appelle l'*Anatomie pathologique générale* de la tuberculose. J'ai voulu la montrer en action, pour ainsi dire, en présentant les choses se faisant plutôt que faites. C'est pourquoi, j'ai procédé à une étude comparative du pus, du tubercule et de la matière tuberculeuse ou caséiforme. J'ai exposé dans le même esprit l'anatomie pathologique spéciale de la phthisie pulmonaire.

Cette méthode a laissé pénétrer bien souvent au sein du sujet des réflexions sur l'étiologie, la nature et la clinique de la Phthisie, de sorte que cette anatomie pathologique a déjà permis de voir la maladie, mais la maladie, regardée par son côté anatomique plutôt que sous ses autres rapports.

Dans une seconde partie, je me suis occupé de l'étiologie, mais de l'étiologie fondue aussi avec la pathologie générale; de cette étiologie interne, qui devient ce qu'on appelle aujourd'hui la pathogénie. Il ne suffit pas, en effet, d'énumérer les causes, à la manière scolastique et stérile des nosographies; il faut les montrer actives, pénétrantes, incorporées en quelque sorte à leurs produits, et constituant avec eux les formes et les variétés des maladies.

C'est de cette manière que j'ai étudié l'action des causes externes pour établir les phthisies accidentelles et les phthisies acquises; et que, passant plus tard aux causes internes, j'ai étudié l'hérédité, la diathèse, puis les phthisies dégénérées d'autres maladies chroniques préexistantes; cherchant toujours à identifier autant que possible l'espèce et la nature des causes avec la physionomie de la maladie, son évolution, ses accidents, ses caractères distinctifs et spéciaux, comme si ces causes s'imprimaient sur la maladie et la marquaient de leur cachet.

Ce même procédé m'a guidé dans l'examen de la question considérable de l'antagonisme. Je l'ai appliqué, enfin, à la critique d'un autre problème tombé subitement, il y a quelques années à peine, au milieu de la Phthisiologie, je veux parler de l'inoculabilité, de la virulence et de la contagiosité de la tuberculose. Cependant je ne me flatte pas d'avoir été compris comme je voudrais l'être. C'est pourquoi, avant d'aller plus loin, je vais résumer en une page l'idée générale qui devrait déjà se dégager de cette première partie de mon travail; tant je désirerais que le lecteur n'entrât, dans la seconde, que pénétré jusqu'à un certain point de l'esprit largement pratique et progressiste dont je voudrais que chaque détail de cet ouvrage portât comme l'ensemble, la vivante empreinte.

Laënnec, qui a éclairé d'un jour incomparable l'anatomie

et le diagnostic anatomique de la Phthisie, nous a laissés dans l'obscurité la plus profonde sur ses causes, sa pathologie, sa nature, sa médecine curative et préventive. Cela vient de ce que son diagnostic merveilleux n'est qu'une autopsie clinique, une nécropsie anticipée. Cela explique aussi son scepticisme médical. Il croyait, en effet, la Phthisie fatale dans ses causes et fatale dans sa terminaison. Demandez donc de l'étiologie, de l'évolution, de la vie, de la médecine enfin, à une telle École.

Je sais, hélas! la cruelle mortalité de la Phthisie; mais je sais aussi l'impitoyable acharnement de ses causes, et l'incurie des individus et des sociétés devant elles. J'espère donc que les premières ne sont pas toutes inéludables, et que la seconde ne sera pas éternelle.

Quand j'entends Laënnec professer la guérison spontanée ou naturelle de la Phthisie au deuxième et au troisième degré, après avoir déclaré qu'au premier degré elle est aussi incurable que le cancer et toutes les productions organiques ; puis affirmer son incurabilité médicale absolue, je crois rêver, et je me demande si ce n'est pas au prix d'erreurs si funestes, que nous avons acheté les belles découvertes séméiologiques de l'illustre auteur de l'*Auscultation médiate*. Toutes les maladies curables spontanément, sont susceptibles de guérir médicalement ; et toutes celles qui sont incurables par la nature, sont incurables par l'art.

L'ancienne anatomie pathologique, que j'appelle morte, n'a jamais produit que le scepticisme en Médecine. L'histologie ou l'anatomie vivante et d'évolution renferme les conséquences opposées, ou doit y conduire.

C'est contre ce fatalisme de Laënnec que je m'élève et voudrais réagir.

Pour Laënnec, le tubercule était un être, un parasite spécial; et l'organisme dans lequel cette sorte d'entozoaire se développe, un autre être sans rapport avec lui.

Telle est l'origine du scepticisme médical de Laënnec en fait de phthisie pulmonaire.

Quelquefois, en effet, souvent même, il appelle le tubercule un « corps étranger » comme s'il voulait dire, quelque chose d'étranger à l'économie. L'idée qu'il se fait de l'inflammation qu'on observe autour de « ce corps étranger » prouve bien qu'il l'entend comme je viens de dire. Il croit, effectivement, que cette inflammation se produit à l'instar de celle qui est excitée dans nos tissus par un corps inorganique qui y a pénétré du dehors, et qui est éliminé par elle.

Si on sépare le tubercule du poumon et de l'organisme, de manière à ce que cette hétérogénie mort-née ne soit plus qu'une production parasitique que l'organisme n'a pas contribué à former, et dont elle n'exprime plus la dégénération profonde, il n'y a vraiment plus de maladie, il n'y a plus de tuberculeux, ou d'homme s'épuisant à créer un néoplasme misérable et pyoïde ; il n'y a plus de phthisique, ou de malade voué à la consomption tuberculeuse générale concentrée dans les poumons. Il n'y a plus que du diagnostic anatomique et de l'anatomie morbide. C'est à quoi se réduit Laënnec. On le lui pardonne avec reconnaissance, si telle a été la condition de son œuvre immortelle.

Il est temps de prendre le contre-pied de cette doctrine désolante.

Le tubercule se fait de nous et par nous. Nous en sommes bien les auteurs. Ce n'est pas assez dire : nous le formons à plusieurs degrés et de bien des manières. Ce processus hétérogénique pauvre et misérable, c'est la maladie elle-même, c'est la Phthisie.

Les causes, les processus morbides sont infiniment variés ; le produit morbide, quoique définitivement un ou le même, a aussi plusieurs modes d'évolution simples ou complexes, ce qui donne une inépuisable variété de formes, de marche et de symptômes. Chaque jour on en observe qu'on n'avait jamais observés, parce que tout est bon au tubercule pour être conçu, naître et évoluer.

C'est, en effet, un produit morbide commun et non spécifique. Il a une échelle de formation progressive, depuis l'ébauche la plus informe et la plus accidentelle, jusqu'aux types morphologiques les plus constitutionnels et les plus distincts. Ceux-ci peuvent se développer comme une tumeur, sans fièvre ; ceux-là presque inséparables, comme le pus, d'un processus inflammatoire et fébrile plus ou moins intense et plus ou moins nécessaire.

Il en résulte que, de même qu'il n'y a qu'un pus et beaucoup de variétés ou de degrés de vie et de perfection dans le pus, il n'y a qu'un tubercule qui est l'unité ou le type d'une variété anatomique de tubercules qui sont autant de variétés de la tuberculose et de la Phthisie.

Il y a des phthisies tuberculeuses profondément, essentiellement diathésiques ; il y en a de purement accidentelles ou qui ne se seraient jamais développées sans tel ou tel accident. Il est impossible que deux ordres de faits aussi différents soient identiques, par cela seul qu'à la fin on aura trouvé deux produits morbides histologiquement pareils.

On commence par une rougeole, par un diabète, par une coqueluche, et on finit par la tuberculose, absolument comme le fait un sujet prédestiné par sa naissance, et en qui le tubercule germe comme en son terrain propre et sans aucune cause occasionnelle.

Des générations de goutteux, puis de dartreux vont s'éteindre dans la tuberculose, en même temps que des milliers d'individus marqués du cachet de la scrofule abâtardie et dégénérée, arrivent à l'altération tuberculeuse ultime. En même temps aussi, d'autres milliers de malheureux, de constitution passablement bonne, y aboutissent sous l'influence prolongée de causes débilitantes et irritantes réunies, qui appauvrissent le fonds organique, et n'attendent que le froid ou l'excitation naturelle du printemps pour éclater sous forme de phthisie inflammatoire plus ou moins rapide.

Que d'affections de l'appareil respiratoire aiguës ou chroniques, qu'on croit simples, non tuberculeuses, chez des sujets non suspects; qui marchent assez longtemps sous ces formes, mais dont le diagnostic finit par s'obscurcir, devient gravement douteux, et quitte tôt ou tard son premier nom pour se perdre dans celui de Phthisie!

On a coutume de dire que, dans ces cas, les premiers symptômes étaient déjà excités par la tuberculose préexistante. Cela est exact quelquefois, mais certainement pas toujours.

De malheureux ouvriers, exposés à toutes les fatigues et à toutes les privations, essuient plusieurs bronchites plus ou moins profondes qui toutes se résolvent complétement. Rien n'annonce qu'elles étaient tuberculeuses. Ils en prennent une dernière qui est telle et à laquelle ils succombent.

On m'accordera peut-être ce dernier point, mais on prétendra que, si les bronchites antérieures n'étaient pas l'expression d'une tuberculose effective, elles révélaient déjà une tuberculose imminente. Je me déclare satisfait de cette explication, car je ne voulais pas prouver autre chose. Cela suffit à la démonstration de la thèse que je soutiens en ce moment. C'est la thèse de la génération commune du tubercule, sans la nécessité d'une diathèse spéciale préexistante.

Quoi qu'il en soit, il faut une prédisposition, dira-t-on. Mais, pour quelle maladie n'en faut-il pas une? Je ne crains pas d'avancer cependant que la tuberculose et la phthisie pulmonaire sont peut-être, de toutes les maladies chroniques, celles où une prédisposition originale, profonde, bien définie, une diathèse, en un mot, sont les moins nécessaires. Il n'en faut certainement pas autant que pour la goutte, la dartre, la scrofule, etc...., car ces maladies sont bien moins banales et ne naissent pas à propos de tout comme la tuberculose. Elles sont des maladies encore vigoureuses, primitives et bien vivantes, tandis que la tuberculose est pauvre, misérable, sans spécificité, terme de tout, n'étant presque plus rien par soi.

L'Allemagne, qui est moins médicale que savante à l'occasion de la médecine, est venue spécifier encore et limiter le tubercule, tout en livrant à la science des faits et des analyses qui déposent plutôt contre cette idée qu'en sa faveur. Ainsi, en même temps que M. Virchow renfermait le tubercule dans le tissu plasmatique sous la forme de la granulation que j'ai décrite, lui défendait en quelque sorte d'en sortir et de se produire ailleurs ou sous d'autres formes, Reinhardt, M. de Niemeyer distinguaient spécifiquement la matière caséeuse du tubercule de M. Virchow, malgré la simultanéité de leur développement dans les poumons du phthisique, malgré leur manière commune et parallèle de se terminer, malgré leur ressemblance clinique enfin, dont quelques variations accessoires ne font que mieux ressortir l'évidence.

La science anatomique des Allemands a donc aveuglé chez eux l'esprit de la médecine, et les a empêchés de voir que la nature pyoïde et la propriété destructive qui sont communes à la granulation plasmatique figurée et à la matière tuberculeuse amorphe, suffisent pour les identifier comme espèce et variété anatomique de la tuberculose.

La juste importance qu'ils ont donnée à l'irritation inflammatoire dans la genèse de ces deux variétés de la même néoplasie aurait dû les avertir qu'il n'y avait entre elles qu'un différence de siége et non de nature; que l'une n'était pas plus une tumeur que l'autre un pus épaissi, et que de nombreux processus de transition, que des traits d'union visibles, assemblaient la phthisie diathésique et la phthisie accidentelle, et confondaient insensiblement celle-là rangée dans les lésions organiques, avec celle-ci qu'on peut placer dans les phlegmasies constitutionnelles.

Cette vérité est mise en évidence surtout par le rôle d'antagonisme que jouent à l'égard de la tuberculose les maladies chroniques initiales si riches en phlegmasies constitutionnelles plus franches et de meilleure nature qu'elle, telles que le rhumatisme, la goutte, la scrofule forte et primitive, l'herpétisme, etc..., qui finissent par amener à la longue, dans l'organisme, une misère physiologique qui a des analogies et des effets identiques avec celle qu'amène la misère extérieure si féconde en tubercules.

Quelle différence entre ce tableau et celui qui est tracé de la Phthisie dans notre enseignement clinique et nos livres classiques ! Je ne dis pas qu'il soit supérieur ; mais comme les faits et leurs rapports sont plus riches et plus vivants que dans Bayle, Laënnec et leurs successeurs ! Or, j'en appelle aux praticiens indépendants : ce tableau n'est-il pas aussi exact dans son mouvement et sa vie, que celui de nos maîtres dans son immobilité et sa mort ?

Rien jusqu'aux expériences de M. Villemin n'avait été changé chez nous à la phthisie de Laënnec. Ces expériences, qui venaient en aide au fatalisme de l'illustre auteur de l'auscultation, et renchérissaient sur lui en consacrant et proclamant l'idée de spécificité de la tuberculose, ont abouti indirectement à démontrer tout le contraire.

J'espère que, venant en aide aux idées cliniques que je m'efforce de faire prévaloir en Phthisiologie depuis dix ans, elles contribueront à lui ouvrir des voies plus médicales et plus humaines.

C'est dans cet esprit que je vais poursuivre ma tâche et présenter quelques remarques sur les principaux accidents et sur les symptômes les plus importants de la Phthisie.

Je ne fais pas un livre élémentaire : je l'ai dit, et c'est

trop évident. Mais je ne renonce pas à entrer dans la clinique spéciale et pratique de la Phthisie. Je vais donc la parcourir sans règle et sans prétention didactique avec le lecteur déjà initié à qui je m'adresse comme à quelqu'un qui connaît les faits, je veux dire les manifestations extérieures les plus ordinaires de la Phthisie, ses symptômes, ses signes, ses complications, etc... Je me bornerai à présenter, sur ces divers sujets détachés de l'ensemble, mes observations particulières sans vouloir refaire ce qui est très-bien fait partout.

L'HABITUDE EXTÉRIEURE.

En procédant de la circonférence au centre, je rencontre l'habitude extérieure, dont je ne parlerai que pour dire qu'elle confirme et représente à son point de vue tout ce que je viens de dire des phthisies ou de l'échelle de la Phthisie.

Le phthisique d'Arétée, le poitrinaire des romans, que chacun reconnaît et condamne à première vue, appartient au prédestiné, c'est-à-dire à la variété constitutionnelle et diathésique de la tuberculose pulmonaire. Chez ceux-là, le type est complet, l'extérieur répond à l'intérieur.

Il y en a beaucoup dans cette classe qui ne sont pas moins prédestinés, mais dont le diagnostic n'est pas écrit sur leur figure. Chez eux, le cachet de la maladie ne s'est pas imprimé partout. Enfin, il y a tant de phthisies acquises et accidentelles, qu'il n'est pas rare d'observer, parmi les premières, plusieurs traits de l'habitude des prédestinés ou constitutionnels, surtout si la tuberculose se forme chez eux lentement et d'une manière latente ; ce sont, en effet, des diathèses acquises.

Dans les secondes au contraire, ou dans les accidentelles, rien ne décèle extérieurement la prédisposition, et on y rencontre toujours des conformations de l'ensemble et du thorax, normales, puissantes même.

Entre ces deux extrêmes, il y a des transitions, c'est-à-dire des conformations extérieures plus ou moins en rapport soit avec la constitutionnalité, soit avec l'accidentalité, absolument comme dans la Phthisie elle-même.

Voilà encore des observations qui, de leur côté, condamnent les doctrines connexes de la fatalité et de la spécificité. Ni Laënnec, ni ses successeurs, ni M. Villemin n'avaient ces faits si simples présents à l'esprit, lorsqu'ils enseignaient le tubercule immuable et la Phthisie nécessaire.

DOIGTS HIPPOCRATIQUES.

Je n'ai qu'un mot à dire des doigts hippocratiques.

Quand on ne les observe pas, il faut bien se garder de conclure que l'individu n'est pas ou ne sera pas phthisique, car ils existent dans le quart des cas tout au plus.

Quand ils existent, ils ne dénoncent pas toujours la Phthisie. On les observe plus souvent dans la phthisie constitutionnelle d'origine scrofuleuse que dans d'autres variétés. Les individus affectés de catarrhes bronchiques scrofuleux, surtout s'ils ont des dilatations bronchiques et une bronchorrhée, présentent ces sortes de doigts aussi souvent, au moins, que les phthisiques tuberculeux; et parmi ceux-ci, le plus grand nombre est affecté de Phthisie ou de tuberculose catarrhale.

L'AMAIGRISSEMENT.

L'amaigrissement va nous offrir un plus grand intérêt.

Comment se produit-il chez les sujets assez nombreux qui ne présentent encore que quelques granulations tuberculeuses crues, disséminées au sommet d'un poumon, échappant à l'auscultation, et lorsque existe à peine une petite toux sèche, sans fièvre, sans dyspnée, sans inflammation appréciable, les fonctions des premières voies digestives conservant en apparence toute leur intégrité?

C'est un grand et beau problème, car le fait existe bien positivement. On l'observe au début des phthisies diathésiques ou constitutionnelles. C'est même un de leurs caractères distinctifs.

On ne doit pas songer, et j'ai déjà laissé entrevoir plus d'une fois mon sentiment à ce sujet, on ne doit pas songer à expliquer ce fait par une influence sympathique de la partie du poumon déjà affectée sur l'ensemble de l'économie.

Ce n'est pas que ces deux faits ne soient pas consensuels, sympathiques, intimement liés ; ils le sont, au contraire, très-étroitement, et ne font même qu'un. Seulement, ils le sont à titre d'effets divers et simultanés d'une même cause agissant sur tout l'organisme, et se concentrant sur le poumon. Plus tard, on verra l'action de celui-ci sur l'ensemble, ou sur l'état général, se produire, mais par un autre processus.

Je crois que la phthisie diathésique ou constitutionnelle, la phthisie proprement dite, qui se détermine et se centralise d'abord sur un point du poumon, et en particulier sur un point du tissu plasmatique ou lymphatique de cet organe, affecte en même temps et primitivement le tissu plasmatique ou nourricier de toute l'économie.

Dans le poumon seul il produit le tubercule, comme je l'ai expliqué au chapitre de l'Anatomie pathologique ; partout ailleurs, il ne produit qu'une impuissance assimilatrice, une sorte de paralysie trophique du tissu conjonctif, organe immédiat de la nutrition. Or, cette affection est tuberculeuse comme celle qui dans le poumon engendre le tubercule anatomique ; elle est même la phthisie proprement dite, et les anciens, de quelque manière qu'ils l'expliquassent, n'y voyaient pas autre chose ; je veux dire une affection primitive de la nutrition amenant la dénutrition, le marasme, le desséchement essentiel, selon le sens littéral du mot Phthisie. Il y a là un sujet d'études fécondes pour la physiologie, quand elle voudra établir son observatoire dans la clinique un peu plus que dans ses amphithéâtres de pathologie expérimentale.

La preuve que l'amaigrissement du vrai phthisique, de ce que j'appellerai le phthisique absolu, consiste bien dans la stérilité primitive du tissu plasmatique, c'est que chez le phthisique relatif, chez celui qui n'est pas *totus tuberculosus*, cet amaigrissement peut être très-long à se produire, malgré des lésions pulmonaires de deuxième et même de troisième degré. Il arrive, dans un assez grand nombre de cas, qu'un phthisique parvenu localement à ces périodes, soit moins amaigri et plus susceptible de guérison que le phthisique *totius substantiæ* dont je parlais tout à l'heure, qui n'a que quelques granulations au sommet d'un poumon, lesquelles n'ont de valeur que séméiologiquement, et ne peuvent encore exercer par elles-mêmes aucune action fâcheuse sur l'économie entière.

Le premier de ces phthisiques n'a aucun élément d'antagonisme ; il est livré à la maladie tout entier et sans résistance. Le second a presque toujours des éléments d'antagonisme dans l'existence d'une des maladies que j'ai fait connaître au livre précédent, lorsque j'ai traité spécialement cette question ; ou bien, dans un état général de l'organisme exempt jusque-là de la diathèse tuberculeuse, car j'admets des diathèses tuberculeuses locales, ou limitées d'abord au poumon, et qui n'infectent et ne contagionnent l'économie que plus tard. Dans ces cas, l'amaigrissement n'a lieu que secondairement, et lorsque la résistance des diathèses antagonistes est vaincue ; ou que l'organisme, d'abord hors de diathèse, commence à contracter la cachexie, qui est un état consécutif comme la diathèse est un état primitif ou préexistant.

Je le répète, cet amaigrissement primitif d'un côté, lorsque la diathèse est absolue et consommée ; et cet amaigrissement consécutif de l'autre, lorsque l'organisme possède des éléments d'antagonisme qui résistent à la consomption générale et à l'atrophie fonctionnelle du tissu plasmatique, forment aussitôt deux grandes classes de phthisie, et confirment tout ce que j'ai développé sur ce point avec des arguments et des faits d'un autre ordre que je n'ai pas besoin de rappeler.

Quand on sait à quel point les rhumatisants et les goutteux sont portés à l'obésité ; de quelle hématose et de quelle nutrition florissantes ils jouissent habituellement, on n'est pas étonné de voir la Phthisie rencontrer une grande difficulté à s'assimiler leur nutrition, à l'atrophier, à produire l'amaigrissement des vrais phthisiques, lorsqu'elle finit par s'emparer des organisations où ces maladies fortes et antagonistes ont régné, ou règnent encore imparfaitement. C'est le poumon qui cède le premier, parce qu'il est le plus tuberculisable des organes de l'économie. Les fonctions générales de celle-ci ne cèdent que plus tard à la cachexie.

Toutes ces idées sont bien d'accord avec celles que j'ai déjà émises sur la nature lymphoïde du tubercule, et sur le siége de la tuberculose dans l'appareil lymphatique, qui peut être considéré comme l'organe immédiat de la nutrition.

Il ne serait donc pas impossible que les causes de l'amaigrissement que j'ai placées dans le système lymphatique dont, à mon avis, le tissu conjonctif ou nourricier est la base, commençassent dans l'intestin grêle, dès la naissance des vaisseaux chylifères dans cette région du tube digestif.

Quand on pense à l'appétit de certains phthisiques qui maigrissent incessamment; à la quantité d'aliments réparateurs qu'ils ingèrent et dont la digestion paraît s'opérer régulièrement dans les premières voies, on se demande si les secondes voies digestives, que les anciens plaçaient dans les chylifères et la veine porte, ne sont déjà pas affectées par la diathèse tuberculeuse dans leur partie

chylifère formée par les vaisseaux de ce nom ou veines lactées, et par les ganglions mésentériques où se rendent ces
veines qui remplissent un rôle si important dans l'ensemble
des fonctions de l'appareil lymphatique ou nourricier.

Ce qui est bien certain, c'est que la masse du sang diminue, et qu'il y a oligaimie chez les phthisiques dont je m'occupe actuellement, qui maigrissent beaucoup malgré de
bonnes digestions des premières voies.

Où peut en être la cause, si ce n'est dans une genèse
moins abondante de chyle dans les veines lactées, et de lymphe dans les vaisseaux blancs de toute l'économie, et, par
suite, dans une diminution des leucocythes ou globules
blancs du sang? Ces vaisseaux absorbent alors toute la graisse
du tissu adipeux, apportée au sang par eux, puis sanguifiée;
et ils ne fécondent pas plus que le sang venu des aliments et
du chyle, le tissu conjonctif ou plasmatique agent immédiat
de la nutrition. C'est un cercle vicieux qui a toujours l'appareil lymphatique pour commencement et pour fin.

En réfléchissant à la similitude histologique du tubercule et du corpuscule lymphatique constitutif des ganglions de ce nom, et en faisant tous les autres rapprochements que je viens de signaler, on est de plus en plus
convaincu de la nature lymphoïde du tubercule, et de
l'altération constitutionnelle primitive du système lymphatique dans la Phthisie.

Si l'amaigrissement a une grande importance en Phthisiologie générale, il n'en a pas une moins grande au point
de vue pratique du diagnostic de la Phthisie.

D'abord, c'est de lui que cette maladie a pris son nom;
et il est certain que, lorsqu'un individu tousse sans rhume
proprement dit, depuis un certain temps; qu'il a une bronchite chronique ou une toux d'irritation, on peut, même en
l'absence de signes positifs fournis par les moyens physiques
d'exploration de la poitrine, soupçonner gravement l'exis-

tence de tubercules pulmonaires. Je suppose, bien entendu, qu'il maigrit sensiblement sans autre cause positive de déchet dans la nutrition.

Mais si cela est vrai, la proposition contraire ne l'est pas aussi complétement. Un certain nombre de sujets, de ceux surtout qui sont pourvus de puissants éléments de résistance, et dont j'ai déjà parlé tant de fois, ont depuis longtemps des tubercules pulmonaires sans maigrir très-sensiblement. Cependant, le plus grand nombre parmi eux maigrit jusqu'à un certain point, et, arrivé à ce point, cesse de maigrir pour se conserver ainsi très-longtemps. Il en résulte, qu'il faut toujours explorer avec soin la poitrine des individus qui toussent indépendamment d'un rhume vulgaire (trachéite aiguë *à frigore*), parce que chez quelques sujets à nutrition très-vigoureuse et très-autonome, l'amaigrissement du début fait défaut. Il est inutile d'ajouter que ce défaut est d'un excellent pronostic.

J'y reviendrai à l'occasion de la médecine curative.

<h3 style="text-align:center">L'HÉMOPTYSIE.</h3>

Les faits ne sont pas rares qui montrent l'hémoptysie comme la première manifestation de la phthisie tuberculeuse des poumons. Cette première hémoptysie est même quelquefois très-abondante, plus abondante que toutes celles qui la suivront. C'est comme un symptôme révélateur foudroyant. Le plus souvent, dans ce cas, l'auscultation est encore tout à fait négative. L'individu se rétablit complétement, et rien ne trahit l'existence des tubercules pulmonaires. Presque toujours pourtant, le poumon en renferme déjà.

La formation des tubercules, à moins qu'elle ne soit très-lente chez des sujets froids, torpides, profondément lymphatiques, s'accompagne toujours d'une congestion sanguine du poumon affecté.

Cette congestion se manifeste de trois manières : 1° par

une hémoptysie faible ou forte, depuis les simples crachats hémoptoïques rosés ou tout à fait sanglants, jusqu'à l'expectoration abondante de sang pur; 2° par une irritation vasculaire chronique peu intense, sourde, généralement développée au sommet d'un poumon, autour de granulations grises plus ou moins nombreuses, avec un pouls fréquent, subhectique, sans chaleur fébrile, si ce n'est un peu le soir; 3° enfin par une pneumonie catarrhale tuberculeuse.

En somme, l'éruption du tubercule se passe rarement d'une irritation vasculaire sanguine concomitante, soit inflammatoire à tous les degrés, soit hémorrhagique. Baron, M. Andral, M. Luys ont presque toujours observé une petite suffusion sanguine à la naissance du tubercule ou dans le point qui va être occupé par lui.

Que si on arguë des cas où des tubercules caséeux primitifs (tubercule cru de Laënnec), ou bien des granulations grises demi-transparentes très-fermes, se développent sans aucune trace appréciable d'injection vasculaire, je répondrai que ces cas sont les moins communs, et qu'il n'est pas rare non plus de voir de certaines suppurations se former sans inflammation. La congestion sanguine, inflammatoire ou non, se rencontre partout, ou peut ne se rencontrer nulle part. Si elle n'est jamais nécessaire, elle fait très-ordinairement partie du processus des néoplasies peu riches, et surtout du pus et des productions pyoïdes.

Or, certainement, le tubercule, qui est le plus inflammatoire des néoplasmes constitutionnels pauvres, est aussi le plus hémorrhagipare d'entre eux. Je n'en excepte pas le cancer, qui n'est guère très-hémorrhagipare que dans l'utérus, on sait pourquoi, et dans l'estomac; quoique beaucoup de cancers de cet organe ne soient jamais accompagnés d'hématémèse.

On dispute beaucoup sur la question de savoir si toute

hémoptysie bien constatée est un signe certain de tuberculose pulmonaire. Les opinions varient beaucoup et se tiennent souvent à des distances inconcevables, depuis Trousseau qui croit pouvoir affirmer que sur un nombre donné de véritables hémoptysies, il y en a autant de non tuberculeuses que de tuberculeuses, jusqu'à Laënnec et M. Louis, qui, chez les hommes surtout, regardent l'hémoptysie comme presque toujours, pour ne pas dire toujours tuberculeuse.

Comment l'observation peut-elle donner des résultats si différents chez des hommes également capables et expérimentés ?

Je commence par dire que ma statistique sur ce point, me donne des chiffres qui se rapprochent beaucoup moins de ceux de Trousseau que de ceux de Laënnec, de M. Louis, etc.

L'opinion de mon maître me paraît, en effet, excessive ; certainement même, elle est erronée.

En dehors des affections du cœur et des gros vaisseaux ; en dehors de certaines déviations hémorrhagiques naturelles, telles que les règles et les hémorrhoïdes, déviations dont on a beaucoup exagéré la fréquence et le caractère purement supplémentaire, on peut dire, que presque toutes les hémoptysies se rapportent plus ou moins immédiatement à la tuberculose pulmonaire.

Ceux qui prétendent le contraire, oublient sans doute combien est grand le nombre des individus qui ont des tubercules pulmonaires et qui ne deviennent jamais phthisiques. Ils comptent comme des épistaxis, des hémorrhagies cataméniales, hystériques et hémorrhoïdaires des poumons tous les cas d'hémoptysie qu'ils ont observés chez des sujets où la phthisie n'a pas évolué du commencement jusqu'à la fin, ou bien chez lesquels l'auscultation et la percussion ne leur ont pas permis d'affirmer la présence des tubercules. Je ne connais pas de plus grand sophisme que celui-là.

Il y a beaucoup de tuberculeux non phthisiques, j'entends par là, des personnes qui ont quelques tubercules de la variété caséeuse ou épithéliale que Laënnec appelait des tubercules crus, qui en naissant, déterminent des hémoptysies plus ou moins abondantes. Ces tubercules restent inertes; ils peuvent même, à cause de leur nature grasse, être plus ou moins résorbés, ou bien passer à l'état calcaire. Ils sont morts, et toute crainte de phthisie avec eux, soit parce que chez les sujets dont il s'agit, la tuberculose est généralement locale et peut exister sans diathèse, soit parce que des éléments d'antagonisme pathologique existent chez elles et préservent l'économie, soit, enfin, parce qu'elles sont asthmatiques et emphysémateuses, ou dans l'imminence de ces affections.

Pour bien comprendre la valeur de cette démonstration, il faut d'abord se rappeler que l'hémoptysie est, comme je l'ai déjà dit, un accident du début de la tuberculose pulmonaire qui précède souvent toute autre manifestation. Il faut ajouter, que l'abondance et la fréquence de ces hémoptysies ne sont pas en rapport avec le nombre des tubercules, ni avec l'étendue et la gravité de la tuberculose des poumons. C'est même bien souvent l'inverse : beaucoup d'hémoptysie avec peu de tubercules, et plus souvent encore, beaucoup de tubercules et peu d'hémoptysie.

Qu'on rapproche maintenant de tous ces faits cliniques, cet autre fait nécropsique si avéré aujourd'hui, du grand nombre de vieillards des deux sexes qui meurent, à Bicêtre et à la Salpêtrière, de maladies tout à fait étrangères à la phthisie, et dont les poumons autopsiés offrent, ou des tubercules inertes depuis longtemps, ou des tubercules crétacés, ou des cicatrices linéaires ou froncées, ou de petites cavités à intérieur pseudo-muqueux qui témoignent de l'existence ancienne de tubercules évacués, etc., etc., et on verra se réduire à un infiniment petit nombre, les hémoptysies qui ne se rattachent pas plus ou moins immédiatement à la tuberculose des poumons.

Je dis, « plus ou moins immédiatement, » parce que je veux rendre toute la justice possible à ces cas de déviation hémorrhagique menstruelle ou autre, dont on parle toujours quand on se propose de prouver l'existence des hémoptysies non tuberculeuses. J'ai déjà eu trois fois l'occasion de m'assurer qu'il faut se défier des jeunes filles qui ont leurs règles par les poumons. Cette métastase hémorrhagique a toujours sa raison d'être. Ce n'est pas sans cause qu'on est réglé par les poumons. Or, cette cause est presque toujours une épine métaphorique, comme disait Van Helmont, une irritation tuberculeuse d'un point du poumon. Pourquoi l'effort hémorrhagique qui a pour terme fonctionnel l'utérus, serait-il détourné sans cause vers la poitrine?

Je conseille aux praticiens d'examiner avec soin les femmes et les filles qui ont des hémoptysies menstruelles, et alors même que leurs poumons leur sembleraient exempts de toute lésion — ce dont l'auscultation et la percussion ne peuvent jamais donner la certitude — de veiller sur elles et de les traiter comme si elles étaient tuberculeuses ou prochainement menacées de l'être.

Qui ne sait que chez celles qui sont positivement tuberculeuses, qui sont même engagées dans la Phthisie proprement dite, les hémoptysies ont presque constamment lieu vers l'époque menstruelle; et que s'il n'y a pas toujours alors hémorrhagie, il y a invariablement congestion pulmonaire exprimée par une toux plus opiniâtre, plus de dyspnée, des douleurs pectorales, de la fièvre, etc., etc. ?

Quant aux hémoptysies qu'on signale comme supplémentaires d'autres fluxions sanguines habituelles, les hémorrhoïdes par exemple, je ferai remarquer aussi, que les tuberculoses arthritiques — qu'on observe si souvent chez des hémorrhoïdaires — sont plus fécondes en hémoptysie que les autres, et que ces sortes de sujets ont dans leurs reliquats d'arthritisme, des moyens d'antagonisme assez puissants pour limiter une tuberculose commençante et légère, dont les signes physiques sont nuls ou douteux, et peuvent échapper à un observateur qui compte dès lors, les cas de ce genre, comme des hémoptysies tout à fait indépendantes de la tuberculose pulmonaire.

S'est-on suffisamment demandé aussi, ce que deviennent, ce que sont devenus ces hémoptysiques qu'on a crus exempts de toute atteinte de tuberculose pulmonaire? C'est généralement jeunes qu'on les a vus cracher du sang. Connaît-on le sort de leur poitrine depuis 50 jusqu'à 75 ans, par exemple? Combien, peut-être, de tuberculeux ont passé à la Phthisie pendant cette période de la vie que les personnes du monde, et même les médecins peu versés dans la clinique phthisiologique, regardent comme très-peu favorable au développement de la consomption pulmonaire! Il y a cependant encore tant de phthisiques de 50 à 60 ans, même au delà! Mais à cet âge, on a peu d'hémoptysies malgré les tubercules, tandis que dans la jeunesse, on en a beaucoup plus souvent et de beaucoup plus abondantes malgré peu de tubercules, et quelquefois même, avec une simple irritation congestive et hémorrhagique du poumon, prodromique d'une tuberculose pulmonaire naissante, ou seulement imminente.

Il me sera même permis de faire remarquer, qu'une première hémoptysie peut juger quelquefois dans la jeunesse une tuberculose à l'état naissant, et épuiser cette grave disposition. On me demandera de le prouver. Certes, je ne le prouverai pas anatomiquement, pas même au moyen des démonstrations rigoureuses de la clinique ; mais je me croirai suffisamment autorisé à l'admettre médicalement et comme praticien, toutes les fois que je verrai un sujet dont les antécédents héréditaires et personnels sont suspects et inclinés vers la tuberculose pulmonaire, cracher du sang à plusieurs reprises, au milieu de conditions inquiétantes, et

que ces accidents terminés, j'observerai après une puberté
mal commencée et bien finie, un essor et un développement
inespérés de la santé et des forces. C'est une conviction de
sentiment que je garderai, qui pourra me diriger dans ma
pratique, et que je voudrais faire partager, car elle ne peut
inspirer au médecin que de bonnes déterminations préven-
tives ou curatives.

Je conviens que pour professer une pareille opinion clinique, il ne faut être ni fataliste ni spécificiste en phthisiologie. Dans ces systèmes, le tubercule est ou il n'est pas. Selon
moi, au contraire, il peut être, il est à tous les degrés, suivant l'intensité ou l'absence même de la diathèse, suivant la
nature du terrain, c'est-à-dire de l'organisme où il se forme,
suivant l'énergie des principes consentants ou antagonistes
qu'il y rencontre, etc... Il en est sous ce rapport de la tuberculisation comme de la suppuration ; elles ne sont pas plus
fatales l'une que l'autre. A un âge donné, tel individu est par
rapport à la tuberculose dans un état d'indifférence. Une
congestion pulmonaire et une hémoptysie qui surviennent,
peuvent déterminer la tuberculose positivement ou négativement. Il arrive par malheur, plus souvent, que cet accident
soit un signe de détermination positive que négative ; mais
il est certains faits que je ne m'explique que par l'événement
opposé. Dans ces cas, l'hémoptysie, quoique symptomatique d'une susceptibilité tuberculosique imminente, n'en
a pas moins amené une évacuation éliminatrice de cette
disposition morbide.

Je ne connais pas de diathèse locale ou générale autre que
la tuberculeuse qui se manifeste par des hémoptysies. Il
n'est pas question de la diathèse arthritique. Elle peut déterminer des congestions hémoptoïques et des infarctus ou
apoplexies du poumon; mais c'est seulement quand elle a
produit dans le cœur et les vaisseaux pulmonaires, y compris les capillaires sanguins, des altérations de texture

comme elle le fait dans la production de l'apoplexie sanguine du cerveau.

D'ailleurs, on ne doit pas oublier une chose, c'est que
quand les diathèses arthritique et herpétique se traduisent
par des hémoptysies, comme on en cite des cas, il y a des
causes de cette anomalie, et que ces causes sont ordinairement une altération et une transformation rétrogrades
des diathèses dont il s'agit. Or c'est à la tuberculose pulmonaire qu'aboutissent trop souvent ces dégénérations. Mon
expérience indubitable à cet égard me conduira toujours à
dire aux médecins : Défiez-vous des maladies constitutionnelles anciennes et héréditaires, non tuberculeuses, qui en
arrivent à se manifester par des hémoptysies. Ces sortes de
manifestations n'appartiennent pas en propre et naturellement aux diathèses dont il s'agit tant qu'elles sont dans
leur type primitif et franc. Lorsque vous observez une hémoptysie chez un goutteux ou un dartreux, songez à une
dégénération imminente de ces diathèses en tuberculose
qu'elles larveront et retarderont encore plus ou moins longtemps, mais qui finira par l'emporter. Encore une fois,
l'hémoptysie n'est pas un symptôme ou un accident ordinaires de la goutte et de la dartre, ni même d'une autre maladie quelconque ; craignez donc la seule qui prenne cette
forme, et faites attention à la phthisie : le pronostic, c'est
toute la médecine.

L'observation clinique aura beau produire souvent les
faits dont ces principes sont tirés, l'esprit des médecins,
quoique ébranlé par eux, n'y acquiescera complétement,
que lorsque les théories fatalistes et spécificistes du tubercule seront abandonnées. Je ne redoute pas beaucoup les
conquêtes de la spécificité ; mais la trace laissée par notre
Laënnec est si profonde; cette pathologie est si commode;
elle dispense tellement d'observer, de comparer, de penser,
qu'elle a bien des chances de durée. Elle en a d'autant plus,
qu'elle a été confirmée par l'Allemagne et surtout par

M. Virchow, qui ne devrait cependant pas jouir en clinique de l'autorité grande et méritée qu'il a en histologie. Il nous dit bien, qu'en pathologie comme en physiologie, tout est dans l'évolution. C'est aussi mon avis depuis trente ans ; mais alors, pourquoi nous donner son tubercule consommé des tissus conjonctifs, comme un type unique et immuable ? Est-il donc l'*alpha* et l'*oméga* de la phthisie ? Avant d'être tel, quelle échelle embryologique n'a-t-il pas parcourue ?

Si la science s'inspirait de l'art, elle y retournerait ; elle aurait une largeur, une vie, une fécondité tout autres que celles que lui font l'histoire naturelle et la pure expérimentation.

Je conclus en affirmant que, pour résoudre le point particulier de l'histoire de l'hémoptysie que j'examine en ce moment, il ne faut pas se placer au point de vue strictement anatomique du fait accompli ou du tubercule fatal, spécifique et sans étiologie, mais au point de vue de la vie et de l'évolution de la maladie ultime qui est définitivement caractérisée par le tubercule. Celui-ci, en effet, ne tombe pas des nues ; il ne provient pas non plus d'une semence ; il se forme en nous en vertu de plusieurs procédés, qui, partis de points différents, concluent à la tuberculose comme à leur expression ultime, et déterminent pendant ce processus, des irritations constitutionnelles de plus en plus profondes, des mouvements fluxionnaires, l'hémoptysie, par exemple, qui, quoique symptomatiques de l'évolution et de la tendance tuberculosiques, ne le sont pas nécessairement du tubercule anatomiquement accompli ; ou qui, conduisant jusqu'à celui-ci, s'y épuisent et ne conduisent pas jusqu'à la phthisie.

Ces considérations, que je crois essentiellement cliniques, pourront paraître obscures, mais ce n'est que parce qu'elles s'éloignent de l'esprit et de la méthode qui président aujourd'hui à la pathologie.

Cette grande question de l'hémoptysie va se présenter encore sous un autre aspect.

L'hémoptysie qui signale si souvent le début de la phthisie pulmonaire, est-elle cause ou effet de la production des tubercules dans les poumons? Grave problème dont la solution a déjà occupé les anciens, et qu'un médecin allemand, M. de Niemeyer, professeur à l'université de Tubingue, a récemment posé avec des faits et des arguments nouveaux.

Parmi les conclusions du travail où il s'occupe de la question, il en est trois que je dois citer plus spécialement, les voici :

« Dans beaucoup de cas, des hémorrhagies abondantes de la muqueuse bronchique précèdent le début de la phthisie pulmonaire, sans qu'un lien de causalité quelconque puisse être constaté entre l'hémorrhagie et la maladie du parenchyme. Dans ces cas, les deux processus coulent simplement d'une source commune, c'est-à-dire, d'une double prédisposition du malade aux hémorrhagies bronchiques d'une part, et à la phthisie d'autre part. »

« Des hémorrhagies de la muqueuse bronchique précèdent le développement d'une phthisie pulmonaire et se rattachent à cette dernière par un lien de causalité, en ce sens que l'hémorrhagie bronchique entraîne des processus inflammatoires chroniques du parenchyme pulmonaire suivis de la destruction de ce dernier. »

« Les hémorrhagies pulmonaires plus souvent encore qu'elles ne précèdent le début de la phthisie, se développent dans le cours de cette maladie ; elles se montrent dans des cas rares, il est vrai, à une époque où l'affection pulmonaire est encore latente. »

« Les hémorrhagies bronchiques qui se produisent dans le cours d'une phthisie pulmonaire, peuvent hâter la terminaison funeste de cette maladie, en favorisant le développement de processus inflammatoires chroniques et destructeurs. »

Ces propositions extraites des *Leçons cliniques sur la phthisie pulmonaire, par Félix de Niemeyer*, traduites de l'allemand par le docteur Louis Culmann, Paris. 1867, ne seraient pas bien comprises des lecteurs français, si je ne rappelais en deux mots le système de l'auteur.

Pour résumer ce système en deux mots, je n'ai qu'à reproduire une proposition chère à M. de Niemeyer, et qui, en effet, caractérise bien l'enseignement paradoxal de ce médecin. Je l'ai déjà énoncée dans mon parallèle du pus, de la matière caséeuse et du tubercule. La voici :

« Le plus grand danger qui menace la plupart des phthisiques, est de devenir tuberculeux. »

Et cette autre : « La tuberculose, dans la plupart des cas, est une maladie secondaire, qui sous l'influence exercée sur l'organisme par des produits morbides caséeux, s'est développée d'une manière qui nous est inconnue. »

On sait que pour l'auteur la Phthisie est essentiellement caractérisée par une sorte de pneumonie catarrhale ayant son siége dans les bronches capillaires et les alvéoles du poumon, et produisant une matière caséiforme destructive des tissus qui lui donnent naissance.

Dans cette manière de voir, le tubercule anatomiquement dit, ou la granulation tuberculeuse, n'est plus qu'une production secondaire, et qui se développe accessoirement dans le poumon des phthisiques. Cette néoplasie, qu'on avait regardée jusqu'à présent comme le signe anatomique le plus spécial de la Phthisie, ne serait plus, dans ce système, qu'une superfétation produite par la résorption infectante de la matière caséeuse.

La première des deux propositions citées plus haut me paraît devoir être retournée ainsi :

Le plus grand danger qui menace les sujets qui ne sont que tuberculeux, est de devenir phthisiques.

Je traduirais ainsi la seconde.

Les granulations tuberculeuses et les productions caséiformes sont des déterminations anatomo-pathologiques de la même diathèse à des degrés et dans des tissus différents. Elles peuvent se développer simultanément ou s'engendrer réciproquement, et ne caractérisent pas deux maladies essentiellement différentes.

Voilà donc une doctrine dans laquelle la Phthisie est donnée comme l'expression et l'effet d'un processus inflammatoire particulier à productions caséeuses destructives. Dans cette doctrine, pourtant, des processus hémorrhagiques du poumon précèdent ou accompagnent ces néoplasies destructives sans avoir aucun rapport avec elles. Ces deux actions morbides parallèles ne se touchent par aucun point; elles marchent à côté l'une de l'autre, et, quelque prolongées qu'on les suppose, elles sont toujours indépendantes, comme si elles coulaient de deux sources tout à fait différentes; elles ne se rencontrent donc dans le même point du même organe que par la plus pure des coïncidences.

Que répondrait M. de Niemeyer à celui qui se servirait de sa proposition sur les rapports ou plutôt sur la coïncidence des hémoptysies et de la phthisie, pour raisonner ainsi :

Dans beaucoup de cas, des inflammations intenses de la muqueuse bronchique précèdent le début de la phthisie pulmonaire ou les productions caséuses, sans qu'un lien de causalité quelconque puisse être constaté entre l'inflammation et la maladie du parenchyme.

Dans ces cas, les deux processus coulent simplement d'une source commune, c'est-à-dire d'une double prédisposition du malade aux inflammations bronchiques d'une part, et à la Phthisie d'autre part.

Eh bien, je crois que celui qui argumenterait ainsi mon auteur, en aurait logiquement le droit et n'en serait pas moins dans une complète erreur.

Pourquoi les hémorrhagies bronchiques seraient-elles moins liées que les inflammations bronchiques au déve-

loppement de la Phthisie pulmonaire ? Les mouvements
fluxionnaires qui précèdent les deux genres de processus
sont-ils donc essentiellement différents ? N'est-ce pas la
même épine, je veux dire la même irritation nutritive qui
détermine les uns et les autres ? Ce qui fait la différence de
leur terminaison, l'une hémorrhagique, l'autre inflammatoire, ne tient évidemment qu'à des dispositions tout à fait
individuelles, ou purement relatives à la vitalité particulière
du département de la circulation capillaire engagée, nullement à la nature de la cause déterminante. Celle-ci est et
ne peut être que le stimulus local d'imperfection, premier
acte de l'irritation tuberculeuse, que celle-ci soit décidément inflammatoire ou qu'elle ne le soit pas.

Tout ce qu'on peut accorder à l'auteur, c'est que le lien
de l'hémoptysie avec les productions destructives, est
moins intime, moins prochain, que le lien de l'inflammation
avec ces mêmes productions.

Le paradoxe que je réfute tient si peu devant l'observation, que le professeur de Tubingue se contredit imperlur-
bablement, lorsqu'il déclare que des hémorrhagies de la
muqueuse bronchique précèdent le développement d'une
phthisie pulmonaire, *et se rattachent à cette dernière par un
lien de causalité*, en ce sens que l'hémorrhagie bronchique
entraîne des processus inflammatoires chroniques du parenchyme pulmonaire suivis de la destruction de ce dernier. »

Est-ce que Niemeyer voudrait dire que le lien de causalité
qu'il admet entre l'hémoptysie et l'altération pulmonaire,
n'existe qu'en raison de l'irritation causée par le sang épan-
ché dans les petites bronches et les alvéoles respiratoires ?
Il le faut bien, puisque tout à l'heure, il niait toute relation
de cause à effet entre l'hémoptysie et la Phthisie, et qu'elles
n'étaient à ses yeux que deux processus parallèles et indépendants.

L'hémoptysie ne se rapporterait donc à l'altération ca-

séeuse du poumon caractéristique de la Phthisie, que par
l'intermédiaire de l'irritation mécanique due au sang extia-
vasé et devenu corps étranger ? Je ne prendrai pas la peine
de démontrer la simplicité excessive de cette pathologie.

Comment, en effet, des hémorrhagies bronchiques cau-
seraient—elles les processus inflammatoires du poumon
autrement que par l'irritation qu'elles excitent mécaniquement? Ne sait-on pas que les hémorrhagies et les inflammations sont en général incompatibles, se remplacent souvent
et s'excluent; que l'inflammation arrête les hémorrhagies,
et que celles-ci préviennent l'inflammation?

M. de Niemeyer qui observe que non-seulement les hémoptysies précèdent les autres symptômes de la Phthisie, mais
qu'elles accompagnent celle-ci une fois reconnue, persiste à
admettre leur influence funeste sur les inflammations destructives du poumon. Il le fait sans doute en vertu de la
théorie mécanique que j'ai critiquée. Mais cette théorie est
contraire à la vérité clinique, car à côté d'hémoptysies qui
hâtent la marche de la Phthisie, il y en a beaucoup qui lui
sont indifférentes, et un certain nombre qui lui sont salutaires, en éloignant pour longtemps, quelquefois pour toujours, comme je l'ai déjà dit, de nouvelles éruptions de
broncho-pneumonie tuberculeuse.

Si l'auteur repousse lui-même la théorie mécanique qu'il
m'a en quelque sorte autorisé à lui prêter, il faut qu'il renonce à l'indépendance qu'il professe exister entre les hémoptysies et la Phthisie, car cette indépendance est en
contradiction formelle avec l'influence funeste qu'il attribue
aux hémorrhagies bronchiques sur le développement des
pneumonies caséeuses ou tuberculeuses destructives du parenchyme pulmonaire.

Je sais bien qu'il semble vouloir dire que cette indépendance des deux faits n'existe pas toujours; mais alors, je
demande les raisons de cette distinction, et à quoi on reconnaît les hémoptysies simplement coïncidentes, et les hémo-

ptysies symptomatiques, car cela est très-important pour le pronostic et la cure de la maladie. M. de Niemeyer est placé dans l'alternative, ou d'adopter explicitement la théorie mécanique du rapport des hémoptysies avec la Phthisie, ou de renoncer à la doctrine des hémoptysies et des Phthisies complétement indépendantes les unes des autres. Or, je crois avoir démontré, que l'une de ces alternatives est aussi impossible et aussi fausse que l'autre.

A quoi donc attribuer de si inqualifiables théories ?

A ce qu'on avait besoin de prouver que la Phthisie est une maladie accidentelle et inflammatoire, une pneumonie catarrhale destructive, distincte de la tuberculose ; et à ce qu'il fallait bien pour cela, que l'hémoptysie ne fût qu'un accident provocateur de la pneumonie caséeuse, continuant à entretenir cette inflammation destructive, mais sans rapport de nature avec elle et sans origine commune.

Pour moi, au contraire, on le sait, l'hémorrhagie bronchique et l'inflammation catarrhale du parenchyme sont congénères, avec cette différence que l'inflammation est beaucoup plus grave que l'hémoptysie, beaucoup plus tuberculisante qu'elle, et que lorsqu'à la suite d'une hémoptysie la marche de la Phthisie est plus rapide, c'est qu'elle a été remplacée par une inflammation des vésicules soit lobaire, soit lobulaire.

On pourrait croire d'après la théorie de M. de Niemeyer, qu'on n'observe l'hémoptysie que dans ce qu'il appelle la Phthisie (pneumonie caséeuse), et jamais dans la tuberculose, qui selon lui n'existe qu'avec les granulations demi-transparentes du tissu plasmatique interalvéolaire.

Je pense contrairement à cela, que beaucoup d'hémoptysies précèdent ou accompagnent la formation des granulations tuberculeuses au sommet des poumons dans des Phthisies lentes, constitutionnelles, non fébriles, et où rien ne prouve l'existence de la pneumonie caséeuse.

Les hémoptysies qui se renouvellent dans le cours d'une

Phthisie confirmée, sont dues à la même cause que celles qui en ont signalé le début, alors que rien encore, ni dans la santé générale, ni dans les symptômes locaux, ne pouvait faire craindre l'explosion de la maladie. C'est toujours, en effet, à une nouvelle éruption de tubercules soit figurés, soit amorphes, que correspondent les nouvelles broncho-hémorrhagies, car on sait que c'est presque constamment par poussées éruptives que marche et s'étend la phthisie.

Les hémoptysies sont plus fréquentes chez les phthisiques jeunes que chez les phthisiques âgés. Elles sont rares à la fin de toutes les phthisies, alors que la tuberculisation pulmonaire est très-avancée, et qu'autour des tubercules se sont formés beaucoup de points d'induration pulmonaire brune ou grise; alors aussi, que les vaisseaux capillaires sont oblitérés à une distance plus ou moins grande des foyers altérés.

Les femmes m'ont toujours paru supporter les hémoptysies tuberculeuses avec moins de dommage que les hommes.

La présence de tubercules granuleux ou à cellules, amorphes ou caséiformes, est-elle nécessaire à la production des hémoptysies ? Question bien difficile à résoudre autoptiquement.

En supposant qu'on n'ait jamais vu une hémoptysie tuberculeuse sans tubercules anatomiquement présents, cela ne prouverait pas que l'hémorrhagie soit causée par la présence physique de ces productions morbides. Il y a un grand nombre d'individus morts de Phthisie, et qui n'ont jamais eu une seule hémoptysie. L'hémoptysie, quand elle existe, n'a donc pas pour cause réelle et immédiate la présence physique des lésions tuberculeuses formées.

Il est certain pourtant, que lorsque l'hémoptysie tuberculeuse se déclare, il y a un travail tuberculisant opéré ou qui s'opère; et c'est ce travail même, plus ou moins avancé, et généralement à son début, qui détermine autour de son foyer un nouveau mode de circulation; qui créera même

plus tard une zone circulatoire nouvelle, formée de vaisseaux nouveaux, plus ou moins embryonnaires, malades,
fragiles, par conséquent, et très-hémorrhagiques. Telle est
la raison d'être, la cause réelle de l'hémoptysie tuberculeuse.
Nous assistons par l'hémoptysie au molimen générateur de
cette circulation supplémentaire dont la phthisie excite la
formation dans les poumons tuberculeux, et dont les dispositions anatomiques définitives, ont été trouvées et soigneu-
sement décrites par Natalis Guillot.

L'hémoptysie est, je le répète, une des premières manifestations du travail préparatoire de cette néoplasie vasculaire dans le poumon irrité. On comprend à quel point sont
délicats et friables les dessins rudimentaires de cette circulation capillaire accidentelle, et combien le mouvement
fluxionnaire sanguin qui est inséparable de ce *nisus* pathologique, doit être fécond en extravasations sanguines plus ou
moins actives, et d'une difficile répression.

Laënnec pensait que les simples crachats hémoptoïques
ne pouvaient venir que des bronches ; mais il croyait que le
sang des hémoptysies abondantes était fourni par les extrémités capillaires de ces canaux, et surtout par les alvéoles
pulmonaires.

Cette distinction paraît juste. Elle est d'accord avec l'explication que je viens de donner des grandes hémoptysies.
En effet, c'est l'irritation inflammatoire tuberculisante des
vésicules pulmonaires et du tissu plasmatique intervésicu-
laire, irritation partagée par les vaisseaux capillaires rami-
fiés dans ces deux ordres de tissus, puis, l'oblitération de ces
vaisseaux, qui sont le point de départ de la vascularisation
accidentelle dont j'ai parlé. Il est donc tout naturel et presque nécessaire, que les hémorrhagies s'opèrent dans les
points mêmes où se passe la congestion irritative qui précède
et accompagne la néoformation vasculaire.

Le sang extravasé en plus ou moins grande quantité dans

le parenchyme pulmonaire, est-il, autant que le croit M. de Niemeyer, la matrice d'un processus tuberculeux amorphe ou caséeux, ou l'épine qui provoque dans le poumon une inflammation suivie de ces productions destructives ?

Sans nier cette transformation ou ce processus inflammatoire funeste, je les crois beaucoup moins fréquents que ne le prétend l'auteur allemand. Je vois tous les jours des hémoptysies considérables, prolongées, ne laisser derrière elles aucune trace de leur passage, ni noyaux d'induration, ni matité, ni souffle accompagné de râles métalliques dans aucun point du poumon. Tout au plus, pendant l'hémoptysie, perçoit-on dans la région qui en est le siége, des bulles muqueuses plus ou moins grosses, qui semblent dues à la présence du sang liquide dans les petites bronches.

Quelquefois sans doute — et je viens d'en avoir simultanément deux exemples chez des femmes dans la salle Saint-Vincent de mon service de l'hôpital de la Charité — quelquefois, on rencontre en même temps que l'hémoptysie, ou peu de temps après elle, et presque toujours dans une des fosses sous-scapulaires, les signes que je viens d'indiquer plus haut, matité, souffle, bruit de friture, qui annoncent la présence d'un foyer de pneumonie tuberculeuse ; mais il est difficile de pouvoir affirmer que c'est un infarctus hémoptoïque présent dans ce point, qui est la cause immédiate de ces signes d'induration déliquescente, ou l'épine qui a déterminé le processus inflammatoire caséeux. Cela est d'autant plus incertain, que l'expectoration n'est ni brune, ni fétide, ni briquetée, ni sanglante sous aucune forme, mais simplement muco-purulente.

Je ne nie pas ces transformations ; je ne conteste pas tout à fait la pneumonie et la fonte tuberculeuse amorphe qui peuvent résulter d'une hémorrhagie broncho-alvéolaire ; mais je suis plus porté à croire que cette série d'altérations est dans l'ordre pathologique, et que les actes s'en succèdent selon un mode d'évolution spontané et propre à la marche naturelle de ce genre d'affection.

Quoi qu'il en soit, si le sang extravasé dans les vésicules pulmonaires peut se transformer en matière caséeuse, cela ne peut se faire qu'en vertu d'une disposition tuberculeuse très-prononcée; et ceux qui veulent que l'hémorrhagie et l'inflammation tuberculisante soient deux processus parallèles et indépendants, sont convaincus ici d'erreur manifeste.

Comment, en effet, regarder une hémoptysie comme indépendante d'une pneumonie caséeuse concomitante ou consécutive, lorsque le sang fourni par cette hémorrhagie devient lui-même la matière de productions morbides caséiformes ou tuberculeuses amorphes?

D'ailleurs, il y a d'autres apoplexies pulmonaires ou d'autres infarctus sanguins du poumon que ceux qui sont symptomatiques d'une tuberculose. On en observe dans les affections du cœur et des gros vaisseaux et chez des individus, des hommes d'un certain âge surtout, le plus souvent arthritiques, dont les vaisseaux capillaires du poumon sont frappés de petites dilatations anévrismales ou de dégénération athéromateuse. Des apoplexies pulmonaires, non toujours mortelles, se font dans les poumons de ces sujets, sans que jamais ces épanchements ou ces infarctus deviennent le siége de productions caséiformes. C'est que ces sujets ne sont pas tuberculeux.

Il est des organes, les fosses nasales, le rectum, l'utérus, qui peuvent être le siége d'hémorrhagies fréquentes, abondantes même, lesquelles ne présentent cependant aucune altération déterminée de ces surfaces de rapport. Il n'en est pas ainsi des poumons. La nature ne les choisit pas pour le terme de ces fluxions hémorrhagiques non morbides, quelquefois salutaires, qu'on peut regarder comme des servitudes organiques et des fonctions accidentelles plutôt que comme des maladies. Toutes les fois qu'ils sont le siége d'une hémorrhagie, il faut donc se défier; et plus de quatre-vingt-quinze fois sur cent, se défier de la tuberculisation pulmonaire.

Les hémorrhagies et les phlegmasies pulmonaires qui se développent au début et dans le cours de la phthisie pulmonaire sont donc du même ordre et ont une signification analogue. Seulement, les inflammations sont plus graves et plus destructives que les hémoptysies. J'ai vu celles-ci suivies de rémissions et même de solution, jamais les premières, à moins que la diathèse ne soit épuisée par une phlegmasie vive, chez un sujet à diathèse locale, ou pourvu de vigoureux éléments de résistance générale. Une caverne se forme alors et se rétrécit peu à peu, limitée à sa circonférence par des tissus comme fibro-cartilagineux ou infiltrés de granulations sèches et inertes, granulations de guérison.

Plus on avance dans l'étude de la tuberculose pulmonaire, plus on voit que si le tubercule est simple quand on l'étudie à l'état abstrait, la tuberculisation, ou l'ensemble des actions morbides et des lésions qui accompagnent l'évolution des tubercules, est complexe, multiple, diverse, et présente une maladie pleine de transitions, de nuances, d'inflammations à tous les degrés, et de produits inflammatoires aigus et chroniques de toutes les formes; une maladie bien différente, enfin, de celle que nous donnent les anatomo-pathologistes pour qui le tubercule est une production une, définie, immuable comme la pustule variolique et le chancre huntérien.

Lorsque M. Virchow a placé sur le porte-objet de son microscope la granulation plasmatique, il croit avoir tout fait, il ne voit rien en deçà ni au delà. Voilà l'élément de la tuberculose trouvé, il ne s'occupe plus du reste. Sans ce reste ou cet accessoire, l'élément anatomique si péniblement abstrait, n'est pourtant presque rien.

Lorsque M. de Niemeyer a séparé radicalement la pneu-

monie caséeuse et sa production, du tubercule de M. Virchow, et déclaré qu'elles constituent deux maladies différentes, il pense aussi n'avoir plus rien à dire.

Quelle idée différente on conçoit de la Phthisie, quand
on examine un poumon tuberculeux !

On voit les hémorrhagies et les phlegmasies ouvrir la
scène et ne plus la quitter. Le tubercule cellulaire et la
matière tuberculeuse amorphe ne paraissent pas pouvoir s'en
passer. Leur nature pauvre, leur vitalité intrinsèque presque nulle, rendent nécessaires autour d'eux les procédés inflammatoires, congestifs, hémorrhagiques sans lesquels, en
effet, le tubercule, sous toutes ses formes, ne se ramollirait
pas, n'altérerait, ne détruirait, ne pourrait tuer dans les poumons, que par sa quantité asphyxiante.

Or, ces procédés congestifs et inflammatoires engendrent
autour et à côté des tubercules, des altérations diverses qu'on
peut rapporter à toutes les formes d'inflammation chronique : congestions simples, indurations rouges, brunes, grises, infiltrées ou non de tubercules granuleux ou de tubercules
jaunes, tubercules crus de Laënnec, ayant leur siége dans les
alvéoles, ou dans le tissu conjonctif et les intersections cel-
lulo-fibreuses qui limitent les lobules.

Il est quelquefois très-difficile de distinguer ces indurations cendrées de celles qui sont formées par des agglomé-
rats de petites granulations grises. Dans quelques cas, on y
trouve celles-ci ; à côté on ne les trouve pas ; puis on les
trouve plus loin ; de sorte qu'il est probable qu'elles se
seraient formées plus tard dans des points où elles n'existent pas aujourd'hui. Y a-t-il un processus naturel et comme
une évolution embryonnaire entre ces états? Sortent-ils les
uns des autres? ou bien, n'y a-t-il pas plus de rapport entre
eux qu'entre une inflammation commune et une inflammation spécifique, l'une ne pouvant jamais conduire à
l'autre ?

Je crois que le temps n'est pas loin, où l'on ne prendra

plus au sérieux la spécificité du tubercule de **M.** Virchow au milieu de toutes ces altérations inflammatoires qui l'accompagneraient sans avoir d'autre rapport avec lui que l'inflammation et ses produits avec le corps étranger qui les a excités ; et qu'on ne trouvera bientôt plus un hiatus infranchissable entre les uns et les autres. J'ai déjà dit que les recherches de **M.** Lebert et de **M.** Colin nous acheminent vers cette doctrine, que je professe depuis longtemps. Elle me paraît conclure à une grande et sérieuse médecine préventive de la Phthisie.

Je pense que c'est comme un des éléments importants de ces procédés morbides multiples qui se groupent autour de la tuberculisation pulmonaire, qu'il convient de considérer l'hémoptysie. Autrement, elle n'est plus qu'un accident, un épiphénomène qui se rencontre là sans raison d'être, et n'est plus pour le médecin qu'une source empirique de prognose et d'indications thérapeutiques. J'en reparlerai plus tard à ce dernier point de vue, et j'achèverai alors ce qui me reste à dire sur ce fait important de l'histoire de la Phthisie.

LA TOUX ET L'EXPECTORATION.

La toux est un symptôme vulgaire, propre à toutes les affections des voies respiratoires. Je ne crois pas que considéré en lui-même, ce symptôme puisse offrir dans la phthisie un caractère pathognomonique. Comme tous les autres symptômes, celui-là, quelle que soit sa forme, ne tire sa valeur que de ses rapports avec les autres signes, avec la marche et avec la physionomie entière de la maladie. Tout au plus, pourrait-on reconnaître à la forme et au timbre de la toux, la Phthisie laryngée à quelqu'une de ses périodes, et en induire l'existence de la phthisie pulmonaire. Je veux parler de la toux à laquelle Trousseau avait donné le nom d'éructante. Quant à la toux dite caverneuse, on l'observe dans certaines bronchites, et dès lors sans excavation pulmonaire; et de plus, tous les phthisiques dont les poumons sont creusés de cavernes, ne présentent pas la toux caverneuse.

On rencontre bien dans les phthisies très-avancées une certaine toux éteinte, prolongée, impuissante, qui a aussi quelque chose d'éructant et qui tire son accent spécial autant du larynx que de la poitrine; mais si je n'en parle pas, quoiqu'elle trompe rarement une oreille exercée, c'est qu'elle appartient à ces périodes ultimes de la maladie où le diagnostic est trop complet, et où un signe de plus ou de moins n'est qu'un détail pittoresque aussi triste qu'inutile.

En m'occupant de l'amaigrissement, j'ai oublié de mentionner une forme du début de la phthisie à laquelle me ramène la question de la toux.

J'ai vu un certain nombre de phthisies constitutionnelles et diathésiques débuter par le syndrome d'une dyspepsie hypochondriaque. Cette affection est accompagnée d'une toux qu'on qualifie de gastrique, sans que rien puisse détourner de cette erreur. Il n'est même pas sûr que cette espèce de toux ne soit pas gastrique, c'est-à-dire produite par une action sympathique dont le point de départ serait gastrique ou pharyngien, et exciterait par un processus réflexe, les nerfs et les muscles corrélatifs qui accomplissent les mouvements synergiques caractéristiques de la toux. Ces malades maigrissent d'une manière inquiétante. On n'observe ni symptômes ou signes locaux, ni symptômes généraux ou rationnels de phthisie.

L'amaigrissement est mis sur le compte de la dyspepsie, de l'anorexie, de la tristesse, de l'insomnie, lorsque tout à coup ce groupe concordant de symptômes s'amende et fait place graduellement aux symptômes incontestables d'une phthisie pulmonaire.

Cela était d'autant plus important à dire, qu'indépendamment de l'état de gastralgie hypochondriaque qui précède quelquefois l'explosion de la phthisie chez certains sujets, la toux du début de la tuberculose pulmonaire ressemble souvent à la toux dite gastrique. Si alors les autres symptômes et les signes physiques manquent à l'observateur, son attention peut être détournée vers le système nerveux des voies alimentaires. Alors, le pronostic est faussé, sans gravité au lieu d'être très-sérieux; la prophylaxie surtout, peut être engagée dans une voie regrettable, et la considération du médecin fort compromise.

Il est rare que cette forme avortée de toux qu'on appelle gastrique et dont les malades rapportent, en effet, le point de départ à l'épigastre, il est rare, dis-je, que cette espèce de toux soit bronchique. Elle est toujours ou pharyngienne, ou gastrique, ou parenchymateuse. Je veux dire, par ce dernier mot, que cette toux a son épine, sa cause excitante dans les vésicules ou dans les tissus interalvéolaires. Dans ce cas, c'est la même chose, car on ne tousse directement que du larynx, des bronches grosses ou petites, et des vésicules pulmonaires. Or, la toux primitivement et chroniquement alvéolaire est à peu près toujours tuberculeuse. Quand elle signale des granulations du tissu conjonctif, c'est en définitive d'une irritation sympathique des alvéoles qu'elle procède.

Avant tout deliquium des produits phymatiques, cette toux est sèche, écourtée, comprimée et analogue à la toux gastrique. Dans d'autres cas, elle est quinteuse, spasmodique, déchirante, analogue à celle de la coqueluche. Quelquefois, elle est ou férine, ou métallique, à timbre d'instrument de cuivre, ou convulsivement expiratrice comme dans l'asthme.

En comparant ces diverses formes de toux extraordinaire, généralement non expectorante, ou ne donnant que des produits pituiteux fournis par les glandes de Morgagni et les follicules pharyngiens, en comparant, dis-je, ces toux névro-

siques entre elles et avec la toux vulgaire, facilement expectorante, peut-on éclairer le diagnostic de la Phthisie à son
début, et son pronostic pendant sa durée ? Je le crois, et
cette étude, indépendamment de son intérêt pratique, ne
manque pas d'un certain intérêt en pathologie générale.

J'ai eu souvent occasion de dire dans cet ouvrage, que
les névroses pulmonaires et l'évolution des tubercules dans
le poumon, étaient en raison inverse l'un de l'autre. Les névroses compriment et retardent le processus tuberculeux.
La marche rapide de celui-ci éloigne les névroses et ne leur
laisse pas de place. Il y a là une loi de balancement incontestable, très-pratique, très-féconde.

On rencontre un certain nombre de jeunes filles qui, à
l'époque de la puberté, et même plus tard, présentent à
observer : une toux spasmodique férine, fruste, dont l'éclat
est métallique, sans quintes pourtant, mais d'une implacable continuité. Ces jeunes personnes sont quelquefois sub -
chlorotiques, d'autres fois, au contraire, d'un teint trop
brillant, d'un rouge un peu cru aux joues, aux lèvres, au
bord libre des paupières. Il n'est pas rare que leur caractère
soit trop timide et un peu bizarre. Quelques-unes même,
sans être formellement hystériques, ne laissent pas que d'offrir quelques fragments caractéristiques de cette névrose.
C'est même ce qui induit souvent le médecin en erreur touchant la signification de la toux que je vais décrire, et qui
trop souvent se rattache par sa cause déterminante à des
tubercules pulmonaires naissants, quoique sa forme soit
évidemment donnée par l'état nerveux tout personnel de ces
sujets, qui sont, je l'ai dit, presque toujours des femmes.

L'attention du médecin, détournée par l'état névropathique général et le type spasmodique de la toux, soupçonne
bien les tubercules, mais il finit par en repousser la supposition pour deux raisons, insuffisantes à mon avis, et que voici :

D'abord, en raison de la névrose dont ces personnes sont affectées, les productions lymphatiques du poumon se développent avec une froideur et une lenteur extrêmes. Il en résulte, que si on observe la malade pendant plusieurs mois, par exemple, et qu'après de longs doutes, on ne voie pas se développer avec évidence les lésions qu'on avait soupçonnées, on finit par renoncer au diagnostic funeste, et par espérer tout à fait dans l'existence d'une névrose pulmonaire.

Il y a aussi une autre cause de cette méprise, c'est que l'état spasmodique ne se borne pas au larynx, mais que, suivant moi, il affecte les bronches capillaires et peut-être les alvéoles du poumon elles-mêmes, dans les points où germe lentement la granulation tuberculeuse.

En effet, lorsqu'on ausculte les sommets pulmonaires chez ces personnes, on est frappé de la faiblesse extraordinaire, quelquefois même de l'absence du bruit d'expanpansion pulmonaire, malgré des efforts profonds d'inspiration et une sonorité à peu près normale sous le doigt qui percute.

Il y a longtemps que ce fait a été signalé dans la coqueluche, dans certaines fièvres catarrhales nerveuses, comme la grippe, et même chez les sujets sains, mais très-essoufflés.

L'observateur est tout surpris de ne pas rencontrer le murmure vésiculaire; et sans la persistance du son plessimétrique normal, il croirait à une oblitération ou à une compression des vésicules pulmonaires par des tubercules. Mais avec un peu de persévérance, et en revenant à l'auscultation à diverses reprises un peu éloignées, on remarquerait que cette faiblesse ou cette absence du bruit respiratoire n'est pas constante; qu'après l'avoir constatée aujourd'hui, on ne la retrouvera pas le lendemain; qu'elle a, par conséquent les vicissitudes d'un état spasmodique, et non l'inamovibilité d'une lésion tuberculeuse.

La première condition pour qu'un bruit morbide vésiculaire soit perçu, c'est que le bruit vésiculaire normal puisse l'être lui-même. Or, chez les personnes dont il s'agit, la toux peut, un jour, être moins spasmodique, les vésicules moins contractées, et des bruits morbides être entendus aujourd'hui qui ne pouvaient pas être auscultés hier; cela m'est arrivé souvent. Voilà pourquoi, je le répète, il faut revenir souvent sur l'auscultation dans ces cas particuliers, afin de pouvoir prendre une bonne moyenne des résultats obtenus.

Plus la toux sera spasmodique, et spasmodique bronchovésiculaire, moins les bruits morbides seront perçus, et réciproquement. Il m'est souvent arrivé de faire parler des poumons et de révéler des bruits morbides, en administrant un vomitif, de la belladone, de l'eau d'Eaux-Bonnes, et surtout de petites doses de kermès. Qu'arrivait-il alors ? que je résolvais l'état spasmodique, et si je peux ainsi dire, la constipation des bronches capillaires et des vésicules ; et que, dès ce moment, la toux devenait simple, fonctionnelle, expectorante, révélatrice, enfin, de bruits morbides tuberculeux préexistants, mais comprimés.

Que faut-il en conclure ?

Qu'il y a lieu de se défier des toux férines et spasmodiques opiniâtres qui désespèrent certaines jeunes filles dont j'ai caractérisé plus haut les conditions de santé, parce que leurs névroses, et surtout la forme névropathique de leur toux, font qu'on met trop facilement celle-ci sur le même rang que beaucoup d'autres symptômes nerveux concomitants, et qu'alors on exclut d'autant plus volontiers l'idée des tubercules pulmonaires qu'il y a entre eux et la névrose, un antagonisme qui ralentit indéfiniment leur évolution. J'ajoute, que le pronostic de cette toux devra être plus prudent encore et plus réservé en raison des difficultés quelquefois insurmontables que l'auscultation éprouve quand elle s'applique à un sommet de poumon, dans lequel une toux spasmodique et un état de contraction tonique des bronches capillaires et des vésicules bronchiques elles-mêmes, empêche la production de tout bruit normal ou pathologique.

Dans ces cas, la percussion doit être pratiquée avec une grande précision, car elle est longtemps le seul moyen de se décider au milieu des incertitudes et des contradictions que présentent les autres signes.

Toutes les fois qu'une toux spasmodique et convulsive, quelle qu'en soit la cause, se montrera dans le cours de la phthisie confirmée, avec une expectoration nulle ou glaireuse et transparente, elle pourra motiver un pronostic moins grave, et elle permettra des délais beaucoup plus étendus que la toux humide, sans spasme et facilement suivied'une expectoration opaque, abondante et peu aérée : toutes choses étant égales, d'ailleurs, du côté de la profondeur et de la quantité des altérations tuberculeuses.

Mon observation déjà bien ancienne demeure constante à cet égard. En traitant la question de l'antagonisme que certains états morbides font plus ou moins efficacement à la phthisie, j'ai parlé de l'asthme et des propriétés qu'il possède à un double égard sous ce rapport. Il est antagoniste de la tuberculose pulmonaire parce qu'il est un catarrhe capillaire névrosique ou spasmodique des poumons. Il l'est aussi, parce qu'il est le plus souvent une manifestation pulmonaire de l'arthritisme et de l'herpétisme, deux diathèses antagonistes, la première surtout, de la tuberculose.

Or, la toux spasmodique et convulsive dont je parle en ce moment possède quelque chose des propriétés antagonistes de l'asthme contre le processus tuberculeux. Avec elle, la fièvre et l'inflammation, qui favorisent singulièrement la fonte du produit morbide et le tabes, ne sont jamais bien vives, et la phthisie se ralentit et tend à s'immobiliser.

J'en ai bien souvent la preuve dans ma pratique thermale avec les eaux d'Eaux-Bonnes.

Ce médicament naturel très-énergique, possède entre toutes ses propriétés béchiques, celle d'exciter puissamment la contractilité bronchique. Cette vertu se produit souvent au profit des phthisiques, en changeant une toux vulgaire, à expectoration muco-purulente trop facile, en toux spasmodique, congénère de l'asthme, avec laquelle se modifient les caractères de l'expectoration, qui de purulente devient visqueuse et plus adhérente. Dès que cette transformation est accomplie, on peut être à peu près certain, qu'une rémission va se prononcer dans la marche de la tuberculose, et que tous les signes graves, signes locaux, signes généraux surtout, s'apaiseront, et que la maladie organique éprouvera un arrêt d'évolution.

Il n'est pas nécessaire pour cela, qu'un véritable accès d'asthme se déclare, ou qu'apparaisse une toux expressément convulsive. Il suffit souvent, que le bruit respiratoire soit plus sec et plus aigu, ou que le malade offre à l'auscultation une respiration forte et comme supplémentaire sans de plus grands efforts d'inspiration que de coutume, et semblable à celle que présentent les individus affectés de ce que Laënnec appelait l'asthme avec respiration puérile. Dès que ces signes d'une expansion et d'une contraction plus intenses et comme névrosiques des bronches et des alvéoles se manifestent avec une toux de même nature, il est rare que le travail désorganisateur et la fonte tuberculeuse ne s'amendent pas, et ne deviennent pas stationnaires au grand bénéfice des malades.

Ainsi, pour me résumer, la toux facile, la toux constamment expectorante, l'expectoration abondante de tubercules ramollis et liquéfiés mêlés au muco-pus, sont une toux et une expectoration funestes.

La toux difficile, indépendamment de toute laryngite, la toux spasmodique, convulsive, comme dans l'asthme, avec expectoration, ou simplement pituiteuse, ou transparente et vitrée, visqueuse et très-adhérente, sont une toux et une expectoration qui annoncent une évolution lente de la tuberculose. Il est permis de porter un pronostic moins grave, lorsque naturellement ou sous l'influence de modificateurs hygiéniques ou thérapeutiques, la toux et l'expectoration passent du premier de ces états au second. Plus l'expectoration est facile, opaque, et les crachats non aérés, soit qu'ils se présentent séparés et nummulaires, ou étalés en larges plaques comme du fromage de Brie trop fait et demi-liquide, plus le pronostic est grave.

L'expectoration très-aérée suppose une toux pénible, spasmodique, convulsive, une expectoration difficile, toutes conditions moins funestes que leurs contraires.

Le vomissement étant rare dans la phthisie indépendamment de la toux, je parlerai ici du vomissement que la toux provoque souvent chez les phthisiques.

C'est un symptôme très-grave à tous les points de vue. Il peut éclairer le diagnostic et doit presque toujours imprimer au pronostic un caractère très-sérieux.

On a cru que ce vomissement, provoqué presque toujours par la toux, était le symptôme d'un état morbide spécial et défini de la membrane muqueuse de l'estomac, d'une gastrite chronique caractérisée nécropsiquement par un aspect mamelonné et grisâtre du grand cul-de-sac de l'estomac. Le rapport de ce symptôme à cette lésion est loin d'être constant, et par conséquent, exact. Il coïncide bien quelquefois aussi avec un certain degré d'amincissement et de ramollissement de la membrane muqueuse de l'estomac ; mais ici encore, il y a plutôt coïncidence, complication, cause aggravante, que relation particulière de cause à effet. Ces états pathologiques existent sans les vomissements, et on voit ceux-ci, très-intenses, sans aucun état anatomo-pathologique déterminé.

Ces altérations diverses de la membrane muqueuse de l'estomac dans la Phthisie, et la fréquence des vomissements provoqués par la toux chez les phthisiques, quoiqu'elles ne soient pas liées d'une manière intime et nécessaire, n'en sont pas moins l'effet multiple d'une même cause, et la preuve d'une altération grave des organes digestifs dans cette maladie.

L'estomac du phthisique n'est pas affecté de ces lésions parce qu'il vomit ; il ne vomit pas à cause de ces lésions mêmes ; mais il a les lésions de la gastrite chronique et les vomissements, simultanément, et en vertu d'un principe désorganisateur qui n'est autre que la dégénération tuberculeuse elle-même.

Chez un grand nombre de phthisiques, les fonctions digestives sont profondément affaiblies. Une anorexie insurmontable est un de leurs tourments les plus pénibles et les jette dans un grand découragement. C'est chez ceux qui souffrent surtout de cette langueur de l'appétit et du travail digestif que les vomissements sont le plus communs. On les observe bien chez des sujets qui ressentent encore un assez bon appétit, mais il faut se défier de ce reste de sensation normale : il ne tiendra pas longtemps, et une anorexie plus ou moins complète ne tardera pas à la remplacer, car, encore une fois, les vomissements dont il s'agit, révèlent une grave atteinte portée à toute l'économie et particulièrement à l'estomac. Voilà pourquoi ils doivent assombrir le pronostic. On trouve peu d'exemples de rétablissement, ou même, d'amélioration sérieuse, chez les phthisiques qui ont le malheur d'en être affectés.

C'est surtout le soir, après le dîner, au moment de l'exacerbation fébrile vespérine, que la toux provoque les vomissements du phthisique. Il y a là une double cause excitante de l'éréthisme de l'estomac, c'est-à-dire de la faiblesse irritable, ou de l'atonie avec spasme, qui détermine le vomissement pour peu que le malade tousse. En effet, il peut tousser beaucoup plus, et beaucoup plus longtemps dans le jour sans vomir. Le travail de la digestion détermine une dyspepsie particulière, et le redoublement fébrile du soir donne aussi la fièvre à l'estomac et l'adynamise tellement, que sous l'effort de la toux, il se renverse et rejette presque toujours les aliments qui viennent d'être ingérés.

Ce rapport de la toux émétisante avec le repas du soir et la digestion est des plus tristes, car il prive l'économie de l'assimilation nutritive qui est le premier besoin du phthisique. Il faut donc prévenir ce grave accident en faisant faire au phthisique son principal repas à onze heures du matin ou à midi.

J'ai fait bien des fois une observation qui prouve à quel point les vomissements provoqués par la toux chez les phthisiques sont bien le symptôme d'une profonde adynamie de l'estomac. A quelque heure du soir et même de la nuit que vomisse le phthisique, il rend les aliments pris à cinq ou six heures du soir dans un état parfait de conservation ou d'inaltération. Pendant plusieurs heures qu'ils ont séjourné dans l'estomac, il semble vraiment que celui-ci n'ait pas eu la moindre action sur eux.

La toux vomitive des phthisiques a non-seulement une grande valeur pronostique ; chez ceux qui vomissent en toussant à une époque peu éloignée du début de la maladie, où des signes pathognomoniques suffisants peuvent encore manquer, elle a aussi une grande importance diagnostique. Aucun des symptômes qu'on appelle généraux ou rationnels n'a à mes yeux une valeur aussi positive. Je ne sais pas s'il m'a trompé une seule fois dans le diagnostic d'une phthisie pulmonaire, toutes les fois que l'ensemble des autres caractères me laissait dans l'incertitude et ne me permettait pas d'affirmer l'existence des tubercules. Voilà pourquoi c'est un signe précieux, qu'Andral et Delaberge avaient déjà mis en lumière, et qui a fait, surtout de la part de mon collègue et ami, M. Bourdon, l'objet d'un mémoire qui restera.

LE PHARYNX, L'ANGINE FOLLICULEUSE.

Le pharynx des phthisiques est très-souvent, et certainement dans plus de la moitié des cas, affecté d'une phlegmasie chronique qui a pour siége principal les follicules muqueux de cet organe. Ils sont rouges, gonflés et hypertrophiés sur un fond enflammé lui-même, quelquefois pâle et sain en apparence.

Cette angine granuleuse préexiste quelquefois à la Phthisie. Dans d'autres cas, elle se développe dans son cours, et elle arrive à son *maximum* d'intensité à la fin du deuxième ou au commencement du troisième degré de la maladie.

Quelle est sa signification ?

Considérée indépendamment de la Phthisie et comme affection idiopathique, l'angine folliculeuse est presque toujours herpétique. L'angine tonsillaire chronique appartient plus particulièrement à la diathèse lymphatique et strumeuse.

Cette donnée une fois établie, et ces autres faits étant aussi admis, savoir, que beaucoup de phthisiques avaient des angines granuleuses très-accusées avant leur Phthisie ; que l'herpétisme est un des processus qui conduisent les générations à la Phthisie, et qu'en effet, il y a un grand nombre de Phthisies constitutionnelles chez des individus qui ont été ou qui sont encore dartreux, il ne faut pas chercher d'autre cause à cette complication quelquefois très-pénible et contre laquelle les phthisiques demandent souvent un remède, que la diathèse herpétique dont les reliquats sont encore très-souvent associés à la tuberculose des poumons et à la Phthisie.

J'insiste sur ce point, parce que des pathologistes renommés n'ont vu dans cette angine des phthisiques, qu'une irritation toute locale, produite par la toux et le passage plus ou moins répété des crachats sur l'arrière-gorge. L'effet ne me paraît pas en rapport avec la cause, et je ne peux admettre cette étiologie plus qu'insuffisante. L'angine dont il s'agit n'est pas plus produite par le contact des crachats aussi âcres et aussi irritants qu'on les suppose, que la dysenterie n'est produite par les mucosités intestinales, et la laryngite des phthisiques par les efforts de la toux. Dans beaucoup d'autres maladies où l'on tousse et crache, jamais l'angine folliculeuse du pharynx ne se produit. On prend donc ici l'effet pour la cause, comme on l'a toujours fait dans l'Ecole qui a donné cette explication (MM. Chomel et Louis), et qui, comme Laënnec, n'a jamais vu dans la Phthisie, qu'un ensemble de symptômes et de lésions sans causes internes appréciables et sans rapports généraux et profonds.

Pour moi, l'angine folliculeuse des phthisiques a la même valeur qu'un eczéma, un pityriasis ou un psoriasis. Le pharynx, malgré ses inflammations chroniques intenses et prolongées dans la Phthisie, n'est pas un lieu d'élection pour la formation des tubercules. L'intestin, le larynx se tuberculisent dans la Phthisie avec une grande facilité; le pharynx jamais. Est-ce parce qu'il est un siége de prédilection pour les déterminations locales de l'herpétisme, et que celui-ci offre encore aux atteintes de la tuberculose une certaine résistance ? Je ne sais; mais j'ai l'habitude de n'opposer à cette complication que des moyens thérapeutiques calmants, et de ne rien faire qui puisse la supprimer. Je me comporte avec elle comme avec l'hypertrophie des amygdales que je n'excise jamais, pas plus que la luette, chez les phthisiques, ou chez ceux qui me paraissent menacés de le devenir ; comme aussi avec la fistule anale, les dermatoses, les douleurs, la leucorrhée, etc., etc...

LA FIÈVRE.

La Phthisie pulmonaire étant une phlegmasie chronique

constitutionnelle et ultime, est nécessairement accompagnée de fièvre. Cette fièvre, pour n'être pas continue et constante, n'en fait pas moins une partie considérable de la maladie, une de ses manifestations les plus importantes, la plus significative peut-être, au point de vue de la prognose et des indications thérapeutiques.

Quelque vive et aiguë que puisse être en apparence la fièvre de la Phthisie, elle est une fièvre hectique ou constitutionnelle. Qu'est-ce qu'une fièvre hectique ? En quoi une fièvre hectique diffère-t-elle d'une fièvre ou simple, ou cyclique ? Question de première importance, question inévitable quand il s'agit de Phthisie.

Les auteurs échappent à cette question en décrivant les caractères de la fièvre hectique. Ils remplacent la notion générale de la chose par une description. Une description bien vivante de la chose peut conduire à son idée, mais ne la remplace pas.

Hunter disait, on le sait, que la fièvre hectique est une fièvre dans laquelle l'organisme « a la conscience de son incurabilité ». Cette définition, aussi juste qu'originale et peu comprise, a besoin d'être expliquée.

Les animaux n'ont pas seulement l'existence, ils en ont de plus le sentiment ou la conscience. L'organisme vivant est et se sent être. Les maladies dont il est affecté ne sont, ou n'existent pas simplement comme sont et existent les altérations dont peuvent être atteints les minéraux : l'organisme en a essentiellement le sentiment ou la conscience plus ou moins confuse ou plus ou moins distincte.

Or, il y a deux ordres de maladies, les aiguës, formées aux dépens des éléments adventices, mobiles, transitoires, non héréditaires de notre économie ; et les chroniques ou constitutionnelles, formées aux dépens de nos éléments fixes, stables, personnels, et par conséquent héréditaires. Lorsqu'une maladie affecte ceux-ci, elle est constitutionnelle à des degrés et selon des modes divers et plus ou moins profonds. Si elle atteint les couches les plus radicales de l'organisme, ou les éléments communs sur la vie desquels repose celle de tous les éléments spéciaux, on l'appelle une maladie organique.

Les symptômes de ces dernières maladies sont tous donnés par des actions morbides destructives, jamais par des actions réparatrices. Les forces élémentaires de la vie sont intimement pénétrées de cette dégradation et de l'impuissance d'une réaction salutaire : nous le verrons tout à l'heure. Elles la sentent, elles en ont la conscience au degré confus et non intelligent où des cellules non pensantes peuvent sentir et être conscientes de leur état.

La fièvre hectique est un de ces symptômes intimement liés à la destruction organique ; elle y concourt, la représente et l'exprime très-formellement à sa manière. Par elle, en effet, l'organisme manifeste son vain effort à dominer l'altération qui l'épuise. Chaque exacerbation fébrile hectique est un signe d'amoindrissement et de désorganisation plus profonde. Chaque battement du pouls hectique est tout à la fois effet et cause aggravante de cette altération. Ce pouls est petit, serré, concentré sur une colonne de sang de moins en moins forte en volume et en richesse organique. L'alimentation est stérile ; la peau est sèche ; et si elle s'humecte, c'est par des sueurs qui ne terminent rien. Le corps est livré à l'autophagie ou à sa propre absorption ; il est entraîné hors de lui par les sueurs colliquatives et des urines rares, très-animalisées ; la peau s'ulcère facilement, et l'organisme, arrivé à l'extrême consomption de lui-même, ou à la Phthisie proprement dite, meurt par les éléments primordiaux de son être. Ceux-ci ont la conscience vitale de leur incurabilité, et, s'ils pensaient, ils en auraient la conscience intelligente ou la connaissance.

La pensée de Hunter a été nécessairement celle que je viens d'exposer. Elle valait la peine qu'on la fît comprendre,

car elle est toute une théorie. Aucune maladie, aucune fièvre hectique ne peut en fournir un exemple plus saisissant
et plus complet que la Phthisie et que la fièvre hectique qui
est, avec l'amaigrissement, son expression la plus caractéristique.

La fièvre de la Phthisie lente et commune est, en effet,
le type de la fièvre hectique. Un des caractères singuliers
de cette fièvre est d'être bien mieux perçue par le médecin
que par le malade. Le sujet de la fièvre hectique n'a qu'une
sensation très-peu marquée de sa fièvre. Un état fébrile
beaucoup moins grave, celui qui accompagne un coryza, un
rhume, une courbature, l'accable beauooup plus et lui
donne un sentiment de fièvre bien plus pénible et plus caractérisé que l'état fébrile hectique ou constitutionnel, qui
est pourtant le symptôme d'une altération organique funeste.

On dirait que, dans le premier cas, la fièvre n'est liée qu'à
une affection superficielle et plus ou moins éphémère, et
qu'elle est ressentie par une partie de l'organisme qui a conservé son état sain, ou qui n'est pas atteinte par les mouvements anormaux qui se passent à sa surface et comme en
dehors d'elle. Il y aurait dans ce cas deux êtres en un seul ;
un être resté sain, et assistant en quelque sorte aux troubles
qui se passeraient dans une autre partie de l'organisme
moins profonde et seule affectée.

Dans le second cas, dans celui de la fièvre hectique ou
constitutionnelle, le mouvement fébrile naît, au contraire,
des profondeurs de l'organisation ; il n'y a plus deux hommes, l'un sain veillant au fond, l'autre malade à la surface,
et affectant péniblement le premier, Ce fond constitutionnel
est alors essentiellement et primitivement malade ; le malaise et l'impuissance étant partout, la conscience de l'impuissance et du malaise est uniforme ; elle n'a pas de type
ou de mesure pour s'apprécier elle-même.

Cette différence subjective entre la fièvre aiguë et superficielle, et la fièvre hectique ou constitutionnelle, a toujours vivement excité mon intérêt et mes réflexions. Le médecin qui médite sur ces grands faits cliniques y trouve des directions de premier ordre pour son diagnostic et sa prognose; et je me serais cru au-dessous de mon sujet, si, avant d'entrer dans les particularités de la fièvre hectique, je n'avais jeté un coup d'œil très-général sur sa nature,

Le caractère le plus habituel de l'hectique dans la Phthisie, c'est son exacerbation du soir et sa rémission du matin. Dans les fièvres aiguës ou non constitutionnelles, il y a bien une effervescence vespérine et une défervescence du matin, mais avec cette différence que le matin même, dans les fièvres aiguës, la chaleur reste généralement encore au-dessus de son degré normal. Dans la fièvre hectique, au contraire, la chaleur fébrile augmente très-sensiblement le soir, avec ou sans frisson, mais pour tomber tout à fait le matin, souvent même au-dessous du degré normal. Un symptôme seul subsiste, c'est la fréquence et la petitesse du pouls, qui continue jusqu'au retour du paroxysme vespérin.

Cette fréquence et cette petitesse du pouls sans chaleur fébrile est, à mes yeux, un signe certain d'hecticité. Il y a beaucoup de phthisiques chez lesquels la fièvre hectique, ou l'état hectique, ne consistent qu'en cela, avec la faiblesse et l'émaciation concomitantes et presque inséparables. Une toux plus ou moins ancienne, et ce dernier caractère, peuvent même suffire à un diagnostic général. Les phthisiques n'ont pas conscience de cette fièvre subhectique; quelques-uns même sont inconscients du redoublement vespérin.

Il est des phthisiques, de ceux surtout qui ne sont encore affectés qu'au premier degré de la forme granuleuse limitée au sommet d'un poumon, chez lesquels la fièvre hectique est incomplète et ne se traduit que par la fréquence du pouls. Dans la journée, on ne constate aucune chaleur anormale.

Le soir même, il est difficile de percevoir une augmentation sensible de la température de la peau. Ce signe suffit cependant pour donner au médecin une forte présomption de l'existence d'une Phthisie commencée, s'il existe d'ailleurs d'autres symptômes rationnels, et malgré l'absence de tout signe physique positivement perçu.

Le plus souvent un certain degré d'amaigrissement s'est produit avec ce signe. Ces deux faits réunis, et en rapport l'un avec l'autre, ont non-seulement une grande valeur en diagnostic, mais un grand intérêt pathologique.

Je crois, en effet, que cette fréquence hectique ou constitutionnelle du pouls, sorte de fièvre incomplète, est liée à l'amaigrissement et reconnaît les mêmes causes.

On se souvient qu'au chapitre de l'amaigrissement j'ai cherché à expliquer celui-ci par une sorte d'asthénie ou de paralysie trophique dont la diathèse tuberculeuse frappait le tissu conjonctif et les vaisseaux blancs, chylifères et lymphatiques généraux, organes immédiats de la nutrition. J'ai dit que ce système des tissus et des vaisseaux blancs, siége de la tuberculose, devait être atteint dans une de ses fonctions les plus importantes, la genèse des leucocythes ou globules blancs du sang, et que cela pouvait être une cause importante d'amaigrissement. On peut en dire autant de l'oligaimie des phthisiques ainsi que de la fréquence et de la petitesse hectique du pouls dont je m'occupe en ce moment. Je le répète, ces deux faits sont à mes yeux du même ordre. La circulation est excitée, accélérée, ce qui est un signe d'irritation ; mais elle l'est avec faiblesse, diminution de ses forces, appauvrissement de ses produits, ce qui est un signe de dégradation et de misère ; et c'est la petitesse jointe à la fréquence qui est le signe de ce déchet. L'harmonie et la modération dans les mouvements sont, en physiologie, les caractères de la force.

Lorsqu'à la fréquence et à la petitesse hectiques du pouls,

se joignent, dans la Phthisie, la chaleur fébrile et ses exacerbations et ses rémissions, qu'elles soient ou non accompagnées de frisson le soir et de sueurs partielles le matin, c'est que l'inflammation s'est définitivement prononcée, et que plus tard se sont accomplies des absorptions qui indiquent une seconde période, une période de déliquescence et de suppuration tuberculeuses au sein des poumons.

Alors, le tabes, la consomption commencent. Le frisson intervient comme un des signes les plus fidèles de l'infection tuberculeuse générale. Les phlegmasies secondaires apparaissent, et la diarrhée, ainsi que les sueurs, confirment la certitude donnée par les frissons.

Ceux-ci ont lieu trop souvent deux fois par jour et donnent une sorte de fièvre hectique double quotidienne. Le premier de ces frissons funestes a lieu avant ou après le déjeuner. Les mains pâlissent, les ongles sont livides, la face semble s'amaigrir subitement, elle se plombe; et les yeux, qui tout à l'heure seront brillants, sont en ce moment atones et sans lumière. Cet accès est toujours plus pénible que celui du soir, qui est plus intense thermométriquement, mais mieux supporté, et que les malades redoutent moins.

Les accès de ce genre correspondent sans doute à des impressions produites sur les nerfs calorificateurs et vaso-moteurs par la pénétration du pus tuberculeux au sein de l'appareil circulatoire. Les sueurs partielles et débilitantes du matin, quelquefois la diarrhée, en sont les crises précaires et impuissantes.

Dans les phthisies inflammatoires, la rémission du matin est presque nulle, ou n'est guère plus sensible que dans les pyrexies ou les phlegmasies aiguës. C'est un signe très-grave. Dans ces cas, la fièvre hectique n'est pas simple et purement constitutionnelle. Des éléments morbides aigus sont entraînés dans le mouvement par l'intensité du processus inflammatoire; mais la nature tuberculeuse et essentiellement hectique de la maladie, ne permet pas à ces éléments aigus adventices de jouer un rôle éliminateur et réparateur; ils obéissent au processus essentiellement destructeur, et ne font que lui fournir les moyens d'une désorganisation plus rapide.

Cette condition est plus remarquable encore dans la phthisie aiguë dont j'ai longuement parlé antérieurement, surtout quand elle prend la forme d'une fièvre typhoïde. Il est évident qu'alors des éléments étrangers à la tuberculose sont excités et emportés par le tourbillon de celle-ci, à qui elles prêtent leur force funeste.

Il est un autre type de la fièvre dans la Phthisie qui n'a été signalé nulle part, et qui, méconnu, peut devenir le principe de certaines erreurs de pronostic et de thérapie.

Je veux parler d'une fièvre angéioténique particulière qui accompagne la tuberculisation pulmonaire sans lui appartenir en propre, sans être sa fièvre spéciale, et qui traduit, par conséquent, l'influence d'un autre agent de fièvre dans l'économie.

On observe le plus fréquemment cette variété chez des névropathes, dont les désordres de la sensibilité et des mouvements reconnaissent déjà pour principe une diathèse arthritique et surtout herpétique. Chez ces sujets, la tuberculisation pulmonaire commençante excite plusieurs de ses symptômes rationnels, toux, dyspnée, fièvre, etc...; mais l'organisme affecté d'irritabilité morbide ou d'éréthisme herpétique, leur imprime ses caractères singuliers et les traduit à sa manière. Par exemple, pour ce qui est de la fièvre, au lieu de se comporter comme je l'ai indiqué plus haut lorsqu'elle est simple et ne représente que l'irritation pauvre et hectique de l'appareil circulatoire, elle se manifestera par un pouls rapide, brusque, large, avec ou sans chaleur fébrile toute la journée, fièvre angéioténique, dont le malade n'a aucune conscience, véritable spasme du système artériel porté quelquefois au degré où on l'observe dans la maladie de Basedow. Une véritable cardiopathie nerveuse présidera, si je peux ainsi dire, à cette fièvre, et sera caractérisée par des palpitations quelquefois intenses avec bruit métallique et contractions si brusques, que les souffles nerveux ne pourront pas se produire. Les malades sont très-irritables ; leur parole est saccadée comme leurs mouvements. La toux est comme la fièvre, courte, éclatante, sèche, souvent répétée, mais sans quintes. Il n'est pas rare que l'épigastre soit douloureux.

Cette fièvre, beaucoup plus intense à en juger par ses diverses expressions, que la fièvre hectique proprement dite, est cependant d'une nature et d'un pronostic beaucoup moins graves, car elle manifeste moins le commencement du tabes et de la consomption tuberculeuse, qu'une irritation cardiaco-vasculaire produite par un autre principe de maladie. Celui-ci est même souvent antagoniste de la diathèse et du processus tuberculeux. En effet, les sujets auxquels je fais allusion, ont des phthisies lentes, immobiles malgré la vivacité extrême de la fièvre ou de l'excitation nerveuse circulatoire que je viens de décrire. Celle-ci n'est donc pas uniquement symptomatique de leur tuberculisation pulmonaire.

J'ai pris un type extrême pour me faire comprendre. Ce n'est pas que beaucoup d'exemples semblables n'aient été pendant longtemps soumis à mon observation : je n'ai rien exagéré ; mais j'ai vu, je vois souvent des cas analogues, sinon aussi caractérisés, du moins assez positifs dans ce genre pour être classés dans la même catégorie et être rattachés à la même loi.

Je regarde cet ordre de faits comme important, et leur connaissance comme très-intéressante. Si on les ignore, on est exposé à de graves erreurs de pronostic et de traitement. Si au contraire, on sait en découvrir la signification, on peut être très-utile aux malades, éclairer précieusement les familles, et se faire à soi-même beaucoup d'honneur.

C'est pourquoi je serai forcé de revenir sur ces faits lors-

que je m'occuperai du traitement de la Phthisie. Je compléterai alors ce qui a pu m'échapper aujourd'hui.

La fièvre est le grand criterium du médecin dans la
Phthisie. Il n'y a ni pronostic ni art médical possibles sans
ce symptôme central où aboutissent tous les autres, qui les
mesure tous, et d'où sortent presque toutes les indications.
C'est que la Phthisie est la plus inflammatoire et la plus fébrile de toutes les maladies chroniques, et surtout des maladies organiques. Elle est, comme je l'ai dit bien des fois,
placée entre celles-ci auxquelles elle touche par ses propriétés essentiellement destructives, et les phlegmasies,
auxquelles elle se rattache par son processus inflammatoire
et ses productions essentiellement pyoïdes.

Cela est tellement vrai, que quelques-unes de ses formes
très-communes sur lesquelles j'ai longuement insisté, passent pour réellement inflammatoires. Il est même certaines
Phthisies rapides, et surtout aiguës, qui naissent, évoluent,
se comportent comme des pyrexies. Qu'est-ce que cela peut
avoir d'étonnant dans une maladie qui est quasi inflammatoire, quelquefois primitivement générale, et qui présente
des déterminations locales multiples, comme les fébri-phlegmasies ? C'est ce qui m'a fait dire que la Phthisie touche
à tout dans l'ordre des maladies chroniques par ses causes
et sa nature, et dans l'ordre des maladies aiguës par quelques-unes de ses formes, et plusieurs de ses modes d'évolution.

LES SUEURS. — LA DIARRHÉE.

La Phthisie est peut-être la seule maladie chronique où
l'on observe des sueurs régulières, spéciales, caractéristiques.
Dans les autres maladies chroniques, des sueurs peuvent
exister, sans doute, mais accidentelles, sans ordre, incapables de former un signe important de diagnostic comme
elles le font dans la Phthisie.

Ubi sudor, *ibi malum*, disait Hippocrate. Cette parole s'applique assez bien aux sueurs des phthisiques. Elles occupent principalement les parties supérieures du corps : ainsi, chez quelques-uns, la poitrine seule, et seulement les creux susclaviculaires où la sueur se dépose comme dans deux coquilles. La fossette épigastrique, l'espace interscapulaire ruissellent quelquefois. D'autres sujets ne suent qu'à la tête: ils ont les cheveux très-mouillés ; chez d'autres enfin, c'est la région lombaire qui est le centre des sueurs. Les régions que je viens d'indiquer fournissent isolément ou ensemble vers la dernière partie de la nuit. Ces sueurs semblent être le dernier stade de l'accès fébrile vespérin. La fièvre diminue beaucoup quand cette diacrise très-débilitante est accomplie.

Il est difficile de croire que le siége partiel de ces sueurs ne soit pas en rapport avec celui de la maladie. Je vais plus loin, et je pense qu'il est en rapport avec sa nature.

La poitrine est, en effet, dans la Phthisie, le foyer d'une phlegmasie intense et étendue. L'organe affecté de cette grave phlegmasie est le plus vasculaire et le plus sanguin de l'économie. Enfin, les poumons enflammés sont livrés à une suppuration organique et destructive.

De même qu'on voit la peau qui correspond à certains abcès froids, se recouvrir de sueurs et quelquefois de poils, de même le thorax du poitrinaire, dont les poumons se ramollissent et se creusent de clapiers purulents, devient le siége habituel de sueurs hectiques. Elles amaigrissent particulièrement cette région du tronc et semblent favoriser l'abondance des poils dont chez l'homme elle est habituellement couverte.

Qui ne sait que la diarrhée et les sueurs sont des symptômes éloignés mais très-caractéristiques des suppurations anciennes et des infections purulentes ? Les petits frissons.

les accès fébriles hectiques rapprochés dont j'ai déjà parlé, sont du même ordre. Tous ces accidents ont la même signification : ils proclament que la Phthisie a des rapports génériques avec les maladies purulentes chroniques, et que si les productions faussement nommées tuberculeuses ou petites tumeurs, qui la caractérisent, ne sont pas le pus proprement dit, néoplasie exsudée, superficielle et éphémère, elles sont du même genre, mais organiques ou formées plus profondément, c'est-à-dire, aux dépens même de la substance des tissus lymphatiques ou plasmatiques qu'elles remplacent pour mourir sans reproduction possible.

Il est inutile de dire, après cela, que les sueurs nocturnes et partielles des phthisiques ne commencent à paraître que lorsque les tubercules se ramollissent et suppurent à leur manière. Elles appartiennent donc au deuxième et au troisième degré de la maladie. Il est rare que celle-ci parcoure toutes ses périodes sans que cette sécrétion colliquative ne se montre plus ou moins.

J'ai vu pourtant des malades qui n'en ont jamais souffert. Chez d'autres, elle constitue une incommodité désolante par son abondance et son opiniâtreté.

Quelques-uns sont épuisés en même temps par une autre évacuation colliquative, la diarrhée. Cependant, lorsque l'une domine, les sueurs, par exemple, il est très-fréquent que la diarrhée se modère, et réciproquement. Toutes deux apportent au malade la compensation de diminuer la toux et la dyspnée. La diarrhée, surtout, produit cette dérivation. Je laisse volontiers celle-ci se produire dans une certaine mesure, parce qu'elle est encore moins pénible que la toux opiniâtre et les suffocations des dernières périodes de la Phthisie, qui privent les malades de sommeil, et le mettent en proie à des déchirements de poitrine cruels et à des angoisses inexprimables.

La diarrhée est quelquefois précédée chez les phthisiques

par une entéralgie particulière. Les malades se plaignent, non pas de coliques, car la colique est une douleur intermittente, tormineuse et expultrice, mais d'une douleur continue, non accompagnée de la sensation de tortillement et d'expulsion, et comme névralgique. En même temps, les garde-robes, tout en restant solides, sont plus fréquentes, et les matières enduites d'une couche de mucus. On voit ces crises douloureuses préparatoires revenir plusieurs fois, à des intervalles plus ou moins longs, avant que la diarrhée proprement dite se déclare.

Je suis porté à croire, d'après un certain nombre d'observations, que cette entéralgie prémonitoire est plus commune dans les entérites tuberculeuses ulcérées, que dans celles où l'intestin n'est affecté que d'une phlegmasic lisse ou erythémateuse.

L'HYPOCHONDRIE CHEZ LES PHTHISIQUES.

J'ai déjà parlé bien des fois de l'influence qu'ont les névroses sur la Phthisie, et j'ai dit que toutes les affections nerveuses, de quelque genre qu'elles fussent, en ralentissaient la marche.

Les deux névroses générales les plus communes sont certainement l'hystérie et l'hypochondrie. Ce sont celles aussi qui exercent sur la Phthisie l'influence la plus considérable. J'ai eu plusieurs occasions indirectes d'exprimer le fait de cet antagonisme relativement à l'hystérie. Il est incontestable, et malheureusement trop peu fréquent. La Phthisie ne choisit généralement pas ses sujets parmi les hystériques, et surtout parmi les femmes affectées de la grande hystérie. Si on voit quelques-unes de celles-ci devenir phthisiques, on peut-être sûr que la maladie organique aura un processus très-lent, très-obscur, très-latent, surtout si l'hystérie ne disparaît pas au fur et à mesure que l'altération des poumons et de toute l'économie suit son cours funeste.

Mais le plus souvent, c'est l'hystérie décomposée, partielle et plus ou moins larvée qu'on trouve associée à la
Phthisie. Sous ces formes bizarres, localisées sur quelque
viscère, ou se traduisant par des singularités du caractère
et des instincts, l'hystérie a encore le pouvoir de ralentir la
marche de la Phthisie et d'y produire des rémissions
longues et capables de faire illusion.

Ce pouvoir est d'autant plus étonnant, que les organes
digestifs des personnes dont il s'agit, sont généralement très-
névropathiques, que leur appétit alimentaire est très-capricieux, et qu'elles ont quelquefois pour les substances
réparatrices, les viandes en particulier, une aversion insurmontable ; qu'elles ne se nourrissent que de substances
maigres, de fruits, de bonbons, et qu'on ne sait vraiment
pas de quoi elles vivent. Avec cela, leur phthisie est immobile ; et les symptômes locaux, et le tabes se développent
d'autant moins, que les névropathies diverses, et surtout
cette manie de l'estomac contre les aliments qu'on pourrait
appeler la bromophobie, sont plus intenses. Les malades ont
alors deux raisons pour maigrir, la tuberculose et la dyspha-
gie, et pourtant elles disposent, dans ces conditions extraordinaires, d'une tension nerveuse énergique qui les rend
capables d'exercices, d'actions extérieures diverses et d'une
résistance qu'elles n'auront plus au même degré, lorsque
ces spasmes toniques, cette force de situation fixe, cette stabilité d'énergie des fonctions digestives et de la nutrition,
feront place à un état plus ordinaire, et à la reprise de
l'alimentation et des symptômes communs de leur grave
maladie.

Les phthisiques hypochondriaques présentent des singularités et une résistance analogues. Leur nombre est beaucoup plus grand que celui des hystériques, car il embrasse
les deux sexes.

Je n'entends pas seulement ici, par hypochondrie, la noso-

phobie, vésanie tout à fait cérébrale, qui plonge certains
phthisiques dans une mélancolie profonde ; j'entends aussi
et surtout la névropathie hypochondriaque qui est sous
l'influence d'un excès de sensibilité générale, ordinairement
plus concentrée vers les foyers nerveux immédiatement
sous-diaphragmatiques, et qui affecte le cerveau d'une exagération de toutes les impressions reçues telle, qu'une cause
interne ou externe de sensation est perçue partout et dans
le cerveau comme dix, quand elle a agi comme un, et
qu'elle pervertit ainsi, non-seulement toutes les impressions,
mais encore leurs rapports et leurs conséquences, je veux
dire les appréciations, les jugements, les sentiments et la
volonté.

Cette affection est commune à un degré quelconque chez
les gens du monde phthisiques. Plus elle est intense et complète, plus les symptômes généraux et locaux de la tuberculisation pulmonaire sont refroidis, plus sa marche est ralentie. L'hypochondrie dont je parle est très-souvent une
manifestation plus ou moins anomale de la diathèse dartreuse ou de l'herpétisme. Chacun sait combien les herpétiques sont irritables et hypéresthésiques dans le sens que j'ai
déterminé plus haut.

Les phthisiques névropathes et hypochondriaques sont
très-irritables, très-souffrants, les plus malheureux malades que je connaisse. Ils éprouvent tous les jours des symptômes nouveaux et des perturbations fonctionnelles inouïes.
Rien chez eux n'a son rapport normal et sa proportion.
Tout paraît grave ; et leur médecin est aussi tourmenté
qu'eux et aussi désespéré. Ils forment, au point de vue de
la pratique phthisiologique et de ses difficultés, une classe
tellement distincte et si importante, que je serais tenté de
diviser, sous le rapport pratique, les phthisiques en deux
classes : ceux qui sont névropathes et hypochondriaques, et ceux qui ne le sont pas ; ceux qui ne sont que poi-

trinaires, ou les phthisiques apathiques. La direction thérapeutique est ordinairement facile chez ceux-ci ; d'une difficulté décourageante chez les premiers. Il faut une grande
habileté, beaucoup de dévouement et d'esprit pour n'être
pas rapidement usé. Cela est d'autant plus vrai, que leur
névrose protéiforme crée chez eux un antagonisme qui
prolonge cruellement l'existence.

Cette opposition que nous retrouvons partout entre la
Phthisie et les névroses, qui sont presque toujours diathésiques, est peut-être le plus grand fait qui se présente au médecin dans l'étude de l'évolution de la phthisie à forme
lente ; le fait le plus digne de réflexion, après tous ceux que
j'ai mis en lumière, sur l'étiologie et la nature de la maladie qui a été, depuis plus de douze ans, l'objet constant de
mes études.

Ces faits ont passé sous les yeux de tous les observateurs ;
mais ils n'y ont vu sans doute que des coïncidences, ou des
affections qui se trouvent juxtaposées par hasard, sans aucun rapport entre elles, puisqu'ils n'en ont jamais parlé. C'est
un des effets du fatalisme de Laënnec et de son ontologie
funeste. Qui aurait pu croire que Laënnec fût plus ontologiste que Broussais relativement à la Phthisie ? La Phthisie
est, en effet, pour Laënnec une maladie sans cause et sans
rapports, isolée comme un être malin au milieu de l'organisme qui n'a rien de commun avec elle que d'en être le
théâtre, un théâtre étranger à son évolution ; isolée au milieu
de la nosologie ; sans aucun point de contact et de filiation
avec les autres maladies chroniques ; une maladie d'am-
phithéâtre, enfin, que le médecin ne doit connaître que pour
ne pas la confondre avec une autre.

Les névroses telles que l'hypochondrie ne se rencontrent
jamais associées avec les phthisies inflammatoires et à marche rapide, qu'on appelle les pseudo-tuberculoses pulmonaires. Il y a deux raisons de ce fait, suivant moi. La pre-

mière, qu'il est rare de voir les affections inflammatoires et
fébriles unies aux névroses, suivant la forte vérité exprimée
si simplement par Hippocrate : *febris spasmos solvit*. La seconde, que les sortes de phthisies dont je parle sont bien
plus accidentelles que les phthisies lentes, et que c'est dans
celles-ci surtout qu'on voit d'anciennes maladies antagonistes subsister encore et se traduire, l'arthritisme et l'herpétisme dégénérés, surtout, par une irritabilité morbide du
système nerveux, et des névroses, l'hypochondrie vraie ou
hypochondriaque, par exemple, qui ralentissent indéfiniment la marche de la Phthisie et sont une condition de curabilité.

Ces faits et l'enseignement qu'ils contiennent sont donc
infiniment précieux dans le pronostic et dans la cure individuelle de chaque Phthisie. Je les crois plus importants encore dans la grande question de sa prophylaxie ou de la
médecine de l'espèce, vers laquelle, suivant moi, tout doit
converger en Phthisiologie. J'y reviendrai quand cette
étude, que je réserve pour la dernière, devra m'occuper.

LES PHTHISIES LATENTES. — LES PHTHISIES IRRÉGULIÈRES.

Les phthisies latentes sont celles qui ne se manifestent
pas par leurs symptômes propres ou spéciaux ; dont quelques-unes même ne sont pas appréciables pendant la plus
grande partie de leur durée, par les phénomènes qui tombent ordinairement sous les méthodes physiques d'examen,
l'auscultation et la percussion. Il en existe, en effet, des
exemples rares qui paraissent incontestables.

La Phthisie n'est bien souvent latente que parce qu'elle
est irrégulière ou généralisée, car il n'est pas rare que les
poumons tuberculeux ne se taisent que parce que la tuberculose s'est primitivement manifestée par ses symptômes
propres sur un ou plusieurs autres organes que le poumon.

Que la phthisie pulmonaire soit latente par elle-même et sans qu'on puisse l'attribuer à ce qu'un autre organe a été tuberculisé avant les poumons ou en même temps qu'eux ; ou qu'elle ne le soit que parce que l'éruption s'est faite sur un autre organe avant d'atteindre les poumons, il est certain que cette latence exclut l'idée d'une inflammation tuberculeuse active, et suppose, par conséquent, que les tubercules se sont développés froidement et sans processus inflammatoire notable, car celui-ci ne peut guère, excepté dans des circonstances exceptionnelles que je signalerai, s'accomplir latemment ou sans symptômes.

Ne voit-on pas assez souvent des collections purulentes se former sans inflammation appréciable ? Et si elles sont profondes, cachées à l'œil et à la main, ces collections ne sont-elles pas susceptibles d'exister inaperçues ?

Il y a donc presque toujours une raison de l'existence des phthisies dites latentes.

Je crois que leur nombre décroîtra chaque jour, parce que nos vues sur la tuberculose s'agrandissent et tendent à sortir de l'idée étroite et inflexible où la vieille anatomie pathologique les avait enfermées. Cette idée qui faisait du tubercule une production étrangère, sans analogue dans l'économie, fatale dans ses causes, dans son évolution, dans sa terminaison ; dans le processus de laquelle les modes pathologiques communs, tels que l'inflammation, ne jouaient que le rôle d'une congestion produite mécaniquement et traumatiquement comme par la présence d'un corps étranger, cette idée s'est bien modifiée. L'inflammation a pris justement une grande part dans les théories de la tuberculisation ; la notion occulte de spécificité, de production morbide isolée, singulière, sans rapports, a fait place à la notion simple et intelligible d'une phlegmasie constitutionnelle ayant des analogues dans l'économie, et qui, en vertu d'une loi de continuité, ou de série régressive, graduellement dégénératrice, donne lieu à des néoplasies dont on ne peut se faire une idée plus exacte qu'en leur donnant le nom de pyoïdes, et en les considérant comme une suppuration constitutionnelle, organique et destructive.

Si je reviens souvent sur cette doctrine, c'est qu'il est une première catégorie de phthisies dites latentes qu'on devrait plutôt appeler larvées. Leur caractère singulier consiste, en effet, bien plus à n'avoir pas de symptômes, qu'à être larvées, qu'à se manifester par des symptômes généraux communs à beaucoup d'autres maladies et capables de détourner l'attention. Or, ces symptômes sont toujours ceux des phlegmasies et des fièvres, mais avec un caractère d'indétermination qui tient à ce que les symptômes propres des affections de poitrine manquent, et, par exemple, la toux, la dyspnée, les douleurs locales, l'expectoration.

L'œil du médecin n'est donc pas attiré vers la poitrine. On cherche des inflammations profondes, une fièvre de telle ou telle espèce, et le véritable diagnostic n'apparaît que plus tard, alors que se montrent les troubles fonctionnels spéciaux de l'appareil respiratoire. Ces phthisies-là ne sont vraiment pas latentes, mais, comme je l'ai dit, anomales et larvées. Les symptômes propres à d'autres maladies les masquent d'autant plus, que les symptômes vulgaires et spéciaux ne se manifestent pas, soit par suite d'une insusceptibilité pour certaines actions réflexes, soit à cause de l'existence d'un état de maladie générale qui enchaîne très-souvent l'essor des symptômes locaux, comme on le voit dans les pyrexies.

Ces cas ne peuvent plus échapper aujourd'hui à ceux qui savent que la tuberculose en général, et la phthisie pulmonaire en particulier, doivent être rangées dans les maladies inflammatoires, et qu'il n'y a pas de maladies qui méritent le nom de phlegmasies chroniques ou constitutionnelles, si la phthisie tuberculeuse des poumons est exclue de cette classe.

Lors donc qu'une maladie à symptômes inflammatoires

et fébriles de nature et d'origine douteuses, se présente au médecin, il doit toujours penser à la tuberculose, et même à la tuberculose des poumons, alors même qu'il n'observerait aucun symptôme spécial ou pulmonaire afférent à cette dernière maladie.

Si l'attention est dirigée vers ce point, on trouvera presque toujours, même en l'absence de symptômes, des signes physiques ; car si le tubercule est muet par lui-même, l'inflammation catarrhale ou parenchymateuse qui l'accompagne et qui constitue un des modes très-ordinaires de son processus, produit des altérations fécondes en bruits morbides de plusieurs sortes.

En effet, une des conditions les plus communes de la latence des phthisies pulmonaires, c'est la diffusion plus ou moins inflammatoire de la tuberculose. On observe alors un état morbide général dans lequel la lésion de chaque organe tuberculisé se fond, s'égalise, et se trouve comme absorbée. Les symptômes sont en équilibre, et les phénomènes propres au poumon affecté sont empêchés par cette généralisation.

Il est pourtant un cas où, quoique exclusivement limités aux poumons, les tubercules sont latents ; mais c'est qu'alors l'éruption tuberculeuse, malgré son abondance, n'est ni inflammatoire ni fébrile. Je veux parler de ces phthisies aiguës asphyxiantes, que j'ai décrites dans la partie anatomo-pathologique de ce travail, où les tubercules donnent la mort en étouffant les poumons sous leur innombrable quantité. Il n'y a quelquefois pas de toux. On croit avoir affaire à une sorte d'asthme. C'est alors que, malgré leur généralisation aussi étendue que possible, les tubercules sont complétement muets et si je peux ainsi dire inauscultables.

Les alvéoles pulmonaires non comprimées se dilatent et forment un emphysème supplémentaire, fonctionnel. et, comme on dit, varicant. Ce n'est pas cet emphysème qui forme antagonisme à la tubuerculose ; celui qui se lie à une bronchite capillaire spasmodique et à l'asthme a seul ce résultat salutaire. L'emphysème dont je parle en ce moment n'a pour effet que d'entretenir quelque temps de plus la respiration et la vie. Il a aussi pour effet décevant de diminuer la matité et la faiblesse extrême du bruit respiratoire, et de priver le médecin de plusieurs éléments de diagnostic : cela ne fait que prolonger le caractère latent ou dissimulé de l'affection.

Cependant la nature de celle-ci, et de la dyspnée particulière qui l'accompagne, ne pourra pas échapper très-longtemps à un observateur attentif et bien averti.

Cette dyspnée n'a pas la forme de celle de l'asthme. Le malade fait des efforts d'inspiration bien plus violents, bien plus extrêmes que dans celui-ci, et l'expiration, au lieu d'être forcément longue, convulsive, et de fatiguer les puissances expiratrices comme dans l'asthme, est au contraire courte, formée par un repos très-bref des muscles expirateurs. Le malade fait appel à toutes ses forces inspiratrices ; il paraît respirer d'autant plus vainement qu'il fait plus d'effort pour introduire l'air dans ses poumons mécaniquement incapables de le recevoir. La respiration n'est pas sifflante, stridente, à bruit de tempête comme dans l'asthme où les vésicules et les bronches capillaires sont affectées d'une constriction spasmodique plus ou moins intense. On ne perçoit qu'un bruit respiratoire court, confus, comprimé, très-inégal, incomplet ici, très-incomplet plus loin, ailleurs presque nul. Dans certains points, le bruit d'expansion insuffisante est remplacé par un petit râle sous-crépitant très-fin et très-humide qui ressemble à un bruit d'écume pressée dans la main. La percussion donne aussi une sonorité très-inégale. L'expectoration est insignifiante, ou pituiteuse.

La face est d'un pâle grisâtre, plombé ; et ce qui ne permet pas la confusion avec l'asthme, où la face est conges-

tionnée, bouffie, la poitrine globuleuse, le cou dilaté et
tuméfié, c'est que dans la phthisie aiguë sans fièvre et asphyxiante, le malade maigrit tous les jours et n'est pas
moins exténué par la cachexie et le marasme que par la
suffocation.

Voilà une phthisie granuleuse qui peut être latente jusqu'à la mort parce qu'elle est froide ; que la tuberculisation
s'est faite sans congestion ni parenchymateuse ni catarrhale,
et que les poumons, surpris et frappés d'asthénie, n'ont pas
réagi contre cette explosion simultanée ou cette poussée
générale et asphyxiante de granulations inertes. Cette poussée, au lieu de s'opérer successivement, et par groupes in-
termittents, s'est faite avec une confluence extraordinaire,
en vertu d'une disposition longtemps contenue et d'une to-
talisation silencieuse, comme si toutes les éruptions tuberculeuses qui se font chez un sujet donné en une ou plusieurs années, avaient formé, dans le cas qui nous occupe,
des additions latentes dont la somme finit par encombrer et
étouffer les poumons à un moment donné.

J'ai assez parlé ailleurs de la phthisie granuleuse générale
inflammatoire et fébrile et des erreurs de diagnostic auxquelles elle peut donner lieu, surtout lorsqu'elle simule
les fièvres graves, pour n'être pas obligé d'y revenir ici.

Pour compléter l'histoire succincte des diverses espèces de
phthisie latente, il me reste à dire un mot de la phthisie
diabétique, et de l'influence de la grossesse sur la Phthisie,
car je me suis suffisamment étendu sur les conditions de latence que créent à la Phthisie les névroses, l'hypochondrie
surtout, à laquelle j'ajoute la mélancolie et quelques maladies mentales.

On sait que, dans un grand nombre de cas, le diabète
sucré se termine par la tuberculose pulmonaire. Or, celle-ci
peut rester latente pendant longtemps, échapper au médecin

qui n'est pas prévenu de ce mode de terminaison, et l'entraîner dans de graves erreurs de pronostic.

Il est, en effet, très-commun de voir des diabétiques, parvenus à un certain degré de leur glycosurie, continuer à
maigrir, à se cachectiser en même temps que la polyurie,
la polydipsie et la boulimie diminuent considérablement.
Il faut se défier de cette apparente amélioration. Elle cache souvent une tuberculisation pulmonaire latente ou
sans symptômes, et qui n'est dès lors appréciable que par
les signes physiques. Dans la plupart des cas de ce genre,
la quantité du sucre diabétique reste approximativement la
même pour une quantité de liquide urinaire qui peut être
jusqu'à dix ou quinze fois moindre qu'auparavant. Dans
certains cas, le sucre diminue avec la quantité de l'urine,
au fur et à mesure que les tubercules pulmonaires se forment ; mais très-souvent aussi, comme je l'ai dit plus haut,
la glycosurie est la même malgré la suppression de la soif,
de la boulimie et de la polyurie. Celle-ci peut disparaître
tout à fait, et la quantité d'urine descendre même au-dessous de la quantité normale.

J'ai vu plus d'une fois le médecin croire, sur la foi de la
disparition des trois symptômes considérables que je viens
d'indiquer, à une amélioration dans l'état du diabétique, et
l'annoncer, lorsqu'au contraire la maladie marchait vers son
terme fatal par le développement d'une tuberculose pulmonaire que le médecin ne soupçonnait pas plus que le malade n'en avait conscience.

La phthisie ultime des diabétiques est donc latente
au même titre que certaines pleurésies. Lorsqu'un épanchement pleurétique ne s'annonce ni par un frisson suivi
de fièvre, ni par un point de côté, ni par une toux particulière, ni par de la dyspnée, et qu'on ne la soupçonnerait pas
sans le secours de l'auscultation et de la percussion, on dit
que cette pleurésie est latente. Il en est de même de certaines
phthisies ; et celle des diabétiques est du nombre. Elle

échapperait dans bien des cas au diagnostic sans les moyens physiques d'exploration. Les premières périodes de la maladie passent surtout inaperçues. Lorsque le ramollissement des tubercules et les excavations se produisent, l'expectoration spéciale aux phthisiques commence à éveiller l'attention du médecin ; il ausculte, et n'est pas peu surpris de rencontrer une phthisie tuberculeuse avancée.

M. le professeur Bouchardat attribue la phthisie diabétique « à l'insuffisance continue des aliments de la calorification ».

Le diabétique, en perdant tous les jours depuis longtemps la glycose qui est un aliment respiratoire puissant, n'a plus la quantité nécessaire de matière combustible et calorificatrice. Il perd en proportion sa faculté de maintenir sa température au degré nécessaire pour résister à toutes les causes qui lui soutirent de la chaleur, et qui exigent une dépense de mouvement, deux productions équivalentes; et il devient phthisique.

Dans cette théorie, l'étiologie de toutes les phthisies est ramenée à la même formule. Quelles que soient les causes qui rendent insuffisants d'une manière continue les aliments de la calorification animale, c'est toujours par ce mécanisme que la Phthisie est produite.

La phthisie des vaches laitières épuisées par une sorte de galactorrhée ou d'entraînement laiteux qui les assimile à des diabétiques; la phthisie du singe, qui, transplanté des climats équatoriaux à Paris, ne peut pas se mettre en rapport avec les nouveaux besoins de calorification que lui impose notre atmosphère tempérée ; la phthisie du nègre si commune en Europe pour la même raison ; le stimulus de nécessité qui pousse instinctivement le Lapon à se nourrir de matières grasses, d'huile de poisson, ou d'aliments respiratoires, pour fabriquer plus de calorique et résister mieux aux rigueurs des climats septentrionaux, etc., etc..., et tant d'exemples analogues, prêtent à cette théorie les arguments

et les faits naturels les plus séduisants. Mais pour faire
entrer toutes les phthisies sous la loi de ce processus, il faudrait vraiment rétrécir beaucoup trop les faits, ou élargir
démesurément la théorie : elle s'y abîmerait.

Que d'individus chez lesquels on observe une longue
continuité dans l'insuffisance des aliments de la calorification, et qui ne deviennent pas phthisiques ! Et surtout,
quelle innombrable quantité d'individus phthisiques qui
n'ont jamais manqué de ce genre d'aliments, ou des aliments
respiratoires ! M. le professeur Bouchardat est bien plus
dans la vérité quand il parle de « misère physiologique »
ou de misère intérieure, de cette misère constitutionnelle et
blastique qui se forme chez le riche malgré l'abondance où
il est plongé ; misère indirecte, parce qu'elle est trop souvent
engendrée par le luxe physiologique.

Quoi qu'il en soit et pour revenir au caractère latent de la
phthisie des diabétiques, tout le monde a remarqué que cette
phthisie est sèche, froide, sans réaction, sans symptômes,
par conséquent. On dirait que les matériaux de combustion,
de phlegmasie et de pyrexie sont enlevés à l'organisme en
général, et aux poumons en particulier, par la glycosurie.
Cette élimination excessive et absorbante au profit de la sécrétion urinaire serait-elle, en effet, la cause de la froideur
et, par conséquent, de la latence de la phthisie des diabétiques ?

Mais pourquoi la faim, la soif et la polyurie diminuent-
elles à dater de l'invasion de la phthisie pulmonaire? C'est
probablement parce que, malgré la très-faible activité des
symptômes rationnels, le travail de la tuberculisation ne
laisse pas que d'être accompagné d'une inflammation tuberculeuse latente elle-même, et qui, sans se traduire par des
actions extérieures empruntées à la sensibilité animale, n'en
exerce pas moins sur les fonctions de la vie organique ou
sur la nutrition et les sécrétions, une influence intime consi-

dérable quoique non perçue, qui raréfie la partie aqueuse des urines, vicie le sens gastrique et le sens du goût, et émousse les sensations de la faim et de la soif.

Les phlegmasies sont essentiellement asthéniques dans le diabète, témoin la facilité avec laquelle elles se terminent par la gangrène, qui quelquefois même s'y produit primitivement.

Il est impossible de ne pas faire remarquer, en terminant ce paragraphe, que la phthisie que je viens d'examiner est beaucoup plus commune dans les hôpitaux chez les diabétiques qui manquent de tout depuis longtemps, que chez les diabétiques qui ont pu se procurer les soins et l'alimentation qui retardent si évidemment la marche de leur maladie.

Les avis sont très-partagés à l'égard de l'influence que la grossesse exerce sur la marche de la Phthisie.

Il y a deux opinions. Dans chacune d'elles on suppose des faits ; et ces faits sont exacts ; et l'influence contradictoire de la grossesse sur la Phthisie dans les deux séries est également certaine. La statistique brute ne signifie donc rien, et il faut distinguer.

La grossesse exerce-t-elle la même influence sur la Phthisie à tous les instants de son cours, et à toutes les périodes de la maladie?

Cette influence est-elle la même chez toutes les femmes enceintes, ou ne varierait-elle pas selon la nature, le tempérament, les autres états morbides de la femme, et selon la variété de la Phthisie ?

C'est ici le cas de se rappeler plus que jamais la distinction entre la tuberculose et la Phthisie. Il faut aussi diviser la grossesse en deux périodes. La première, qui s'étend de la conception jusque vers le milieu de la gestation et même un peu plus tôt; la seconde, qui s'étend du quatrième mois, au plus tard, jusqu'à l'accouchement.

J'ai un grand nombre d'observations d'où il résulte que pendant les premiers mois de la grossesse, période de concentration et de spasme, la Phthisie' est enrayée et muette. J'appelle cette période, la période nerveuse ou hystérico-hypochondriaque de la gestation. Elle exerce sur la Phthisie une influence tout à fait analogue à celle des névroses: elle la suspend, ou tout au moins elle en enchaîne les symptômes. La toux, l'expectoration, la dyspnée, les congestions pulmonaires, l'hémoptysie elle-même, malgré la suppression des règles, la pneumonie tuberculeuse, pneumonie organique et véritable agent de la phthisie pulmonaire, la fièvre, les sueurs, tout ce cortége du tabes tuberculeux s'immobilise et se tait pendant la période névropathique de la grossesse. La femme est tuberculeuse, mais elle ne paraît pas phthisique.

Il n'en est pas ainsi pendant la seconde période, la période expansive et vasculaire de la grossesse, caractérisée par une direction tout opposée des mouvements fluxionnaires. La concentration nerveuse de la période initiale, pendant laquelle les actions nutritives et circulatoires semblaient suspendues, fait place à des actions contraires. La femme devient moins hystérique et moins hypochondriaque; l'élément vasculo-sanguin reprend son empire sur l'élément nerveux; les congestions se raniment, et les forces nutritives et altérantes, latentes pendant deux ou trois mois, réagissent avec plus ou moins d'énergie. C'est le moment où les productions organiques, les tubercules pulmonaires, par exemple, sortent de leur torpeur, se raniment et commencent à reprendre leur évolution subinflammatoire quelque temps engourdie.

Il n'est pas rare de voir alors les symptômes de la Phthisie, latente jusque-là, se réveiller et retrouver une activité plus grande qu'avant la grossesse. Généralement aussi, un certain

temps d'arrêt, ou tout au moins de rémission, se marque
dans les deux dernières semaines de la grossesse. Cette rémission se maintient et s'accroît même pendant les couches,
c'est-à-dire, jusqu'à l'époque où l'utérus, dégorgé et réduit,
se replace dans le petit bassin et n'est plus senti au-dessus
de l'arcade des pubis.

Mais le plus souvent, lorsque ce travail puerpéral est ter-
miné et que la femme est libre, la tuberculisation pulmonaire, désormais sans antagonisme et livrée à elle-même,
prend une marche plus rapide et décidément fatale, de sorte
que l'arrêt d'évolution éprouvé au début pendant quelques
mois est cruellement payé par l'exacerbation tuberculeuse
des dernières périodes, et par celle surtout qui remplace
presque immédiatement l'état puerpéral.

Voilà comment l'observation, éclairée par la connaissance
des lois de la grossesse, permet de concilier des opinions
qui semblaient s'exclure, et qui, loin de se contredire, se
confirment et s'expliquent; voilà comment les observateurs
qui concluent à l'influence favorable de la grossesse sur la
marche de la Phthisie, et ceux qui proclament l'action horriblement nuisible et précipitante de cet état sur cette maladie, ont quelquefois raison et tort alternativement, parce
qu'ils n'ont pas tenu compte des moments contraires de la
grossesse et des moments différents de la maladie.

Un grand nombre de jeunes filles se marient et deviennent enceintes lorsque, déjà depuis un certain temps, elles
ont des tubercules pulmonaires plus ou moins latents. L'état
d'excitation nerveuse, l'espèce d'exaltation et de préoccupa-
qui précèdent le mariage et qui jouent le rôle antagoniste
d'une névrose; la névropathie hystérico-hypochondriaque
qui signale les premiers mois de l'imprégnation, enrayent la
tuberculose; mais après le quatrième ou cinquième mois, la
réaction congestive et sub-inflammatoire s'annonce, et après

les couches, la terminaison funeste se précipite et montre un contraste saisissant entre cette exubérance de génération et de vie saines d'un côté, et, de l'autre, cette activité de vie pathologique et destructive.

Rarement, au contraire, la tuberculose naît pendant la grossesse, à quelque époque que ce soit du cours de celle-ci. Presque toujours elle préexistait, ou bien elle se développe ultérieurement. Le travail de la gestation et de la puerpéralité peut hâter ce développement ultérieur, à moins que la femme n'allaite, condition qui retarde la naissance de la Phthisie, pourvu que l'allaitement ne soit pas excessif, exténuant et ne constitue pas une sorte de galactorrhée ou de diabète laiteux.

La forme de phthisie irrégulière la plus commune, celle aussi qui masque le mieux la phthisie pulmonaire, est incontestablement la péritonite chronique, toujours tuberculeuse.

Les sujets affectés de cette phlegmasie tuberculeuse du péritoine peuvent arriver au terme de leur affection sans qu'aucun symptôme de phthisie pulmonaire se soit manifesté. N'étaient l'auscultation, et la connaissance d'un fait général exact et fort bien établi par M. Louis, en vertu duquel toutes les fois que chez l'adulte il existe des tubercules dans un organe, il y a une très-grande probabilité pour que le poumon renferme les tubercules pulmonaires qui, accompagnant toujours la péritonite tuberculeuse chronique, mais sur le second plan de la maladie, pourraient échapper au médecin le plus attentif. La tuberculose frappe alors deux centres, le péritoine et les poumons, mais la Phthisie n'a guère dans ce cas qu'un foyer, le péritoine. C'est dans celui-ci seul, en effet, que des symptômes, je veux dire des actions mobides se développent et sont accessibles à l'observation. Dans le poumon, il n'y a que des tubercules sans symptômes, je veux dire qu'ils ne sont accessibles qu'à l'auscultation et à la percussion. J'avais encore il y a quinze jours, dans mon service de l'hôpital de la Charité, une femme de cinquante ans, succombant à une péritonite tuberculeuse. Cette malade n'a pas éprouvé un seul symptôme pulmonaire; elle n'a pas toussé et craché une seule fois. Chez elle pourtant, plus de deux mois avant sa mort, j'avais signalé des tubercules ramollis dans tout le sommet du poumon droit. Il eût été impossible de s'en douter sans l'auscultation. Pour le médecin, pour la malade, toute la Phthisie, toute la tuberculose même étaient dans le ventre. Elle est morte, en effet, dans le marasme et l'hectisie fébriles les plus complets. J'ai observé un très-grand nombre de faits analogues.

Ces cas sont presque toujours accompagnés d'entérite ulcéreuse. Quelquefois même celle-ci a l'initiative de la phthisie irrégulière : la péritonite ne vient qu'après. Le plus souvent, c'est par celle-ci que débutent les phthisies abdominales. Cette forme de phthisie tuberculeuse est inexorable. Une fois commencée, elle va presque fatalement à son terme. Je ne l'ai jamais vue épargner personne, tandis que la phthisie pulmonaire a des rémissions heureuses, et quelquefois des arrêts d'évolution indéfinis qu'on peut appeler des guérisons.

Dans l'espèce de Phthisie dont il s'agit, la tuberculisation entéro-péritonéale est presque toujours la lésion primitive. Les tubercules pulmonaires ne se développent que consécutivement. J'ai vu pourtant des cas où c'est par ceux-ci que la Phthisie débute. Or, quelle que soit l'époque où apparaissent les symptômes péritonitiques, ils ont toujours le pouvoir de se placer sur le premier plan du tableau de la maladie, et d'obscurcir les caractères propres de la Phthisie pulmonaire.

Je renvoie au chapitre de l'Anatomie pathologique, pour la description des altérations nécropsiques de l'entéro-péritonite tuberculeuse.

Il est une autre phthisie des membranes séreuses, mais bien moins irrégulière que la précédente, c'est la pleurésie tuberculeuse.

On conçoit qu'elle soit moins capable que la péritonite de détourner de la poitrine l'attention du médecin. Cependant, lorsqu'il n'a observé aucun symptôme pulmonaire sérieux avant la détermination pleurétique, et que l'inflammation tuberculeuse de la plèvre est accompagnée d'un épanchement quelque peu abondant, occupant les parties déclives de la poitrine, le diagnostic peut rester, ainsi que le pronostic, assez longtemps obscur ou forcément erroné.

On comprend fort bien le doute en pareil cas, lorsqu'on se rapppelle combien il est fréquent de voir la pleurésie non tuberculeuse, celle surtout qui n'est pas vive et franchement inflammatoire et qui s'accompagne pourtant d'un épanchement assez notable, produire rapidement chez les malades une petite toux sèche avec pâleur, respiration écourtée, nez aminci, sclérotiques bleuâtres, teint plombé, subhectique, excerbation fébrile le soir, inappétence, et tout l'ensemble des caractères, non d'une maladie aiguë, mais d'une maladie chronique.

Si on se rappelle en même temps que la broncho-pleurésie est au moins aussi fréquente que la pleurésie sans bronchite, et que, lorsqu'un épanchement existe dans la poitrine jusqu'au niveau de l'angle inférieur de l'omoplate, quelquefois plus haut, et que le bruit des bulles muqueuses, renforcé par la présence de l'épanchement, leur donne une dureté et un éclat qui les fait ressembler à des craquements, tout semble se réunir pour prêter au diagnostic d'une phthisie pulmonaire compliquée d'épanchement pleural, une très-grande probabilité, le doute paraît difficile à éviter.

Une circonstance très-habituelle ne permet pas, toutefois, à cette erreur de persister longtemps. L'épanchement de la pleurésie tuberculeuse n'est généralement pas long à disparaître; et alors, au fur et à mesure qu'il est résorbé, le médecin qui voit les accidents rationnels de la Phthisie augmenter plutôt que diminuer, conçoit des inquiétudes, explore avec plus de soin et d'intelligence, et ne tarde pas à reconnaître la véritable affection de la poitrine.

J'ai vu des cas où l'épanchement, résorbé plus lentement, est remplacé par des fausses membranes farcies de granulations tuberculeuses. Ces couches pseudo-membraneuses sont si épaisses, qu'elles comblent presque la cavité thoracique et produisent une matité et une absence de bruit respiratoire aussi complètes et aussi absolues que si un épanchement très-abondant remplissait la plèvre. C'est à ce point que, sur la foi de ces signes, des ponctions ont été pratiquées, on juge avec quel résultat. L'existence d'un épanchement pleurétique de quelque abondance est, dans les phthisies peu rapides, une condition de lenteur d'évolution dans la phthisie pulmonaire. Lorsque cet épanchement disparaît, on voit trop souvent la tuberculisation pulmonaire endormie, se réveiller avec plus d'activité.

Il est un fait qui, avant toute autre raison, doit rendre suspecte la nature d'une pleurésie tuberculeuse, c'est le fait d'être double. Je ne vais pas aussi loin que M. Louis, et je n'affirmerais pas que toute pleurésie double est nécessairement tuberculeuse. J'ai observé il y a moins de deux mois un double épanchement très-simple et qui est rapidement entré en résolution. Il était peut-être rhumatismal, bien qu'il n'accompagnât pas un rhumatisme articulaire aigu.

J'ai fait il y a quinze jours à l'hôpital de la Charité l'autopsie d'une forte jeune fille de 23 ans affectée d'un rhumatisme articulaire aigu qui au 3e ou 4e jour de sa durée s'est compliqué d'une endo-péricardite et d'une double pneumonie avec un double épanchement pleurétique. La malade a été suffoquée par l'irruption rhumatismale inflammatoire qui s'est faite sur toutes les membranes séreuses des organes de la poitrine. Il est inutile de dire qu'il n'y avait aucune lésion tuberculeuse, et que cette maladie en était aussi éloignée que possible.

Je ne cite pas ces faits contre M. Louis et pour prouver que la loi qu'il a voulu poser est fausse, car je ne la crois pas positivement infirmée par les exceptions que je viens de signaler. Ces cas, en effet, ne sont pas capables de faire illusion. Il est bien rare qu'en pathologie, un fait isolé, sans rapports et sans coordination, ait une valeur absolue. Il y aura toujours assez d'autres caractères dans les faits antécédents ou concomitants de la pleurésie double, pour lui donner la signification et l'importance qui lui appartiennent dans le diagnostic d'une affection tuberculeuse des plèvres et du poumon. Dans l'ordre des maladies aiguës, on ne la rencontre guère que dans le rhumatisme grave de ce type. Dans l'ordre des maladies chroniques, on ne la voit guère symptomatique que de la tuberculose et de la carcinie. Il existe, en effet, des granulations cancéreuses miliaires comme des granulations tuberculeuses des plèvres, et ces pleurésies organiques sont souvent doubles. Les épanchements y sont quelquefois sanguinolents, ce qui est rare dans les pleurésies simples, et même dans les doubles qui sont des manifestations du rhumatisme articulaire aigu.

Il résulte de ces dernières considérations, que, lorsqu'on observe une pleurésie double, il faut aussitôt songer à une maladie générale aiguë ou chronique. C'est une loi incontestable, en effet, que les maladies générales sont fécondes en productions morbides, en phlegmasies, en affections disséminées. Or, dans l'ordre des maladies chroniques, je ne connais que le cancer et le tubercule capables de se masquer sous la forme d'une pleurésie double, et je pense que le médecin devra toujours trouver dans l'ensemble des circonstances pathologiques, assez de raisons qui le décident pour le diagnostic de l'une ou de l'autre de ces maladies organiques comme cause du double épanchement pleurétique, et que la pleurésie tuberculeuse étant beaucoup plus commune que la cancéreuse, il a peu de chance de se tromper. D'ailleurs, et quoique le cancer soit incontestablement plus fatal que le tubercule, le pronostic reste toujours assez grave, dans la pleurésie déterminée par celui-ci, pour que le médecin risque peu d'être démenti. Il paraît même certain, que les phthisies séreuses sont moins susceptibles de guérison naturelle, et médicale par conséquent, que les phthisies parenchymateuses.

On voit des phthisies pulmonaires s'arrêter et guérir. On n'a guère ce bonheur dans les pleurésies séreuses généralement plus envahissantes, qui ont une tendance plus marquée à se disséminer par voie d'analogie de tissus, et qui d'ailleurs sont immanquablement accompagnées par la phthisie des poumons eux-mêmes.

Le testicule tuberculeux, surtout lorsqu'il suppure abondamment, masque souvent aussi la phthisie pulmonaire, ralentit sa marche, et surtout lui enlève ses symptômes. Je vois en ce moment un homme de 50 ans affecté d'un double testicule tuberculeux avec deux fistules qui donnent une très-copieuse suppuration. L'auscultation seule permet d'affirmer l'existence de tubercules ramollis au sommet du poumon gauche. Depuis cinq mois, ils restent à ce degré sans toux, sans expectoration, sans travail inflammatoire et congestif des poumons. J'ai eu l'idée de tarir ces foyers caséeux suppurants par la cautérisation au fer rouge; mais j'ai été arrêté par la crainte d'échanger la phthisie testiculaire contre une phthisie pulmonaire beaucoup plus rapidement funeste.

La fistule à l'anus, les tumeurs blanches, les adénites strumeuses jouent dans la phthisie pulmonaire le même rôle que le testicule tuberculeux.

J'ai longuement parlé au chapitre de la phthisie aiguë

inflammatoire et fébrile, des apparences typhoïdes de cette variété de phthisie qui constitue aussi par cela même une forme irrégulière et larvée. Je n'y reviendrai pas; mais je ne peux abandonner ce sujet sans faire remarquer combien sont fréquents les cas où la phthisie simple et à forme lente débute par l'ensemble des symptômes qui caractérisent la fièvre muqueuse accompagnée ou non des symptômes de la fièvre catarrhale bronchique ou de la grippe, lorsque celle-ci frappe simultanément les deux grands systèmes de membranes muqueuses, celles de l'appareil digestif et celles de l'appareil respiratoire.

Un clinicien consommé sait écarter ces formes et aller au corps de la maladie; mais beaucoup de praticiens, même instruits, restent à la surface et ne voient que les symptômes d'une fièvre muqueuse gastro-intestinale et bronchique, surtout lorsque, comme cela est assez commun, les phénomènes du catarrhe gastro-intestinal priment et absorbent les autres, et sont accompagnés d'une fièvre vive. Voilà donc encore une forme irrégulière et larvée de la phthisie pulmonaire.

On peut se demander si, dans ces cas, c'est une fièvre muqueuse ou catarrhale qui a déterminé l'explosion des tubercules pulmonaires chez un sujet prédestiné, ou si c'est l'explosion de ceux-ci qui a déterminé des symptômes de fièvre muqueuse capables de masquer les tubercules pendant quelque temps.

La phthisie tuberculeuse des poumons étant une maladie commune et pyoïde, touchant, d'un côté, aux affections organiques, et de l'autre aux phlegmasies, il est permis de croire, que si d'une part elle est souvent assez diathésique et assez personnelle pour ne naître que d'elle-même sans recevoir des causes étrangères à sa nature autre chose qu'une occasion de paraître, d'une autre part elle est assez souvent accidentelle et acquise, pour qu'on puisse croire qu'une maladie catarrhale intercurrente, survenant chez un sujet simplement prédisposé, puisse réaliser en peu de temps toutes les conditions nécessaires au développement de la tuberculisation pulmonaire.

Cette forme du début dans certaines phthisies, vient prouver encore les rapports plus ou moins éloignés de la tuberculose avec les phlegmasies muqueuses ou catarrhales, chez certains sujets qui sont dans une imminence prochaine de cette maladie chronique grave et ultime.

Entre ce fond tuberculeux et ces phlegmasies qui le revêtent à son début, il y a autre chose qu'une coïncidence fortuite : il y a une échelle de rapports que j'ai fait longuement ressortir en donnant le parallèle du pus, du tubercule proprement dit et des productions caséeuses ou pyoïdes.

Laënnec et M. Louis ont cru répondre victorieusement à Broussais, qui regardait la phthisie pulmonaire comme une maladie inflammatoire, en lui démontrant que la pneumonie, la pleurésie et la bronchite proprement dites, c'est-à-dire simples, franches, génuines, comme disait Stoll, ne produisent jamais de tubercules dans les organes respiratoires, ou qu'on ne voit jamais naître ces productions destructives après ces maladies peu profondes, essentiellement aiguës ou impersonnelles.

Cette manière d'argumenter, contre le caractère inflammatoire de la phthisie, m'a toujours paru superficielle. Il semblerait, en effet, d'après ce raisonnement, que l'inflammation soit quelque chose d'absolu, qui existe par soi-même, et qu'en clinique il y ait autre chose que des inflammations.

De ce que la pneumonie franche, maladie essentiellement aiguë, ne préside pas à la tuberculisation pulmonaire, conclure que l'inflammation est étrangère à celle-ci, est aussi faux que de prétendre que parce que l'érysipèle de la face ou la balano-posthite ne produisent ni la variole ni le chancre syphilitique, la variole et la vérole ne sont pas inflammatoires, ou que l'inflammation est étrangère au développement de ces deux affections et ne les accompagne pas.

Qui a jamais dit que l'inflammation ou la fièvre tuberculeuses résultassent de la juxtaposition d'une phlegmasie franche et génuine et de la tuberculisation ? Encore une fois, l'inflammation exprime toujours quelque chose, un état pathologique quelconque dont elle est elle-même imprégnée. Il est vrai que Laënnec croyait que l'inflammation naissait autour des tubercules comme autour des corps étrangers introduits du dehors dans les poumons. Il n'y a pas grand honneur à réfuter des objections aussi peu sérieuses.

J'ai dit qu'on pouvait confondre pendant les 8 ou 10 premiers jours la phthisie aiguë généralisée avec la fièvre typhoïde. Ce n'est pas à ces cas que je viens de faire allusion dans le paragraphe précédent. Si je reviens à ce fait de la confusion possible de la phthisie aiguë fébrile avec notre fièvre typhoïde, c'est pour dire, au contraire, que si la fièvre muqueuse peut accompagner certaines formes de la phthisie, cette association est impossible avec la fièvre typhoïde proprement dite. Cette question a déjà été débattue. Mon ami le docteur Thirial avait publié en 1855 un très-bon mémoire sur cette question. Il y professe très-nettement l'antagonisme des deux maladies dont il s'agit. Je lui avais fourni en faveur de cette thèse plusieurs faits notables. C'est dire que j'en suis entièrement partisan.

Depuis cette époque j'ai recueilli tant de faits de plus en plus confirmatifs de l'antagonisme de la fièvre typhoïde et et de la Phthisie, qu'aujourd'hui je n'ai plus de doutes à cet égard.

Je crois à la réalité de cette antipathie ou de cet antagonisme pathologique, autant au moins qu'à l'affinité de la coqueluche et de la rougeole pour la tuberculose pulmonaire. Je vois tous les jours les broncho-pneumonies et les catarrhes bronchiques propres à la fièvre typhoïde, survivre longtemps à la résolution de tous les autres états morbides de cette grave pyrexie, dans ce qu'on appelle sa forme pectorale. Les malades maigrissent. On perçoit des bruits morbides disséminés et à grosses bulles quelquefois très-retentissantes et comme métalliques, surtout si les poumons ont gardé un peu d'infarctus lobulaire. J'ai vu cet état persister plus d'un mois. Si, antérieurement à la fièvre typhoïde, le sujet est affecté, comme cela est fréquent, d'une susceptibilité catarrhale des bronches marquée, si à cet antécédent personnel s'ajoute ce que j'ai observé bien des fois, l'antécédent héréditaire d'un père ou d'une mère suspects de tuberculose pulmonaire ou ayant déjà succombé à cette maladie, on ne peut se défendre de la crainte d'une phthisie imminente ou déjà commencée. Eh bien, j'avoue qu'après avoir éprouvé bien des fois cette crainte, j'en suis depuis longtemps tout à fait délivré, lorsque des cas pareils s'offrent à mon observation, car je ne l'ai pas vue se réaliser une seule fois.

Cependant, les cas que je viens de signaler se sont produits sous mes yeux plusieurs centaines de fois dans l'espace de quarante ans.

L'incompatibilité de la Phthisie et de la fièvre typhoïde est telle, que j'ai vu cinq cas (dont deux sont cités dans le Mémoire de Thirial) dans lesquels ce n'était pas la phthisie aiguë qui était prise pour une fièvre typhoïde, mais le contraire, c'est-à-dire, des cas où pendant 8 à 10 jours, Trousseau, Thirial et moi, avions cru reconnaître une phthisie aiguë dans une fièvre typhoïde à forme pulmonaire primitive. Or, dans ces deux cas notamment, les malades (des sujets de 10 à 15 ans) ont guéri de leur fièvre typhoïde, et ont succombé l'un 18 mois, l'autre 3 ans après à la phthisie pulmonaire.

Que serait-il arrivé, si ces sujets, au lieu d'avoir une fièvre typhoïde, avaient eu une rougeole ou une coqueluche?

Ils auraient pu devenir phthisiques immédiatement. L'un d'eux, un jeune garçon de 10 ans, est mort, en effet, 18 mois après sa fièvre typhoïde, d'une phthisie qui s'est développée dans le décours d'une coqueluche. Ici l'incompatibilité et l'affinité pathologiques des deux maladies ne sont guère contestables. Ainsi, voilà des maladies aiguës des voies respiratoires, liées à des fièvres qu'on peut regarder comme éruptives, qui excitent particulièrement à se réaliser la disposition aux tubercules pulmonaires ; et d'autres qui, au contraire, semblent opposées à cette disposition et en retardent l'explosion.

Certes, la bronchite morbilleuse et celle de la coqueluche ne paraissent pas affecter plus profondément les bronches et les poumons que ne le font les broncho-pneumonies de la fièvre typhoïde. Il faut pourtant que leur espèce ou leur nature soient bien différentes, pour qu'elles produisent des conséquences aussi opposées. Il est vrai, que la fièvre typhoïde est bien plus féconde que les deux autres en phlegmasies disséminées qui égalisent les actions morbides et les centres de fluxion. Il est vrai aussi, que le poison morbide de cette fièvre a quelque chose de sédatif et de stupéfiant qui lui a donné son nom, et que les phlegmasies broncho-pulmonaires si généralisées et si graves qu'on y observe, ne se traduisent presque par aucun symptôme, et passeraient souvent inaperçues sans les moyens physiques d'exploration, tandis que le poison morbide de la rougeole et de la coqueluche — affections qui à leur début ne manquent pas de certaines analogies — est, au contraire, très-irritant pour l'appareil respiratoire. On peut dire aussi, que non-seulement, dans la rougeole et la coqueluche, l'irritation morbide est bien plus spécialement concentrée sur la poitrine que dans la fièvre typhoïde, mais qu'elles sont bien moins critiques et bien moins récorporatives que celle-ci, lorsqu'elle se termine franchement.

Il est certain, en effet, que la fièvre typhoïde, surtout quand elle prend la forme inflammatoire putride et qu'elle se termine bien, est souvent une occasion de métasyncrèse et d'évolution salutaire pour l'économie entière chez beaucoup d'adolescents ou de jeunes gens, et que, comme le pense Sydenham, on dirait que son issue heureuse change heureusement la crase du sang (*ut sanguis in novam diathesim immutetur*). S'il en était ainsi, on concevrait qu'elle fût plutôt pour la nutrition un moyen d'assainissement et de vigueur nouvelle, que de dyscrasie, d'appauvrissement et de dégradation.

Quoi qu'il en soit, le fait clinique subsiste, et il est corroboré par cet autre fait d'observation, que si la fièvre typhoïde éloigne la Phthisie plutôt que de l'exciter, elle n'affecte jamais non plus ni dans les hôpitaux ni à domicile, les individus déjà touchés par cette maladie de dégénération. Si on pouvait inoculer cette fièvre, je n'hésiterais pas à essayer de la transmettre artificiellement aux phthisiques d'un degré peu avancé.

Quel est le côté de la poitrine dans lequel la tuberculose débute le plus fréquemment? Cette question a été résolue différemment. Pour moi, je ne doute pas que le sommet du poumon droit ne soit bien plus souvent affecté que le gauche. Le rapport entre l'affection des deux côtés est au moins de deux tiers pour le côté droit contre un tiers pour le côté gauche.

Si lorsqu'on observe le malade pour la première fois, les deux côtés sont affectés, on trouvera que dans le plus grand nombre des cas, la lésion est plus avancée, et par conséquent, plus ancienne à droite qu'à gauche.

J'ai même observé, que lorsque la Phthisie débute à gauche, le poumon droit est plus tardivement affecté à son tour que le poumon gauche quand c'est par le droit que la tuberculisation a commencé.

Cette observation me paraît confirmée par celle qui suit.

Il y a longtemps que j'ai cru observer que la Phthisie commune qui débute par le sommet du poumon gauche, marche plus lentement, se limite mieux, est moins envahissante, rencontre chez les sujets plus de résistance et d'éléments d'antagonisme que celle qui débute par le sommet du poumon droit.

S'il est vrai, comme l'observation ne me permet pas d'en douter, que la Phthisie débute plus souvent à droite qu'à gauche, ne s'ensuit-il pas, que le sommet droit est plus prédisposé à la tuberculisation que le gauche? que cette prédisposition plus grande lui est inhérente, tient à sa constitution, et ne lui vient d'aucune cause ou condition extérieure? Cela admis, qu'y aurait-il d'étonnant, à ce que le poumon gauche, moins prédisposé, se prêtât aussi moins facilement au développement de l'altération tuberculeuse, et offrît des conditions de résistance plus grande une fois qu'il serait affecté?

Mon pronostic est, en général et habituellement, moins grave, surtout au point de vue de la marche et de l'extension probable de la maladie, lorsque je constate un début par le sommet pulmonaire du côté gauche, que lorsque je le constate à droite. Je doute qu'une observation faite depuis plus de dix ans avec une constance qui ne s'est pas démentie, — je parle de la plus grande fréquence à droite qu'à gauche—reçoive ce démenti d'une observation ultérieure faite dans les mêmes conditions. Quant à la conséquence que j'en tire relativement à la gravité moins grande des Phthisies débutant par le sommet du poumon gauche, je la crois non-seulement une induction qui mérite d'être prise en considération, mais je suis bien porté à croire aussi, qu'elle repose sur un fait d'observation, que je recommande à l'attention des praticiens. S'il se confirmait, il ne serait pas sans importance pour le pronostic et la question de curabilité.

DE L'ANGINE GRANULEUSE DES PHTHISIQUES.

L'angine chronique, connue sous les noms d'angine granuleuse, folliculeuse, ganduleuse, est très-commune chez les phthisiques. Elle existe chez beaucoup d'entre eux au début même de la maladie qu'elle précède souvent et avec laquelle elle s'aggrave jusqu'à la fin du second degré ou jusqu'au commencement du troisième.

Lorsqu'elle préexiste à la tuberculose ou à ses symptômes, elle est, comme presque toujours, de nature herpétique ou lymphatico-herpétique. On reconnaît que l'un des deux caractères ou l'une des deux diathèses combinés prédomine, par le volume ou la petitesse des granulations ou des follicules hypertrophiés et enflammés. Quand ils sont volumineux, allongés, irréguliers, clair-semés et d'un rouge peu animé, c'est le lymphatisme qui domine. C'est l'herpétisme, au contraire, lorsque les granulations sont plus petites, plus nombreuses, plus régulières, d'un rouge plus intense et plus vif.

Mais peut-on attribuer l'angine granuleuse à l'herpétisme, lorsqu'elle se développe et n'apparaît que vers le deuxième degré de la Phthisie? Avant de répondre, il faut distinguer. Beaucoup de phthisiques ont cette angine sans le savoir, dès et avant le début de la tuberculose pulmonaire. N'en ayant jamais souffert, ils ne s'en sont jamais plaints. Combien sont dans le même cas en dehors de la Phthisie! Mais à l'époque où des phlegmasies disséminées ont de la tendance à se produire chez les phthisiques, c'est-à-dire, lorsque les tubercules se ramollissent et que la consomption et la fièvre purulente chronique se montrent, l'angine granuleuse s'avive elle-même, le malade en souffre alors, signale les symptômes, et le médecin découvre une complication qui existait latente depuis fort longtemps.

Cependant, chez un certain nombre de phthisiques, l'angine folliculeuse, lésion et symptômes, n'apparaît pour la première fois que vers la période de la tuberculose pulmonaire que je viens d'indiquer, période où l'expectoration mucopurulente commence à devenir abondante. C'est pourquoi quelques observateurs, Chomel entre autres, ont attribué cette phlegmasie glanduleuse au contact répété et irritant des crachats.

Je ne partage pas cette opinion. Que le passage fréquent des matières expectorées et que la toux excitent et augmentent l'angine dont il s'agit, cela est bien possible; mais qu'ils la produisent de toutes pièces et traumatiquement, en quelque sorte, je ne le pense pas. On ne saurait trop le redire, quand l'angine des Phthisiques se développe dans la période du tabes tuberculeux, elle doit être assimilée aux nombreuses phlegmasies qui se manifestent alors sur divers points des membranes muqueuses comme le larynx, l'intestin, les bronches; ou des parenchymes, comme le foie quand il devient gras, les reins lorsqu'ils s'enflamment avec ou sans productions tuberculeuses, etc... Au contraire, dans les cas fréquents où l'angine glanduleuse des phthisiques existait avant la tuberculose pulmonaire appréciable, ou ne s'est développée que pendant la période de crudité non inflammatoire et non fébrile, cette angine est une manifestation de l'herpétisme plus ou moins prononcé des sujets.

C'est qu'en effet, le nombre des phthisiques qui ont été herpétiques, ou qui le sont encore au moment de l'invasion de la tuberculose, est considérable, plus considérable qu'on ne le croit. Mais qui s'en occupe et le recherche? C'est surtout parmi les gens du monde et dans les phthisies lentes qu'on l'observe. Dans les hôpitaux, cela est moins fréquent. L'herpétisme dégénéré, viscéral, à manifestations ·catarrhales, est un des acheminements communs à la Phthisie spontanée. La classe nombreuse des phthisiques affectés en même temps de névralgies internes ou externes, de névroses diverses, etc... dont j'ai si souvent parlé et qui trouve dans ces viscéralgies des éléments de résistance et d'antagonisme si marqués au développement de la Phthisie, cette classe est presque entièrement formée d'herpétiques. Il est des médications, celle d'Eaux-Bonnes, par exemple, dont les succès les plus incontestables dans la Phthisie sont dus à la puissance qu'ont ces eaux d'exciter d'anciennes manifestations herpétiques viscérales ou cutanées sous la forme de phlegmasies chroniques, de névralgies ou de névroses combinées dans des proportions diverses. C'est pourquoi, j'ai l'habitude de n'opposer que des médications très-douces à l'angine granuleuse des Phthisiques.

La preuve que le passage des crachats dans l'arrière-gorge n'est pas la cause de l'angine spéciale dont je viens de m'occuper, c'est que dans la dernière période de leur existence, les Phthisiques sont souvent sujets à une affection très-douloureuse de l'isthme du gosier et du pharynx, pharyngalgie qui les désespère. Cette affection douloureuse ne s'accompagne d'aucune rougeur, d'aucun gonflement, d'aucune hypertrophie des follicules muqueux enflammés. Les surfaces douloureuses sont même d'une pâleur remarquable. L'expectoration est pourtant alors très-abondante, et la toux déchire la gorge des malades.

REMARQUES SUR LES BRUITS PULMONAIRES NORMAUX ET MORBIDES
EN GÉNÉRAL ET DANS LA PHTHISIE EN PARTICULIER.

L'auscultation du poumon malade donne des bruits actifs et des bruits passifs. Dans l'état normal, on n'y perçoit guère que des bruits actifs. J'appelle bruits actifs, ceux qui sont liés à l'état de vie, ou qui sont inséparables des vibrations produites par cette espèce d'activité éminente qu'on nomme l'activité organique ou vitale. Celle-ci suppose, sans doute, l'activité physique, ou l'existence des propriétés générales des corps, mais elle est d'un ordre plus élevé ; les mouvements et les vibrations qui la manifestent, les sons ou les bruits que ces vibrations produisent, sont engendrés et évoluent spontanément comme tous les actes organiques ou vitaux dont ils dépendent, et dont ils expriment les lois.

Les bruits physiques ou passifs sont des bruits qui supposent l'inertie. Les bruits actifs ou spontanés supposent la génération continue ou la vie. Le bruit que je produis hors de moi en frappant un corps inerte avec ma main, est un bruit physique ou passif. Le bruit produit par la contraction des muscles qui ont mis mon bras en mouvement pour frapper et faire résonner le corps inerte, est un bruit engendré, évolué, physiologique, dont les lois de production échappent à la physique, et relèvent de la physiologie. J'en dis autant des bruits du cœur et des bruits normaux du poumon ou de la respiration.

Je considère donc les bruits normaux de la respiration, le bruit d'expansion pulmonaire, par exemple, comme un bruit actif, organique, vital. Au contraire, un bruit de gargouillement, une respiration amphorique me paraissent des bruits physiques ou passifs. Leur timbre peut tenir à l'état de la vie dans les points où ils se produisent, mais le fait même de leur existence comme bruit, est purement physique. La vie des parties environnantes peut les modifier, mais en eux-mêmes ils sont physiques ou inorganiques.

De même que je regarde les bruits du cœur comme aussi organiques dans les lois de leur production ou dans leur théorie que les contractions musculaires auxquelles ils sont identifiés dans l'ordre physiologique et dans l'ordre pathologique, de même je regarde le bruit d'expansion pulmonaire ou d'inspiration, et le bruit de contraction pulmonaire ou d'expiration, comme des bruits organiques ou physiologiques inséparables des mouvements actifs de l'expansion et de la contraction vitales des poumons.

L'expansion de ces organes est aussi active selon moi que leur contraction.

Cette manière de voir change considérablement la théorie des bruits pulmonaires normaux et morbides. Elle est plus féconde en diagnostic, en prognose, en indications thérapeutiques, que les théories régnantes sur ces bruits.

Laënnec avait ouvert la vraie voie. Toutes ses théories des bruits du cœur et des bruits pulmonaires respirent le vitalisme organique. Il expliquait le murmure normal de la respiration bien plus par l'expansibilité active et spontanée des poumons, que par le frottement des-colonnes d'air contre les parois bronchiques.

Dans le cœur, il n'y a, même à l'état pathologique, que des bruits actifs ou évolués comme les mouvements de l'organe. Et en effet, rien du dehors n'entre dans le cœur et n'y peut introduire des causes de bruits physiques ou passifs.

Dans les poumons, au contraire, tapissés intérieurement par une membrane muqueuse ou de rapport, ouverts à l'extérieur, il y a des causes de bruits physiques. Le passage de l'air, les mouvements qu'il imprime à des produits de sécrétion dont la consistance et le siége sont variables, les différences de densité des tissus, leur paralysie ou leur inertie, etc... créent des conditions physiques qui ne permettent pas aux bruits morbides d'être purement actifs ou vitaux comme dans le cœur.

C'est d'après ces principes que j'examinerai d'une manière très-générale l'auscultation des bruits morbides de la Phthisie, et le rapport qui existe entre les signes locaux fournis par ces bruits et les symptômes généraux de la maladie.

Le signe sthtéoscopique initial de la tuberculisation des sommets pulmonaires est, indépendamment d'un certain bruit de froissement sur lequel je reviendrai, et qui n'est pas commun, le bruit qu'on nomme *d'expiration prolongée*. Celui-ci est très-fréquent et presque constant au début des phthisies lentes. Il vaut donc la peine qu'on en parle en quelques mots.

J'ai dit que le bruit d'expansion normale du poumon, ou murmure vésiculaire, est un bruit actif ou organique, quelque part que puisse y prendre le murmure produit par le frottement de l'air contre les parois des bronches nombreuses de tout calibre qu'il traverse pour arriver aux alvéoles pulmonaires. Il est évident, en effet, que cette expansion suppose un mouvement intime de chaque partie où il se produit, et que la dilatation des vésicules et des petites bronches n'est pas seulement le résultat de l'agrandissement de tous les diamètres de la poitrine par l'action des puissances externes ou mécaniques de la respiration, qui, faisant le vide dans les poumons, forceraient l'air extérieur à s'y précipiter pour le remplir.

Le mouvement d'inspiration a pour principe le besoin de respirer. Celui-ci a son siége dans la membrane muqueuse de tout l'appareil respiratoire. Il est perçu dans deux points principaux et opposés : l'ensemble des vésicules pulmonaires, et le larynx. Le mouvement instinctif et impérieux dont cette sensation spéciale est le principe, commence dans la profondeur des poumons qui se dilatent par une force d'expansion propre dont ils sont intimement animés. Ce mouvement entraîne synergiquement les muscles externes de la respiration. Les actions expiratrices sont produites dans le même ordre, mais d'une manière inverse.

Ces principes physiologiques étant posés, la question est de savoir, si le bruit si important d'expiration prolongée, est un bruit actif ou un bruit purement physique ou passif. Ce son plus fort, plus rude et beaucoup plus prolongé, n'est-il dû qu'au renforcement prêté par la densité plus grande du poumon tuberculisé, induré et devenu meilleur conducteur du son ? L'état de vie, et la contractilité du parenchyme et des bronches capillaires, n'y entrent-ils pour rien ? Je ne saurais le croire. En effet, on peut percevoir ce bruit si particulier après un bruit d'inspiration doux, suffisamment prolongé et même sans diminution relative appréciable du son plessimétrique. Or, s'il n'y avait là qu'une question physique d'induration, de densité, de meilleure conductibilité, le bruit d'inspiration devrait avoir à peu près la même rudesse que le bruit d'expiration.

Quand en auscultant cette sorte de bruit, on tend son esprit moins vers sa signification morbide ou sa valeur séméiologique que vers sa théorie physiologique, on sent, si je peux ainsi dire, qu'il est produit par un retour ou une expiration difficile et pénible de l'air inspiré. Si cette difficulté n'était que physique, elle devrait exister dans l'inspiration aussi bien que dans l'expiration. Nous avons dit pourtant, que dans beaucoup de cas, l'inspiration est douce, quelquefois faible, souvent diminuée de longueur et qu'elle se fait sans effort. Il paraît donc certain, que l'air à expirer rencontre un obstacle ; qu'il sort lentement, péniblement, et comme s'il était emprisonné, resserré, et n'opérait que lentement son issue. Or, cet obstacle ne peut venir que d'une contraction tonique des alvéoles tendues et spasmodiquement immobilisées par l'irritation tuberculeuse chronique. Il est bien entendu, que la densité plus grande du parenchyme par l'infiltration des tubercules, donne au bruit ainsi produit un timbre plus fort et une tonalité plus haute. On pourrait trouver un nouvel argument en faveur de l'activité du bruit d'expiration prolongée, dans le fait suivant. Il est des cas, et j'en ai encore observé un aujourd'hui, où des tubercules crus existent manifestement au sommet d'un poumon sans être annoncés autrement que par la diminution du son plessimétrique et un bruit d'inspiration dur et râpeux. L'expiration donne son bruit normal. Cela ne semble-t-il pas prouver, qu'en pareil cas, l'expiration ne s'accompagne d'aucun spasme tonique des vésicules, et que ce spasme tonique n'existe alors que dans l'inspiration, ainsi que le bruit dur et irrité qu'il doit nécessairement produire ? C'est l'expansion pulmonaire qui est irritée et non la contraction. Au fond, la théorie reste la même.

Le bruit d'expiration prolongée est donc un bruit actif. Cela n'est pas indifférent. Le pronostic des bruits actifs et des bruits physiques ou positifs, est loin d'être le même. Les seconds ont toujours une signification plus grave : ce sera,

quand j'arriverai aux exemples, la conclusion ou le fruit de
ce paragraphe.

Nos théories des bruits respiratoires normaux et morbides
sont trop exclusivement physiques. Ces bruits n'ont pas de
sens par eux-mêmes ; ils n'ont que celui qui leur est attribué
par l'expérience qu'on a de leur coïncidence habituelle avec
tel ou tel état physique des poumons. Cela vient de ce qu'on
part de l'idée fausse de la passivité des poumons dans la respiration, tandis que la vérité est, qu'ils sont aussi actifs dans
la cavité du thorax, toutes choses égales d'ailleurs, que les
intestins dans la cavité abdominale.

Le début de la phthisie des sommets est quelquefois signalé par une espèce de bruit qui annonce encore plus l'activité propre du poumon que celui que je viens d'analyser.
Je veux parler du bruit de *respiration saccadée*.

Il n'est pas très-rare de percevoir que chez certains sujets,
le temps d'une même inspiration s'accomplit en deux ou
trois fois. On dirait qu'il est entrecoupé comme si la partie
du poumon dans laquelle il se passe se dilatait en plusieurs
fois et éprouvait des mouvements alternatifs d'expansion et
de repos. Il est facile de s'assurer que cette alternative de mouvements expansifs et de repos, celui-ci marqué par le silence
absolu de tout murmure vésiculaire, ne tient pas à un état
spasmodique et à des contractions saccadées des muscles externes ou des puissances mécaniques de la respiration. Pendant qu'on entend les saccades du bruit respiratoire normal,
on voit très-bien les muscles dilatateurs de la poitrine accomplir d'une manière non interrompue leur effort calme et
régulier. Il semble donc que la cause de la saccade respiratoire soit dans la plèvre ou le poumon.

On l'a bien attribuée à un frottement pleural borné au
sommet du poumon en avant, — car c'est uniquement dans
cette région du poumon qu'il existe ; — mais cette cause me

paraît bien douteuse. On n'entend jamais le frottement pleurétique se produire sous cette forme dans les autres points de la poitrine où il est bien plus ordinaire de le rencontrer ; et, d'ailleurs, il est très-commun de n'observer au niveau de la région qui présente le bruit saccadé, aucune diminution de son plessimétrique.

Avant de chercher la théorie de ce bruit et d'en indiquer la signification pathologique, il convient d'écarter une cause d'illusion assez fréquente de la respiration saccadée, parce que cette cause n'appartient pas au poumon, et n'indique, par conséquent, aucune altération de cet organe.

Quand on cherche à se rendre compte de la cause de la saccade respiratoire qu'on perçoit très-manifeste chez certains sujets, on s'aperçoit facilement qu'elle est due à des palpitations de cœur rapides et violentes. Chaque suspension ou interruption du bruit respiratoire normal qui produisent la saccade, correspondent au bruit systolique ou premier bruit du cœur et à l'impulsion plus ou moins énergique qui l'accompagne.

On sent, à n'en pas douter, que le bruit respiratoire ne paraît régulièrement interrompu deux ou trois fois dans le cours d'une respiration, que parce qu'il est entrecoupé par autant de bruits et d'impulsions systoliques du cœur. On en a la preuve positive, lorsque la cardiopathie nerveuse et les palpitations de même nature qui en sont le principal symptôme, viennent à diminuer ou à s'apaiser. Le bruit respiratoire cesse alors d'être saccadé.

Le bruit de respiration saccadée signalé pour la première fois par M. le docteur Raciborsky ayant pris de l'importance comme signe de la Phthisie à son début, à ce moment où il est si important de posséder des caractères diagnostiques d'une valeur réelle, j'ai dû m'y arrêter un peu et signaler d'abord toutes les causes extra-pulmonaires qui peuvent se produire, afin de le circonscrire, de le réduire à lui-même, et de lui laisser alors la signification qui nous intéresse beaucoup en ce moment. Le véritable bruit de respiration saccadée, celui qui se produit dans le poumon, ne doit pas non plus être confondu avec celui que peuvent déterminer les spasmes des muscles respirateurs externes chez les personnes qui sanglotent et respirent spasmodiquement en plusieurs fois.

Or, après toutes ces éliminations, le bruit de la respiration saccadée propre au poumon, ou ayant son siége au sommet de cet organe, conserve encore une certaine valeur sur laquelle on est heureux de pouvoir s'appuyer à cette période initiale de la Phthisie où le diagnostic est souvent si difficile et si douteux. Il est, en effet, certain que, sans avoir la valeur du bruit d'expiration prolongée, surtout lorsque celui-ci est perçu au sommet gauche, le bruit de respiration saccadée ou ondulée peut être considéré comme un signe de la présence probable de granulations tuberculeuses disséminées au sommet du poumon. Il paraît l'expression vivante ou le symptôme d'une irritation spasmodique des lobules pulmonaires affectés par la tuberculose. Ces lobules semblent se dilater et se contracter alternativement, car il n'est pas rare de percevoir fort et puéril le bruit respiratoire intermittent, dans les moments de l'expansion inspiratrice scindée par les resserrements silencieux. On a la preuve que ce signe se rapporte à une irritation spasmodique d'une partie du poumon en voie de tuberculisation, lorsqu'il disparaît et vient à être remplacé par des signes caractéristiques d'un degré un peu plus avancé de la maladie. Il est toutefois juste de dire, que le bruit de respiration saccadée et même, quoique d'une manière moins spéciale, celui d'expiration prolongée, annoncent, en général, une phthisie moins grave, d'une nature moins envahissante et moins maligne que les phthisies qui sont signalées d'emblée par des bruits bullaires. Cette observation se rapporte à un autre fait général que j'ai indiqué bien des fois dans le cours de ces Études, je veux parler du fait de l'antagonisme que font à la tuberculose pulmonaire tous les états nerveux morbides, soit qu'ils aient pour siége le poumon, soit qu'ils affectent d'autres organes. Presque tous les individus qui présentent la respiration saccadée comme signe de la Phthisie au début, sont des sujets nerveux ou névropathes, chez lesquels la maladie marchera probablement avec lenteur. Cela n'est pas indifférent pour le pronostic.

J'ai choisi ces deux exemples de bruits morbides pour plusieurs raisons : d'abord parce que ces bruits annoncent la Phthisie à son début, alors que les signes les plus délicats et les plus fugitifs ont une grande valeur ; ensuite, parce que ces exemples sont propres à montrer que les bases de la théorie des bruits pulmonaires ont peut-être besoin d'être modifiées, et que ce changement éclairerait beaucoup le pronostic qui est la plus grande partie de la médecine.

Quand on dit « un bruit morbide », on entend dire sans doute un bruit qui se rapporte à un état de maladie. Chacun le prend ainsi, et je ne demande pas qu'on l'entende autrement. Cependant, le mot morbide est encore dans bien des cas plus exact qu'on ne le pense. Souvent, en effet, un bruit pulmonaire ou cardiaque n'est pas seulement morbide parce qu'il correspond à tel ou tel état pathologique et qu'il en est le signe physique ou extérieur, mais parce qu'en lui-même il a un caractère morbide, qu'il est immédiatement lié à l'affection ou à la souffrance d'une partie malade, et qu'il l'exprime aussi intimement et d'une manière aussi vivante que le feraient une douleur et un spasme. On sent ces choses mieux qu'on ne les exprime.

Je parlais tout à l'heure du bruit d'expiration prolongée. Il en existe une variété qui fait éprouver au plus haut degré à l'observateur la sensation du bruit morbide dans le sens où je cherche à le faire comprendre ; c'est celui qu'on perçoit dans l'asthme. Lorsqu'on ausculte un asthmatique pendant son accès, on perçoit une respiration courte et faible suivie d'une expiration très-longue, stridente, convulsive, irritée. C'est véritablement un bruit d'irritation ; irritation spasmodique des bronches capillaires, siége de l'asthme. C'est le type des bruits actifs. Il est plus actif et plus vivant encore que le bruit d'expiration prolongée symptomatique des tubercules à leur début. Les bruits morbides considérés ainsi ne sont plus seulement des signes, ils deviennent des symptômes, car ils sont, comme ceux-ci, immédiatement et intimement liés à l'état de vie. Il n'y a plus de symptômes après la mort ; il peut encore exister des signes. C'est pourquoi l'auscultation de ces bruits vivants, celui de l'asthme convulsif, par exemple, fait éprouver une sensation pénible avec laquelle on sympathise involontairement. C'est comme si on sentait soi-même ce spasme respiratoire si pénible. On n'a pas besoin d'en savoir la signification scientifique pour le comprendre. On le saisit aussi bien avec le sentiment qu'avec l'intelligence.

Le bruit d'expiration prolongée qui signale le début de la phthisie granuleuse d'un sommet pulmonaire, fait éprouver un autre genre de sensation pénible ; et je crois pouvoir dire aussi que cette sensation est instinctive et ne dépend pas entièrement du sens que la science nous a appris à lui attribuer. En effet, quand on le compare au bruit naturel si doux, si court, si reposé de l'expiration normale, on ne peut s'empêcher d'être désagréablement affecté par ce bruit dur, qui se prolonge presque indéfiniment et sans raison, bruit si contraire à la forme saine du même bruit. C'est évidemment un bruit morbide dans la force du terme. De même qu'on sent que le bruit d'expiration de l'asthme est un bruit nerveux et qui se passe dans les petites bronches, bruit violent, symptôme d'un état violent et nécessairement passager, de même on sent que le bruit d'expiration prolongée non strident, non spasmodique, qui ne s'entend qu'au sommet d'un poumon déjà condensé par la formation de tubercules crus, est un bruit qui se passe dans les vésicules pulmonaires avec lenteur, sous l'influence d'une irritation sourde, latente, et d'une cause fixe et organique.

Je ne crois pas devoir insister sur la différence profonde·
qui existe entre un bruit actif et vivant qui a une valeur
de symptôme, et un bruit passif ou physique qui n'est qu'un
de ces signes tels que le sont les bruits passifs qu'on obtient
par la percussion.

La valeur pronostique de ces deux ordres de bruits morbides est généralement différente. Ces bruits ont même·
presque toujours des significations opposées. On peut dire
en principe, que les bruits actifs renferment un pronostic
moins grave que les bruits passifs. En effet, les premiers
supposent encore la vie. Les seconds supposent l'inertie, la
destruction, ou tout au moins l'intervention d'éléments
étrangers, de causes physiques, qui ont supprimé l'état de
vie ou le masquent avec plus ou moins de danger.

Un souffle bronchique qui indique une hépatisation pulmonaire ou une induration quelconque du parenchyme
respirateur; un gargouillement, un souffle amphorique,
une respiration caverneuse, un tintement métallique, etc...,
tous bruits passifs ou physiques, dénoncent des altérations autrement graves qu'une respiration saccadée ou sibi-
lante, un bruit de froissement, et même de tempête, et que
tous les bruits d'irritation, de spasme, d'expansion, de contraction, de congestion active, qui règnent seuls, ou combinés avec des bruits passifs ou physiques.

J'ai déjà eu occasion de dire, en parlant de la toux et de
l'expectoration, quelle signification moins grave ont ces actes morbides quand ils sont accompagnés d'efforts propres du poumon et des bronches, et, par conséquent, de
bruits actifs, que quand ils ne sont guère accomplis que
par les puissances musculaires externes de la respiration.
Je n'y reviendrai que pour dire qu'il en est de même de tous
les bruits actifs des poumons par rapport aux maladies dont
ils sont les symptômes.

Je borne à ces remarques ce que j'avais à dire de l'auscultation des poumons dans la Phthisie. Ce n'est ni par indifférence ni par omission que je me suis abstenu d'exposer
méthodiquement la séméiotique de la Phthisie par l'auscultation et la percussion. Cette partie de la Phthisiologie,
qui a peut-être rendu plus de services au pronostic qu'aucune autre application de la découverte de Laënnec, a acquis
une exactitude et une perfection qu'on n'a plus à faire connaître parce qu'elles sont connues. Les ouvrages abondent où
elle est traitée avec toute la précision et les développements
qu'elle mérite. J'ai voulu seulement proposer quelques vues
capables d'aider à une réforme de la doctrine des bruits pulmonaires normaux et morbides que nous a révélés la plus
originale et la plus utile invention de la séméiotique moderne.

La percussion prête à l'auscultation, dans le diagnostic
de la Phthisie, un secours que l'auscultation lui rend. Les
deux méthodes se contrôlent, s'éclairent, se renforcent
mutuellement, sont indispensables l'une à l'autre. Je n'en
veux dire qu'un mot.

Il n'est pas jusqu'à la percussion qui ne fournisse à
l'oreille des bruits actifs et des bruits passifs. Le son est,
en effet, plus ou moins clair ou plus ou moins mat, suivant
le degré d'activité inspiratrice ou expiratrice du poumon, suivant son activité ou son inertie d'expansion. Ces états font
donc varier le timbre ou la tonalité des bruits plessimétri-
ques. Quand on percute, il ne faut jamais oublier ce principe.

On sait que je n'ai jamais eu pour but de présenter dans
ces Études une Phthisiologie élémentaire, mais tout au plus
des idées, des observations, des matériaux pour préparer
l'œuvre de ceux qui s'occuperont après moi de l'histoire
générale et pratique de la plus intéressante et de la plus universelle des maladies chroniques.

CHAPITRE II

DE LA VALEUR COMPARÉE DES SYMPTOMES LOCAUX ET DES SYMPTOMES
· GÉNÉRAUX DANS LE PRONOSTIC DE LA PHTHISIE.

Rien n'est plus commun que d'observer un défaut de
rapport, une disproportion quelquefois très-grande entre
l'étendue et la profondeur des lésions locales et le peu de
gravité des symptômes généraux ; et réciproquement, entre
les faibles dimensions que présentent les désordres locaux
et l'extrême gravité des symptômes généraux. Ce double fait
mérite d'autant plus un instant d'examen, qu'il n'est pas toujours impossible d'en reconnaître les causes et les conditions.

On peut dire que, suivant les influences qui ont présidé à
sa naissance et à son évolution, la Phthisie est une maladie
d'abord générale, localisée ou concentrée dans les poumons,
ou une maladie d'abord locale ou pulmonaire, qui se généralise. Dans un plus grand nombre de cas, peut-être, c'est une
affection primitivement et simultanément générale et locale.
Ces trois divisions embrassent et expliquent tous les cas :
ceux où la cachexie l'emporte sur les désordres pulmonaires ;
ceux où les poumons sont plus altérés que la constitution ; ceux enfin, et ce sont, je le répète, les plus communs,
où il y a rapport et proportion entre les deux aspects ou les
deux forces de la maladie.

Pour avoir une idée des deux séries extrêmes et opposées, on n'a qu'à comparer une phthisie diathésique et constitutionnelle chez un jeune homme prédestiné, et une
phthisie accidentelle chez un sujet qui n'avait aucune ap-

parence de prédisposition qu'on pût rapporter à ses antécédents héréditaires ou personnels, et qui n'avait été soumis à aucune cause lente de phthisie acquise. On conçoit
très-bien que, dans le premier cas, l'altération de la nutrition
générale prime les lésions tuberculeuses de la poitrine, et
réciproquement pour le second cas ; ou plutôt, on comprend
que, dans le premier cas, les forces plastiques générales
souffrent les premières, et que leur altération continue à
dominer la situation et à donner son cachet et sa forme à
toute la maladie.

On comprend aussi que, dans le second cas, une inflammation tuberculeuse envahisse presque d'emblée les poumons et s'y généralise de manière à ce que le tissu de ces
organes soit menacé partout de désorganisation en deux ou
trois mois, avec une altération consécutive plus ou moins
prononcée de l'ensemble des forces organiques. Voilà bien
les deux cas contraires, qui démontrent, comme je l'ai déjà
établi tant de fois, la latitude immense d'étiologie et de processus de la Phthisie ; sa multiplicité ou sa variété indéfinies
aboutissant à la plus triste communauté de dégradation et
de misère organiques.

Mais la vraie question, la question pratique que je voudrais éclaircir, n'est pas encore posée par les exemples que
je viens de prendre.

En effet, les cas qui intéressent véritablement le médecin,
sont ceux où l'observation le conduit à mieux voir au point
de vue de l'art, qui est par-dessus tout le pronostic. Qu'une
phthisie diathésique soit profonde, générale, partout consommée quoique centralisée dans le poumon, c'est un fait
qui éclaire la Phthisiologie, et peut, par là, contribuer dans
l'avenir à une médecine préventive fondée sur la nature des
choses.

Qu'une phthisie accidentelle et inflammatoire détruise un
poumon et amène consécutivement la mort en quelques

mois, c'est encore un fait fatal et presque inutile à la médecine individuelle. Ce qu'il faut surtout étudier, ce sont les cas où une disproportion remarquable existe entre les symptômes généraux et les symptômes locaux de la Phthisie, en vertu de conditions internes sur lesquelles le médecin peut compter pour développer la résistance, et fournir un point d'appui à toutes les ressources curatives de l'hygiène et de la matière médicale. Or, ces cas sont ceux sur lesquels je me suis déjà beaucoup étendu, et qui se distinguent des phthisies vulgaires en ce que des forces antagonistes ou des forces accélératrices coexistant avec la tuberculose, l'art peut agir sur elles pour augmenter les premières, affaiblir les secondes, et arriver dans les deux cas à retarder la marche de la Phthisie. Voici quelques-uns de ces cas les plus saillants.

Il n'est pas rare d'observer des phthisies que l'auscultation révèle presque seule. Elle donne, en effet, les signes d'un deuxième ou d'un troisième degré plus ou moins circonscrit, sans que les forces générales aient sensiblement souffert. On peut être sûr que, dans ces cas, une affection générale antipathique à la tuberculose résiste jusqu'alors à la généralisation de celle-ci. Réciproquement, on voit des sujets déjà cachectisés avec une lésion locale minime presque inappréciable. La Phthisie est alors presque toujours acquise sous l'influence de causes débilitantes générales dont on peut encore enrayer les effets chez des sujets non prédestinés. Voilà les deux situations opposées où l'art a le plus de prise sur la Phthisie, car ce sont celles où la maladie guérit le plus souvent par les seules forces de la nature. Je ne dis pas cela pour diminuer le prix des secours de l'art. Celui-ci ne guérit et ne peut guérir que les maladies susceptibles d'une guérison naturelle ou spontanée. Est-ce donc une petite gloire pour la Médecine que de pouvoir imiter la nature ?

Le premier des cas que j'ai posés est-il plus grave et présente-t-il plus de chances de succès à la thérapeutique que

le second, ou si c'est celui-ci qui est généralement le plus
curable ? Il faut distinguer.

Si la cachexie du second exemple est plus artificielle que
naturelle, et que la tuberculose pulmonaire, quoique commençant à se manifester, ne soit pas sur son terrain propre, la
disproportion qui existe entre le peu d'étendue ou de profondeur de l'altération locale et le degré plus avancé de l'altération générale, pourra être moins grave et moins mena-
çante pour l'avenir que la disproportion que j'ai signalée
chez les sujets où le défaut de rapport est renversé, et qui
ont des lésions pulmonaires d'un degré très-avancé jointes à
une intégrité presque complète des forces générales et de la
nutrition. Mais si au contraire la cachexie ou l'altération
tuberculeuse générale est diathésique, quelque minime que
soit l'altération pulmonaire, le cas est plus grave que celui
de l'individu dont le poumon a déjà subi une lésion avancée,
et chez lequel, à côté de ces lésions si graves, les forces générales se sont bien maintenues à la faveur d'une résistance
interne fournie par un état morbide préexistant et encore
antipathique à la généralisation de la phthisie tuberculeuse.

On voit, par ces exemples, de quels principes il faut être
pénétré pour apprécier la valeur comparée des symptômes
locaux et des symptômes généraux dans la prognose de la
Phthisie. Je me borne à fournir ces éléments d'appréciation,
parce qu'étant universels, c'est-à-dire, embrassant les cas
les plus ordinaires, ils seront plus utiles au médecin qu'une
solution impossible pour chaque cas particulier.

D'ailleurs, en parlant de ce sujet, je touche malgré moi,
comme on vient de le voir, à des questions qui seront examinées dans la partie de cet Essai où je dois poser les bases
du traitement et de la prophylaxie de la Phthisie. Je sens
qu'il est temps d'entrer dans cette étude, fin et conclusion
de toutes celles qui ont dû la précéder.

QUATRIÈME PARTIE

CHAPITRE PREMIER

INDICATIONS THÉRAPEUTIQUES GÉNÉRALES ET TRAITEMENT PARTICULIER
DE LA PHTHISIE.

INDICATIONS GÉNÉRALES.

J'ai dit plus haut, en parlant des principes qui peuvent
éclairer le pronostic de la Phthisie, que toute maladie incapable de guérir naturellement ou spontanément n'est pas
susceptible d'être guérie par les moyens de l'art. Or, les exemples de guérison spontanée ou naturelle de la tuberculose
pulmonaire ne sont pas très-rares. On en observe de temps
en temps. La question n'est pas de savoir si ces guérisons
sont aussi solides que celles d'une pneumonie, et si le sujet
guéri n'est pas susceptible de rechute. Je dis qu'il est guéri,
comme on peut l'être d'une maladie chronique. La Médecine
n'est donc pas impuissante contre la Phthisie.

Cette vérité est non-seulement le fondement positif de toute
étude qui a pour objet le traitement de la Phthisie ; mais
elle renferme déjà un principe et une méthode. Elle doit
diriger le médecin dans la recherche et l'imitation des conditions internes et des influences extérieures qui sont le
plus capables d'exciter et de produire artificiellement les
procédés que la nature emploie quand la Phthisie guérit ou
tend à guérir d'elle-même. Nous verrons, plus tard, que la

médecine préventive ou la médecine de l'espèce, peut tirer
un parti plus grand de l'étude de cette loi et de ces processus
naturels, que la médecine curative ou la médecine de l'individu.

Il est vrai que les malades qui guérissent spontanément
ou par les seules forces de la nature sont bien plus souvent
de simples tuberculeux que des phthisiques. Très-souvent,
en effet, on a ignoré l'existence de leurs tubercules pulmonaires, comme on ignore des adhérences pleurales qui sont
pourtant le témoignage certain d'une pleurésie guérie. Qu'est-
ce qui constitue donc la Phthisie comparée à la tuberculose?
En quoi diffèrent-elles ?

La Phthisie suppose, comme le mot l'indique, l'affection
tuberculeuse hectique de toute l'économie, ce qui n'est pas
la même chose que la généralisation des tubercules, car leur
dissémination dans plusieurs organes peut exister sans phthisie proprement dite, sans fièvre hectique, etc...

La Phthisie est l'effet de la tuberculose sur les grandes
fonctions afférentes à la nutrition.

Le tissu plasmatique, que j'ai donné pour siége au tubercule, a plusieurs ordres de propriétés et de rapports. D'a-
bord, il est, c'est-à-dire, qu'il pourvoit à sa génération
continue qui est sa propre existence. Telle est sa propriété
fondamentale. C'est ce fonds qui est attaqué par la tuberculose, puisque le tubercule n'est qu'une cellule altérée et
avortée qui se substitue à la cellule vigoureuse du tissu plasmatique sain.

Si l'altération tuberculeuse se borne à cela; si elle n'affecte pas le tissu plasmatique dans ses rapports avec les
fonctions nourricières, ou avec les propriétés trophiques
des vaisseaux lymphatiques et avec la circulation capillaire
sanguine, etc..., on a le tubercule pur et simple sans aucun
retentissement sur l'économie. Mais si les rapports du tissu
plasmatique avec les fonctions des vaisseaux blancs et rouges

sont engagés dans le courant de la tuberculose ; si, dès lors, les circulations diverses et la grande circulation, si les sécrétions et les fonctions viscérales entrent dans ce consensus tuberculeux, la Phthisie ou la consomption tuberculeuse générale est commencée ; la tuberculose s'élève dans l'économie et devient la phthisie tuberculeuse. Le commencement de la Phthisie suppose donc que les fonctions spéciales qui ont pour base commune le tissu plasmatique, participent à la maladie. Tant que celui-ci seul est affecté dans sa nutrition ou son existence propres, il n'y a encore que des tubercules. S'il est débordé, si les fonctions spéciales qui s'enracinent en lui, sympathisent, on voit apparaître les congestions, les inflammations, les troubles sécrétoires, digestifs, circulatoires, la fièvre hectique, et, par conséquent, l'amaigrissement : c'est la Phthisie.

Pour achever cette notion, il ne faut plus que bien comprendre que toutes ces altérations fonctionnelles afférentes à la nutrition, ne sont pas des altérations indéterminés, mais qu'elles sont imprégnées du vice tuberculeux comme leur source elle-même ; que, par conséquent, les phlegmasies, les fièvres, les sueurs, les flux sont de nature tuberculeuse ; que tout, enfin, dans l'économie, porte l'empreinte de cette cachexie si différente de la cancéreuse, de la syphilitique, etc...

La prophylaxie a pour objet de prévenir la tuberculose. La thérapeutique qui n'intervient qu'avec la tuberculose pulmonaire doit avoir pour objet de prévenir ou d'empêcher autant que possible le développement de la Phthisie. C'est donc du traitement de la Phthisie que j'ai à m'occuper en ce moment. Je terminerai ces Études dans une cinquième partie qui aura pour objet la prophylaxie ou la médecine préventive de la tuberculose.

Si le lecteur a bien compris ma pensée sur la tuberculisation pulmonaire, il ne sera pas étonné des difficultés si souvent insurmontables que présente la cure de cette triste maladie.

Un fonds d'impuissance de la nutrition à régénérer et à entrenir sa propre base, par conséquent une faiblesse radicale; et cette faiblesse, généralement associée à une irritabilité des tissus et à des réactions qui, au lieu d'être médicatrices, ne font que précipiter la destruction des éléments organiques : tel est l'état misérable qu'il faudrait atteindre dans ses causes profondes pour lutter contre la Phthisie.

Plût à Dieu qu'on pût même toujours combattre efficacement les symptômes, car alors on serait bien près de leur cause. L'inflammation et la fièvre tuberculeuses sont, en effet, des symptômes. S'en rendre maître, serait une victoire sur la Phthisie. Heureusement, il y a beaucoup de symptômes, beaucoup de souffrances plus ou moins éloignées et plus ou moins personnelles, qui ne sont pas essentiels à la maladie principale, et qu'on peut modérer.

Ralentir la marche de la Phthisie, préserver les fonctions digestives, les conserver aux malades, empêcher l'entraînement de l'appareil circulatoire, refréner, par conséquent, la fièvre et l'inflammation, c'est faire tout ce qu'on peut contre la Phthisie déclarée, car c'est la rendre immobile et permettre à la nature d'en limiter les progrès.

La Médecine est toujours entre deux écueils: irriter en voulant fortifier; débiliter en voulant combattre l'irritation. Il lui faudrait des toniques calmants, ou des sédatifs et des antiphlogistiques fortifiants, renfermant les deux propriétés dans une même substance. Il faudrait l'exercice en plein air sans contracter des refroidissements et des irritations pulmonaires; il faudrait une alimentation riche qui ne fît pas courir le danger d'alimenter les irritations vasculaires. Il y a là, en effet, des indications contradictoires qui ont jeté la Médecine dans des systèmes thérapeutiques qui ne le sont pas moins. Ces systèmes suppriment les difficultés, mais ils précipitent d'autant plus les phthisiques vers le terme fatal, qu'ils flattent leur impatience et leur désir de guérir promptement.

Rien ne prouve mieux la nature commune ou non spécifique de la Phthisie que les indications que présente son traitement pour tous les agents de l'hygiène et de la matière médicale. Elle met en œuvre les sédatifs et les excitants, les toniques et les antiphlogistiques, les altérants et les reconstituants, les révulsifs et les dérivatifs, les évacuants divers, les astringents, etc., etc... ; en un mot, elle est soumise à la médecine des indications comme les maladies vulgaires. Si quelques médicaments sont plus que d'autres fréquemment employés dans son traitement, c'est que les indications essentielles sont presque toujours les mêmes dans une maladie dont le fonds est semblable chez tous les sujets, malgré la diversité des causes qui viennent aboutir à la dégénération ultime.

Il est donc vain de s'ingénier à chercher des spécifiques contre la Phthisie. Il n'y a que des remèdes et des médications plus ou moins particulièrement applicables à telle ou telle nature d'individus phthisiques, à telle forme, à telle variété, à telle période, à telle complication de la Phthisie. C'est la même méthode que pour toutes les phlegmasies chroniques.

J'ai montré les différences entre le cancer et la Phthisie. Je pourrais multiplier ces parallèles avec d'autres maladies chroniques plus ou moins incurables. Il en résulterait que de toutes ces maladies, la Phthisie est celle qui peut le moins se passer des secours de la Médecine.

Combien la Phthisie présente plus d'indications thérapeutiques rationnelles et impérieuses que le cancer, que les maladies organiques du cœur, la cirrhose, la maladie de Bright, les maladies chroniques du cerveau et de la moelle épinière, les adénies graves, les leucémies, la maladie bronzée, etc., etc.... Rien ne prouve mieux que ce fait, je le répète, la nature banale de la Phthisie, ses causes multiples, la complexité et le nombre des affections diverses dont son unité se compose. La Phthisie est, en effet, une maladie très-composée, la maladie la plus éloignée qu'on puisse voir de la nature et des procédés des maladies spécifiques. Rien, conséquemment, de plus multiple, de plus varié, de plus accidenté que son traitement. Les moyens empruntés aux agents de l'hygiène, à l'influence des climats, aux Eaux minérales, sont presque indifférents dans les diverses maladies chroniques et organiques que j'ai énumérées plus haut. Ces cures diverses jouent, au contraire, un rôle très-important dans la Phthisie. Cette maladie a ses séjours d'été, ses climats pour l'hiver, ses Eaux minérales ; car sa thérapeutique fait appel à toutes les influences et à toutes les ressources de la nature. Il n'est pas de maladie organique qui excite plus d'intérêt chez le médecin et d'espérance chez le malade. On se résigne moins péniblement à trouver les autres maladies incurables que celle-là : tant il semble naturel qu'on en guérisse ; tant, par conséquent, le nombre et la banalité de ses causes évidentes, son existence à tout âge et dans toutes les conditions, semblent l'assimiler aux maladies communes dont on doit pouvoir délivrer l'homme ! Je crois moi-même que ce sentiment universel n'est pas absolument sans fondement.

Ce qui repousse, chez le phthisique, le bienfait des moyens thérapeutiques doués de quelque activité, c'est l'irritabilité ou la faiblesse irritable, et, par conséquent, la vulnérabilité des éléments organiques. Je voudrais faire comprendre cette condition d'incurabilité. Elle suppose la combinaison intime et la fusion des éléments sains et des éléments morbides, par conséquent, leur *inséparabilité* telle, que la réaction des éléments sains pour éliminer les éléments morbides soit impossible. La curabilité des maladies suppose, en effet, que celles-ci sont formées par des éléments morbides combinés aux éléments sains, mais qui, après avoir vécu d'une vie propre pendant un temps donné, meurent et sont éliminés de l'économie en vertu des forces saines, ou des éléments qui ont résisté à l'altération. L'incurabilité suppose, au contraire, que les éléments morbides adventices dont il vient d'être question, sont si délétères et se multiplient tellement, qu'ils empoisonnent rapidement tous les éléments sains. C'est de cette manière que la mort a lieu dans les maladies aiguës (fièvres et phlegmasies). Dans les maladies chroniques, l'incurabilité suppose que des éléments morbides constitutionnels, héréditaires, par conséquent, sont tellement inhérents aux éléments sains, qu'ils ne sont pas éliminables sans la destruction des tissus. Il en résulte, pour ceux-ci, une irritabilité qui convertit en irritations aggravantes toutes les modifications un peu stimulantes que l'art veut imprimer à l'organisme dans un but curatif, et que les malades sont des espèces de *noli me tangere* rebelles à l'emploi de tous les remèdes capables de quelque vertu. Il est rare, en effet, je l'ai déjà dit, que les maladies chroniques soient, comme les aiguës, éliminatrices de leur propre cause.

Telle est la source de l'irritabilité et des irritations qui ne peuvent conclure à aucune usure des éléments morbides : ni à ces éliminations successives qu'on appelle des résolutions, ni à ces éliminations soudaines et héroïques qu'on appelle des crises.

Rien n'est plus commun que cet état chez les phthisiques, surtout chez ceux des classes aisées. C'est chez ceux-là, en effet, qu'on observe le plus l'irritabilité nerveuse qui a pénétré jusqu'aux actions intimes de la nutrition, et qui préside, par conséquent, à l'intolérance des tissus et de l'appareil circulatoire pour toutes les actions thérapeutiques un peu chaudes. Chez ces sujets, tout irrite. Le quinquina est intoléré, les vésicatoires surexcitent et ne révulsent pas ;

le vin affaiblit en portant l'inflammation partout : l'opium supprime les sécrétions, sèche toutes les surfaces de rapport, agite et congestionne ; les sédatifs de la circulation, digitale, aconit, laurier-cerise, hallucinent et causent la nausée, l'arsenic corrode, le tannin fait vomir, l'eau d'Eaux-Bonnes stimule les bronches, congestionne les poumons, allume la fièvre, etc.. ; toute médecine qui n'est pas négative, exaspère et nuit.

Il n'y a aucune contradiction entre ce que je viens d'exprimer et ce que j'ai dit bien des fois, de l'antagonisme qui existe entre les névroses et la Phthisie. Ce n'est pas un état névropathique défini que je viens de décrire, c'est une irritabilité et une altérabilité funestes des mouvements nutritifs qui n'ont presque plus rien de réparateur ou de médicateur, et qui s'assimilent, en les tournant à la fièvre hectique et à la destruction, toutes les forces qu'on leur prête dans un but de restauration.

On peut tirer de là un grand principe de thérapie que le médecin devrait toujours avoir présent à l'esprit. C'est que les médicaments n'agissent pas tant sur les éléments morbides pour les neutraliser ou les détruire directement, que sur les éléments sains pour leur imprimer de la résistance et les empêcher de céder à la contagion des éléments morbides. En définitive, c'est toujours la nature qui guérit. Or, la nature dans les maladies, c'est la résistance et l'action saine et conservatrice des éléments organiques qui ont échappé à l'altération. La médecine ne peut s'appuyer que sur les éléments qui sont restés sains ou qui n'ont pas complétement et irrémédiablement cédé au principe funeste de la maladie. Or, l'état que je voudrais faire bien connaître, est caractérisé par une irritabilité impuissante à réagir salutairement.

Je n'ai jamais vu une médication de quelque valeur réussir dans la Phthisie que lorsque le phthisique a conservé une certaine somme d'éléments sains ou non encore atteints par la dégénération tuberculeuse. Or, le signe général le plus positif qu'il a perdu cette condition indispensable, c'est la faiblesse irritable dont il est affecté, et qui entraîne dans sa direction tous les remèdes toniques ou excitants qui devraient lui imprimer une résistance salutaire s'ils agissaient sur des éléments encore sains, ou non déjà livrés sans réaction au mouvement destructeur.

Voici maintenant les signes particuliers auxquels on peut reconnaître cet état général.

Une fièvre hectique qui ne tombe pas complétement le matin et qui est encore marquée à cette heure et dans la journée par une augmentation de la température (38 ou 39°), indique presque toujours que l'organisme est sous la déplorable influence que je signale en ce moment.

L'existence d'une phthisie double ou affectant les deux poumons; sa tendance à quitter les sommets et à envahir les parties moyennes et inférieures de ces organes ; la phthisie laryngée devenant le siége principal de la maladie et subordonnant par son importance la phthisie pulmonaire ; les sueurs nocturnes très-abondantes; les vomissements incoercibles après les repas ; l'amaigrissement rapide, etc., accusent à un degré plus ou moins prononcé cet état qui tourne contre le malade les ressources thérapeutiques actives qui dans les conditions opposées, ralentissent le développement de la cachexie.

Ces conditions opposées, et, par conséquent, favorables à la médecine des phthisiques, peuvent généralement être reconnues aux caractères suivants.

D'abord, la tolérance pour les médicaments qui font la base du traitement spécial de la Phthisie. Je les ai énumérés en partie tout à l'heure.

L'absence de fièvre, ou, tout au moins, la chute complète de la fièvre dès la fin de la seconde partie de la nuit, le pouls dût-il conserver une fréquence anormale, pourvu que la chaleur ne soit plus fébrile.

L'absence des sueurs du matin.

La conservation de l'appétit, même le soir, et des facultés digestives.

La limitation des lésions tuberculeuses au sommet d'un poumon, le poumon gauche surtout.

La pureté et la force du timbre de la voix.

La prédominance des altérations locales sur les désordres généraux, ou la disproportion entre ces deux ordres de symptômes au profit des symptômes généraux.

L'existence d'affections antagonistes de la tuberculose.

La forme froide et lente de l'évolution tuberculeuse, à moins que la fièvre ne soit pas celle qui est propre à la Phthisie, et qu'elle soit le symptôme d'une diathèse concomitante.

Une hérédité arthritique, ou le fait de parents longèves dans les deux branches.

Dans ces conditions on pourra retarder l'évolution de la Phthisie, quelquefois même l'immobiliser pendant un temps indéfini, quel que soit le degré qu'ait atteint l'altération locale. Cette affirmation peut paraître paradoxale : je la crois l'expression de la vérité clinique. Je suis convaincu qu'il y a autant et peut-être plus de phthisies localisées et arrêtées au deuxième et au troisième degré, qu'au premier. La matière crétacée, les cicatrices linéaires, déprimées ou froncées, les cavernules et même les cavernes éteintes entourées de tissus scléreux ou cartilaginiformes, avec ou sans granulations de guérison, renfermant un liquide visqueux et tendant à un rétrécissement continu, etc., toutes ces formes d'arrêt d'évolution et de réparation témoignent de lésions qui avaient atteint le deuxième ou le troisième degré, c'est-à-dire le ramollissement et l'élimination des produits morbides.

J'ai dit, bien souvent, que j'aimais mieux traiter une phthisie au 3ᵉ degré chez un sujet qui a conservé une bonne partie de ses forces générales, qu'une phthisie au premier degré chez un diathésique dont la constitution et les forces générales sont déjà atteintes par la dégénération tuberculeuse.

La période de l'année, la saison, le climat, sont aussi des conditions qui influent puissamment sur la tolérance des médications et le sort qu'elles éprouvent. La Médecine a toujours beaucoup plus de succès dans la Phthisie en automne et jusqu'au mois de février, qu'au printemps et jusqu'au mois d'août. En effet, à dater de cette dernière époque, et jusque vers le mois de mars, surtout en septembre, octobre, novembre, décembre, la Phthisie est dans sa phase de rémission ; les congestions hémoptoïques et inflammatoires, la fièvre, etc... atteignent généralement leur défervescence la plus grande, et le travail morbide son activité la plus faible. Alors, la nature favorise tous les essais thérapeutiques, chaque moyen réussit, à moins que la Phthisie, lancée par les grandes chaleurs de l'été, ne soit trop avancée pour s'arrêter devant la période de rémission que l'automne inaugure presque toujours.

Ce sera tout le contraire au commencement de la période de renaissance des accidents congestifs et fébriles, qui a lieu, en général, dès la fin du mois de février. Toutes les médications à caractère tonique ou stimulant, réussissent alors beaucoup moins bien ; elles sont mal supportées et agissent dans le sens de l'excitation naturelle qui est tournée vers l'acuité et le ramollissement des produits, tandis qu'en automne, elles agissent dans le sens contraire, dans le sens de la rémission, de la froideur, de la chronicité de la maladie et de la tolérance des agents thérapeutiques. Ces faits sont trop peu connus. On ne sait pas assez non plus que les grandes chaleurs de notre été, et les hivers trop chauds de certains climats, sont plus funestes aux phthisiques que les mois de décembre et de janvier dans notre zone tempérée. On perd plus de phthisiques dans les hôpitaux de Paris en juin, juillet et août, quand ces mois sont torrides, qu'en décembre et janvier.

On craint les bronchites accidentelles, et on a bien raison, car elles ne sont souvent que le signal d'une poussée phymatique ; mais il ne faut pas confondre ces bronchites tuberculeuses avec les rhumes vulgaires qui ne leur ressemblent pas ; qui débutent presque toujours par un coryza, avec une courbature, un facies vultueux et injecté, etc... Ce n'est qu'un rhume. Il ne dépasse pas la trachée-artère, et n'a aucune influence sur la tuberculose pulmonaire qui peut avoir avec lui un voisinage de région, mais non de nature. Je vois tous les jours des phthisiques s'enrhumer comme le vulgaire, mais à côté de leur tuberculose pulmonaire, et sans aucune aggravation pour celle-ci.

Les phthisiques ne doivent pas se prévaloir de cela pour se soustraire aux précautions nécessaires contre les refroidissements. On ne sait jamais si l'influence du froid excitera un rhume vulgaire et étranger à la maladie chronique, ou une bronchite à éruption tuberculeuse. Je n'ai dit cela que pour montrer que les inflammations tuberculeuses ne sont pas, comme je l'ai déjà dit, une inflammation plus franche du tubercule, mais une inflammation de nature tuberculeuse.

Comment traiter la Phthisie avec quelque conscience si on n'est pas pénétré de toutes ces choses ?

TRAITEMENT PARTICULIER DE LA PHTHISIE. — MÉDICAMENTS DIRIGÉS CONTRE LA TUBERCULOSE ELLE-MÊME.

Les moyens curatifs que la Médecine emploie contre la Phthisie sont de deux ordres. Par les uns, elle veut agir sur la nutrition et au siége même de la maladie. Ces moyens-là sont donc dirigés contre la tuberculose proprement dite. Par les autres, la Médecine a pour objet de modifier les divers troubles des fonctions spéciales qu'on appelle plus particulièrement les symptômes, et dont l'ensemble, produit et déterminé par la tuberculisation, constitue la Phthisie.

Cette distinction peut paraître illogique, en ce qu'on est porté à croire que les symptômes ou les manifestations qui sont des effets, doivent être égaux à la cause et en rapport avec elle ; et cependant elle est juste. Il n'y a pas toujours, en effet, une relation exacte entre la gravité de l'altération locale ou de la tuberculose pulmonaire, et le nombre et l'intensité des altérations générales ou des symptômes. On est donc obligé d'avoir à sa disposition les deux ordres de moyens thérapeutiques que je viens d'indiquer. Quoi qu'il en soit, quand on a le bonheur d'enrayer la marche de la lésion pulmonaire, on est bien plus sûr de modérer les symptômes, toux, fièvre, amaigrissement, etc... qu'on ne l'est de modérer la tuberculose pulmonaire en calmant momentanément quelques symptômes par l'usage des moyens qui ont la propriété de les apaiser, quelle que soit la maladie à laquelle ils appartiennent.

Il y a, en effet, deux choses intimement combinées dans ce qu'on nomme un symptôme, comme le spasme, la fièvre, la douleur, le flux, etc., expressions morbides qui sont communes aux maladies les plus différentes. Il y a d'abord ces manifestations morbides, abstraction faite de la maladie ou de l'espèce nosologique qu'elles traduisent. Il y a ensuite cette altération spéciale bien déterminée, variole, syphilis, dartre, Phthisie, altération spéciale qui passe dans ces actions morbides extérieures, les imprègne et se traduit par elles ; dont elles deviennent, dès lors, les symptômes, et dont elles ne seraient pas les vrais symptômes si elles n'en représentaient pas la nature. Et, en effet, les symptômes représentent la maladie par des caractères et des formes particulières différentes pour chaque espèce morbide. C'est ce qui fait qu'à côté de la fièvre, de la douleur, du spasme, etc., il y a les fièvres, les phlegmasies, les douleurs, les névroses.

Le symptôme, séparé de cette spécification, n'est qu'une abstraction ou une entité qui n'a pas de réalité en clinique, et dont il ne peut être question qu'en pathologie générale.

Il est bien certain que les symptômes toux, fièvre, inflammation, amaigrissement, *facies*, expectoration, sueurs des phthisiques ne sont pas la toux, la fièvre en général, ou une toux et une fièvre quelconques, mais une toux, une fièvre, etc., spécifiées par la tuberculose. C'est comme si je disais que les caractères extérieurs et les formes d'un animal qui servent à le classer, sortent du fond même de son espèce ou de sa nature, et ne sont pas les formes, les caractères extérieurs d'une autre espèce zoologique, quoiqu'ils leur ressemblent en général. Dans un cheval, tout exprime la nature de cet animal, et le moindre caractère extérieur, un poil, une cellule épithéliale, un globule sanguin, représenteraient tout le cheval aux yeux d'un naturaliste très-sagace, quoique ces caractères puissent, dans ce qu'ils ont de général, appartenir à tous les autres mammifères. Tel est le symptôme dans une maladie générale comme la Phthisie. Il est facile de voir, par là, combien les moyens thérapeutiques qui ne s'adressent qu'à ces manifestations extérieures de la maladie, sont précaires, lorsqu'en même temps qu'on cherche à les réprimer, on se sent impuissant contre l'altération initiale ou le principe même de la maladie. Cependant, dans beaucoup de cas, cette conséquence n'est pas, je le répète, aussi exacte qu'elle le paraît.

Les susceptibilités individuelles, la vie propre et l'excitabilité inégale des organes ; la présence d'autres éléments morbides, ou d'autres principes d'irritation agissant en même temps que l'irritation tuberculeuse, etc.... font que les symptômes n'expriment pas toujours fidèlement l'altération principale ; qu'ils sont sans rapport avec elle, excessifs pour une altération générale faible, ou réciproquement ; enfin, que des symptômes étrangers à la maladie s'y joignent et la compliquent. Il est évident que, dans tous ces cas, et ils sont extrêmement communs, ce qu'on appelle trop banalement la médecine du symptôme, est une médecine plus importante qu'on ne le croit.

Nulle maladie n'offre plus d'exemples que la Phthisie de ces disproportions, de ces variétés, de ces complications innombrables. C'est pourquoi, nulle, malgré son incurabilité trop commune, n'a besoin, au même degré qu'elle, de toutes les ressources de la Médecine.

Il n'est pas de problème thérapeutique plus délicat. Le médecin se trouve en face d'une maladie inflammatoire de forme, pauvre et cachectique de fond. Quand les symptômes inflammatoires sont véritablement intenses, et qu'ils couvrent le fond, la position n'est pas très-embarrassante ; on cherche à les calmer par les moyens dont l'art dispose et dont je vais parler, pourvu qu'on n'oublie pas, qu'au-dessous de cette couche inflammatoire locale et générale, il y a une altération profonde, organique, de nature essentiellement destructive, qui, considérée en elle-même, offre l'indication d'une médecine fortifiante et analeptique.

Le médecin n'éprouve non plus aucune perplexité, quand il est en face d'une phthisie froide, torpide, sans fièvre, sans symptômes inflammatoires, et chez un sujet dont les voies digestives sont intactes. Les toniques généraux, les analeptiques, les reconstituants spéciaux, trouvent alors leur indication évidente, et on peut les administrer franchement, sans oublier toutefois, que cette tolérance et cette froideur de la tuberculose pulmonaire, peuvent n'être que passagères, et que les symptômes inflammatoires et fébriles, l'irritabilité générale et locale, sont toujours imminents, surtout à certaines époques de l'année, ou lorsque la Phthisie passe d'un degré à l'autre.

Mais où la conduite est plus difficile, c'est lorsque les symptômes d'irritation inflammatoire sont assez vifs pour empêcher l'usage utile des reconstituants, et trop peu pour légitimer l'emploi innocent des antiphlogistiques. Ces cas sont extrêmement fréquents.

Les deux situations étant établies, je vais examiner la mesure dans laquelle il convient de remplir des indications qui semblent contradictoires ; quelles sont les raisons et la méthode suivant lesquelles il faut procéder, et les agents les plus convenables ; comment enfin les deux médications doivent se succéder ou être combinées pour n'en faire qu'une?

Elles n'en feront qu'une si, malgré la différence des moyens, l'idée et le but du médecin sont uns et bien définis. Ce qui lui est plus nécessaire encore que des agents thérapeutiques variés, c'est une grande fermeté, une patience et un courage infatigables en face des découragements et des exigences du malade. Il faut souvent plus d'intelligence et de force pour s'abstenir et attendre, que pour intervenir et attaquer toujours. Il ne suffit pas qu'il y ait symptôme, perturbation, souffrance, inaptitude fonctionnelle pour qu'il y ait indication thérapeutique, ou, tout au moins, possibilité de la remplir. Pour combattre la nature altérée et irritée, on ne peut se servir que de la nature encore saine et réglée. Il faut souvent attendre que cette condition s'établisse, pour placer son tonique ou son calmant. Le malade ne comprend pas cela; voilà pourquoi le médecin doit en être pénétré, afin de savoir tromper l'impatience et l'imagination de celui qui souffre, en attendant l'indication naturelle, c'est-à-dire, l'occasion fournie par la nature, dût-elle ne jamais venir. Or, en Médecine, la nature est toujours prise en bonne part : c'est l'ensemble des forces encore saines qui réagissent contre les éléments altérés et le courant de la maladie. Quand l'art n'a pas pour lui une certaine somme de ces forces, il ne peut jamais agir sûrement ou efficacement ; toujours même, il agit dans le sens de la maladie, et ne fait que lui prêter des forces.

Quand un tonique ne rencontre pas des éléments encore

sains, ou non fatalement entraînés dans le courant de la maladie, il irrite et agit comme celle-ci. Quand un antiphlogistique ou un sédatif ne rencontrent pas une certaine somme de résistance saine, ils ne calment l'irritation qu'en débilitant ou en épuisant la nature qu'ils sont appelés pourtant à fortifier indirectement, en la délivrant d'une excitation morbide qui menace de l'entraîner dans le courant destructeur. Un vésicatoire ne contre-irrite avec succès un point malade qu'à condition de rencontrer des tissus apaisés, placés en dehors de la sphère d'activité morbide et capables d'ailleurs de surmonter naturellement celle-ci. Si le vésicatoire, ou l'inflammation artificielle, est appliqué avec succès sur le foyer même de l'irritation morbide ou spontanée, il agit par substitution, c'est-à-dire en faisant naître une inflammation franche, à durée connue, à la place d'une inflammation malsaine, d'une durée et d'une issue plus longues et plus dangereuses.

C'est donc toujours en s'appuyant sur les forces saines qu'il est utile. Autrement, il est assimilé par le courant de l'irritation morbide et ne fait que l'alimenter. Il faut donc savoir attendre ces conditions, les susciter quand cela est possible, car on ne peut rien sans elles. Le mot « expectation » ne signifie pas autre chose, et ce qu'on appelle la Médecine hippocratique, est toute dans cette grande idée. C'est parce qu'il l'a formulée le premier, qu'Hippocrate mérite justement d'être nommé le Père de la Médecine.

Quand le médecin se trouve en face d'une phthisie inflammatoire ou pneumonie tuberculeuse, il doit se représenter l'état où sera vraisemblablement, quoi qu'on fasse, son malade quelques semaines ou quelques mois plus tard, livré à une fièvre hectique indomptable, amaigri, cachectique, etc.

Si, au contraire, il a affaire à une phthisie torpide, à des poumons et à un appareil circulatoire non entraînés et sans réaction, il doit toujours voir en esprit ce que pourrait être son malade dans quelque temps, si sous l'influence d'un refroidissement, de la stimulation vernale, de remèdes stimulants inconsidérés, ou par le seul fait du futur contingent de la maladie, une complication inflammatoire, des hémoptysies, de la fièvre venaient à se développer.

L'hypothèse est si peu imaginaire, qu'il est presque certain, qu'à un moment donné, ces accidents surviendront.

Fort de cette vue anticipée des choses, le praticien administrera dans le premier cas les antiphlogistiques ou les controstimulants avec réserve et mesure ; il résistera aux impatiences du malade sans lui cacher complétement qu'il doit lui garder une provision de forces pour l'avenir. Dans le second cas, il ménagera l'emploi des toniques et des stimulants qui ne sont pas de l'ordre des analeptiques, de peur d'échauffer des matériaux inflammatoires et fébriles toujours prêts à s'allumer, et il en préviendra le malade. Dans la cure de la Phthisie, il faut toujours louvoyer.

Dans les cas intermédiaires si fréquents, où les symptômes inflammatoires et fébriles n'imposent pas une médication controstimulante, mais suffisent pour contre-indiquer les médications stimulantes, il faut agir peu, choisir les reconstituants parmi les médicaments plus hygiéniques et plus alibiles que pathogénétiques ; prendre également les sédatifs parmi les diététiques doux et les aliments qui conviennent aux natures faibles ou aux enfants, et attendre ainsi le moment où, un ordre de symptômes l'emportant sur l'autre, les médications franches pourront être supportées.

Je dois maintenant appliquer ces principes et indiquer les méthodes et les agents thérapeutiques les plus propres à les remplir. Je procéderai des cas les plus simples, ou des affections naissantes, aux plus graves et aux plus complexes.

Je suppose une bronchite suspecte chez un jeune sujet. Il tousse depuis un mois ou deux, sa toux n'est pas celle d'une trachéite vulgaire ou d'un rhume. C'est, comme on dit dans le monde, une toux d'irritation. Il n'a pas bien sensiblement maigri, mais il n'est plus aussi animé et aussi bien portant qu'il l'était. Il a un peu pâli, et son pouls a pris plus de fréquence habituelle, sans fièvre proprement dite. Les voies digestives sont intactes. Le bruit d'inspiration est d'une rudesse puérile, et le bruit d'expiration un peu trop prolongé au sommet d'un poumon, sans diminution notable du son. Des tubercules granuleux, crus, se forment probablement dans ce point. Ils sont disséminés et laissent entre eux plus d'alvéoles perméables qu'ils n'en compriment. La percussion est un peu douloureuse en ce point ; elle provoque la toux, ce qu'elle ne fait pas de l'autre côté. Voilà le problème posé à la thérapeutique. Il faut avant tout s'occuper du régime de vie ou de l'hygiène du malade. Il est tuberculeux, mais pour le monde il n'est pas encore phthisique. Le but du médecin est de limiter la tuberculisation naissante, de borner l'irritation qui l'accompagne déjà, et d'empêcher la pneumonie tuberculeuse, parce que cette phlegmasie mûrirait les granulations existantes, les propagerait, allumerait la fièvre, etc., et qu'on ne serait plus maître de conjurer la Phthisie.

Si le sujet ne commet pas d'excès, si sa vie est bien ordonnée, s'il n'a pas des habitudes dangereuses, s'il n'exerce pas une profession nuisible, il n'y a pas lieu de modifier beaucoup sa manière de vivre. Nous avons peut-être, en France, le tort de confiner les phthisiques trop rigoureusement. Sous prétexte que nous habitons un pays tempéré, soumis à des vicissitudes fréquentes de température, nous enfermons les malades parce qu'ils sont tuberculeux comme celui que je viens de supposer. C'est un excès fâcheux : la prétendue « diète respiratoire » n'est qu'une doctrine de cabinet. Il est juste cependant, que le malade soit averti que sa toux n'est pas seulement le symptôme d'un simple rhume, mais d'une irritation du poumon de nature opiniâtre, et qui pourrait le conduire à une maladie de poitrine grave. Il ne doit retrancher de ses habitudes que ce que les jeunes gens de son âge se permettent de trop. Il ne fumera pas, et s'abstiendra d'eau-de-vie et de toutes les liqueurs analogues. L'eau-de-vie, qui peut devenir un médicament plus tard, est pour lui un poison maintenant. Qu'il boive du vin, coupé d'eau, et que sa nourriture soit variée. Le régime exclusif des viandes rôties amène une satiété fâcheuse. Se priver de salade, de quelques condiments qui assaisonnent les viandes, les font aimer et digérer, sous prétexte que les acides, etc., excitent la toux, c'est négliger le principal pour l'accessoire. Un grand point, c'est aussi de changer le régime, surtout en mieux. Le changement seul est déjà une condition de rénovation nutritive.

L'art d'approprier ses vêtements à la saison et aux divers états de l'atmosphère est bien important ici. Il ne faut pas se laisser surprendre par le froid, et il est bon de se tenir plutôt un peu trop que pas assez vêtu. Un vêtement de réserve qu'on peut mettre ou ôter à volonté, est toujours nécessaire.

Il est salutaire aussi d'avoir un but d'activité dans la vie, une occupation définie, dût-elle causer une préoccupation, tenir toujours en éveil le système nerveux cérébral et le passionner sans excès. Cela empêche de penser à soi, de devenir mélancolique; et la tristesse est funeste aux tuberculeux. Vivre un peu, s'il on en a le goût et le tempérament, est un moyen de réagir contre les productions morbides ou les hétérogénies qui annoncent toujours un état régressif de l'économie animale. Le phthisique doit être autant que possible hors de soi. Voilà pourquoi les voyages faits dans de bonnes conditions, et les distractions constantes qu'ils amènent, conviennent à ces malades.

Un point important, c'est de ne pas se coucher trop tard. Il faut éviter avec soin les excitations vespérines et être toujours au lit avant 11 heures du soir. Huit ou neuf heures de repos au lit suffisent. Il ne convient pas d'y rester trop longtemps le matin, à moins que ce ne soit pour réparer une insomnie de la nuit.

Si on sait monter à cheval, il faut le faire. C'est une puissante distraction qui ne fatigue pas. Certains jeux comme le billard, les boules, etc... la promenade, mais en compagnie, sont toujours d'heureux exercices.

Un phthisique, placé dans les conditions d'un début simple, peut toujours se permettre beaucoup plus de latitude de vie en automne qu'au printemps. J'ai déjà dit pourquoi. Il faut se défier des succès thérapeutiques de l'automne, car ils sont souvent dus à la nature, qui, à cette époque bénigne, est très-disposée aux rémissions. Il ne faut pas se décourager des insuccès thérapeutiques du printemps, car ils sont souvent beaucoup moins l'effet des remèdes intempestifs, que de la surexcitation spontanée propre à cette période de l'année, qui est plus vivifiante encore pour les éléments morbides que pour les éléments sains de l'organisme, parce que les premiers sont beaucoup plus irritables que les seconds.

Une question de la plus haute importance se présente ici, celle de savoir si le malade placé dans les conditions que j'ai supposées, et habitant le nord, l'est, l'ouest ou la zone moyenne de la France, doit être envoyé dans le Midi vers le commencement de la mauvaise saison, à la fin d'octobre, par exemple.

Cette question ne peut pas être traitée en détail et pour chaque cas. Je l'examinerai en général, à la fin de cette partie de mon travail, comme reliant la thérapeutique proprement dite à la prophylaxie qui terminera ces études. Je donnerai alors mon avis sur le genre de cas, les plus importants de tous parce qu'ils sont les plus curables, qui font l'objet de ce paragraphe. Je vais continuer d'en poursuivre le traitement, en discutant la valeur comparée des agents de la matière médicale qui me paraissent leur convenir le mieux.

Les tubercules existent au premier degré, cela est certain, mais dans une partie très-restreinte d'un poumon, sans inflammation active et dominante, sans fièvre, sans symptômes de phthisie proprement dite. Tout est encore local, si ce n'est que l'état des fonctions générales commence à éprouver un certain alanguissement. Si la diathèse existe, elle ne s'est jamais traduite par des caractères positifs. Il n'y a pas hérédité directe, et aucun accident n'a paru présider à l'apparition de la lésion organique que nous voyons débuter. Pourtant, il est indiqué d'agir, car il est plus que probable que, dans quelque temps, l'amaigrissement commencera, une fébricule vespérale s'accentuera, et l'oreille pourra percevoir que, dans les fortes inspirations qui suivent l'explosion de la toux, quelques bulles sous-crépitantes accompagnent les signes d'induration qui avaient ouvert la série des symptômes fournis par l'auscultation. Un peu de catarrhe vésiculaire s'est produit, et cette phlegmasie des alvéoles, au lieu de former un exsudat fibrineux franc, aigu, résoluble comme dans la pneumonie simple, va engendrer ce pseudo-tubercule ou tubercule muqueux dont j'ai tant parlé, cette matière caséeuse si puissamment destructive: la pneumonie tuberculeuse entre en scène, et le deuxième degré de la Phthisie peut n'être pas très-éloigné. Les indications ne sont donc pas douteuses. Comment les remplir?

HUILE DE FOIE DE MORUE ET SES SUCCÉDANÉS. —
LES PRÉPARATIONS A BASE DE CHAUX.

Je conseille habituellement, dans ces cas, de commencer par donner aux poumons une secousse décongestionnante et résolutive par l'emploi d'un vomitif, 2 grammes de poudre d'ipéca et 2 centigr. de tartre stibié, pour trois doses égales, que le malade prend de très-bon matin à jeun, de quart en quart d'heure. Deux jours après, il convient de commencer l'usage de l'huile de foie de morue prise au commencement des repas avec le café noir ou le vin de quinquina. On peut mêler au café, le vin de quinquina au vin d'Espagne. On a ainsi le meilleur digestif et l'auxiliaire le plus puissant de l'huile de foie de morue. Je m'en suis toujours très-bien trouvé. Il faut exciter la nutrition et l'engraissement, en même temps qu'on fournit des aliments de calorification ou de combustion respiratoire, mais sans omettre de stimuler les centres nerveux par des agents névrosthéniques et dévascularisateurs. Le café est un de ces modificateurs spéciaux. -

Le malade fera de l'exercice. L'huile de foie de morue, prise dans l'état de repos et de réclusion, agit mal, engraisse mal, et ne développe ni l'élément nerveux ni l'élément musculaire.

On ne doit pas prendre ce médicament analeptique plus de 15 à 20 jours par mois. Autrement, il fatigue, sature les voies digestives, n'a plus qu'une mauvaise action, et se perd lui-même pour l'avenir. Il faut lui conserver son incontestable utilité en n'en abusant pas, et en y revenant souvent. Une cuillerée à soupe, avant chaque repas, est la moindre dose qu'on puisse prendre. Deux cuillerées à soupe avant chaque repas, suivies du mélange digestif et névrosthénique que j'ai indiqué, sont une dose bien suffisante.

Mais il y a des personnes, et elles ne sont pas très-rares, qui ne peuvent ni prendre ni digérer l'huile de foie de morue, de quelque manière qu'on la leur présente. Il y en a d'autres, en assez grand nombre aussi, qui, après l'avoir prise facilement, en sont dégoûtées, et chez lesquelles l'estomac la refuse insurmontablement. Par quel succédané ou équivalent la remplacer alors ?

On a proposé d'autres corps gras : le beurre, la crème de lait, les graisses animales, telles que le gras de jambon, le jus de lèchefrite, etc... Je suis convaincu que, quand on y est forcé, il est bon de recourir à ces substances secondaires, qui ne sont en somme que des aliments gras.

L'huile de foie de morue ou de squale est quelque chose de plus, un corps intermédiaire entre les comestibles et les médicaments. C'est à ce dernier titre qu'il doit être donné dans le cas qui nous occupe. Ce qui le prouve bien, c'est que les graisses comestibles que j'ai énumérées tout à l'heure, agissent beaucoup moins énergiquement que l'huile de foie de morue, quoiqu'on les doive prendre et qu'on les mange, en effet, en quantité beaucoup plus grande, tandis que 2 ou 3 cuillerées d'huile de foie de morue par jour donnent des résultats incomparablement meilleurs. Cela met un intervalle de nature entre cette huile véritablement médicinale, et les corps gras alimentaires.

Je disais il y a trois ans (Traitement comparé de la Phthisie dans *Union médicale*, année 1869, 3ᵉ *série*) :

« L'huile de foie de morue n'est pas seulement une graisse qu'on puisse remplacer chimiquement par une autre graisse, c'est un corps gras très-composé, très-riche comme les foies qui le fournissent, en principes immédiats stimulants de nature organique, c'est-à-dire essentiellement générateurs ou régénérateurs des éléments de nos tissus. C'est un médicament analeptique dans la force du terme, et, en même temps, un béchique incontestable. Chez beaucoup de phthisiques, il calme rapidement la toux, et rend la respiration plus forte et plus profonde.

« Une autre action que l'huile de foie de morue produit rapidement aussi, c'est l'engraissement. Cet effet considérable est très-intéressant à étudier, car il nous initie un peu aux lois secrètes de la nutrition.

« Lorsque l'huile de foie de morue est bien supportée par les premières voies digestives, l'engraissement est rapide, ai-je dit. Cela est vrai, mais les autres forces, la force musculaire et l'hématose, sont loin d'augmenter en proportion.

Les malades s'en rendent parfaitement compte, et le dynamomètre le prouve ; mais cette augmentation de la force musculaire et de l'hématose se fait plus tard, alors même qu'on a suspendu l'usage de l'huile.

L'œil des malades est alors moins atone ; leur teint s'anime ; ils ont le sentiment d'un accroissement des forces de relation, et le dynamomètre démontre que les muscles sont plus riches et plus contractiles. Il y a donc dans l'économie des promotions organiques. Une substance assimilable à nos tissus commence par former de la graisse qui semble être un minimum d'assimilation, mais qui, en somme, renferme tout ce qu'il faut pour s'élever dans l'échelle des éléments organiques. Elle est reprise, en effet, et promue à des fonctions plus actives et plus nobles ; elle devient fibre musculaire et cellule nerveuse. Il est bien probable que ces processus se font dans les appareils lymphatique et circulatoire. »

« L'efficacité de l'huile de foie de morue est soumise à des conditions qu'on n'apprécie pas assez. Pour bien agir, il faut qu'elle soit bien brûlée. Voilà pourquoi, sans doute, elle réussit beaucoup mieux chez les phthisiques qui peuvent faire de l'exercice que chez ceux qui ne peuvent pas quitter la chambre ou le lit. Chez ceux-ci, elle est mal digérée et se retrouve quelquefois dans les garde-robes ; ou bien, elle fait de la mauvaise graisse, c'est-à-dire de la graisse incapable de promotions organiques. On doit donc faire marcher autant que possible en plein air les phthisiques qui prennent l'huile de foie de morue. C'est pourquoi il est bien rare que je l'administre à l'hôpital. Il est inutile de dire que son ingestion doit être accompagnée de celle d'un liquide stimulant et cordial, et qu'il faut la prendre autant que possible au commencement des repas. »

Je dois ajouter à ces dernières considérations, que la cause de l'action moins efficace de l'huile de foie de morue chez les malades qui restent au logis que chez ceux qui la consument en faisant de l'exercice en plein air, n'est peut-être pas tout entière dans ces conditions extérieures, mais qu'elle pourrait tenir, en partie, à ce que les sujets condamnés à la chambre ou au lit, sont presque toujours des fébricitants, et que l'huile de foie de morue réussit moins bien chez les phthisiques affectés de fièvre que chez ceux qui n'en ont pas. Quoi qu'il en soit, si ce médicament est contre-indiqué par une fièvre très-prononcée, il ne l'est pas lorsque les phthisiques ne présentent que cette fréquence subhectique du pouls avec simple exacerbation fébrile vespérale qui se remet le matin. Dans ce cas, le malade peut et doit sortir, et l'huile de foie de morue garde encore de son efficacité, si les voies digestives la tolèrent.

Dans le cas contraire, j'ai dit qu'on pouvait, sinon la remplacer par les comestibles gras, au moins se dédommager par eux de la privation du plus puissant de nos remèdes analeptiques dans la Phthisie. Mais elle a des succédanés tirés de la Matière médicale.

Je dirai d'abord un mot des préparations de phosphore. Le phosphate calcaire, l'hypophosphite de chaux et de soude sont les plus employés.

J'ai peut-être porté les choses un peu loin en déclarant, dans une brochure citée plus haut, que ces substances étaient sans action. J'en avais trop parlé d'après mes impressions d'hôpital exclusivement. On est si souvent forcé de chercher à remplacer l'huile de foie de morue, que j'ai dû, depuis deux ou trois ans, administrer l'hypophosphite de chaux comme médicament reconstituant dans la Phthisie ; et je crois en avoir retiré quelques avantages positifs sous forme de sirop, pris comme l'huile de foie de morue, à la dose de une à deux cuillerées à soupe avant chaque principal repas. Le phosphore et la chaux sont, en effet, deux substances reconstituantes dont l'action est assez stable. Je n'ai jamais vu le sirop d'hypophosphite de chaux n'être pas bien supporté.

L'ARSENIC.

J'arrive à un médicament beaucoup plus important et qui a pris un des premiers rangs dans la thérapeutique de la Phthisie : je veux parler de l'arsenic.

Avant d'être appliqué au traitement de la Phthisie, l'arsenic a établi sa réputation en thérapeutique par ses succès dans le traitement des dartres, des névralgies et des fièvres intermittentes. Tant qu'il n'agissait sur l'économie que comme modificateur utile de ces états morbides, l'arsenic et son mode d'action n'avaient pas de physiologie. C'était un médicament empirique comme le quinquina ou la valériane.

Mais quand on eut constaté ses effets engraissants et reconstituants, ses effets toniques sur l'appareil respiratoire et les réseaux capillaires sanguins, d'après des observations faites sur les montagnards de certaines contrées de l'Europe, telles que la basse Autriche, qui amplifient leurs forces respiratoires et calorificatrices ainsi que la richesse de leur circulation capillaire en faisant un usage habituel de l'arsenic, on se mit à tirer de ces faits la théorie de l'action de ce métalloïde, et on affirma qu'il ne produisait ces effets reconstituants que par une influence négative, savoir, en empêchant ou en retardant la dénutrition, et non en augmentant la force plastique. On lui appliqua ce que j'avais dit du café et du thé trente ans auparavant dans le traité de Thérapeutique (*Trousseau et Pidoux*), et on en fit un fixateur des échanges moléculaires qui constituent la nutrition. On l'appela, dès lors, médicament d'arrêt, antidéperditeur, médicament d'épargne. A dater de ce moment, son rôle thérapeutique s'agrandit. On l'administra comme reconstituant dans diverses débilités, dans plusieurs cachexies, et il devint un des remèdes les plus fréquemment usités contre la Phthisie à tous ses degrés : comme analeptique indirect dans les pre-

mières périodes, comme tonique et fébrifuge plus tard. On
ne sait plus s'en passer aujourd'hui dans la thérapeutique
de la Phthisie. C'est pourtant un médicament très-capricieux,
et qui trompe souvent la confiance des médecins qui l'ad-
ministrent sans prévention.

J'ai essayé de comprendre l'action physiologique de l'arsenic dans la brochure citée plus haut (*Thérapeutique comparée de la Phthisie*) et je la résume en deux mots.

Suivant moi, l'action toni-sédative de l'arsenic s'exerce sur
les vaisseaux capillaires sanguins dont les fonctions sont intimement afférentes à la nutrition. Ce médicament les fixe
dans leur état moyen, comme fait le quinquina pour le système nerveux ganglionnaire et les nerfs vasculaires. Il est un
névrosthénique de ce département si important de l'appareil
circulatoire. Mais ce qui nous intéresse, c'est sa valeur contre
la phthisie pulmonaire, ou pour modérer quelques-uns des
symptômes généraux et locaux de cette maladie.

Je vais commencer cette appréciation en me citant moi-
même. J'extrais ce qui suit d'une sorte de parallèle entre
l'arsenic et l'eau d'Eaux-Bonnes, qui se trouve dans la brochure que j'ai déjà rappelée et qui a pour titre : *Thérapeutique comparée de la Phthisie* (Union médicale, 1869).
Je compléterai ensuite ce qui manque à cette appréciation.

« Un premier fait se présente, c'est que, lorsque l'arsenic
agit bien dans la Phthisie, il le fait promptement. Ce qui
le distingue essentiellement de l'eau d'Eaux-Bonnes, c'est
que son action s'exerce sans aucune condition d'incubation.
Je ne lui ai jamais vu produire, ou de ces excitations immé-
diates qui se prolongent quelquefois plusieurs mois après
une saison thermale, et qui sont suivies d'une rémission
des accidents telle qu'on ne l'avait jamais observée avant
l'usage du médicament, ou de l'apparition critique et salutaire d'une affection cutanée, d'accidents névropathiques,

d'hémorrhoïdes, de gravelle, de symptômes arthritiques ou herpétiques, plusieurs mois après l'imprégnation minérothermale, alors que, n'ayant rien recueilli pendant longtemps de cette médication, on pouvait croire qu'elle avait été de nul effet.

« Voilà ce qui met entre le genre d'action de l'arsenic et de l'eau de Bonnes une différence totale. Les effets de l'arsenic sont presque immédiats ou nuls. Il faut croire qu'il a une action moins profonde, et qu'il suscite moins énergiquement que les eaux de Bonnes, ces forces radicales de l'économie qui sont susceptibles de propriétés latentes, de puissance d'incubation, et dans lesquelles les diathèses ont leur siége. C'est ce qui est cause aussi que les effets de l'arsenic ont moins de portée, durent moins longtemps que ceux des eaux d'Eaux-Bonnes. Ces effets ressemblent sous certains rapports à ceux d'un aliment dont l'effet est immédiat, ne se soutient pas longtemps, et demande à être renouvelé. C'est bien à cette occasion que se placerait l'idée de considérer l'arsenic comme un médicament fixateur des mouvements vasculaires périphériques, à la manière du café et du quinquina. L'arsenic semble donc être un agent thérapeutique d'arrêt, un agent conservateur. Comme le quinquina, il fixe l'action des extrémités vasculaires, et les empêche de céder aux impressions morbides, malsaines et débilitantes. Cette action est peut-être l'équivalent de ce que l'arsenic n'ajoute pas à la nutrition.

« Toutes les fois que j'ai vu l'arsenic produire de bons effets dans la Phthisie, c'est, je le repète, immédiatement, sans phénomènes pathogénétiques appréciables, comme sans période d'incubation plus ou moins longue, sans manifestations critiques ultérieures ou salutaires. C'est bien encore ici comme avec le quinquina : les symptômes sont momentanément comprimés. On dirait que l'arsenic leur enlève leur aliment, et qu'il enraye les rapports entre les vaisseaux afférents et le travail nutritif. C'est ainsi que, lorsqu'il diminue la toux, l'expectoration, la dyspnée surtout, il produit ces effets par une décongestion tonique des régions tuberculeuses fluxionnées, et en apaisant proportionnellement la fièvre et les sueurs. C'est l'action de la digitale, mais qui se produirait plus sur les extrémités vasculaires que sur leur centre, le cœur : c'est ce que pourrait faire un antiphlogistique non spoliateur et non débilitant.

« Si l'arsenic excite en même temps l'appétit et restaure l'hématose par son action stomachique rapide, ces bons effets promptement obtenus, et n'étant achetés par aucune perturbation et aucun risque, seront bien faits pour séduire. Au premier coup d'œil, qui est trop souvent le dernier, on pourra se croire en possession de l'idéal du bon médicament contre une maladie à caractères tellement inflammatoires et fébriles, que je la regarde comme la phlegmasie chronique par excellence, la seule qui mérite le nom de pneumonie constitutionnelle ou chronique.

« Mais tous ces effets sont plus spécieux que profonds. Nous avons dépassé la notion Broussaisienne des phlegmasies. Nous savons qu'au-dessous de cette irritation opiniâtre et hectique des vaisseaux capillaires et de la grande circulation, existe une altération nutritive rétrograde à produits non vasculaires, chétifs, lymphoïdes, rapidement désorganisateurs et infectants, altération liée à une faiblesse irritable profonde de l'appareil essentiel de la nutrition, etc.

« Nous savons aussi qu'un modificateur qui n'agit pas jusque-là, peut modérer quelques symptômes, ralentir plus ou moins l'apport des matériaux morbides, calmer les congestions, la fièvre et ce qui s'ensuit, en donnant du ton aux vaisseaux, mais que ces effets immédiats sont superficiels, sans portée, et presque aussitôt dissipés que produits. »

Je terminerai ces considérations sur le rôle thérapeutique

de l'arsenic dans la Phthisie en ajoutant bientôt quelques mots sur l'action des Eaux minérales qui en contiennent, et qui la doivent peut-être à cet élément important de minéralisation.

J'ai rapporté ces longs passages de ma brochure sur la *Thérapeutique comparée de la Phthisie*, parce qu'après trois années pendant lesquelles j'ai administré l'arsenic à des phthisiques dans un très-grand nombre de cas, je ne trouve que fort peu de choses à changer au jugement qu'on vient de lire. Chaque médicament a eu ses jours de gloire et de faveur. L'arsenic en jouit depuis quelques années. Le temps le ramènera à sa véritable place ; et il me semble déjà que ce qui restera en thérapeutique de ce modificateur considérable, se réduira approximativement aux résultats suivants.

Les propriétés reconstituantes et sédatives dont l'arsenic jouit dans la Phthisie sont très-infidèles, sans qu'on sache précisément pourquoi. Cette inconstance d'action, sans cause bien appréciable, m'a souvent porté à me demander si, lorsque je croyais constater les bons effets de l'arsenic, je n'étais pas dupe de quelque coïncidence heureuse plutôt que témoin d'un véritable rapport de cause à effet. Mais ayant essayé plusieurs fois de prendre, de laisser et de reprendre le médicament pour savoir à quoi m'en tenir sur ce point, j'ai pu constater que les bons effets répondaient toujours à la reprise de l'arsenic. Ces effets toniques et décongestionnants ne sont donc pas douteux ; mais ils sont sujets à des irrégularités très-fâcheuses que je n'ai jamais observées dans l'action de l'huile de foie de morue, lorsqu'elle est bien supportée.

J'ai remarqué aussi que ce médicament d'épargne, comme on dit, n'agit pas du tout lorsque les malades ne mangent pas et ne lui donnent rien à épargner, à moins cependant qu'il ne produise chez ceux-là ses effets stomachiques ou excitateurs de l'appétit, et ne favorise l'épargne qu'en augmentant les recettes de l'économie.

Comme l'huile de foie de morue, l'arsenic exige, pour développer ses effets, l'exercice et jusqu'à un certain point l'ensemble des actions de la vie commune. Je l'administre beaucoup chez mes phthisiques de l'hôpital sans résultats bien sensibles ni pour eux ni pour moi. Ce n'est guère que dans la clientèle privée que j'ai observé ses effets thérapeutiques. Et, alors, que de causes d'illusion et d'erreurs, surtout lorsqu'il est certain, comme je l'ai dit tout à l'heure, que ce médicament est sujet à de grandes irrégularités d'action. Que de médicaments qui agissent chez les personnes du monde et qui sont inefficaces dans les hôpitaux! C'est qu'un médicament quelconque n'agit pas par lui-même, mais qu'il ne fait qu'exciter les bonnes dispositions de l'organisme. Or, celles-ci sont bien différentes dans les deux milieux que je compare en ce moment.

Cette irrégularité d'effets thérapeutiques ne tient-elle pas aussi à ce que, en supposant démontrée l'opinion qui a cours aujourd'hui sur les propriétés reconstituantes de l'arsenic, cette action reconstituante est plutôt négative que positive, et, par conséquent, très-variable et très-individuelle? Ne sait-on pas à quel point certaines personnes supportent les privations sans en être ni affaiblies ni amaigries; à quel point certaines affections nerveuses maintiennent, dans le *statu quo* plastique, des femmes qui ne mangent et n'assimilent presque rien, tandis que d'autres maigrissent et désassimilent sous l'influence des causes et des privations les plus insignifiantes? Ces remarques confirmeraient les théories qu'on donne de l'action reconstituante négative de l'arsenic. C'est donc un médicament sur lequel il ne faut pas trop compter.

Chez certaines personnes irritables, il produit une sorte de congestion et de tension cérébrales, qui ressemblent un peu à de l'ivresse. Les malades disent alors que l'arsenic « leur porte à la tête ». Cette ébriété rapproche encore l'arsenic des agents fixateurs de la nutrition, tels que le café, le thé, la coca, etc... Lorsque cette propriété physiologique n'est pas portée trop loin, elle n'empêche pas les effets thérapeutiques de l'arsenic que j'ai déterminés. Mais il a un autre effet immédiat qui n'est pas trop rare et qui en contre-indique absolument l'emploi. C'est un certain spasme qui semble localisé aux deux orifices de l'estomac, et paralyser ou oblitérer les fonctions de ce viscère. Plusieurs malades m'ont signalé cet effet singulier, accompagné d'anxiété précordiale, et d'un sentiment très-pénible et suffocant d'arrêt de la digestion. Je l'ai éprouvé moi-même dans un essai répété que j'ai fait de l'arséniate de soude, contre une dermatose arthritique, le psoriasis. Ce phénomène me paraît encore se rattacher à la force tonique, ou force de tension et d'immobilisation qu'on attribue à l'arsenic. Si cet effet n'est pas excessif, il n'est pas non plus une contre-indication absolue à l'emploi du médicament. Il n'en est pas ainsi des petites coliques auxquelles on donne le nom de tranchées, accompagnées de diarrhée, auxquelles l'arsenic donne lieu quelquefois. C'est ici comme pour les préparations mercurielles, qui n'ont plus leurs effets altérants spécifiques, lorsque les voies digestives ne les supportent pas en silence. Ces médicaments ne doivent pas irriter localement, sous peine d'être plus nuisibles qu'utiles.

On n'a jamais songé, que je sache, à attribuer les effets thérapeutiques de l'arsenic dans la Phthisie aux effets pathogénétiques de ce poison-médicament. On sait qu'à des doses faibles et non toxiques, il produit chez certaines personnes des démangeaisons à la peau, un prurit très-vif des paupières et des extrémités des doigts, un gonflement des gencives qui n'a rien d'analogue à celui que cause le mercure. Ces effets ne portant jamais sur les voies respiratoires, on n'a pas cru pouvoir y trouver la raison des effets toni-sédatifs de l'arsenic sur la circulation capillaire générale, et en particulier sur celle des poumons. Je devais pourtant signaler ces faits.

Reportons-nous maintenant au cas que j'ai supposé, dont j'ai déjà tracé l'hygiène générale et auquel j'ai déjà appliqué l'usage de l'huile de foie de morue, et comme premier succédané, l'hypophosphite de chaux et les préparations analogues, lacto-phosphate, etc. L'arsenic est-il indiqué dans ce premier degré où la nutrition n'a pas sensiblement souffert et d'où la fièvre proprement dite est absente? Oui, et avant l'hypophosphite de chaux, mais après l'huile de foie de morue. On n'y aurait recours que si celle-ci causait une répugnance marquée et n'était pas bien digérée.

L'expérience m'a prouvé, en effet, que la période du premier degré, avant l'altération sensible de la nutrition et l'entraînement hectique de l'appareil circulatoire, n'est pas encore la période d'opportunité de l'arsenic. Les reconstituants positifs, l'hygiène alimentaire et les précautions extérieures que j'ai indiquées, suffisent alors, en y ajoutant les conseils suivants, en ce qui concerne le choix des aliments.

ALIMENTS QUI SONT DES MÉDICAMENTS.

Il y a, pour le phthisique qui peut encore se nourrir, tout un ordre d'aliments qui sont des médicaments. Je place au premier rang, les laitances et les œufs de poisson frais, et les cervelles de mouton. Ces substances phosphorées et aphrodisiaques sont préférables à tous les sels à radical de phosphore préconisés dans les pharmacies. Les huîtres, les œufs d'écrevisse et de homard, les œufs et les laitances du hareng, stimulent généreusement la nutrition, et s'adressent autant au système nerveux qu'aux fonctions végétatives. C'est cette stimulation double et simultanée qu'il faut chercher.

Les œufs très-frais, le jaune d'œuf cru, pris avec un peu

de vin d'Espagne, est un des meilleurs succédanés de l'huile de foie de morue. Ce mets médicamenteux peut être pris entre les repas. Je le conseille au retour d'une promenade, deux ou trois heures avant le dîner. Certains aliments mucilagineux, le pied de mouton, la tête de veau, les escargots ; puis, les salades de cresson et de céleri, etc., font partie de la même catégorie d'aliments thérapeutiques. Les cervelles de mouton qui ont subi une préparation culinaire un peu chaudement assaisonnée, sont préférables à la phospholéine. Rien n'empêche de prendre dans la journée une cuillerée à café de phosphate de chaux mêlé à du sucre et aromatisé d'un peu de cannelle en poudre.

Les personnes qui supportent et digèrent bien la bière, et, plus encore, celles que la bière fait digérer mieux que le vin, doivent faire usage de cette boisson engraissante, à condition de prendre un peu de vin pur après le potage et à la fin du repas. J'ai déjà dit tout le cas que je fais du café après les repas dans la cure de la Phthisie. Je préfère ces remèdes à ceux du Codex.

Maintenant je vais supposer la Phthisie plus avancée. Des bulles sous-crépitantes ont apparu dans les points du poumon où l'on ne percevait encore que des bruits dus à une densité plus grande du parenchyme pulmonaire et à une certaine irritation toni-spasmodique des alvéoles.

Ces bulles sous-crépitantes d'abord sèches, humides plus tard, annoncent un certain degré de congestion tuberculeuse, ou de ramollissement commençant des tubercules, accompagné de congestion sub-inflammatoire. Presque toujours alors la toux est devenue plus opiniâtre, l'expectoration est pituiteuse, et il y surnage quelques crachats opaques petits et encore rares. La fébricule du jour devient fièvre décidée le soir, sans pourtant que le malade en ait bien conscience. Je l'ai déjà dit : Cette inconscience est le caractère propre de la fièvre hectique. Les sueurs partielles de la fin de la nuit apparaissent sous la forme d'une simple moiteur de la tête et des épaules. Les forces ont diminué, la peau a pâli, la masse du sang, la quantité relative des globules rouges a diminué, l'amaigrissement est appréciable.

Cette phase plus avancée de la maladie ouvre des indications thérapeutiques nouvelles. Il importe de combattre l'inflammation tuberculeuse naissante et ses conséquences funestes. Ici, comme dans toutes les maladies, on fait appel contre cet état, aux antiphlogistiques et aux révulsifs de tout genre, d'autant plus difficiles à appliquer, que la faiblesse est toujours à côté de l'irritation, dans l'irritation même qui est déjà un symptôme de faiblesse, et que, par conséquent, l'indication des toniques et des reconstituants marche à côté de celle des sédatifs et des antiphlogistiques.

Dans cette forme de phthisie lente et localisée, procédant par poussées circonscrites, inévitablement accompagnées d'inflammation, on n'a pas besoin d'aller jusqu'aux antiphlogistiques proprement dits, je veux parler des émissions sanguines. Mais on sait que la matière médicale renferme toute une classe de substances dites contro-stimulantes, qui refroidissent, dévascularisent, décongestionnent, calment la sensibilité inflammatoire, atténuent enfin les quatre caractères attribués par Celse à l'inflammation. Il suffit de nommer les antimoniaux tels que le tartre stibié et le kermès; puis, l'ipécacuanha, la digitale, l'aconit, la ciguë même, la scille, le colchique, les bicarbonates alcalins, le nitre, le calomel, etc.

CONTRO-STIMULANTS. TARTRE STIBIÉ, KERMÈS, IPÉCACUANHA, DIGITALE, ETC.

Le tartre stibié, le kermès, l'ipécacuanha, la digitale et l'aconit doivent fixer principalement l'attention. J'aurai surtout à en parler dans le traitement des formes véritablement inflammatoires et rapides où la pneumonie tuberculeuse envahissante constitue le fait et l'indication dominants. Mais on a beaucoup vanté le tartre stibié dans la forme et au degré de la Phthisie que j'examine en ce moment, c'est-à-dire, au commencement de la période fébrile, et je dois discuter la valeur de cette méthode.

Un honorable professeur de la Faculté de médecine de Montpellier, M. Fonssagrives a tracé les règles de cette médication avec beaucoup de netteté et de conviction. Rien n'est plus séduisant.

M. le professeur Fonssagrives paraît partager l'opinion de Laënnec sur la nature et la cause de l'inflammation tuberculeuse qu'il appelle très-significativement « péri-tuberculeuse », comme pour indiquer qu'elle se forme accessoirement autour des tubercules ainsi qu'elle le ferait autour d'un corps étranger. Le tubercule n'est pas même pour lui l'épine métaphorique de Van Helmont, c'est une épine physique, étrangère à l'organisme, et l'inflammation n'a d'autre rapport avec elle qu'un rapport de voisinage, de contact, un rapport d'irritation mécanique. Mais cette excitation et cette turgescence vasculaires apportent aux tubercules leurs matériaux d'accroissement, et il faut couper les vivres à ces produits morbides en tarissant la source qui les alimente et les développe constamment. Or, le tartre stibié administré d'une manière continue et pendant des mois, à la dose de 20 à 30 centigr. par jour, est le moyen par excellence d'entretenir la dévascularisation et la diète du tubercule, et de l'exténuer indéfiniment. Telle est la théorie. Est-elle aussi simple et aussi démontrée au lit du malade que dans le silence du cabinet ?

L'inflammation péri-tuberculeuse n'est pas une inflammation franche et saine juxtaposée à une production morbide pauvre, cachectisante, dénotant un terrain pauvre et cachectique lui-même; c'est une phlegmasie de nature tu-

berculeuse, aussi pauvre et aussi cachectisante que le tubercule malgré quelques phénomènes spécieux qui semblent dire
le contraire. C'est la circulation propre du tubercule, une
circulation morbide, qui est spéciale à ce néoplasme misérable, et point une autre. C'est ainsi que les circulations capillaires d'un poisson ne sont pas celles d'un oiseau. J'ai
dit ailleurs, et je répète ici, qu'une excitation saine de la
circulation capillaire dans un point du poumon tuberculeux,
serait plutôt un obstacle à la tuberculisation qu'un moyen
de développer les tubercules. Pour qu'une congestion irritative du poumon soit tuberculeuse, il faut déjà qu'elle soit
une congestion spéciale, une congestion imprégnée de la nature du tubercule lui-même. Sans cela, encore une fois, elle
lui ferait antagonisme, plutôt que d'en stimuler et d'en alimenter la production. Les médicaments qui excitent dans les
poumons tuberculeux une irritation antituberculeuse, ne
font pas autre chose que de substituer à une vie cellulaire et
vasculaire tuberculeuse, une vie cellulaire et vasculaire
saine, antituberculeuse, ou capable de résister à la diffusion de la diathèse, c'est-à-dire à la contagion des cellules
et des vaisseaux sains par ceux qui sont déjà affectés. Je reviendrai sur ce point capital à l'occasion des Eaux-Bonnes.

Quoi qu'il en soit, voici les résultats de mon expérience
sur cette grave question de Phthisiologie pratique.

M. le professeur Fonssagrives prescrit le tartre stibié
dans une potion aromatique ou calmante selon les cas, au
commencement de la période fébrile de la Phthisie, — alors
même que celle-ci ne serait pas la pneumonie tuberculeuse
dont j'ai longuement parlé, — à la dose de 20 à 30 centigr.
par jour pendant deux ou trois mois. La période vomi-pur-
gative finit au bout de quelques jours; la tolérance s'établit,
et le malade continue la médication en mangeant, en vivant
de sa vie ordinaire, etc..., comme s'il prenait de l'arsenic,
de la chaux, ou de l'huile de poisson.

L'établissement de la tolérance, tel est le but et la condition de la méthode. Ses partisans affirment que le tartre stibié continue à exercer une action antiphlogistique sur la phlegmasie tuberculisante, à la manière d'un altérant, alors qu'il ne détermine plus ni nausée, ni vomi-purgation, ni aucune influence hyposthénisante appréciable. Ses effets sont alors tout intimes et inaperçus, comme ceux du mercure ou de l'arsenic. Il est même bon, ajoutent-ils, que le malade fasse usage d'une alimentation, d'un régime, même de médicaments toniques pour empêcher l'action trop déprimante du tartre stibié, avec laquelle d'ailleurs on peut faire marcher l'emploi de tous les remèdes indiqués par la prédominance de tel ou tel symptôme.

Que répondent les faits à ces affirmations si exactes?

Ils répondent, qu'une fois passée, la période caractérisée par les effets éméto-cathartiques, nauséiques et hyposthénisants qui sont généralement associés, et lorsque la tolérance est définitivement assurée, les effets thérapeutiques sont inappréciables et probablement nuls ; et que, pour les retrouver, il faut suspendre la médication et la reprendre. La reproduction des effets antiphlogistiques primitifs est à ce prix.

Or, le besoin de les renouveler peut se présenter plusieurs fois. C'est ce qui donne une importance réelle à la médication stibiée dans la forme de phthisie dont il s'agit en ce moment.

Tout le monde sait que cette forme, la plus ordinaire de la Phthisie, est intermittente, ou se fait par éruptions plus ou moins rapprochées les unes des autres. C'est au début de ces poussées accompagnées de fièvre, qu'il peut être indiqué d'administrer le tartre stibié deux ou trois jours de suite, plus ou moins, afin d'abattre le stimulus inflammatoire, et de limiter l'éruption en nombre, en intensité, en étendue. C'est une extension à la Phthisie de la méthode Rasorienne qui n'avait d'abord été appliquée qu'à la pneumonie aiguë.

Mais lorsqu'on a obtenu de cette méthode la sédation des symptômes sub-inflammatoires et fébriles qui signalent la poussée, il convient d'en suspendre l'emploi, parce que de deux choses l'une : ou la tolérance ne s'établit pas, et alors on dépasse le but, on surmène les malades qui, épuisés, demandent grâce pour leurs voies digestives et leurs forces ; ou bien la tolérance s'établit parfaite, et alors on n'agit plus du tout, à moins qu'après un certain temps d'une tolérance apparente, les malades ne contractent une dyspepsie gastro-intestinale hyposthénique, avec irritation intraitable, délabrement général plus graves que n'ont été bienfaisants les effets primitifs de la médication. J'ai observé cela plusieurs fois ; et j'en suis resté convaincu, qu'il ne faut pas jouer avec la médication stibiée dans la Phthisie, hors des indications précises que j'ai données, et de celles que je signalerai avec les restrictions nécessaires, dans le traitement des pneumonies tuberculeuses généralisées.

De ce qu'on a rencontré quelques phthisiques capables de supporter cette médication pendant plusieurs mois, en faire une règle générale, et croire qu'on va comprimer indéfiniment l'inflammation et la fièvre tuberculeuses, isoler le tubercule comme un corps étranger qui s'atrophie, se durcit, devient inerte et meurt faute de sang et d'aliment, c'est mal connaître la Phthisie et les phthisiques : la Phthisie, qui est une phlegmasie chronique exacerbante, à produits pyoïdes organiques et destructeurs, phlegmasie hectique et infectante comme les vieux abcès froids et les ostéites suppurantes, ayant, par conséquent, son appareil inflammatoire et fébrile propre et non accidentel qu'on ne combat pas à part avec des contro-stimulants. Les phthisiques faibles et irritables, eux aussi, ne supportent, en effet, ni les débilitants ni les toniques, et, chez eux, le tartre stibié à doses prolongées devient ou de nul effet, ou un toxique lent, un altérant qui exténue les voies digestives.

Il faut savoir si, par cette médication, on prétend à plus qu'à produire un effet contro-stimulant momentané dans les cas où les symptômes inflammatoires et fébriles sont trop vifs et forment un élément spécial d'indication ; ou bien, si l'on prétend exercer une action altérante sur la tuberculose. Dans le premier cas, il faut se contenter d'un usage temporaire du médicament, car on ne doit chercher en lui qu'un moyen de combattre une complication. Dans le second cas, il faut y renoncer, car il est un altérant aussi dangereux pour l'économie que pour la maladie à laquelle il peut donner des forces.

Lorsque l'indication est évidente de modérer et d'amener à un point moyen ces poussées tuberculeuses inflammatoires, je préfère l'ipécacuanha. Il est moins hyposthénisant. C'est d'ailleurs un tonique des bronches et un expectorant. Il ne porte pas sur l'intestin et ne détermine pas la diarrhée ; enfin, il débilite et délabre moins que le tartre stibié. On l'administre une première fois à dose vomitive ; on le continue ensuite quelques jours à la dose de 60 centigrammes par jour, en trois ou quatre prises, avec opium comme dans la poudre de Dower, ou sans opium.

On a encore, pour remplir la même indication, la digitale et l'aconit ; mais ces deux médicaments doivent être donnés à des doses assez hautes pour produire dans la circonstance actuelle des effets thérapeutiques appréciables. Trois ou quatre granules de digitaline par jour, ou bien un gramme, un gramme et demi, deux grammes même de teinture de digitale, sont nécessaires. Quant à l'aconit, je le donne sous forme d'alcoolature à la dose de un à deux grammes par jour dans une infusion béchique ou dans la décoction de douce-amère. Je l'associe souvent à la teinture de digitale, à parties égales, de manière à faire prendre dans cette mixture un gramme d'alcoolature et un gramme de teinture, une moitié le matin, et l'autre moitié le soir.

Une fois qu'on a ainsi tempéré le mouvement inflammatoire de l'éruption, il faut administrer les diverses espèces de lait : lait d'ânesse, de vache, de chèvre suivant les cas, reprendre une douce alimentation et commencer l'usage de l'arsenic.

Je me suis assez étendu sur les propriétés de ce médicament. Sa forme la plus sûre est la liqueur de Fowler (arsénite de potasse). On prend cette liqueur graduellement, depuis une goutte matin et soir, jusqu'à 8 gouttes matin et soir, en augmentant d'une goutte matin et soir tous les trois ou quatre jours. Arrivé à la fin de cette série, on suspend l'usage du médicament pendant dix jours, et on recommence deux ou trois fois la même série, avec dix jours de repos entre chacune. On cherche à se maintenir ainsi dans une fixité ou une tonicité capables de prévenir les nouvelles éruptions, ou de donner au malade la force de résister à l'action des causes irritantes.

Pendant ce temps, la nature, si elle en est capable, peut faire des efforts salutaires, limiter les altérations locales, et permettre la reconstitution générale qu'on devra aider par une alimentation généreuse.

L'arséniate de soude, l'acide arsénieux en granules, depuis un granule matin et soir, jusqu'à 7 ou 8 matin et soir, en n'augmentant d'un granule matin et soir que tous les quatre jours, sont, après la liqueur de Fowler, les meilleures préparations arsenicales.

Certaines eaux minérales plus ou moins arséniquées, chlorurées, bicarbonatées : Mont-Dore, Royat, Vals, Ems, la Bourboule surtout, peuvent, dans la période que je suppose, remplir des indications fort utiles. Elles sont apéritives; elles favorisent la digestion, et quelques-unes, comme la source Dominique de Vals, et surtout la Bourboule, renferment d'assez notables proportions d'arsenic pour qu'on puisse compter sur l'action de ce médicamen combiné à des sels reconstituants, tels que le chlorure de sodium ; tempérants et décongestionnants, comme le bicarbonate de soude tempéré et rendu moins antiplastique par le bicarbonate de chaux.

Telle doit être la médication des poussées tuberculeuses. On n'a pas même besoin d'un tel appareil thérapeutique lorsqu'elles sont faibles. Le repos, le laitage, un peu d'eau distillée de laurier-cerise dans du lait d'ânesse, à la dose de 2 grammes trois fois par jour; un look blanc additionné de 20 ou 30 grammes d'huile de ricin, lorsque l'éruption paraît se calmer, suffisent dans un bon nombre de cas. Chez les phthisiques, il ne faut pas s'user; on doit ménager ses res - sources et les leurs. De deux choses l'une : ou la poussée tuberculeuse se fait à une période de la maladie et dans des limites qui donnent la certitude qu'elle doit s'arrêter et qu'il y en aura d'autres; dans ce cas, on peut ne pas lui opposer une médication trop énergique; ou bien la poussée est envahissante, elle ne se limite pas, il y a entraînement tuberculeux, et alors aussi il est prudent ne ne pas employer des moyens trop énergiques ; on doit se borner à combattre les symptômes dominants, car si on emploie des moyens plus ambitieux, on n'est pas toujours sûr de ne pas affaiblir le malade sans profit, ou de ne pas voir les moyens thérapeutiques être assimilés par le mouvement désorganisateur et ne pas agir dans le même sens que lui.

RÉVULSIFS, DÉRIVATIFS, ETC., ETC. — TRAITEMENT DES PHTHISIES RAPIDES.

Maintenant, je suppose que la poussée s'est calmée d'elle-même, ou sous l'influence des moyens appliqués. L'auscultation accuse une lésion plus étendue ou plus profonde. Le moment des révulsifs est venu : il ne faut pas le laisser échapper.

Les épispastiques en général, les vésicatoires volants en particulier ; puis les cautères, les moxas, etc., remplissent des indications très-importantes dans le traitement de la phthisie pulmonaire.

Deux raisons générales recommanderaient l'usage des révulsifs dans la Phthisie, alors même que l'expérience ne se prononcerait pas hautement en leur faveur : la première, c'est que la Phthisie est une phlegmasie chronique spéciale, affectant non-seulement le parenchyme pulmonaire, mais simultanément la plèvre et la membrane muqueuse des bronches ; la seconde, c'est l'observation de l'influence heureuse qu'exerce sur la marche de la tuberculisation pulmonaire, le développement spontané des phlegmasies chroniques dans d'autres points de l'économie, qu'elles soient de même nature que la tuberculeuse, et surtout si elles sont de nature différente et plus ou moins antagoniste.

En fait, il est certain qu'on agit très-favorablement sur les phlegmasies tuberculeuses circonscrites, par l'application des révulsifs au niveau des régions affectées, quand on sait attendre le moment de la défervescence fébrile. Ce fait met un intervalle infranchissable entre la tuberculisation et les lésions organiques proprement dites ou les tumeurs. On n'a jamais fait qu'irriter et développer un cancer en appliquant sur lui ou à côté de lui des révulsifs. C'est une des preuves du caractère inflammatoire de la tuberculisation.

Sans doute, cette inflammation est destructive ; mais il n'en est pas moins vrai que son produit est mort-né, sans organisation, pyoïde ; qu'elle peut se limiter, et qu'un processus réparateur, ou une inflammation franche et saine, peuvent la remplacer et la terminer comme se termine un phlegmon, soit par des cicatrices vulgaires, soit par des transformations inertes.

Cette utilité des vésicatoires, qu'ils agissent par révulsion et transposition, ou en excitant sainement des parties affectées d'une inflammation de mauvaise nature et désorganisatrice, cette utilité prouve qu'en lui-même, le tubercule est curable et qu'on peut se donner de la péine pour lui.

On voit tous les jours, en effet, un processus tuberculeux, parvenu au deuxième degré dans le quart supérieur, ou une partie limitée quelconque d'un poumon, s'arrêter sous l'influence de quelques vésicatoires. Il faut le répéter, ce fait est considérable.

Sans doute, si l'inflammation tuberculeuse diminue et cesse de donner ses produits, les tubercules restent, et une nouvelle éruption peut se faire et se fera probablemént. C'est aussi ce qui se passe dans la suppuration : l'inflammation se résout, mais le pus reste ; et s'il ne se reproduit pas, s'il est résorbé en partie et ne laisse plus de lui que des traces inertes, c'est que la pyogénie est éteinte. Il en est quelquefois de même dans la tuberculisation : l'inflammation cesse et les tubercules s'immobilisent, le plus souvent pour se réveiller, soit dans le point primitif, soit dans d'autres points ; quelquefois, cependant, pour ne se reproduire nulle part. La diathèse n'est pas atteinte par de pareils moyens ; mais j'ai assez dit que dans beaucoup de cas la Phthisie naît et marche sans diathèse absolue, pour qu'on doive toujours espérer qu'à un moment donné, surtout lorsqu'on arrête facilement les phlegmasies tuberculeuses, cette diathèse incomplète, ou cette disposition temporaire puisse être épuisée ou seulement assoupie, et la maladie accorder des trêves qui sont des quasi-guérisons. Or, les vésicatoires volants, habilement maniés, concourent certainement à ces résultats. Il est impossible de se passer d'eux dans la cure de la Phthisie. Quand ils sont appliqués chez des malades qu'ils n'irritent pas trop, ils les soulagent toujours. Mais leur emploi suppose une certaine résistance et une certaine somme de forces sur lesquelles l'action révulsive ou contre-irritante puisse s'appuyer. Nul moyen thérapeutique n'agit sans cela, les vésicatoires surtout. Un des signes qu'ils ont rencontré cette condition indispensable, c'est qu'ils se cicatrisent bien et assez promptement. Leur guérison difficile, leur inflammation spontanée, leur extension, etc., indiquent généralement qu'ils sont plus assimilés par la maladie, qu'ils n'ont de tendance à la limiter.

Lorsque les vésicatoires volants paraissent réussir, il faut savoir les renouveler et profiter des bonnes dispositions de la nature; il faut savoir faire une cure de vésicatoires. On pourrait ne pas retrouver l'occasion. Encore une fois, ce qu'on appelle la diathèse tuberculeuse est très-relatif, et existe à des degrés très-divers, susceptibles de répits ou de rémissions considérables. Le médecin doit toujours se persuader qu'il touche peut-être à un de ces moments. Or, l'expérience de tous les jours prouve que, lorsqu'un phthisique n'est pas arrivé à la période colliquative, il y a toujours des indications à remplir. C'est précisément à l'époque des rémissions de la tuberculose qu'il faut agir, pourvu qu'on agisse dans le sens où tend la nature, *quò natura vergit*.

Les vésicatoires ne doivent pas être trop grands. Il vaut mieux en appliquer quatre petits successivement, qu'un seul qui serait l'équivalent de ces quatre en étendue.

Il ne s'agit pas ici d'une pneumonie qu'on ait la prétention légitime de résoudre en 48 heures, mais d'une phlegmasie chronique à produits destructeurs qui n'est susceptible ni d'une résolution prompte ni d'une résolution complète. Les contre-irritations doivent être successives et chroniques elles-mêmes. Il faut en entretenir une certaine dose presque constante. Je dis presque, parce que de certains intervalles sont positivement nécessaires. Il faut, le plus qu'on peut, choisir les périodes apyrétiques. Le vésicatoire dit *mouche de Milan* est très-approprié, parce qu'il est peu douloureux, et supporte d'être renouvelé très-souvent.

Les applications de teinture d'iode sont utiles pour entretenir une faible irritation constante; mais si on veut les porter jusqu'à effet vésicant et remplacer par elles les vésicatoires, on éprouvera des déceptions, car elles sont loin de valoir ceux-ci.

Un des plus grands services rendus par l'auscultation au diagnostic de la Phthisie, est de permettre au médecin de savoir avec précision les points du thorax où il doit appliquer les révulsifs.

Je reviendrai encore sur ce sujet lorsque je parlerai du traitement des phthisies rapides ou des pneumonies tuberculeuses.

Quant aux dérivatifs proprement dits, cautères et moxas, je n'en dirai rien avant d'être arrivé au traitement de certaines phthisies caractérisées par des lésions plus profondes et très-circonscrites du poumon, lorsque l'organisme n'est pas parvenu lui-même à ce degré ultime, et qu'il y a une sorte d'heureuse contradiction entre l'existence d'une excavation pulmonaire, par exemple, et une conservation relativement très-bonne de la santé générale.

Les poussées tuberculeuses terminées, si le malade est capable de sortir et de faire quelque exercice, on pourra lui administrer alternativement l'huile de foie de morue et les préparations arsenicales, alors même qu'il y aurait un peu de fièvre le soir.

Je me trouve toujours très-bien de faire prendre un léger purgatif, deux verres d'eau de Pullna ou de Birmenstorf dans l'intervalle qui sépare la reprise de ces deux médicaments.

Si l'exacerbation fébrile du soir débute par un refroidissement, quelque léger qu'il soit, et surtout s'il se termine le matin par une moiteur des parties supérieures du corps, il est indiqué de prescrire le matin, de très-bonne heure, 25 à 30 centigrammes de sulfate de quinine, dans un peu de café étendu d'eau. C'est un bon névrosthénique pour la journée, et un des meilleurs moyens de remédier aux sueurs partielles de la dernière moitié de la nuit.

Ici, et depuis longtemps déjà, devraient se placer les eaux minérales usitées dans la Phthisie. Je préfère n'en discuter la valeur qu'après avoir examiné les médicaments et le régime de vie ordinaires indiqués dans le traitement des trois degrés classiques de la Phthisie. Je réserve donc les cures par les Eaux minérales, les cures de petit-lait et de raisin, ou post-thermales, pour en former un chapitre à part à la suite des méthodes dont je vais poursuivre l'étude.

Je suppose donc que la Phthisie modérée ou non, suspendue ou non dans sa marche par les médications précédentes, passe, comme on dit, au troisième degré, c'est-à-dire que des éliminations du parenchyme commencent, caractérisées par des crachats nummulaires, ou sales et déchiquetés, renfermant de la matière caséeuse en deliquium, des fibres bronchiques, etc., et qu'en même temps, l'auscultation signale de gros craquements humides, des gargouillements symptomatiques de cavernules, ou de la respiration amphorique, de la pectoriloquie, du bruit de pot fêlé, etc., annonçant des excavations plus grandes, etc.

Dans cette supposition, il faut, au point de vue du pronostic et de la thérapeutique, admettre deux cas. Dans le premier, ces désordres locaux graves existent déjà depuis longtemps. Ils ont même été plus graves qu'ils ne le sont aujourd'hui. Il y a plusieurs mois qu'ils n'ont pas fait de progrès. L'état des forces générales n'est point en rapport avec eux. Elles sont moins affectées que le poumon. La Phthisie, quoique au troisième degré, éprouve un arrêt d'évolution, et, pour signe excellent, présente des altérations locales plus avancées que les altérations de l'ensemble des forces.

Dans le second cas, la Phthisie marche ; elle n'a pas subi de temps d'arrêt. Les symptômes locaux dont j'ai donné une

idée sont en rapport avec un amaigrissement très-marqué
et une fièvre qui ne cesse pas complétement le matin. Le
malade éprouve des alternatives de constipation et de
diarrhée, préludes d'ulcérations intestinales peut-être com-
mencées; les sueurs de la fin de la nuit sont devenues plus
abondantes; l'appétit a beaucoup diminué; on vomit en
toussant, surtout le soir : la cachexie tuberculeuse, ou le
tabes purulent chronique, s'établissent visiblement.

La question à poser pour ce dernier cas est celle-ci :

Le mouvement d'entraînement commencé est-il susceptible d'une rémission naturelle, et, par conséquent, d'être
hâté, favorisé, suspendu encore pendant un temps plus ou
moins long par les ressources de l'art? ou bien est-il invrai-
semblable qu'on puisse se promettre ce résultat; et la maladie semble-t-elle devoir marcher imperturbablement à sa
terminaison fatale?

Le premier cas que j'ai admis, celui d'un troisième degré
local et circonscrit, limité à un point d'un poumon sans que
l'altération de l'économie soit encore en rapport avec l'altération pulmonaire, ce cas est un des problèmes de pratique
les plus intéressants que puisse présenter la médecine du
phthisique. C'est dans ces conditions, en effet, qu'il n'est
pas très-rare d'obtenir une immobilisation et quelquefois
une rétrocession de la Phthisie qui, pendant bien des années, dans plus d'un cas même, ressemble tellement à une
guérison définitive de la maladie, que les sujets meurent de
toute autre chose dans un âge avancé. On ne perçoit plus
alors dans leurs poumons que des bruits inertes, sans aucune bulle, bruits soufflants qui ne traduisent que de pures
altérations physiques, telles que peuvent les produire l'existence de tissus fibreux cicatriciels, de concrétions plâtreu-
ses, ou des cavités dont les parois n'offrent plus aucune
trace d'activité morbide. Il n'y a pas d'année que je n'aie
l'occasion de voir ou de revoir aux Eaux-Bonnes des cas de
ce genre.

Il est évident que, dans ces cas, la nature a des tendances réparatrices plus ou moins énergiques. Des médications intempestives peuvent contrarier ces tendances. Une médication vigoureuse et prudente peut les diriger et les développer indéfiniment.

Si le malade n'a pas de fièvre, et cela n'est pas rare ; si ses voies digestives fonctionnent bien, ce qui est le cas ordinaire, il faut administrer alternativement l'huile de foie de morue à petites doses, et huit jours de suite seulement au commencement des repas ; puis, les sels de chaux à plus fortes doses et plus longtemps, et, par exemple, l'huile de morue pendant une semaine, et après quelques jours de repos, l'hypophosphite de chaux ou le phosphate de chaux tribasique pendant quinze jours, ainsi de suite, avec des intervalles méthodiques et en rapport avec les dispositions de chaque malade, aussi longtemps qu'on le pourra.

Une médication puissante dans ces sortes de cas, et à laquelle les malades doivent déjà souvent d'avoir été conduits à ce point de résistance et de conservation des forces générales avec lenteur et même arrêt d'évolution des tubercules ramollis et éliminés, c'est la médication par les eaux d'Eaux-Bonnes prises à la source. C'est donc encore à cette médication qu'il faudra recourir au point où nous en sommes, non sans s'entourer toutefois des règles thérapeutiques que je tracerai plus loin pour l'emploi de cette Eau minérale d'une action si intime.

Les épispastiques, les vésicatoires sont ici trop superficiels. C'est par les cautères et les moxas qu'il faut agir. Ils peuvent efficacement concourir à l'immobilisation et à la réduction indéfinie de la perte de substance. Il faut les appliquer le plus près possible des points affectés. Les cautères à la pâte caustique de Vienne seront préférés dans le plus grand nombre des cas, et chez les sujets qui ne pré-

sentent qu'une irritabilité moyenne; les cautères à la potasse, selon l'ancienne méthode, seront réservés pour les
personnes trop irritables chez lesquelles la douleur du caustique de Vienne allume quelquefois de la fièvre et une réaction générale capable de retentir fâcheusement sur les poumons; enfin, on ira jusqu'aux moxas et aux pointes de feu
appliqués au niveau des excavations, chez les sujets apathiques, chez lesquels l'organisme en général, et les tissus
malades, en particulier, ont besoin d'être énergiquement
réveillés. L'effet de ces applications est quelquefois très-évidemment bon. C'est une aide très-efficace prêtée aux dispositions réparatrices de la nature. On maintiendra ces
exutoires aussi longtemps que possible. Il est inutile de les
entretenir avec des pois. L'eschare remplace ces corps
étrangers; et, lorsqu'elle est tombée, il vaut mieux renouveler les applications caustiques que de perpétuer les mêmes
plaies. C'est une action nouvelle dont l'effet retrouve sa première puissance.

Le second cas, celui d'une exacerbation inflammatoire qui
inaugure le troisième degré de la tuberculisation pulmonaire
et commence la période de liquéfaction et d'élimination des
productions tuberculeuses, avec fièvre hectique plus ou
moins aiguë, mais avec présomption fondée qu'en raison des
limites encore assez étroites de l'altération et de l'étendue
plus ou moins considérable des poumons restés à peu près
sains, cette poussée destructive et éliminatrice s'arrêtera
comme les précédentes, et donnera encore à l'art les moyens
de la circonscrire et de préserver les tissus environnants, ce
second cas exige une médication attentive à ne pas dépasser
le but et à ne pas rester en deçà.

Dès le début, on fera vomir avec l'ipécacuanha. Les jours
suivants, on soutiendra cette action contro-stimulante et résolutive par quelques doses faibles et non vomitives du
même médicament. Le soir, on administrera la mixture

d'alcoolature d'aconit et de teinture de digitale de la manière et aux doses que j'ai déjà indiquées. Après cinq ou six jours de ce traitement, on prescrira, le matin à jeun, une tasse de lait d'ânesse édulcorée avec 30 grammes de sirop de quinquina ; des potages et des fruits cuits dans la journée, plus tard des œufs frais, un peu de poisson léger, de la cervelle de mouton, des laitances, de la tête de veau ; et dès que la fièvre diminuera, et malgré ses retours du soir, on administrera la liqueur de Fowler, et on appliquera successivement plusieurs mouches de Milan au niveau de la région affectée. Si on a le bonheur d'obtenir une rémission complète des accidents locaux et généraux, on devra retourner à l'usage de l'huile de foie de morue, ou, en cas d'intolérance, à l'emploi des sels à base de chaux ; et chaque jour ou fortifiera l'alimentation, afin de pouvoir sortir et faire de l'exercice, si les conditions atmosphériques le permettent. On devra surtout ne pas se relâcher trop tôt de l'emploi des vésicatoires volants, et, de temps en temps, revenir à la digitale et à l'aconit, à quelques pastilles d'ipécacuanha et de kermès, pour prévenir le retour d'éruptions nouvelles. Le régime, l'exercice extérieur, seront de plus en plus surveillés. Ces conseils seront complétés, lorsque je m'occuperai de la thérapeutique des accidents ou des symptômes dominants les plus habituels de la Phthisie.

Mais à la vue du début d'un troisième degré envahissant, avec une chute des forces et des symptômes d'entraînement qui semblent annoncer au médecin que la marche de la maladie n'éprouvera plus que des rémissions incomplètes pendant lesquelles il sera à peu près impossible de placer des secours thérapeutiques importants, l'ambition devra se limiter, et on se bornera à remplir les indications fournies par les lésions et les symptômes les plus pénibles. La toux, les vomissements qu'elle provoque trop souvent, l'expectoration excessive, la diarrhée, les sueurs nocturnes, l'anorexie, sont généralement les plus fatigants de ces symptômes et ceux sur lesquels la médecine a encore quelque prise. J'indiquerai plus tard les moyens qui me paraissent les plus propres à les modérer. Parvenue à la période extrême que je viens de déterminer, la Phthisie n'est plus susceptible d'une thérapeutique sérieuse. Le médecin fait ce qu'il peut, et, s'il est encore capable d'atténuer les souffrances et les troubles fonctionnels que je viens d'énumérer, il a satisfait à toutes les indications de son art autant qu'à sa conscience.

Je vais examiner maintenant les ressources à l'aide desquelles nous pouvons essayer de modérer la marche des phthisies rapides. Ce sont les phthisies inflammatoires plus ou moins généralisées, ou les pneumonies tuberculeuses qu'on nomme caséeuses ou épithéliales depuis quelques années.

Pour n'être pas obligé de revenir sur leur description et leur diagnostic, je renvoie le lecteur à ce que j'en ai dit aux chapitres de l'*Anatomie pathologique*, de l'*Étiologie générale, et des diverses formes de la Phthisie.*

Il est quelquefois difficile de distinguer la pneumonie tuberculeuse lobaire, de la pneumonie lobaire ou fibrineuse simple ou aiguë, de même que la pneumonie tuberculeuse lobulaire, de la broncho-pneumonie ou de la pneumonie catarrhale simples et franches qui doivent se terminer en dix ou quinze jours par la mort ou la guérison. La nature de l'expectoration est peut-être le seul signe différentiel d'une valeur certaine. Elle n'est jamais rouillée, visqueuse, transparente, péripneumonique, en un mot, dans les deux variétés de pneumonie tuberculeuse dont je viens de parler. Si elle est quelquefois sanglante, c'est sous forme hémoptoïque et non sous l'aspect bien connu des crachats de la pneumonie franche et aiguë. On voit bien quelquefois ces derniers crachats chez des phthisiques, mais c'est lorsqu'une pneumonie vraie a frappé un poumon tuberculeux. Ce n'est pas alors à une pneumonie tuberculeuse qu'on a affaire, mais à une pneumonie chez un tuberculeux. J'ai observé plus d'une fois de ces cas, sans que la pneumonie qui se place alors à côté des tubercules ait aggravé sensiblement la maladie chronique préexistante. C'est qu'en effet, la cause prochaine et l'issue de ces deux pneumonies, qui ont pourtant le même siége histologique, sont profondément différents. Elles occupent toutes deux la membrane muqueuse des alvéoles pulmonaires et des bronches capillaires afférentes. Le produit de l'une est sain, plastique ; il devient pus phlegmoneux et louable si la maladie se termine fatalement ; il est résorbé en quelques jours sans laisser de traces de son existence, si la pneumonie se termine heureusement, ce qui est le cas le plus commun. Au contraire, le produit de l'autre est d'emblée comme la matière du tubercule devenu opaque et graisseux. En naissant, il est plus mort que le pus ; c'est une matière pyoïde descendue dès son début jusqu'à la nécrobiosie, car elle est immédiatement destructive : elle emporte en mourant la base de toute vie et de toute réparation. Elle est si loin de n'être pas le tubercule, qu'elle en atteint du premier coup les caractères les plus avancés et les plus extrêmes. Cela est trop clair et trop simple pour les savants d'outre-Rhin. Il faut être épris des formes vaines et des distinctions subtiles, comme le sont les auteurs allemands, pour laisser ainsi la substance des choses et courir après leur ombre ; pour ne pas voir l'ensemble et les rapports ; pour ne pas voir, surtout, le principe et la fin de la tuberculose, et séparer radicalement, à cause de quelques apparences anatomiques, des faits que la nature identifie si évidemment. Séparer le tubercule celluleux ou la granulation, du tubercule épithélial ou caséiforme, comme deux productions morbides de nature différente, et en faire le caractère anatomique de deux maladies totalement distinctes, comme l'ont fait les médecins allemands, est une

de ces erreurs cliniques dont le bon sens de l'école française
la préservera toujours. Le microscope lui-même n'y aurait
pas fait tomber Laënnec.

Je suis revenu un instant à ces considérations déjà tant
de fois présentées à mon lecteur, pour qu'il conçoive bien
la différence qui, malgré un groupe de symptômes très-analogues, doit séparer le traitement des deux espèces de pneumonie que je viens de comparer. Si on ne se laissait guider
que par le tableau tout extérieur des phénomènes, on pourrait trouver bien souvent le groupe des symptômes de la
pneumonie tuberculeuse, plus inflammatoire, plus actif,
composé de démonstrations plus vives que celui de la pneumonie franche et génuine. Mais c'est une fièvre constitutionnelle ou hectique aiguë, déchaînée, si je peux ainsi dire,
et que rien ne règle et ne modère. La chaleur est très-élevée,
le pouls souvent plus fréquent, dicrote; la toux forte, fréquente, déchirante. Avec cela, pourtant, le malade est
moins abattu, la langue plus normale, les forces de relation
moins atteintes. Il faut, en général, se défier de ce contraste,
et y voir le caractère d'une maladie chronique ou personnelle
à forme aiguë. Tout en cherchant les moyens d'apaiser l'excès des symptômes inflammatoires, il faut donc ne jamais
perdre de vue que, si la forme est aiguë et chaude, le fond est
organique et froid.

On débutera par le kermès, ou par un vomitif à l'ipécacuanha, suivi de l'usage du kermès. Cela dépendra de l'état
des voies digestives, et de l'abondance des râles muqueux ou
de l'élément catarrhal. Si celui-ci prédomine, et par conséquent, la forme lobulaire, l'ipécacuanha précédera le kermès. Si la forme est lobaire, plus inflammatoire que catarrhale, on administrera le kermès dès le début.

Je préfère le kermès au tartre stibié, à cause de la raison
générale que j'ai déjà donnée ici et que l'expérience a
cent fois confirmée. Avec le tartre stibié, on dépasse sou-

vent le but; on hyposthénise trop le système, et on a une action moins intime, et moins résolutive sur cette sorte de phlegmasie. De plus, on détermine moins la diarrhée; on est plus maître des effets thérapeutiques; on fatigue moins le malade.

Lorsque le kermès commence à produire ses effets déprimants et altérants sur la circulation et le système nerveux, sans continuer à résoudre la phlegmasie pulmonaire, il faut en suspendre l'usage, administrer l'ipéca, ou y revenir; et après deux jours de l'emploi d'une infusion de germandrée, d'hysope ou même de racine de polygala édulcorée avec du sirop de tolu, revenir au kermès qui peut reprendre encore une fois ou deux son action antiphlogistique et résolutive. Mais les malades finissent par en être fatigués. On peut être sûr alors, et il est rare que ce signe trompe. que le remède n'a plus d'action bien utile, et qu'on doit en supprimer l'usage.

Si la fièvre est modérée, et que les voies digestives soient un peu débilitées, le malade sans appétit et triste par l'anorexie et le dégoût, il convient de le purger avec un sel neutre ou de la rhubarbe en teinture ou en poudre, et de commencer à l'alimenter. Le moment des vésicatoires est près, mais il ne faut pas en commencer l'application avant que le malade se soit un peu relevé par l'alimentation. Cette médication l'irriterait sans profit. Ce n'est pas ici comme dans une phlegmasie aiguë franche, où il ne s'agit que de rétablir le malade le plus tôt possible. Dans le cas actuel, le problème ne peut pas être posé ainsi. On n'a pas d'autre prétention que de modérer le mouvement inflammatoire par lequel la tuberculisation est indéfiniment multipliée et généralisée, tout en se souvenant que la cachexie aiguë touche, dans ce cas, à l'inflammation, et que la faiblesse excessive donne à celle-ci une activité hectique dévorante, et sans contre-poids. La nature, et l'art qui ne peut s'appuyer que sur elle, se trouvent tout à coup sans ressources.

C'est pour cela que, lorsque le sujet n'est pas pourvu d'é-
léments de résistance bien évidents, il est prudent d'associer
au kermès l'usage du quinquina en extrait, soit dans la
même potion, soit alternativement avec le kermès. Entre
deux cuillerées d'un look au kermès (15 centigr. pour 160
ou 180 grammes de look ou de julep gommeux) prises à
3 heures d'intervalle, on place une ou deux pilules d'extrait
mou de quinquina de 10 à 15 centigr. chacune. Je me suis
toujours trouvé très-bien de cette médication mixte. On
peut associer aussi à la potion kermétisée, 15 à 30 grammes
de sirop de codéine qui calme la toux, empêche l'action trop
hysposthénisante du kermès, sans congestionner le poumon
comme la morphine, et procure un sommeil non narcotique
et non stupéfiant.

Ce traitement est beaucoup plus énergique et plus sûr
que celui qu'on tente quelquefois par l'aconit et la digitale.
Ces sédatifs n'ont qu'une action faible, insuffisante, très-
inconstante surtout dans ces cas graves.

L'essentiel est de ne pas chercher à trop obtenir et de
conserver des forces au malade. Cependant, si, au début, l'action est vive ; si la pneumonie tuberculeuse est lobaire chez
un sujet encore fort, il ne faut pas différer une application de
ventouses scarifiées. Ce moyen assure toujours très-efficace-
ment le succès des controstimulants qu'on pourra avoir à
prescrire ensuite ; surtout, il rend possible plus tôt l'application des vésicatoires volants et des reconstituants, qui devront être administrés progressivement, dès que l'état de la
grande circulation, qui est ici la pierre de touche, le permettra. En pareil cas, je le répète, il n'y a pas de convalescence
franche à attendre et à espérer.

Quelques malades sortent pourtant du lit, et reprennent
plus ou moins la vie commune, jusqu'à une récidive qui n'est
jamais aussi aiguë que la première, et qui ressemble beaucoup au troisième degré des phthisies latentes vulgaires,
surtout lorsque la tuberculisation est double et plus ou

moins généralisée. La thérapeutique ne diffère pas alors de celle qui se rapporte à ce degré ; elle rentre dans la médecine des symptômes dominants qui tourmentent ou entraînent le malade. On ne s'occupe plus guère alors de la nature et du fond de la maladie.

Les règles générales que je viens de tracer et qui me semblent non-seulement pratiques, mais imposées par la force des choses, prouvent bien que, dans l'inflammation tuberculeuse, il s'agit d'autre chose que d'une production organique non inflammatoire excitant autour d'elle, à la manière d'un corps étranger, une inflammation qui n'aurait de commun avec la tuberculose que de se développer autour d'elle, sans rapport de nature avec elle. Si je reviens sur cette notion, c'est qu'elle est d'une importance non moins grande en pratique qu'en doctrine.

Si l'inflammation tuberculeuse n'est qu'un effet accidentel et tout externe qui ne fait qu'exciter sa cause à se multiplier encore, il faut déployer contre elle l'appareil antiphlogistique le plus énergique ; il faut blanchir le tubercule, et faire disparaître sans réserve l'inflammation qui l'entoure. Mais si, comme je l'ai déjà dit plusieurs fois, l'inflammation est tuberculeuse, comme elle est scrofuleuse, varioleuse, rhumatismale, goutteuse dans ces diverses phlegmasies spéciales, elle n'est pas plus susceptible d'être arrêtée court dans son évolution, que le processus tuberculeux lui-même. Or, celui-ci, considéré en lui-même, ne relève guère plus, et encore moins sans doute, des médications antiphlogistiques, que le rhumatisme, la goutte, etc., quand ces maladies générales n'ont pas excité des manifestations congestives et inflammatoires de même nature qu'elles. Dans ces divers cas, on doit, au point de vue de l'avenir de la maladie et du pronostic, s'inspirer bien plus de la nature de la maladie, que de la forme qu'elle prend et des éléments morbides secondaires qu'elle s'adjoint.

J'ai déjà exprimé l'idée, que ce qui conviendrait à la thérapeutique de ces cas, serait un médicament, ou une influence tonique et controstimulante, renfermée dans la même substance naturelle.

Depuis quelques années ce médicament nous a été proposé par l'Angleterre dans l'alcool. On administre chez nos voisins l'eau-de-vie, même dans les phlegmasies aiguës franches, la pneumonie vraie, par exemple.

Cette méthode a été, sinon acceptée en France, au moins essayée par des juges compétents. Elle a donné d'aussi bons résultats que toutes les autres méthodes employées contre la pneumonie franche et simple quoique intense chez les adultes, maladie qui guérit presque toujours, seize ou dix-sept fois sur vingt, au moins, quand on ne saigne pas trop les sujets, ou qu'on ne les exténue pas par des doses considérables et trop continues de tartre stibié.

J'ai moi-même administré souvent l'alcool dans la pneumonie selon la formule de Todd ; mais presque uniquement dans des cas définis : ainsi, dans les pneumonies qui se présentent avec des antécédents et dans des conditions d'adynamie, d'ataxie, de putridité, tels qu'on les observe chez les individus surmenés et affaiblis par des chagrins, l'alcoolisme, des fatigues extrêmes, la vieillesse, des privations, etc..., et je dois dire que je n'ai qu'à m'en louer. Dans ces cas, je n'ai eu recours qu'à l'eau-de-vie et aux vésicatoires. J'ai même obtenu alors des succès remarquables, et tels que je n'attendais d'aucune autre méthode.

Dans les cas beaucoup plus rares où j'ai traité par l'alcool la pneumonie franche, simple et de bonne nature, je ne crois pas avoir fait de mal, mais je suis sûr de n'avoir fait aucun bien ; et j'affirme que j'ai ordinairement des résultats plus prompts, plus sûrs, moins risqués, par le modeste usage de quelques ventouses scarifiées sur le côté affecté ; de 10 à 20 centigr. au plus de kermès par jour ; et d'un vésicatoire vers le déclin de la phlegmasie. Je perds bien peu de pneumonies simples, quelque intenses qu'elles soient, par ce traitement, qui aide ou soulage les forces médicatrices naturelles sans s'y substituer.

Mais il ne s'agit pas en ce moment de la pneumonie simple : il s'agit de la pneumonie caséeuse ou tuberculeuse qui constitue une des formes les plus graves des phthisies rapides ou galopantes.

Or, la médication par l'alcool est applicable assez souvent et assez avantageusement à cette tuberculisation inflammatoire rapide, susceptible, au début, d'être confondue avec certaines pneumonies non chroniques et non tuberculeuses.

C'est surtout lorsque la phlegmasie tuberculeuse se généralise, et qu'on a suffisamment déféré à l'indication des vomitifs et des antimoniaux, qu'il peut être fort utile de recourir à la potion de Todd. J'en ai fait, dans ces cas bien déterminés, un usage évidemment utile, et je regarde cette méthode comme appelée à rendre en France plus de services aux phthisies inflammatoires et rapides, qu'à la pneumonie franche et saine, dont la thérapeutique peut et doit se passer. C'est aussi la médication la mieux indiquée dans la période fébrile de colliquation, au troisième degré de la Phthisie. On peut donner alors un aliment thérapeutique aimé des malades, qui les soutienne et qui les calme, en préparant un lait de poule, ou des crèmes, qu'on anime par l'addition du rhum ou d'eau-de-vie de Cognac.

C'est dans ces circonstances aussi qu'on administre la viande crue.

LA VIANDE CRUE.

On a fait beaucoup de bruit autour de ce mode d'alimentation. On l'a donné comme un remède contre la Phthisie. Ce n'est qu'un aliment d'exception destiné à remplacer les viandes cuites, etc..., lorsque les malades ont pour les aliments ordinaires un aversion insurmontable. C'est pourquoi, quelques malades doivent à la viande crue pilée, ou mieux encore, râpée et formée en bols avalés à l'aide d'eau-de-vie ou de vin de Madère, ou délayée dans du bouillon, une restauration que rien n'aurait pu leur procurer. Quelquefois même ce mode de réfection modère leur diarrhée. J'ai dit ailleurs, pour prouver que la viande crue n'est pas un médicament et ne constitue pas un traitement proprement dit (*Thérap. comparée de la Phthisie* déjà citée) : « La viande crue n'est d'aucune utilité chez les phthisiques au premier degré qui ont conservé l'appétit, tandis que l'huile de foie de morue les empêche de maigrir, soutient leurs forces, et peut modérer la marche envahissante des altérations locales. Il en est encore de même au second degré, lorsque le dégoût pour les viandes cuites et les bons aliments n'est pas survenu . . . .

« Quoi qu'on en dise, beaucoup de malades se lassent vite de la viande crue. Au bout de quelque temps, les voies digestives ne l'assimilent plus et la laissent passer comme un corps étranger, malgré l'addition des spiritueux presque toujours nécessaires pour en rendre l'emploi fructueux. Hors des cas et des indications que je viens de définir, c'est une illusion de considérer la viande crue comme un remède contre la Phthisie. Elle l'est au même titre, et dans les conditions indiquées plus haut, contre toutes les maladies chroniques, les diarrhées rebelles du gros intestin, les cachexies quelconques, lorsqu'une anorexie invincible menace les malades d'inanition et d'autophagie. »

LE TANNIN.

Il est un médicament qui peut remplir plus d'une indication dans cette période de la Phthisie que j'étudie en ce moment, où les forces sont entraînées par des évacuations et des flux de plus d'une sorte. Je veux parler des astringents, et surtout du tannin, leur radical commun.

En même temps qu'astringent, le tannin est antiphlogistique et sédatif. Il comprime l'expansion des éléments
organiques, dévascularise les tissus et modère les sécrétions.
Voici ce qu'en je disais il y a trois ans dans la brochure
citée plus haut. Je n'ai aucune raison de modifier d'une
manière notable le jugement que je portais alors de ce médicament, et de quelques autres par lesquels je terminerai ce
chapitre.

« Un médecin distingué des hôpitaux de Paris, observateur
précis et consciencieux, M. Woillez, a donné au tannin une
place dans le traitement de la Phthisie. Il faut lui en savoir
gré. Le tannin a ses indications et son moment. Si on veut le
mettre à la tête des agents thérapeutiques contre la Phthisie,
il risque de descendre aux rangs inférieurs ; mais il mérite
d'être maintenu dans les rangs secondaires à titre de modérateur de quelques symptômes graves. Je l'ai essayé à deux
reprises, et pendant assez longtemps chaque fois, sur une
grande échelle, la première fois il y a six ans à l'hôpital Lariboisière ; l'an dernier, dans mon service actuel à l'hôpital
de la Charité, et à ces deux époques, avec des résultats très-
analogues.

« Je reproche deux choses au tannin : la première, c'est
son action superficielle et sans générosité. Il ne modifie
l'organisme ni profondément, ni dans le sens des forces, ni
longtemps. Mon second reproche est plus sérieux : ce médicament détermine assez souvent de la dyspepsie, des gastralgies. Sous ce rapport, il ressemble, ce qui ne surprendra
personne, à l'alun, au sous-acétate de plomb, aux acides, aux
fruits verts. J'ai eu beau, pour éviter ce fâcheux effet, faire
prendre le tannin avant les repas ou avec les aliments, l'associer au sel marin, comme me l'avait conseillé un praticien
très-distingué, le docteur Bondet, médecin de l'hôtel-Dieu de
Lyon, qui m'assurait avoir obtenu du tannin des succès plus
marqués avec ce correctif des inconvénients dont je me plai-

gnais, que sans lui, je n'ai pu les éviter complétement chez les nombreux malades auxquels je l'ai administré. Beaucoup d'entre eux refusaient ou feignaient de le prendre. Huit à dix jours après le début du traitement, quand j'arrivais à la dose de 25 centigrammes au plus, leurs plaintes commençaient. Les pilules leur «agaçaient l'estomac,» leur «ôtaient l'appétit», les empêchaient de digérer. L'anorexie, «le pavé sur l'estomac», ne se faisaient souvent sentir qu'après une excitation de l'appétit, qui, avant de disparaître, s'élevait jusqu'à la boulimie. Tel a été pour moi le passif du tannin. Voici maintenant son actif et les véritables indications qu'il peut remplir, pourvu qu'on n'en fasse pas un remède contre la tuberculose pulmonaire.

« L'entraînement ou la colliquation des phthisiques arrivés à la fin du deuxième ou au troisième degré de la maladie, se fait par plusieurs voies : par les bronches, sous la forme d'une expectoration le plus souvent trop facile, de matières muco-purulentes, caséiformes ramollies, de détritus des fibres musculaires et du squelette des bronches ; par la peau, sous la forme de sueurs exténuantes ; et par l'intestin, sous celle d'une diarrhée qui a mérité, comme les sueurs, le nom de colliquative.

« Une certaine altération de la membrane muqueuse de l'estomac ramollie ou épaissie, avec ou sans nuance de phlegmasie chronique, précède presque toujours et accompagne encore la triple colliquation. Cette altération est manifestée par des vomissements qui ne se produisent guère spontanément, mais qui sont facilement provoqués par la toux, surtout celle qui survient après le repas du soir, et qui accompagne l'exacerbation fébrile de cette période du jour qu'appréhendent tant les malades, etc.

« Tels sont les cas où le tannin trouve sa plus légitime application. Des trois surfaces signalées, l'intestin est celle sur laquelle le tannin a le plus d'action. Il est plus efficace contre la diarrhée que contre les sueurs et l'expectoration.

Dans cette période d'entraînement, il est moins agressif pour l'estomac que dans le deuxième et surtout le premier degré de la maladie. Il relève même quelquefois le ton de ce viscère, et réveille alors l'appétit sans causer la gastralgie.

« Je ne suis pas partisan d'une suppression brusque et complète de la diarrhée. Il est rare que, quand on atteint ce résultat, la dyspnée, la toux, l'expectoration ne s'exaspèrent pas d'autant. Au contraire, ces symptômes, les plus pénibles de tous, sont habituellement modérés par un faible degré de catarrhe intestinal.

LA NOIX VOMIQUE.

« Mais ce qu'il importe surtout d'empêcher, ce sont les vomissements provoqués par la toux après les repas. Le tannin y réussit quelquefois. La meilleure association thérapeutique qu'on puisse lui donner est la thériaque. Elle paraît obtondre l'impression acerbe et douloureuse, à la longue, du tannin, et elle le rend plus tonique. Un agent trop négligé, le cachou, peut remplir l'indication du tannin et de la thériaque combinés. Mais il y a un médicament autrement efficace que ceux-là contre ces vomissements si funestes, c'est la noix vomique. D'abord, elle réussit mieux qu'eux contre l'accident dont il s'agit ; ensuite, sans supprimer aussi vite le flux alvin, elle donne à l'intestin une tonicité musculaire qui modère l'extrême fréquence et le caractère souvent presque involontaire des évacuations. La noix vomique excite aussi un appétit plus naturel ; enfin, propriété que je ne sache pas lui avoir été reconnue et que je crois pourtant positive, elle augmente évidemment la contractilité bronchique, favorise l'expectoration et diminue la dyspnée angoissante qui est, chez les phthisiques avancés, un effet de l'asthénie des bronches. C'est aussi pourquoi je l'administre beaucoup dans les catarrhes atoniques et purulents, signalés par des crachats plaqués et non aérés qui s'accompagnent de dilatations paralytiques des bronches partielles ou générales, avec ou sans emphysème, mais sans accès spasmodiques ou sans asthme proprement dit. »

Puisque je parle de la noix vomique, je veux, pour n'y pas revenir, signaler son action fort utile contre l'anorexie des phthisiques, une des complications les plus à craindre qui puissent se présenter dans le cours de la maladie.

Quand l'arsenic, la gentiane, le quassia amara, le vin d'absinthe, le vomitif, lorsqu'il est possible, le colombo, etc., ne réussissent pas, il faut avoir recours aux gouttes amères de Baumé ou à la noix vomique. On ne doit pas craindre de la prescrire sous forme de teinture alcoolique, à la dose de 10, 15, et même 20 gouttes avant chaque repas, dans une cuillerée d'eau froide.

Lorsque les malades ne sont encore qu'au deuxième degré, et qu'on a d'autres sérieuses indications à remplir, je prescris souvent la noix vomique avec l'arsenic et le goudron, selon la formule suivante :

Sirop de goudron..................	250 *grammes.*
Liqueur de Fowler...............	3 *id.*
Teinture de noix vomique.........	5 *id.*

    Mêlez.

Une cuillerée à soupe avant chaque repas.

Avant de passer à l'étude des moyens dont le médecin dispose contre ces symptômes, ces accidents et ces complications les plus pénibles de la Phthisie qui exigent des remèdes distincts de ceux qui sont dirigés contre la maladie elle-même, je me résume en deux mots sur ces derniers.

Ne pas abuser des médicaments reconstituants, et surtout ne pas les user. En interrompre souvent l'emploi ; les varier. Ne pas les regretter si le malade ne les supporte pas bien, car les malades très-idiosyncrasiques ont, sous ce rapport, moins besoin de médicaments que ceux qui les tolèrent facilement. Leur nature y répugne, et il faut respecter cette antipathie. Ces sujets-là résistent généralement à la maladie comme aux remèdes.

Agir plus par les moyens de l'hygiène que par ceux de la matière médicale. J'ai toujours remarqué ques les phthisiques qui, dans les hôpitaux, sollicitent le moins l'intervention du médecin ; ceux, par conséquent, que la médecine touche le moins, sont ceux qui vivent le plus longtemps. Je les suppose à l'abri de toutes les influences nuisibles, et entourés de soins intelligents.

Les malades veulent être traités suivant leur tempérament, leurs goûts, leurs habitudes. Il ne faut pas trop renfermer ceux qui aiment la vie dehors, la campagne, la chasse, les voyages. Il ne faut pas forcer à sortir ceux qui sont sédentaires, qui aiment la vie calme et cachée, alors même qu'en principe, et d'une manière générale, la vie dehors et le mouvement semblent devoir leur convenir. Il n'y a pas de tubercules et de phthisie, il n'y a que des tuberculeux et des phthisiques. Autant de traitements que d'individus, et cependant avec les mêmes moyens, combinés de mille manières, voilà l'art. On prescrit d'abord le même traitement à tous les phthisiques qui sont au même degré, et présentent à peu près les mêmes symptômes. Un mois ne s'est pas écoulé, que le traitement de chacun diffère. Que de fois, après avoir essayé de toutes les médications, on finit par les rejeter presque toutes ! Encore un coup, ces malades sont au nombre de ceux qui vivent le plus longtemps. Grande leçon pour le médecin ; mais les malades ne savent pas la comprendre.

Les phthisiques voyagent facilement. L'extrême variété des impressions de toutes sortes leur est bonne.

Cela entretient chez eux un état nerveux physiologique qui enlève beaucoup de force à la maladie. Les émotions ne leur font pas mal, au contraire, à moins qu'elles n'excitent la fièvre et les congestions pulmonaires comme le font les plaisirs de l'amour et les excitations du jeu. Cette dernière passion est aussi funeste que la première. La musique leur est excellente ; la conversation meilleure encore. Les enlever à eux-mêmes, c'est les enlever quelque temps à la maladie qui les consume. Il faudrait donc pouvoir renouveler incessamment ces dérivations hygiéniques.

Si aux voyages sur mer on pouvait associer la vie distraite et animée, la vie morale et intellectuelle, surtout, la bonne société d'une grande ville, la musique, le théâtre etc.., on aurait tout réuni, car si j'en crois un certain nombre d'exemples positifs, et malgré l'avis contraire de quelques médecins fort distingués de la marine, je crois les voyages sur mer très-favorables par eux-mêmes aux phthisiques, je veux dire indépendamment des climats qu'on visite.

REMÈDES CONTRE LES SYMPTOMES. L'OPIUM.

On peut dire que la toux est le premier et le dernier symptôme de la Phthisie. Elle est physiquement et moralement le désespoir des malades. C'est par elle qu'ils jugent de leur état. Elle règle l'appréciation qu'ils en font. On ne saurait être trop armé contre ce symptôme qui veille toujours.

L'opium et ses préparations jouent un grand rôle dans la thérapeutique de la Phthisie, parce que l'opium est le remède le plus puissant que nous possédions contre la toux en général, contre la toux des phthisiques en particulier. Sans lui, le traitement de la Phthisie serait impossible. Je ne parle pas, bien entendu, des personnes qui ne peuvent pas le supporter. Elles sont assez rares, heureusement.

Toutes les préparations d'opium ne doivent pas être employées indifféremment contre la toux.

L'extrait aqueux d'opium, le laudanum de Sydenham, les

sels de morphine, la codéine, la narcéine, le sirop de pavots blancs, etc., sont appelés à remplir des indications différentes contre la toux et ses diverses variétés et surtout contre les toux individuelles, je veux parler de la nature et des susceptibilités des individus qui toussent.

La préparation la plus sûre, celle qui convient à la généralité des phthisiques, et qui indispose le moins les voies digestives, la plus puissante, enfin, sous tous les rapports, est le laudanum de Sydenham. Cette teinture renferme tous les principes et toutes les propriétés de l'opium dans une parfaite harmonie d'action. Elle est tonique et narcotique.

Elle peut remplacer toutes les autres préparations. Aucune autre ne la remplace. On peut dire que, chez les personnes qui n'ont pas une idiosyncrasie anti-opiatique, et lorsqu'elles n'en sont pas encore saturées, le laudanum calme constamment la toux. Aucun médicament n'est plus héroïque contre une action morbide quelconque, que le laudanum contre la toux. Il est presque infaillible. On peut le donner depuis six gouttes jusqu'à 2 grammes, progressivement.

Le sulfate, et mieux encore, le chlorhydrate de morphine a une action non moins puissante contre la toux des phthisiques que le laudanum; mais il indispose l'estomac, cause quelquefois les vomissements, stupéfie et débilite plus que lui. Il faut le réserver pour les cas où le laudanum est usé ou n'agit plus. Alors un sel de morphine bien soluble et porté à la dose de un centig. jusqu'à 5 ou 6 centig. par jour, réussit encore à calmer la toux. Lorsque certaines préparations d'opium sont devenues inefficaces, et qu'on doit en changer, il convient de mettre quelques jours de repos entre l'emploi des deux préparations. Quelquefois même le malade ne retrouve la susceptibilité à être de nouveau calmé, qu'après avoir pris du café pendant deux ou trois jours comme pour mieux effacer l'impression des opiacés qui ont saturé le système nerveux. C'est fort heureux s'il ne stupéfie pas en même temps les forces de l'estomac. Dans ce dernier cas, il faut lui adjoindre des aromatiques, des laxatifs, la teinture de rhubarbe, de quinquina, etc...

La codéine est, parmi les principes qu'on a extraits de l'opium, le plus agréable et le plus bienfaisant. Il est moins narcotique ou moins somnifère que la morphine, mais il est plus doux, plus sédatif. Il épargne complétement bien les voies digestives, et ne raréfie et ne concentre pas les urines autant que les autres opiacés. La codéine est très-appropriée à l'indication que je cherche en ce moment à remplir. Elle calme très-suffisamment la toux dans la plupart des cas où ce symptôme n'est pas féroce, et où l'on n'est pas obligé d'avoir recours au chlorhydrate de morphine. On la donne sous forme de sirop ou de pilule depuis 2 jusqu'à 5 ou 6 centigr. le soir, par exemple. Les pilules de 3 centigrammes, constituent une dose moyenne très-convenable.

LES SOLANÉES VIREUSES, LE BROMURE DE POTASSIUM, L'ACONIT, L'EAU DISTILLÉE DE LAURIER-CERISE, LA CIGUE, ETC.

Les extraits d'opium ne sont pas toujours bien semblables à eux-mêmes. Quand on est sûr de leur identité, ils apaisent parfaitement la toux. La dose pour cela est de 1 à 10 centigr. par jour. J'associe très-souvent l'extrait d'opium aux solanées vireuses dont je vais dire un mot maintenant, parce qu'après les opiacés, elles sont un des plus précieux moyens que nous puissions employer contre la toux.

Le datura stramonium, la belladone et la jusquiame sont les trois solanées dont la thérapeutique se sert le plus dans le cas spécial dont il s'agit. J'ai rangé ces trois médicaments dans l'ordre de leur activité thérapeutique.

Quand on songe aux propriétés antispasmodiques ou anti-

contractiles de ces médicaments, je veux dire, à la propriété
dont ils jouissent de dilater les fibres musculaires, on serait
tenté de les croire plus énergiquement modérateurs de la
toux que les opiacés. Il n'en est pourtant rien ; et, quelle que
soit la renommée de la belladone contre la toux convulsive
de la coqueluche, et contre les convulsions de l'épilepsie, la
toux en général, celle des phthisiques en particulier, est
beaucoup plus sûrement apaisée par l'opium que par la belladone. Il est positif, en effet, que l'opium enchaîne beaucoup
plus efficacement les actions réflexes que la belladone et ses
analogues. Or, la toux est un acte essentiellement réflexe.

L'influence de l'opium est beaucoup plus générale, bien
moins spéciale et limitée que celle des solanées vireuses. Mais
l'association des deux agents forme un composé très-heureux.
On peut prescrire et supporter bien plus longtemps des
pilules et un sirop contre la toux, avec l'opium et la belladone
réunis, qu'avec l'opium ou la belladone pris séparément. En
combinant les deux substances dans la même préparation,
ou à doses égales, ou de manière à ce que la proportion de
la belladone soit un peu plus faible que celle de l'opium,
ou réciproquement, selon les cas ou les indications individuelles, on obtient, spécialement pour la toux, un calmant
très-précieux, dans lequel les deux substances corrigent et
atténuent réciproquement leurs inconvénients particuliers.
La toux des malades est mieux calmée qu'avec l'un ou l'autre des médicaments ; de plus, ils éprouvent moins de stupeur, d'anorexie, d'anurie, etc... Des pilules de 2 centigr.
et demi de chacun des deux médicaments ne produisent
les effets spéciaux ni de 5 centigr. d'opium seul, ni de 5
centigr. de belladone seule. On peut toutefois commencer
par des doses un peu plus faibles. On risque, avec 5 centigr. de chacune des deux substances, des effets opiatiques
ou solaniques excessifs, qu'on évite avec une pilule du même
poids composée de partie égale des deux extraits. Un certain nombre de sujets incommodés et troublés par l'opium

ou la belladone exclusivement, supportent très-bien leur association, et en éprouvent des résultats très-heureux contre le symptôme très-important qui m'occupe. Je le répète, la toux est un symptôme qu'il est très-important de calmer; car, indépendamment de l'insomnie fébrile qu'elle cause, elle irrite les bronches, congestionne les poumons et cultive la tuberculisation, si je peux m'exprimer ainsi. C'est un effet aggravant sa cause. Un phthisique qui a passé la nuit sans tousser, et qui, grâce à ce bienfait, a pu dormir, est si différent le lendemain aux yeux du médecin lui-même, de celui qui s'est consumé à tousser pendant toute une nuit; l'effet des autres agents thérapeutiques dont il fait usage est si différent aussi dans les deux cas, qu'on ne saurait posséder trop de moyens de réprimer un symptôme qui exaspère la maladie.

La matière médicale moderne nous a fourni un nouvel agent qu'on est heureux de trouver quelquefois contre la toux. Je veux parler du bromure de potassium.

Ce sel, administré le soir à la dose de 1 à 4 grammes dans un sirop béchique, le sirop de tolu, de jusquiame, etc..., calme quelquefois singulièrement la toux des phthisiques.

Cependant, son action n'est pas aussi fidèle que celle de l'opium. On ne peut pas s'y fier comme à celui-ci. D'ailleurs son usage est débilitant à la longue. Il est sédatif, il abolit certaines actions réflexes, cela est vrai; mais il le fait sans compensation, car il est sans générosité. On ne pourrait pas dire de lui ce que Brown disait de l'opium : *Opium mehercle non sedat!*, car on ne peut le nier, l'opium a quelque chose d'un vin vieux.

L'aconit, le laurier-cerise, la phellandrie, la ciguë, offrent encore des agents plus ou moins bons à mettre en réserve contre la toux des phthisiques. Les deux derniers ont été vantés outre mesure. On leur a accordé non-seulement des propriétés narcotiques, mais encore des vertus altérantes, résolutives. Il faut peu y compter.

L'eau distillée de laurier-cerise est, si je peux ainsi dire, inférieure à la toux profonde des phthisiques. Elle peut calmer l'ensemble du système dans un cas d'inquiétude nerveuse générale, procurer du sommeil dans les insomnies simples, mais elle est au-dessous de l'indication dans la très-grande majorité des cas.

L'aconit a des propriétés analogues, mais plus marquées. Il agit chez quelques personnes comme un sédatif de la circulation et il décongestionne les poumons. Il est réfrigérent; il procure une insomnie tranquille, un apaisement vague et superficiel que j'ai souvent éprouvé moi-même; mais il est inefficace contre une toux rebelle, à cause profonde et organique. On peut associer avec succès à l'opium le laurier-cerise et l'aconit, et faire ainsi un mélange narcotique et sédatif fort bien toléré, très-utile dans la toux, et dont les malades surexcitables, ceux dont la toux est compliquée d'un état névropathique pénible et de souffrances diverses, se trouvent mieux que de l'opium seul.

Les moyens seront différents aussi suivant la nature et les causes de la toux. Quand elle est catarrhale ou qu'elle n'est pas vaine, c'est-à-dire, quand elle n'est provoquée que par une expectoration abondante et opaque, et qu'elle en est toujours suivie, un vomitif par l'ipécacuanha est le meilleur remède qu'on puisse lui opposer. Il y a des toux spasmodiques, étranglées, qu'on apaise en touchant le fond du pharynx avec un pinceau trempé dans l'ammoniaque chez les uns, dans le laudanum chez les autres. La déglutition lente d'un peu d'eau glacée forme souvent une sorte d'hydrothérapie locale qui modère parfaitement certaines toux opiniâtres provoquées par un chatouillement du larynx. Ce passage du liquide froid sur l'épiglotte calme cette toux. D'autres se trouvent mieux d'une cuillerée à café d'eau distillée de fleurs d'oranger pure, avalée aussi goutte à goutte. La toux si pénible et si déchirante de la phthisie laryngée, que l'opium et les solanées vireuses aggravent trop souvent, n'a pas de remède plus sûr, quoique bien précaire et bien prompt à s'user, que la cautérisation de l'épiglotte avec une solution d'azotate d'argent cristallisé. L'aspiration de la fumée d'une cigarette arsenicale, produit cet effet chez d'autres, tandis qu'il est produit par les cigarettes faites avec les feuilles de belladone, chez les phthisiques dont la toux vaine et sans expectoration, est accompagnée de spasme de la glotte et de suffocation comme dans l'asthme.

L'expectoration est si intimement liée à la toux, qu'on ne peut guère en séparer le traitement.

L'expectoration n'offre d'indications thérapeutiques chez les phthisiques que lorsqu'elle est trop difficile ou trop abondante. Dans le premier cas, les pastilles de kermès à très-faibles doses, 1 centigr. matin et soir avec ou sans 1 centigr. d'extrait thébaïque ; une ou deux pastilles d'ipécacuanha le matin sur chacune desquelles on verse une goutte de laudanum ; la gomme ammoniaque à la dose de 50 centigr. à 1 gramme par jour ; l'extrait de réglisse anisé ; le bouillon de veau et de poulet très-chaud et édulcoré avec le sucre candi, etc..., sont les moyens que je mets le plus souvent en usage.

Dans le cas où l'expectoration est excessivement abondante et très-facile, ce qui constitue une bronchorrhée, c'est-à-dire un flux débilitant, les baumes et les résines tolu, benjoin, la térébenthine sous toutes ses formes ; le goudron, le copahu, l'eucalyptus, etc..., sont les moyens les plus topiques et les mieux éprouvés. On peut, on doit souvent les associer à l'opium.

CONTRE L'HÉMOPTYSIE.

L'accident, l'épiphénomène le plus grave dans le cours de

la Phthisie, celui qui effraye le plus les malades, est l'hémoptysie. J'en ai assez parlé dans la partie de cet ouvrage consacrée à la séméiologie générale de la Phthisie.

Cet accident fait le désespoir et la confusion de la thérapeutique. Le grand nombre des moyens qu'on a vantés contre lui prouve bien qu'il n'y en a pas un qui soit d'une valeur sûre. Les remèdes véritables et usuels contre la toux ne dépassent pas deux ou trois. Les remèdes contre l'hémoptysie sont en nombre incalculable. Il y a d'abord tous les hémostatiques, puis tous les antiphlogistiques, depuis la saignée et l'émétique jusqu'aux sédatifs de la circulation, à la glace et aux révulsifs. Mais le moyen auquel il semble que l'expérience vous autorise à vous fier, est celui qui va vous faire défaut à la prochaine occasion ; ce qui permet d'autant plus de douter de son efficacité quand il a paru réussir, que rien n'est plus inégal dans sa durée que l'hémoptysie ; rien qui s'apaise plus certainement de soi-même après un temps donné, pourvu qu'on se borne à écarter du malade toutes les influences nuisibles.

Il y a des hémoptysies qui n'ont pas de marche, pas d'évolution calculable : elles sont très-irrégulières. Elles sont ordinairement les moins abondantes et les plus accessibles à l'action des médicaments. Il y en a de plus régulières, qui sont cycliques comme des phlegmasies, et généralement assez abondantes. Ce sont les plus rebelles aux influences thérapeutiques. Il y a une circonstance qui rapproche encore des phlegmasies cette espèce d'hémoptysie chez les poitrinaires, c'est qu'elles sont presque toujours fébriles. Celles-là, je le répète, suivent leur cours et se terminent imperturbablement, sans que les remèdes les plus énergiques exercent sur elles une influence notable.

Quoi qu'il en soit, je les traite ordinairement comme les pneumonies tuberculeuses, préférant toutefois le tartre stibié au kermès. Je prescris la potion de Laënnec atténuée, (15 centigr. de tartre stibié par jour dans une potion de

180 grammes, une cuillerée toutes les 2 heures). D'ailleurs, je ne me hâte pas, et je professe que la première chose à faire près d'un tuberculeux affecté d'une hémoptysie, même très-abondante, c'est de ne pas paraître ému, d'accepter le crachement de sang comme on verrait venir un raptus de pneumonie tuberculeuse plus ou moins étendue, affection toujours plus grave, en effet, dans ses résultats que l'hémoptysie; de répandre autour de soi la sécurité qu'on éprouve quant à l'issue immédiate de l'accident, et surtout d'inspirer au malade cette sécurité.

Cette disposition morale produite, la seconde chose à faire, c'est d'appliquer immédiatement à la base de la poitrine le plus grand nombre possible de ventouses sèches qu'on laissera longtemps appliquées de manière à produire des ecchymoses aussi prononcées que possible, et d'administrer en même temps des fragments de glace pour toute boisson, et, de deux en deux heures, une pilule de 10 centigr. d'aloès des Barbades.

Après avoir fait exécuter ce traitement préparatoire, il convient d'attendre un peu et de ne pas précipiter les prescriptions qui pourront être indiquées ultérieurement. On ne gagne rien à vouloir agir trop vite; car si on réussit, ce qui n'est pas commun, après des actions énergiques, à arrêter l'hémoptysie, on change souvent la pneumorrhagie en pneumonie tuberculeuse qui fait courir aux malades plus de périls, la fonte tuberculeuse étant beaucoup plus rapide et plus générale après la pneumonie qu'après l'hémoptysie. On observe même certaines hémoptysies plus ou moins abondantes, qui produisent une résolution et un ralentissement notables dans la marche de la tuberculisation. Cela n'est pas rare. Je n'ai jamais vu les mêmes effets de la pneumonie; au contraire. On en a la preuve dans celles qui suivent les hémoptysies trop brusquement suspendues, car elles sont très-graves. Il ne faudrait pas croire que ces pneumonies tuberculeuses consécutives aux hémoptysies soient dues à des infarctus hémorrhagiques des poumons. On l'observe quelquefois; mais ces pneumonies-là ont des caractères, une marche, une terminaison, et surtout elles sont accompagnées d'une espèce d'expectoration qui ne laissent aucun doute sur leur origine apoplectique.

Cependant, si l'hémoptysie continue assez prononcée malgré ces premières précautions, il faut chercher à la modérer. J'ai déjà dit que, s'il y a congestion active, râles souscrépitants ou muqueux, fins, abondants, il faut administrer le tartre stibié. Si on n'en obtient rien, il faut s'adresser à l'ipécacuanha comme dans les pneumonies tuberculeuses dont j'ai tracé le traitement plus haut. Toutefois, il ne faut pas attendre de ces contro-stimulants dans l'hémoptysie des effets aussi sensiblement bons que dans la pneumonie tuberculeuse. Chez certains hémoptoïques, rien n'agit, et il n'est pas rare de voir le crachement, les vomissements même de sang, augmenter sous l'influence du tartre stibié, et le pouls conserver, malgré cette médication contro-stimulante, son ampleur et sa dureté hémorrhagique. Il est rare, au contraire, que l'excitation circulatoire ne soit pas plus ou moins brisée par l'émétique dans la pneumonie tuberculeuse accompagnée de fièvre intense. C'est que, généralement, une hémorrhagie active suppose une excitation et une tension artérielle plus vive qu'elle n'existe dans les fébriphlegmasies. La stupeur, l'adynamie de l'appareil circulatoire, la tendance vers un état typhoïde, etc., sont bien plutôt les caractères des fébriphlegmasies que des hémorrhagies actives. Je ne peux pas m'expliquer autrement les propriétés hyposthénisantes beaucoup plus marquées du tartre stibié dans les premières que dans les secondes.

Quoi qu'il en soit, cette médication si souvent impuissante produit quelquefois l'hyposthénisation de l'appareil circulatoire, siége de l'hémorrhagie et de la grande circulation. Alors, l'hémoptysie diminue graduellement et cesse tout à fait. Dans ce cas, le résultat est excellent, parce que nulle médication ne laisse derrière elle un apaisement plus grand et une disposition moins prononcée aux récidives hémorrhagiques du poumon.

La digitale à assez hautes doses, depuis 15 jusqu'à 40 centigr. par jour, est appelée à remplir l'indication dans cette forme spéciale d'hémoptysie.

Lorsque ce résultat est obtenu, on le confirme par l'emploi de la poudre de quinquina rouge à la dose de 2 ou 3 grammes matin et soir, et par une boisson sédative et tonique, composée de limonade minérale à l'eau de Rabel, édulcorée avec le sirop de quinquina et de rhubarbe.

Dans les cas où l'hémorrhagie n'est pas fébrile ; où le pouls est petit, moins tendu et moins expansif, et où l'hémorrhagie est moins abondante, et n'affecte pas autant le processus d'une fébriphlegmasie, on peut avoir recours d'emblée aux astringents tels que le ratanhia ou le tannin. J'exclus le perchlorure de fer, qui irrite vivement l'estomac et détermine souvent des vomissements. Les astringents sont, après tout, d'une utilité douteuse et précaire.

Je n'ai jamais retiré un résultat bien appréciable de l'emploi de l'ergot de seigle et de l'ergotine.

La térébenthine, le copahu lui-même ont été vantés. Il m'est impossible de nier tout à fait l'action anti-hémoptoïque de la térébenthine cuite et même de l'huile essentielle de cette résine. Mais tous ces moyens sont très-personnels. On ne peut jamais compter sur eux comme sur certains remèdes à action à peu près constante. On peut administrer la térébenthine depuis 1 gramme jusqu'à 8 grammes par jour, associée à une petite quantité d'opium et de belladone. La limonade sulfurique s'associe bien à ce traitement.

La saignée du bras, très-employée autrefois, n'a pas les effets qu'on en pourrait attendre.

Chez les femmes dont les hémoptysies coïncident si souvent avec l'époque des règles, que celles-ci aient lieu ou non, l'application d'une sangsue tous les jours à la partie interne de chaque genou, où à chaque malléole interne, est un moyen très-recommandable, qui n'empêche pas les autres. Ces moyens externes, du même ordre que les hémorrhagies, les ventouses sèches et scarifiées; puis, l'aloès, les emménagogues, etc..., ont souvent des succès que les médicaments spéciaux n'ont pas.

Chez certains sujets, une toux excitée par un chatouillement insupportable paraît seule entretenir l'hémoptysie. La glace dans la bouche; les pilules d'extrait d'opium et de belladone que j'ai formulées plus haut; l'inspiration de l'éther et du chloroforme, suspendent l'hémorrhagie bronchique en faisant cesser le chatouillement et la toux.

L'hémoptysie légère ou les simples crachats hémoptoïques, les crachats rosés, ne demandent que le lait froid, un peu d'aloès, le repos, quelques gouttes d'alcoolature d'aconit.

Dans l'hémoptysie surabondante, avec apoplexie pulmonaire, et menace de mort *ipso facto*, il faut se hâter de recourir à la ventouse Junod et aux alcooliques, le Madère pur et la potion de Todd doublée, même l'eau-de-vie pure.

En résumé, devant une hémoptysie, le praticien consommé est impassible et ne se presse pas. Il est fort rare que cette hémorrhagie menace d'un danger immédiat; et si le molimen congestif est assez violent pour faire courir un tel danger, le cas est probablement au-dessus des ressources de l'art. Ces exemples ne se présentent guère que chez des malades déjà exténués par un troisième degré. Le mécanisme de ces hémoptysies n'est pas celui des hémoptysies qu'on observe au premier et au deuxième degré de la maladie. Celles-ci sont des hémorrhagies par exhalation. C'est la rupture ou plutôt l'ulcération d'un vaisseau traversant une caverne ou rampant dans ses parois, qui produit les hémoptysies foudroyantes dont je parle et qui sont capables d'entraîner la mort immédiate. J'ai vu de ces cas.

L'hémoptysie est plus redoutable comme signe que comme fait. Le médecin n'y aura jamais beaucoup à regretter l'intervention peu active de son art. D'abord, cette expectation est un peu forcée; l'intempérance de l'art ne fait trop souvent que fatiguer la nature. Ensuite, il y a certainement des cas, où une certaine mesure d'hémoptysie est plus utile que nuisible.

CONTRE LA DIARRHÉE, LES SUEURS, ETC.

Il me reste à dire en quelques mots ce que le médecin peut faire de mieux contre deux accidents colliquatifs très-communs dans la Phthisie, les sueurs nocturnes et la diarrhée.

Quand on veut bien réfléchir un instant à ce que sont les sueurs nocturnes, la fin d'un accès de fièvre hectique qui a commencé la veille au soir et qui se termine le matin par cette sorte de sueurs quelquefois générales. — et alors moins pénibles et moins graves, — le plus souvent limitées à la tête et à la poitrine, on n'a pas de peine à comprendre à quel point la matière médicale est impuissante contre ce symptôme funeste. Les sueurs nocturnes sont un signe d'infection purulente chronique. Elles ne forment une source d'indications thérapeutiques que lorsqu'elles sont excessives. Une moiteur des parties supérieures du corps le matin, au réveil, ne commande aucun remède. Mais si le malade est baigné de sueur; s'il est obligé de changer plusieurs fois de flanelle et de linge à dater de trois heures du matin; s'il s'en trouve exténué, rapidement amaigri, il est impossible de ne pas chercher à réprimer ce flux colliquatif.

Comme ce symptôme n'est que le deuxième ou le troisième stade d'une fièvre d'infection purulente hectique qui assimile les poumons du phthisique à une suppuration chronique, aux abcès froids, aux vieilles ostéites à fistules chez les scrofuleux, l'idée du quinquina et du sulfate de quinine pris à la fin du stade de sueur ne peut manquer de venir à l'esprit. L'usage du sulfate de quinine le matin ou avant déjeûner est, en effet, un des meilleurs moyens qu'on puisse opposer aux sueurs nocturnes des phthisiques. Mais que de fois il manque absolument d'efficacité ! On en obtient plus de succès lorsque, deux heures après en avoir pris 50 centigrammes avec un demi-verre de limonade, on avale une pilule de 10 à 15 centigrammes de tannin. Je préfère cette association ou plutôt cette succession des deux médicaments, à l'emploi du tannate de quinine. Les pilules d'Helvétius (alun et opium) sont appréciées dans ce cas pour quelques malades. Une tasse de macération d'écorce de quinquina et de quassia ; le cachou, le colombo, pris le matin, et repris dans l'après-midi, atténuent quelquefois l'abondance fatigante des sueurs nocturnes.

Tout le monde connaît les propriétés de l'agaric blanc. Je crois que cette substance a, en effet, une action particu- -lière contre les sueurs dont il s'agit. Toutefois, cette action est bien précaire, bien peu constante, bien vite usée. On le donnera à la dose de 50 centigrammes à 1 gramme dans la journée. Je le préfère à l'acétate de plomb. Ce dernier sel uni au quinquina est mieux supporté que pris seul. Dans ce dernier cas, en effet, il débilite l'estomac et enlève l'appétit.

Parmi les meilleurs moyens contre les sueurs nocturnes, il faut placer l'usage de la viande crue prise avec l'eau-de-vie hors des repas, entre le lever et le déjeuner, et encore dans l'après-midi, autant que possible après une douce déambulation ; enfin, une alimentation froide, aussi réparatrice qu'on le pourra sous un petit volume. Après le déjeuner, le malade prendra avec avantage du café noir dans de l'eau sucrée froide ; il versera dans ce café étendu et froid qu'on appelle un *mazagran*, une cuillerée d'une solution de sulfate de quinine représentant environ 20 à 25 centigrammes de ce sel.

Presque tous les moyens que j'ai déjà recommandés contre la toux, la bronchorrhée et les sueurs colliquatives sont applicables à la diarrhée des phthisiques. Ainsi, l'opium sous toutes ses formes, les remèdes composés dont il est l'ingrédient le plus important, tels que le diascordium et la thériaque, la poudre de Dower, les astringents tels que l tannin, l'alun, l'acétate de plomb, le cachou, le ratanhia, composent en grande partie le formulaire thérapeutique du symptôme dont il s'agit.

Parmi les moyens dont je n'ai pas eu l'occasion de parler contre les autres flux des phthisiques, je conseille, comme un des plus sûrs, la poudre de noix vomique à la dose de 5 à 25 centigrammes graduellement, associée à l'opium et au cachou. Le sous-nitrate de bismuth est devenu dans ce cas, comme dans toutes les diarrhées passives, un des moyens les plus justement employés. Il faut le donner à hautes doses, combiné ou non à l'opium. Il en est ainsi de la craie préparée. La viande crue et l'alcool suppriment quelquefois le catarrhe intestinal de la Phthisie. Le laudanum administré en lavement dans une faible quantité d'eau blanche ou d'albumine, calme bien l'intestin. Lorsque le troisième degré est avancé ; surtout lorsque l'intestin est criblé d'ulcérations, il n'y a plus guère de moyens de quelque valeur contre cette diarrhée, qui alors est souvent involontaire. La strychnine est alors un des seuls agents qui ait encore quelquefois la vertu de dérober aux malades le dégoût que leur cause ce degré ultime de l'entraînement qui les menace d'une mort prochaine.

Il n'est pas toujours prudent de supprimer la diarrhée des phthisiques alors qu'on le pourrait facilement. C'est souvent aux dépens de la poitrine que le flux intestinal s'arrête. La toux et la dyspnée deviennent alors plus intenses, et les malades le sentent si bien, qu'un dévoiement modéré ne les contrarie pas trop. Ils préfèrent cette dérivation naturelle, peu pénible, à la toux nécessitée par une expectoration plus abondante, et surtout à l'horrible dyspnée.

Je n'ai jamais parlé dans tout le cours de ce travail d'un accident grave de la Phthisie qui se produit presque toujours dans le cours du troisième degré de la maladie, je veux parler de l'hydropneumo-thorax qui se forme à la suite d'une ulcération pulmonaire faisant communiquer une bronche avec la cavité pleurale.

Cet accident est signalé ordinairement par une dyspnée extrême qui se déclare tout à coup et suffoque le malade. La percussion donne tout à coup aussi une sonorité tympanique du côté où s'est faite la perforation ; ce côté se dilate, et l'oreille y perçoit une respiration amphorique inouïe accompagnée de tintement métallique. Le tronc du malade brusquement secoué permet aussi d'entendre un bruit de *glouglou* qu'on appelle bruit de succession. Cet ensemble de signes ne peut laisser aucun doute.

Cette lésion n'a pas toute la gravité qu'on supposerait. On en guérit quelquefois par le bénéfice d'une adhérence. Quand cette réparation naturelle n'a pas lieu, et que les malades ne succombent pas, ils finissent par s'habituer à cet épanchement d'air dans la plèvre, comme on s'habitue à toutes les causes mécaniques de gêne respiratoire. Au moment de l'accident, les révulsifs, les stimulants diffusibles, et le repos assis le plus absolu, sont les seuls moyens thérapeutiques auxquels il faille avoir recours.

Je passe à un ordre d'agents thérapeutiques dont l'action est plus intime et plus puissante. C'est à cause de leur importance exceptionnelle que j'ai dû m'en occuper à part.

Je veux parler des Eaux minérales, qu'on devrait plutôt appeler Eaux médicinales naturelles.

Toutes les Eaux minérales ont une action primitive stimulante, et une action consécutive ou éloignée qui est reconstituante. Indépendamment de ces propriétés générales, elles sont douées chacune de quelque propriété spéciale, c'est-à-dire, d'une action particulière sur un organe ou sur un appareil organique déterminés. Pour être un remède contre la Phthisie, il faudrait donc qu'une Eau minérale possédât, indépendamment de ses propriétés générales reconstituantes et antilymphatiques, une action déterminée sur l'appareil respiratoire. Les Eaux minérales sulfurées réunissent ces deux conditions. J'ajoute même que leurs propriétés générales ont déjà quelque chose de particulier, c'est d'agir plus spécialement sur l'appareil lymphatique et de reconstituer singulièrement ce système général. Qu'elles agissent ensuite plus particulièrement sur l'appareil respiratoire que sur les autres organes, cela est encore hors de doute. Cette propriété paraît due à ce que les poumons, à ce que la membrane muqueuse des bronches surtout, sont la voie par laquelle le soufre est éliminé de l'économie. Il est probable que c'est à ce mécanisme que sont dues, en général, les propriétés électives des médicaments. Ils agissent d'abord sur l'organisme entier; puis, spécialement, et en dernière analyse, sur l'appareil par lequel ils sont éliminés de l'économie. Je doute que d'autres Eaux minérales que les sulfurées, aient le poumon pour voie d'excrétion; mais bien certainement aucune ne localise son action sur les organes respiratoires autant que ces eaux, et c'est sûrement au soufre, mais au soufre combiné d'une manière inimitable, dans les eaux sulfurées thermales, avec d'autres principes minéraux et même avec des éléments organiques, qu'il faut rapporter leur détermination locale et leurs effets puissamment pectoraux.

Je parlerai donc principalement des propriétés antituberculeuses des Eaux sulfurées, et subsidiairement de quelques autres Eaux d'une action moins topique.

EAUX MINÉRALES SULFURÉES.

LES EAUX-BONNES.

Les Eaux minérales sulfurées sont sodiques ou calciques, c'est-à-dire, que le soufre qui les minéralise, s'y trouve combiné à la soude ou à la chaux sous la forme de sulfure de sodium ou de sulfure de calcium. Presque toutes sont exclusivement ou sodiques ou calciques. Je n'en connais que deux qui possèdent la double sulfuration. Ce sont les Eaux d'Eaux-Bonnes et les Eaux-Chaudes, deux sources voisines dans le département des Basses-Pyrénées. D'ailleurs, toutes les eaux de cette région sont sodiques et thermales, à l'exception de Labassère de Bagnères-de-Bigorre, qui est froide, quoique sodique.

Beaucoup d'eaux-sulfurées calciques froides sont ce qu'on appelle des eaux accidentelles et superficielles. On les nomme ainsi, parce qu'elles se forment presque à la surface du sol par le passage et le contact d'une eau froide commune plus ou moins sulfatée ou plâtreuse, sur des terrains qui contiennent des matières organiques telles que des détritus plus ou moins anciens de matières animales et surtout végétales, comme les tourbières, etc... Les eaux sulfurées thermales se forment, au contraire, dans les profondeurs de la terre, et généralement dans les points qui correspondent à la transition des terrains primitifs aux terrains secondaires.

Toutes les eaux sulfurées des Pyrénées exercent une action anticatarrhale plus ou moins prononcée sur la membrane muqueuse des voies respiratoires. Cauterets et Eaux-Bonnes jouissent justement de cette réputation excellente. Les eaux d'Eaux-Bonnes ont, au-dessus de cette propriété, celle d'exercer une action plus profonde, et de modifier les éléments organiques dont le parenchyme pulmonaire est l'assemblage ; d'atteindre, par conséquent, jusqu'aux altérations dont ce parenchyme est susceptible, et, en particulier, jusqu'à la plus intime et à la plus profonde de toutes ces altérations, la tuberculose pulmonaire.

L'action des Eaux d'Eaux-Bonnes dans la phthisie pulmonaire est un des plus beaux problèmes de la thérapeutique, car cette action est très-composée. De plus, elle ne produit que tardivement ses effets curatifs ; et ceux-ci sont souvent précédés d'effets immédiats ou pathogénétiques qui ne sont pas de nature à faire prévoir les effets éloignés.

De plus, encore, les indications et les contre-indications de ce remède puissant sont d'une appréciation extrêmement difficile. C'est tout au plus si, après douze années d'observation et d'étude dans cette station thermale, qui reçoit à elle seule plus de phthisiques que toutes les autres eaux fréquentées par ce genre de malades, j'ose essayer de tracer les règles générales de la médication minéro-thermale d'Eaux-Bonnes. Aussi, je crois devoir prévenir le lecteur que je serai exposé par cela même, dans ce que je vais dire, à bien des longueurs et à bien des répétitions. On n'arrive à être compris et à convaincre qu'en reproduisant la même idée sous toutes les formes et à toutes les occasions, surtout lorsque beaucoup d'erreurs et de préjugés l'obscurcissent.

Le fait général suivant donnera avant toute discussion une idée de la profondeur et de la portée d'action des Eaux d'Eaux-Bonnes dans les affections des voies respiratoires en général.

Chaque année, on voit à Eaux-Bonnes un grand nombre d'individus de tout âge et de tout sexe, affectés de catarrhe bronchique plus ou moins ancien et plus ou moins grave. Beaucoup d'entre eux n'éprouvent ce catarrhe que du mois de novembre au mois de mai. Ordinairement, quand ils arrivent à Eaux-Bonnes, ils n'en ont que des symptômes très-affaiblis. Un certain nombre même n'en ressentent alors aucun. Rien dans leur santé générale et dans l'état de leurs bronches explorées par l'auscultation ne dénote l'existence actuelle d'un catarrhe pulmonaire. Ils n'ont que ce que j'ai appelé la *susceptibilité catarrhale des bronches*. Mais ils sont convaincus, par une expérience répétée, que le retour de la saison froide et humide signalera le retour du catarrhe qui les afflige, avec des rémissions plus ou moins marquées depuis l'automne jusqu'au printemps. Ils font une cure d'Eaux-Bonnes, buvant et se baignant pendant trois ou quatre semaines; et quatre mois après, le catarrhe dont l'immanence et l'incubation se traduisaient chaque automne par une récidive infaillible, se tait complétement, reste indéfiniment latent dans les profondeurs de l'organisation, ou ne se réveille que par un ou deux accès aussi éphémères qu'un simple rhume.

Je vois cela chaque année bien des fois depuis que j'administre les Eaux d'Eaux-Bonnes dans les catarrhes bronchiques et la susceptibilité catarrhale des bronches.

Je dis que ce fait incontestable est plein de choses.

Voilà un médicament pris pendant un mois contre une affection qui existait encore deux mois auparavant, et qui reparaîtra certainement trois ou quatre mois après; et ce médicament a le pouvoir d'empêcher cette affection pendant plus de six mois; et ce pouvoir s'étendra peut-être encore à l'année suivante sans une nouvelle reprise du modificateur thérapeutique. Cependant l'affection se reproduira probablement dans quelques années; mais le même remède donnera encore les mêmes résultats. Si l'individu n'était affecté que de la susceptibilité catarrhale des bronches, il pourra, après une cure d'Eaux-Bonnes, s'exposer impunément à des influences qui ne manquaient jamais de lui occasionner une bronchite plus ou moins longue et plus ou moins pénible.

Voilà certainement une action aussi extraordinaire, au

moins, même plus profonde que celle du quinquina dans les fièvres intermittentes palustres.

Ce n'est pas pour conclure de l'efficacité intime et durable de l'Eau d'Eaux-Bonnes dans ces cas de catarrhe bronchique, à son efficacité dans la Phthisie, que j'ai rapporté ces exemples. Il y a autant de distance entre cette efficacité dans ces deux ordres de faits, qu'il y en a entre les faits eux-mêmes. La gravité du catarrhe bronchique et la gravité de la phthisie pulmonaire sont à l'infini l'une de l'autre. Pourtant, leur siége histologique est voisin, et leur nature, le plus souvent très-éloignée, se rapproche quelquefois singulièrement.

L'origine interne du catarrhe bronchique est toujours ou rhumatismale, ou strumeuse, ou herpétique, herpétique le plus souvent. On sait combien la dégénération de la première de ces espèces dans la seconde est commune et naturelle. On se rappelle aussi à quel point l'herpétisme peut, par sa dégénérescence, devenir un acheminement à la Phthisie, et combien de phthisiques ont été et sont encore herpétiques. La Phthisie est très-fréquente en Espagne, même dans l'Espagne méridionale, malgré la douceur du climat. C'est qu'en Espagne, la scrofule abâtardie, la scrofule dégénérée, l'herpétisme surtout, sont extrêmement communs. Ils sont certainement la cause des phthisies si fréquentes dans ce pays, malgré la riche et forte constitution de ses habitants. C'est pourquoi, je le répète, la Phthisie ne sera jamais connue, tant qu'on ignorera celle de ses nombreuses sources que j'ai signalée tant de fois, et sur laquelle je suis obligé de revenir en ce moment.

La nature ne fait pas de sauts. S'il y a des catarrhes bronchiques très-éloignés de la Phthisie, il y en a de très-rapprochés. D'ailleurs, la Phthisie a toujours son catarrhe concomitant ; et ce catarrhe est plus ou moins de même nature qu'elle, c'est-à-dire plus ou moins tuberculeux, ou plus ou moins herpétique, etc. Il cède plus ou moins, aussi, à l'action de l'Eau d'Eaux-Bonnes. Or, quand cette Eau minérale modifie heureusement la bronchite qu'on appelle symptomatique chez les tuberculeux, il est rare que la lésion organique n'en soit pas très-favorablement modifiée. Quand, par ces Eaux, on n'a pas d'influence sur la bronchite tuberculeuse, on n'en n'a guère sur l'altération organique elle-même. Si on en obtient une très-notable, et cela n'est pas rare, on peut en conclure que le catarrhe dit symptomatique est d'une nature plus ou moins rhumatismale ou herpétique; qu'il n'est pas encore entraîné par l'altération tuberculeuse, et qu'il reste accessible encore à l'influence anticatarrhale de notre Eau minérale. Dans le cas contraire, le pronostic est bien grave, et la médication n'a que des effets précaires.

On voit donc qu'il n'était pas inutile et sans raison, de commencer notre étude de l'Eau d'Eaux-Bonnes dans la Phthisie par un coup d'œil sur ses propriétés si puissantes et si recommandables dans les catarrhes bronchiques. Je dois ajouter, que cette action est d'autant plus sûre, que le catarrhe est moins sec ou plus sécrétant, et que l'expectoration, lorsqu'elle existe, est plus opaque et moins transparente.

Les effets éloignés si remarquables que je viens de constater, sont-ils toujours précédés d'effets immédiats ou pathogénétiques, d'excitation pulmonaire thermale, ou de la régénération artificielle des symptômes du catarrhe bronchique apaisé depuis un temps plus ou moins long? Non. On voit bien cette exaspération momentanée des symptômes se produire dans un certain nombre de cas chez les sujets qui ont encore leur catarrhe actif pendant la cure thermale; mais je ne me rappelle pas les avoir observés chez ceux qui n'apportent à Eaux-Bonnes que leur disposition catarrhale latente sans symptômes actuels.

Quoi qu'il en soit, c'est-à-dire, que cette excitation thermale soit patente ou latente, perçue ou insensible, elle existe, elle ne peut pas ne pas exister. Que font, après tout, à son existence profonde, incubée, réelle, quelques actions réflexes de plus ou de moins, telles que la toux, la dyspnée, ou une action directe, comme une sécrétion bronchique un peu accrue ? Ce dernier effet est très-commun. Si le catarrhe existe avec ses symptômes, le malade éprouve, au bout de 10 à 15 jours de l'usage de l'Eau d'Eaux-Bonnes, un chatouillement du larynx, une sensation de chaleur âcre au fond du gosier, quelques douleurs vers les parties supérieures de la poitrine, une irritation des gencives, et surtout une expectoration plus abondante et plus facile. Les crachats sont moins adhérents ; ils sont détachés avec une aisance inaccoutumée, qui tient à leur formation ou à leur maturité plus parfaites.

Cela suffit pour indiquer une action générale localisée, une influence béchique incontestable. Je dis une action générale localisée, parce que l'excitation broncho-pulmonaire, dont je viens de tracer les symptômes, s'accompagne souvent des signes évidents d'une excitation générale : courbature, insomnie, sueurs faciles, et sinon de la fièvre, au moins une tension artérielle et veineuse plus prononcée qu'ordinairement, formation d'acide urique en excès, rappel d'anciennes douleurs, d'hémorrhoïdes, etc...

Ces effets immédiats ou pathogénétiques de l'Eau d'Eaux-Bonnes sont bien plus prononcés ; ils sont surtout difficiles à diriger chez les phthisiques, pour peu que ceux-ci soient d'un tempérament excitable, nerveux, herpétique ; ou s'il existe la moindre fièvre et la moindre phlegmasie tuberculeuses. C'est ici que les incertitudes commencent.

Lorsque le phthisique n'est qu'au premier degré, avec des tubercules crus, sans irritation appréciable du parenchyme et sans fièvre, tout est bien simple. Dans ces cas,

que nous ne voyons pas assez souvent, la cure méthodique et bien surveillée va de soi. Ce n'est guère que vers la
troisième semaine, un peu plus tôt chez les uns, un peu
plus tard chez les autres, qu'on observe quelques symptômes d'excitation sulfureuse thermale, et le cas est loin de
se présenter toujours.

Mais les choses se passent bien différemment si le malade
est parvenu au deuxième degré, même au début de ce
deuxième degré, et alors que la lésion pulmonaire ne s'annonce encore que par des crépitations ou des petits craquements secs, un peu de fièvre vespérine, des crachats déjà
opaques, etc. Alors, l'excitation thermale ne tarde pas à se
produire. On la reconnaît à ce que la toux devient sèche
d'abord, pour être ensuite plus expectorante qu'elle n'était.
En même temps, les bulles sèches perçues par l'auscultation passent quelquefois au timbre humide; elles sont plus
nombreuses et mêlées à des bulles muqueuses proprement
dites, à quelques ronchus graves ou sibilants. Le malade
ressent, et le médecin perçoit un peu plus de dyspnée et une
excitation circulatoire qui n'est pas de la fièvre, qu'on distingue de celle-ci, mais qui viendrait bientôt s'y fondre, si on
n'atténuait pas la médication.

Que ces symptômes artificiels se produisent chez l'individu qui n'est affecté que d'un catarrhe, ce qui a lieu quelquefois, comme je l'ai dit plus haut; ou qu'il faille, pour
qu'ils se manifestent, une irritation broncho-pulmonaire,
pareille à celle que présentent les phthisiques, ils n'en dénoncent pas moins une action pathogénétique générale localisée ou concentrée dans les poumons.

On exige toujours, pour admettre l'action pathogénétique spéciale d'une Eau minérale, qu'elle se produise très-
explicitement sur l'homme sain. Je le veux bien : elle peut
sans doute se produire dans ces conditions. C'est pourquoi
on nomme ces effets physiologiques. C'est une expression
impropre, en ce qu'elle induit à croire que les effets dont

il s'agit sont nuls, ou qu'il n'y a aucune conséquence à en tirer, s'ils ne se produisent pas nécessairement et toujours chez l'homme en santé, et, par conséquent, qu'ils ne signifient rien s'ils ne se manifestent que chez des sujets malades. Cependant, l'irritation morbide préexistante n'est qu'une condition qui rend un organe, le poumon, par exemple, plus sensible à l'action pathogénétique localisée de l'Eau d'Eaux-Bonnes. Celle-ci n'est qu'un réactif qui, rencontrant des conditions d'excitabilité plus grandes, révèle ses propriétés avec plus de vivacité et à des doses moins élevées. L'irritation morbide du poumon ne change ni les propriétés physiologiques de l'Eau minérale, ni son affinité pour les organes respiratoires, ni les lois de l'excitation de ces organes. Elle ne fait que les rendre plus sensibles à ces stimulants spéciaux, l'Eau d'Eaux-Bonnes, par exemple, comme d'ailleurs aux résineux, à l'air atmosphérique et aux éléments étrangers qu'il peut tenir en suspension.

Certaines idiosyncrasies ou certaines névroses, soit générales, soit respiratoires, jouent, à l'égard des propriétés excitantes béchiques de l'Eau d'Eaux-Bonnes, le rôle de l'irritabilité pulmonaire du phthisique. On voit quelques névropathes servir à notre Eau minérale de réactif si sensible, qu'ils n'en peuvent pas prendre une ou deux cuillerées sans éprouver une toux spasmodique, de la dyspnée, des symptômes de congestion pulmonaire accompagnés de stimulation nerveuse générale, qui témoignent trop évidemment, d'une impression sur le système entier, et d'une concentration de cette névropathie de l'ensemble, sur les organes de la respiration.

Cela n'est donc pas douteux : indépendamment de la stimulation générale sulfureuse qu'elle détermine, l'action des Eaux d'Eaux-Bonnes se localise spécialement sur les poumons, depuis l'isthme du gosier jusqu'aux alvéoles pulmonaires. Si le larynx semble éprouver davantage cette

action, c'est que cet organe est un des centres de la sensibilité pulmonaire, et surtout de la sensibilité animale ou de
relation de cet appareil. L'excitation pathogénétique que
l'Eau minéro-thermale porte dans les profondeurs des
poumons, n'est pas moins démontrée par les modifications
imprimées aux sécrétions bronchiques, par l'augmentation
de la contractilité des bronches capillaires, par des congestions sanguinées évidentes, et même par certaines hémoptysies dont je parlerai plus tard.

Il faut aussi quelquefois à l'Eau d'Eaux-Bonnes, pour manifester son action générale, le réactif de certaines affections
ou de certaines prédispositions morbides. C'est ainsi qu'elle
éveille particulièrement les coliques néphrétiques et les coliques hépatiques chez les sujets qui en ont déjà éprouvé des accès antérieurement, ou qui, en raison de leur tempérament
arthritique, étaient disposés à ces affections. La formation de
l'acide urique en excès, la production du sable et de la gravelle uratés, est excitée abondamment par ces Eaux, qui se
montrent sous ce rapport comme sous beaucoup d'autres,
ainsi que je le prouverai bientôt, les antagonistes des Eaux de
Vichy. Cette opposition est encore puissamment manifestée
par leur action hostile au foie et aux organes digestifs en
particulier. Elles déterminent assez souvent, en effet, des
névropathies diverses dans ces organes. Elles excitent spécialement aussi les fluxions dentaires, et produisent facilement des inflammations et des abcès des gencives chez les
personnes qui ont des dents malades. Il n'est pas rare non
plus, qu'elles provoquent les hémorrhoïdes, et raniment ou
d'anciennes névralgies, ou des dermatoses, deux ordres d'affections congénères.

Il est d'autant plus important de signaler ces grands faits
de l'action pathogénétique de l'Eau d'Eaux-Bonnes, qu'ils
jouent un rôle important dans la cure de la Phthisie, en
suscitant des affections antagonistes de cette maladie. J'in-

sisterai tout à l'heure, comme il le mérite, sur ce point important.

Si maintenant j'examine l'action immédiate de l'Eau d'Eaux-Bonnes dans le troisième degré de la Phthisie, je n'aurai, pour la faire connaître, qu'à exagérer ceux que je lui ai attribués dans la Phthisie au deuxième degré. Ici, les effets pathogénétiques se confondent tellement avec les symptômes de l'inflammation tuberculeuse et de la fièvre hectiques, qu'on ne peut plus les discerner.

On ne voit qu'une chose, c'est que la stimulation sulfureuse thermale pousse à l'entraînement sub-inflammatoire hectique, lorsque la cachexie générale est en rapport avec les désordres locaux caractéristiques du troisième degré, et que l'économie tout entière est en rapport avec eux. C'est dire que les Eaux d'Eaux-Bonnes ne peuvent plus produire alors que des effets pathogénétiques qui s'ajoutent aux actions morbides. Il n'y a plus assez d'éléments sains dans l'organisme pour enrayer le mouvement hectique désorganisateur. Le médicament excitant substitutif est assimilé par l'entraînement tuberculeux, et ne fait que lui donner des forces.

Mais il y a des phthisies parvenues à un troisième degré localement, sans que l'économie entière ait consenti à ce degré. Les forces générales sont assez bien conservées malgré l'existence d'une excavation. Il est rare que, dans ce cas, les effets pathogénétiques de l'Eau d'Eaux-Bonnes soient excessifs. La stimulation thermale dépasse alors bien rarement la limite qu'on peut tolérer. Ces Eaux sont souvent mieux tolérées dans ce cas que dans certaines phthisies au premier degré chez des sujets irritables. Or, ceux chez lesquels la tuberculisation a creusé une caverne dans le poumon, et dont l'organisme est peu altéré, opposent à l'action pathogénétique de l'Eau minérale, la même résistance qu'aux lésions locales. Ce médicament naturel produit

alors tous ses effets sur les fonctions végétatives ou latentes ;
il n'agit pas sur les fonctions évidentes et sensibles que
Bichat appelait animales. C'est une excellente condition
de succès. Voilà pourquoi, sans doute, les cas dont il
s'agit sont le triomphe des Eaux d'Eaux-Bonnes.

Aucun des remèdes vantés contre la Phthisie ne peut faire
autant de bien que l'Eau d'Eaux-Bonnes ; mais aucun ne
peut faire plus de mal. Elle n'est presque jamais indifférente.

Je vais en tracer les indications et les contre-indications.

Il n'y a pas de médicaments spécifiques, c'est-à-dire, capables d'agir comme antidotes dans une maladie, ou de
la neutraliser en l'attaquant directement dans son principe.
Cela ne se voit guère que dans les empoisonnements, c'est-
à-dire, dans les maladies artificielles ou expérimentales.
Dans les maladies naturelles ou spontanées, le médicament
n'agit toujours que très-indirectement et par une sorte
d'antagonisme qui ne peut jamais être égal à la maladie, car
les actions médicamenteuses ou les maladies artificielles produites par les médicaments, n'ont jamais l'intimité et l'au-
tonomie de nos altérations spontanées. Elles sont toujours
très-superficielles par rapport à celles-ci.

Il est donc imprudent de désigner un médicament par
le mot *anti* placé en avant du nom de la maladie contre
laquelle on l'administre, ou de faire suivre ce nom par
le mot *fuge*.

Il faut rayer toutes ces dénominations aussi décevantes
qu'ambitieuses. Elles sont encore trop prises à la lettre
dans le monde et même par les médecins.

Il semble que fièvre intermittente soit inséparable
de quinquina, syphilis de mercure, chlorose de fer,
phthisie d'Eaux-Bonnes. C'est ainsi qu'on déconsidère les
bons remèdes. Les Eaux d'Eaux-Bonnes sont ou exaltées, ou
accusées des résultats les plus funestes. Leur part légitime
dans la cure de la Phthisie est assez belle, assez supérieure

à tout ce que la thérapeutique de cette maladie voudrait lui comparer, pour qu'on puisse, sans leur nuire, reconnaître et signaler sévèrement les inconvénients et les dangers auxquels on expose les malades, lorsqu'on administre ces eaux comme une panacée ou un spécifique contre la Phthisie.

Il est trop facile de dire d'une manière générale que les Eaux d'Eaux-Bonnes sont indiquées dans les phthisies torpides, et contre-indiquées dans les phthisies éréthiques ou avec éréthisme. Je veux bien admettre l'indication tirée de la torpeur, quoiqu'il fût nécessaire de la mieux déterminer ; mais je trouve trop vague la contre-indication qu'on a cru exprimer par le mot éréthisme. Si on a voulu dire que les Eaux d'Eaux-Bonnes ne sont indiquées que chez les individus apathiques, peu excitables, lymphatiques, froids, chez lesquels les réactions sont molles et faibles, on a été beaucoup trop loin, car le tempérament du sujet n'a pas cette influence-là, et on priverait ainsi une foule de phthisiques des bienfaits d'un médicament puissant. Si, d'un autre côté, on a prétendu exclure de la médication par l'Eau d'Eaux-Bonnes les individus nerveux, irritables, doués d'un excès de sensibilité et de réaction, en un mot, le nervosisme, qu'il soit renfermé dans les limites physiologiques, ou qu'il soit positivement pathologique comme dans les névropathies, on a encore commis une bien fâcheuse erreur.

Ce qui indique l'usage de ces Eaux minérales, ce n'est pas la torpeur de l'individu, c'est avant tout, c'est uniquement même, l'abirritabilité tuberculeuse, ou le minimum de cette vulnérabilité spéciale des tissus, qui fait que le tubercule s'y développe comme l'incendie dans des substances ou des tissus préalablement imprégnés de matières inflammables.

Les sujets affectés de cette mauvaise disposition sont sans résistance. L'irritation tuberculeuse naît et se pro-

page chez eux sans la moindre opposition, comme le phagédénisme chez certains syphilitiques. Le mercure ne fait
qu'exaspérer ce dernier état. Ainsi agit l'Eau d'Eaux-Bonnes
dans ce que j'appellerai en ce moment, pour les besoins de
ma cause, le phagédénisme tuberculeux, ou la phthisie
pulmonaire phagédénique. Ces *noli me tangere* de la tuberculose pulmonaire ne doivent être traités que par les aliments et les climats doux. On ne les attaque pas, on les
préserve. C'est tout ce qu'on peut faire pour eux.

Or de tels sujets peuvent très-bien n'être point nerveux
et irritables en général. Ils n'ont que l'irritabilité tuberculeuse des tissus, et en particulier des tissus pulmonaires. Si
le mot éréthisme appliqué aux phthisiques ne signifie pas
cela, il est faux, et la contre-indication qu'on en tire pour
les Eaux d'Eaux-Bonnes, devient fausse elle-même et préjudiciable à beaucoup d'individus irritables, nerveux,
névropathes, éréthiques, qui n'ont pas plus que d'autres,
et souvent beaucoup moins, la vulnérabilité tuberculeuse. Il en est de même, je le répète, de la torpeur. Elle
peut exister en général, et dans tout l'individu, avec l'irritabilité tuberculeuse, et réciproquement. Il faut donc bien
s'entendre sur la torpeur et l'éréthisme dans la Phthisie,
sous peine des méprises et des contre-sens thérapeutiques
les plus regrettables.

Je me résume sur ce point, et je dis que, quel que soit
l'éréthisme du sujet, son irritabilité nerveuse, son état
névropathique, etc., l'usage des Eaux d'Eaux-Bonnes sera
indiqué si cet éréthisme et cette irritabilité ne sont pas
tuberculeux, et si la somme des éléments sains et résistants de l'organisme n'est pas évidemment débordée par
la somme des éléments livrés à l'entraînement tuberculeux.
Dans les deux suppositions contraires, on devra s'abstenir
de l'emploi de ces Eaux.

Quelque généraux que soient ces principes, ils sont tout
à fait précis. Je les crois préférables à des descriptions ou à

des exemples qui ne peuvent pas tout embrasser. L'application de ces règles est une affaire d'expérience et d'art. Rien ne peut empêcher que le « jugement » ne soit « difficile ». J'essaierai pourtant d'indiquer à quels signes spéciaux le médecin reconnaîtra que la nature offre une source assez grande d'éléments de résistance et de santé que l'Eau d'Eaux-Bonnes puisse encore disputer à la tuberculisation et à la Phthisie ; et à quels caractères il distinguera aussi que cette médication héroïque ne peut plus qu'accélérer la consomption.

Je trouve d'abord un de ces signes dans l'intolérance que le malade a opposée jusqu'alors à l'action de tous les médicaments stimulants ou toniques et généreux. Si ces moyens ont excité de l'irritation, de la toux, de la congestion pulmonaire, de la fièvre, de la diarrhée, etc…; si, malgré leur emploi méthodique, la tuberculisation a marché ; surtout, s'ils n'ont pas paru étrangers à sa propagation, on peut d'avance renoncer aux Eaux d'Eaux-Bonnes : elles ne feraient que développer cette disposition funeste.

Si la fièvre hectique n'éprouve le matin qu'une faible rémission ; si surtout la chaleur de la peau, à ce moment du jour, reste fébrile, dépasse 37° ou 38° ; si elle s'élève à 39° malgré des sueurs partielles du matin très-abondantes ; si, en même temps, il n'y a pas d'appétit, qu'il y ait des vomissements provoqués par la toux, une expectoration plaquée, non aérée, trop facile, il ne faut pas non plus se fier à l'Eau d'Eaux-Bonnes. Je ne parle pas des lésions locales : je les suppose en rapport avec les accidents généraux que je viens d'indiquer.

En supposant que ces accidents n'existent pas tous, ou n'existent qu'à un degré faible ; en supposant même qu'ils ne s'accompagnent pas de diarrhée, l'existence seule de ce dernier accident doit éloigner l'idée des Eaux d'Eaux-

Bonnes, quand il n'est pas éphémère et accidentel, et qu'il est impossible de ne pas le rattacher à une entérite tuberculeuse avec ou sans ulcérations de l'intestin, si cette diarrhée, surtout, a résisté aux moyens diététiques et pharmaceutiques indiqués par un tel état. Notre Eau minérale est ennemie de l'intestin. Elle constipe les entrailles saines, et dévoie celles qui sont irritables. La diarrhée des phthisiques, en particulier, s'en trouve très-mal, et il ne faut pas passer outre.

Je parlerais ici des contre-indications tirées des congestions pulmonaires et des hémoptysies faciles, si je ne devais pas revenir, dans un paragraphe spécial, sur ce sujet particulièrement important quand il s'agit des Eaux d'Eaux-Bonnes.

Nul doute que de tous les symptômes de la Phthisie, le plus considérable, au point de vue du pronostic et des indications thérapeutiques, ne soit la fièvre hectique, la fièvre de tuberculisation. C'est sur ce fait considérable en Phthisiologie, très-considérable aussi relativement aux Eaux d'Eaux-Bonnes, que doit porter principalement notre étude et nos soins.

Prononcer d'une manière absolue, comme beaucoup de médecins peu autorisés le font, que la fièvre est, par elle-même, une contre-indication absolue à l'usage de l'Eau d'Eaux-Bonnes, c'est une erreur démontrée tous les jours par l'observation. J'ai déjà dit plusieurs fois que, quand la fièvre n'existe que le soir avec ou sans frissons, avec ou sans sueurs nocturnes partielles, elle ne peut être, à cause de cela seul, un obstacle à l'usage de notre Eau minérale. Je vais plus loin : elle ne l'est même pas, lorsque la chaleur fébrile disparaît le matin et ne laisse plus, jusqu'au soir, que la fréquence hectique du pouls, l'appétit étant conservé et l'intestin restant ferme.

Le malade présentant une fièvre continuelle, il faut même encore distinguer.

J'ai signalé depuis longtemps, dans la Phthisie, une fièvre que j'appelle angéioténique rhumatismale ou herpétique, fièvre nerveuse excitée sans doute par le travail de la tuberculose, mais qui n'est pas l'expression propre de la maladie ; qui n'est pas, dès lors, la fièvre *sui generis* du tabes ou de la consomption des phthisiques. Le pouls est plus large que dans celle-ci, moins petit, plus tendu, quelquefois vibrant. C'est le contraire du pouls de la fièvre hectique tuberculeuse. Le cœur donne aussi une impulsion plus vive, avec des bruits plus clairs, plus éclatants, comme métalliques, un peu analogues à ceux qu'on observe dans la fièvre des chlorotiques ou dans la cachexie exophthalmique. Ces sujets sont généralement névropathes : pourtant, ils ont des tubercules pulmonaires au premier et même au deuxième degré, et la Phthisie n'est pas étrangère à la fièvre que je viens de signaler. Elle y a même une part manifestée par l'exacerbation vespérine, par un peu de moiteur des parties supérieures du corps vers le matin, etc... ; mais ces caractères sont absorbés dans ceux de la surexcitation cardiaco-vasculaire que j'appelle rhumatismale ou herpétique, parce que c'est toujours chez des phthisiques affectés de névropathies de cette espèce, que j'ai observé la fièvre particulière dont il s'agit.

Cette fièvre excitée et entretenue, je le répète, par le travail organique dont les poumons sont le siége, mais différente de la fièvre hectique propre à la phthisie commune, ne contre-indique pas la médication thermale d'Eaux-Bonnes, comme la fièvre continue des phthisiques du deuxième et du troisième degré, toujours symptomatique d'une fonte tuberculeuse et inflammatoire.

Et, en effet, cette fièvre angéioténique, distincte de l'hectique purulente chronique des tuberculeux, cette fièvre qui finira le plus souvent par dégénérer et se convertir en celle-ci, témoigne encore à sa manière de l'existence d'un reliquat d'affection arthritico-herpétique qui dégénère, subit une transformation régressive, et va se perdre dans la Phthisie. Loin d'exciter cette dégénération, l'usage de l'Eau d'Eaux-Bonnes pourra exciter, entretenir encore l'affection antipathique, et permettre au malade de lutter plus ou moins long-temps contre la métamorphose rétrograde. J'en ai vu bien des exemples. Les doses de l'Eau minérale devront être alors très-faibles au début, et très-modérément progressives jusqu'à la fin de la cure. Je reviendrai sur cette question très-importante des doses.

J'ai donné quelques-uns des principaux signes qui indiquent que les Eaux d'Eaux-Bonnes, ne rencontrant plus assez d'éléments de résistance et de santé, ne peuvent que précipiter le mouvement dégénérateur. Il me reste à faire connaître les signes qui indiquent l'existence des conditions opposées, et qui, malgré la présence d'un certain degré d'une certaine fièvre, et de quelques autres symptômes de Phthisie qui incline déjà vers l'hectisie, permettent d'administrer les Eaux d'Eaux-Bonnes avec plus ou moins de succès.

La tolérance des médicaments reconstituants et plus ou moins stimulants qu'on a été obligé d'employer jusque-là, répond déjà de la tolérance avec laquelle le malade recevra l'Eau d'Eaux-Bonnes précédemment administrée.

Il devra présenter aussi un certain degré d'embonpoint, ou, tout au moins, n'être pas dans le marasme. En effet, je ne saurais trop le redire, lorsqu'un médicament, celui dont je parle, par exemple, agit favorablement contre la Phthisie, il n'exerce pas cette action directement sur le tubercule. Celui-ci n'est plus susceptible d'être modifié directement par quoi que ce soit. Le modificateur thérapeutique ne porte que sur les parties saines, ou sur celles qui le sont encore assez, pour éprouver son action salutairement substitutive. Pour agir, le médicament a donc besoin de trouver des matériaux organiques qui représentent encore une somme de résistance et de force réparatrice. Sans cela, il n'a plus de base d'opération, surtout si, comme dans la plupart des cas, le marasme est fébrile et augmente chaque jour.

C'est par l'estomac, c'est par l'intégrité fonctionnelle des organes digestifs que les phthisiques se soutiennent encore longtemps malgré des lésions souvent fort graves. On peut toujours espérer, si l'appétit et une bonne assimilation des premières voies sont conservés.

Le traitement par les Eaux d'Eaux-Bonnes exige impérieusement cette condition. J'ai toujours observé que, quand elles causent immédiatement de la satiété, du dégoût, des renvois, une indigestion de soufre, la diarrhée n'est pas loin, la fièvre augmente, les poumons se congestionnent, et les propriétés de l'agent médicinal se mettent du côté de la maladie contre le malade.

Une autre circonstance très-favorable à la cure d'Eaux-Bonnes dans la Phthisie, c'est qu'il n'y ait qu'un poumon altéré. Le poumon resté sain est pour le médicament un point d'appui précieux.

L'affection simultanée des deux poumons au même degré est une condition déplorable. Elle ne permet pas d'espérer de bien bons résultats. Dans ces cas, l'excitation thermale dépasse presque toujours la limite substitutive et salutaire.

La fréquence modérée du pouls, même lorsque le syndrôme fébrile n'est pas complet, est une garantie excellente de la présence d'une somme assez considérable d'éléments organiques sains pour réagir et se prêter à l'action substitutive et réparatrice de l'Eau minérale. J'en dois dire autant de la dyspnée. Son degré excessif suffit pour faire rejeter l'idée de cette Eau. La netteté de la voix, l'absence de toute laryngite tuberculeuse peuvent aussi donner l'espérance qu'on agira utilement. J'ai toujours trouvé cette Eau vaine ou nuisible dans la vraie phthisie laryngée. Elle irrite trop le larynx, et on n'observe pas, plus tard, la réaction en sens inverse.

Le souvenir d'anciennes affections arthritiques ou herpétiques est un des éléments de succès les plus considérables, surtout si l'Eau d'Eaux-Bonnes ranime et régénère ces anciennes affections. Raviver une dartre, rappeler des douleurs externes, établir une gastralgie ou une entéralgie, des hémorrhoïdes, de la gravelle urique ou hépatique, c'est faire reculer d'autant les tubercules. Aussi, commencer l'usage de l'Eau d'Eaux-Bonnes à la source dans la Phthisie, avec de pareils souvenirs et des antécédents positifs de ce genre, c'est avoir la probabilité qu'on obtiendra un succès plus ou moins prononcé.

Un asthme ou un emphysème pulmonaire compliquant des tubercules est aussi une des meilleures conditions de curabilité. C'est à ce point que, lorsque la médication d'Eaux-Bonnes agit, comme cela lui est assez particulier, sur la contractilité bronchique de manière à déterminer, soit de la respiration exagérée ou puérile, soit un bruit expirateur sec, strident, un peu sibilant avec une toux sèche ou pituiteuse, spasmodique et convulsive, on peut prédire, presque avec certitude, que la cure sera heureuse, et que la tuberculisation va éprouver un arrêt d'évolution. On développe alors, par la médication, une sorte de forme de coqueluche ou d'asthme artificiel, qui remplit l'office antagonistique de l'asthme réel, lequel est presque toujours arthritique et surtout herpétique, deux diathèses antipathiques à la tuberculose. Je peux dire cela de toutes les névroses, soit qu'elles préexistent à la cure thermale, soit que celle-ci les éveille et les tienne en activité pendant un temps plus ou moins long. Elles sont toutes plus ou moins antagonistes de la Phthisie. La propriété singulière qu'ont les Eaux d'Eaux-

Bonnes de produire une première fois ou de régénérer toutes ces affections, est une des raisons de leur puissante action contre la Phthisie. Les plus beaux exemples qu'elle puisse produire de cette puissance contre la tuberculose pulmonaire, sont presque toujours pris dans les conditions de curabilité que je viens de rappeler et que j'ai commencé à faire connaître il y a dix ans.

Dans la partie de ce travail consacrée à l'étiologie générale, j'ai assez insisté sur ces variétés de la Phthisie issues des transformations régressives des maladies chroniques initiales, telles que l'arthritis rhumatismal et surtout goutteux, etc., pour n'être pas obligé d'y revenir ici. Mais il ne faut pas que ces observations soient stériles, et le moment est venu de les appliquer à la thérapeutique de la Phthisie.

Hippocrate a dit que les résultats d'une cure éclairent la nature des maladies. Rien n'est plus vrai. C'est en observant les effets remarquablement heureux des Eaux d'Eaux-Bonnes dans la Phthisie lorsque ces eaux rappellent, raniment ou maintiennent des affections qui ont dégénéré en tuberculose pulmonaire ; c'est en comparant ces effets à l'antagonisme qu'opposent déjà ces reliquats à la marche envahissante naturelle de la Phthisie ; c'est en voyant surtout la disproportion qui existe chez ces sortes de sujets, entre des lésions locales très-avancées et une altération générale de l'économie qui l'est beaucoup moins, c'est en observant ces choses, dis-je, que j'ai pu me convaincre que la Phthisie n'est souvent qu'une maladie chronique ultime. Si, en effet, elle est le terme d'une série de maladies d'abord exclusives de la tuberculose, antipathiques même à cette néoplasie misérable et mort-née, altérant et appauvrissant cependant à la longue l'organisation jusqu'à y favoriser puissamment le développement de cette affection commune et fatale à l'espèce, j'ai bien pu dire que : « la Phthisie n'est pas une maladie qui commence, mais une maladie qui finit. »

Je voyais toutes ces observations concorder et se vérifier;
elles étaient, surtout, très-pratiques; elles concluaient à des
méthodes curatives et à une prophylaxie; elles expli-
quaient, enfin, les succès d'une médication hydro-minérale
très-connue dans le traitement de la Phthisie, et justifiaient
sa célébrité en l'asseyant sur les fondements mêmes de la
pathologie générale des maladies chroniques. Cet ensemble
de faits, parlant très-haut et s'imposant, donnera toujours
aux Eaux d'Eaux-Bonnes une supériorité incontestable sur
les autres Eaux minérales qui sont quelquefois plus indiquées contre certaines formes de phthisie, mais qui n'ont
guère que l'avantage de ne pas nuire. Il y a dans les premières une générosité, un tel pouvoir de provoquer, après
une longue incubation dans les profondeurs de l'organisme,
des réactions critiques, des affections saines et salutairement substitutives chez les phthisiques qui ont conservé un
fond d'éléments réparateurs, que nul autre médicament ni
de l'ordre pharmaceutique ni de l'ordre naturel n'est capable d'effets aussi héroïques.

Je dois ajouter, et on le pressent bien, que ces effets éloignés, si remarquablement heureux dans une maladie aussi
grave, ont nécessairement leurs analogues en sens contraire, et qu'il n'est pas sans exemple de voir, quelque
temps après une cure d'Eaux-Bonnes, certains phthisiques
éprouver tout à coup des réactions très-vives ayant leur
siége dans la poitrine, comme des hémoptysies graves, des
éruptions tuberculeuses rapides des plèvres et des poumons,
éruptions brutales et funestes que rien ne semblait devoir
faire redouter. Je crois même avoir observé des hémoptysies
considérables, suivies d'infarctus pulmonaires et de pneumonies caséeuses terminées par une fonte et une élimination suivies de la formation de cavernes isolées, bien circonscrites, terminées par une résolution complète et une
guérison qui durent encore depuis 5 ans chez un malade;
mais qui, chez un autre observé un an après, ne s'est im-

mobilisée pendant six mois, que pour redevenir subitement
le siége d'une nouvelle éruption tuberculeuse rapidement
généralisée et mortelle.

Il résulte de ces considérations et de ces faits, que, lorsque les Eaux d'Eaux-Bonnes ont été prises dans les conditions où il est permis d'en espérer quelque résultat plus
ou moins bon, on ne peut jamais juger ces effets d'après
ceux que le malade éprouve pendant la cure ou même
quelque temps après, car ces effets immédiats sont quelquefois fort ingrats pour les malades : ils sont traversés par des
accidents pénibles et des symptômes d'excitation générale
localisée vers la poitrine, etc... Cependant, ces effets pathogénétiques spéciaux s'apaisent assez généralement vers les
mois de septembre, d'octobre, de novembre, et ils sont
suivis alors de rémissions et de réparations organiques qu'on
n'aurait très-vraisemblablement obtenues ni naturellement,
ni par le bénéfice d'une autre médication.

Ces restaurations, produites tardivement par les Eaux
d'Eaux-Bonnes dans la Phthisie, portent et se font sentir
plus particulièrement ou sur l'état local ou sur l'état général
des malades, suivant les cas. Chez ceux dont j'ai déjà parlé
souvent, qui sont en possession d'éléments de résistance et
d'antagonisme considérables; chez lesquels des lésions locales profondes sont pourtant entourées d'un état général
des forces et de la nutrition encore très-satisfaisant, les
effets thérapeutiques sont plus sensibles sur les lésions
locales. Celles-ci tendent de plus en plus à la cicatrisation,
et le bon état général de la santé se soutient d'autant
mieux.

Chez les phthisiques qui ont retiré de la cure thermale
de bons effets sans être dans des conditions aussi heureuses
que les précédents, dont l'état de santé générale était très-
altéré et en rapport avec des lésions locales proportionnées,
la médication par l'Eau d'Eaux-Bounes fait sentir ses

premiers effets sur la nutrition et les fonctions générales, et ces premiers effets sont souvent les seuls pendant longtemps. C'est à ce point que, lorsque nous revoyons à Eaux-Bonnes ces sortes de malades traités l'année précédente, et qu'après avoir constaté l'amélioration de leur état et reçu leurs remercîments pour le bien que la cure thermale leur a faite, nous arrivons à l'examen de la poitrine, nous sommes tout surpris, en les auscultant, de trouver les lésions locales dans le même état qu'un an auparavant, quelque fois même aggravées.

Dans ce dernier cas, l'amélioration obtenue dans l'état général, quelque satisfaction qu'elle ait pu causer au malade et au médecin, n'est jamais bien solide. Au contraire, si, au milieu de cette restauration générale des forces, les lésions locales n'ont fait que rester *in statu quo ante*, on doit, on peut espérer que, si une nouvelle cure confirme et développe encore cet amendement manifeste, les lésions locales finiront par s'amender elles-mêmes. N'est-il pas très-naturel, en effet, que le processus de la cure s'opère ainsi? Sur quoi pourraient s'appuyer les lésions tuberculeuses locales pour se réparer, sinon sur la réparation des forces générales, et surtout de la nutrition, qui n'est autre chose que la force réparatrice elle-même?

Maintenant, si je voulais traduire physiologiquement mes observations cliniques et ma pensée, je dirais que l'action immédiate des Eaux d'Eaux-Bonnes se porte sur le système circulatoire sanguin en général et, particulièrement, sur la circulation pulmonaire; qu'elle affecte immédiatement aussi les voies digestives, et·leurs annexes y compris les reins; que sous cette influence, les centres nerveux sont également excités, comme l'insomnie, l'irritabilité plus grande du caractère, un peu de courbature musculaire, etc... en témoignent; et que, quant à l'action éloignée et thérapeutique de ces mêmes Eaux, elle se porte sur l'appareil lymphatique, organe immédiat de la nutrition, qui a pour base les tissus

de substance conjonctive, et que c'est en modifiant intimement ces tissus blastiques, et en leur imprimant une
vitalité énergique, qu'elles leur donnent la force de résister
à la dégénération tuberculeuse.

J'ai publié en 1867 dans l'*Union médicale* (mai et juin)
un travail qui a pour titre : *Fragments sur la pneumonie,
l'hémoptysie et la fièvre des phthisiques considérées en elles-
mêmes et dans leurs rapports avec les Eaux-Bonnes.*
Je viens de relire ce que j'y ai dit des indications et des
contre-indications de l'Eau d'Eaux-Bonnes en face de l'inflammation et de l'hémorrhagie pulmonaires, ainsi que de la
fièvre chez les phthisiques, et je trouve que les idées que j'y
expose expriment encore si bien ma pensée d'aujourd'hui,
que je vais le reproduire. J'y suis d'autant plus porté, que cet
écrit, publié et découpé en plusieurs articles dans un jour-
nal, n'a pas laissé de traces, et paraîtra nouveau aux lecteurs
du présent ouvrage. J'aurais pu ne pas en rappeler la date,
et on l'aurait cru fait pour la circonstance. On y trouvera
bien des choses déjà pressenties, indiquées ou formellement
exprimées ici ; mais je ne dois pas craindre de répéter ce qui
n'a été, que je sache, dit nulle part sur le traitement de la
Phthisie par l'Eau d'Eaux-Bonnes. D'ailleurs, j'omettrai
ou j'amenderai, chemin faisant, tout ce qui m'en paraîtra
susceptible, quoique cinq années d'observation n'aient pas
très-sensiblement modifié mes opinions sur ce sujet.

« La phthisie catarrhale ou muco-tuberculeuse dont il
vient d'être si longuement question, n'est heureusement pas,
je l'ai déjà dit, la forme de phthisie qu'on observe le plus aux
Eaux-Bonnes. J'entends, par là, qu'elle ne domine pas chez
nos malades ; car, lorsque la phthisie plasmo-tuberculeuse
la plus lente et la moins inflammatoire à son début, gagne,
s'étend, devient fébrile, passe au deuxième et au troisième
degré, il est rare que quelque point du poumon ne soit pas

atteint par l'inflammation muco-tuberculeuse. Mais ce n'est pas de ces cas qu'il s'agit, et je ne parle que de ceux où la pneumonie en question ouvre et conduit la marche de la maladie. C'est de ces cas que je dis qu'ils ne sont pas aussi communs aux Eaux-Bonnes que la forme plus lente de la phthisie plasmatique ou à granulations.

« Quoi qu'il en soit, les Eaux-Bonnes, remède puissant, en général, — le plus puissant que je connaisse contre la Phthisie, — a, comme tous les remèdes, ses indications et ses contre-indications.

« Les Eaux-Bonnes ne tirent pas exclusivement leurs indications, dans la Phthisie, de la froideur et de la torpidité de celle-ci, de l'absence de tout élément congestif, inflammatoire et fébrile, etc. ; et réciproquement, leurs contre-indications ne résultent pas absolument de ce que la phthisie s'accompagne de fièvre, d'inflammation ou d'hémoptysie. Une thérapeutique de la Phthisie par les Eaux-Bonnes fondée sur cette distinction générale serait absurde et malheureuse. Je l'ai dit assez : l'inflammation et la fièvre sont des éléments naturels de la Phthisie, et, par elles-mêmes, elles ne peuvent pas contre-indiquer une médication. Ce sont certains caractères, certains temps, certaines causes, certains rapports de ces états morbides qui, dans des cas déterminés, peuvent et doivent avoir cet effet. C'est ce qu'on ne sait pas assez. Un grand nombre de praticiens, même éclairés, proscrivent l'usage des Eaux-Bonnes à cause de cela seul que les malades ont de la fièvre qui fait justement supposer un degré quelconque d'inflammation tuberculeuse ; ou bien, parce qu'ils ont éprouvé des hémoptysies, ou seulement parce qu'on les redoute. Il leur semble que les Eaux d'Eaux-Bonnes étant un médicament excitant, doivent par cela seul être exclues du traitement d'une altération organique accompagnée de fièvre, d'inflammation ou de congestions hémoptoïques, surtout lorsqu'ils pensent, et à bon droit, que ce médicament stimulant a une action élective sur les bronches, etc. A ce compte, l'usage des médicaments toniques et stimulants devrait être banni de la cure de toutes les maladies chroniques qui entraînent avec elle l'inflammation et la fièvre ; et il n'y faudrait employer que les antiphlogistiques et les contro-stimulants. Nous reculerions vers les plus mauvaises conséquences de la médecine de Broussais. Il faudrait renoncer à l'iode dans la scrofule, au quinquina dans le rhumatisme et la goutte, aux topiques simulants, au vin, aux aromatiques, dans une multitude de phlegmasies, etc. La médecine se trouverait aussitôt désarmée devant les maladies chroniques. Et pourtant, il peut y avoir du vrai, il y en a dans les appréhensions de ces praticiens : l'inflammation et la fièvre contre-indiquent quelquefois positivement l'usage des toniques stimulants dans les maladies chroniques en général, et celui des Eaux-Bonnes, en particulier dans la Phthisie. Il faut donc dire quand et comment.

« Faisons d'abord, en deux mots, les exclusions franches et absolues. Elles nous serviront de point de départ pour les contre-indications relatives et douteuses ; et celles-ci, s'effaçant peu à peu, nous laisseront en face des cas où l'inflammation et la fièvre ne constituent plus, bien loin de là, des contre-indications réelles.

« La pneumonie muco-tuberculeuse n'est pas la seule forme de phthisie inflammatoire envahissante et rapide. Il est une variété anatomique de la Phthisie plus généralisée et plus rapide encore, c'est la phthisie aiguë. Histologiquement parlant, elle est plasmatique ou granuleuse, à ce point que, pour quelques auteurs, mon honorable collègue, M. Empis, par exemple, et pour un histologiste éminent, le professeur Robin, elle n'est constituée que par une production inflammatoire granuleuse (granulie de M. Empis) qui envahit les deux poumons, se ramollit ou suppure avec les symptômes violents d'une fébri-phlegmasie aiguë, et entraîne l'économie en quelques semaines, comme peut le faire une fièvre grave avec laquelle, d'ailleurs, on peut la confondre pendant un certain temps.

« Il est bien évident que, malgré sa nature tuberculeuse, cette phthisie aiguë répugne à tout traitement thermal et repousse l'emploi de nos Eaux. J'en ai pourtant observé un exemple, en 1861, à Eaux-Bonnes. La malade mourut douze jours après son arrivée. Il est inutile de dire que je ne laissai pas l'Eau minérale approcher de ses lèvres. Le début remontait à quatre ou cinq semaines. La malade était une jeune fille de 16 ans, sans antécédents ni héréditaires ni personnels. Elle n'avait jamais été enrhumée. Sa peau très-blanche, son teint âcre et violent, avec une habitude de blépharite ciliaire, lui donnaient un aspect herpétique. J'ai observé assez ordinairement ces attributs chez les sujets de la phthisie aiguë, presque toujours des jeunes filles. »

« J'ai déjà laissé entrevoir que la phthisie catarrhale ou muco-tuberculeuse, qui, par sa prédominance et son intensité, donne lieu aux phthisies, non pas aiguës, mais rapides et, comme on dit, galopantes, exclut aussi l'emploi de l'Eau d'Eaux-Bonnes. On reconnaîtra cette autre variété à l'étendue de son siége, à sa marche promptement envahissante, au genre de fièvre qui l'accompagne ; car cette fièvre, quoique hectique ou constitutionnelle dans son fond et en vertu de son principe de chronicité, présente une forme ou des apparences aiguës qui tiennent à ce que, en effet, des matériaux inflammatoires à vie rapide, ou des éléments de pneumonie aiguë se mêlent intimement aux éléments diathésiques de la maladie constitutionnelle et en précipitent l'évolution. Il en résulte une affection aiguë-chronique que l'espèce de fièvre dont je parle traduit très-bien à sa manière. Cette fièvre n'éprouve le matin qu'une faible rémission ; elle s'accompagne de beaucoup de dyspnée ; la chaleur morbide persiste dans le jour avec anorexie et un certain degré d'état muqueux des voies digestives ; la soif est vive ; le pouls, au lieu d'être, dans le jour, petit et sub-fréquent, mais sans forme fébrile comme dans l'hectique véritable, conserve de l'ampleur et présente généralement cette mollesse onduleuse propre au pouls des fièvres, et qu'on appelle le pouls dicrote.

« La percussion donne de la matité dans une grande étendue, l'auscultation, des bruits morbides qu'on perçoit souvent du haut en bas, mais dont la signification grave et l'antériorité de date prédominent aux sommets. Ces bruits consistent le plus ordinairement dans les signes combinés d'une induration et d'un ramollissement du poumon, tels que, respiration bronchique intense, perçue très-près de l'oreille, et crépitations assez grosses, à timbre très-retentissant et à bulles craquantes et comme déchirées, qui produisent un grésillement humide qu'on pourrait appeler bruit de friture. Il est évident par tous ces signes, qu'une pneumonie existe ; et lorsque le souffle bronchique est pur, on a quelquefois de la peine à ne pas la confondre avec la pneumonie franche qui peut survenir chez un tuberculeux, mais sans rapport avec sa diathèse, et se placer à côté des tubercules sans les modifier. Il est pourtant un caractère qui permet de les distinguer, c'est que la pneumonie muco-tuberculeuse, quelque aiguë qu'elle soit, ne donne jamais les crachats rouillés et visqueux caractéristiques de la pneumonie simple, tandis qu'on les observe dans la pneumonie franche chez le tuberculeux. Toutefois, ils sont, dans celle-ci, un peu plus teints de sang que chez le sujet non tuberculeux, et semblent tenir le milieu entre le crachat inflammatoire et le crachat hémoptoïque.

« La phthisie muco-tuberculeuse rapide et montée à ce degré, contre-indique très-évidemment l'emploi de l'Eau d'Eaux-Bonnes; mais elle n'est pas toujours aussi intense ni aussi prédominante. Un grand nombre de phthisiques, chez qui domine la granulation tuberculeuse à marche plus lente et moins inflammatoire, peuvent avoir et ont quelques points de pneumonie muco-tuberculeuse subaiguë qui occupent peu d'étendue, qui n'ôtent pas à la fièvre son caractère purement hectique, laissent l'appétit et les forces de relation aux malades, et peuvent permettre l'usage efficace de l'Eau d'Eaux-Bonnes. Enfin, la phlegmasie chronique qui, entourant les granulations tuberculeuses, excite leur transformation graisseuse et leur ramollissement, ne contre-indique pas les Eaux-Bonnes malgré la fièvre hectique simple ou purement constitutionnelle qui en est presque inséparable, et alors même qu'en d'autres points du poumon existerait un degré quelconque de pneumonie caséeuse ou muco-tuberculeuse, à la condition, toutefois, que celle-ci ne soit pas sur le premier plan de la maladie et n'en mène pas la marche avec rapidité.

« Les Eaux-Bonnes sont indiquées à plus forte raison dans la tuberculose plus lente encore, limitée au sommet des poumons et malgré un certain degré de pneumonie et de bronchite chroniques suffisamment indiquées par la matité du son, les bulles sèches ou humides, à timbre craquant ou non, etc., car ces signes indiquent toujours l'existence d'une phlegmasie bronchique ou parenchymateuse. Par lui-même, en effet, le tubercule est muet. C'est l'état du poumon et des bronches autour de lui qui parle à l'oreille.

« Ce n'est pas que la granulation grise ne puisse exister sans inflammation, c'est-à-dire sans irritation vasculaire congestive ou sans circulation morbide afférente, et sans fièvre ; cela est possible, et on peut l'observer au début de l'affection, alors que les signes sthétoscopiques ne sont guère que négatifs, ou ne consistent que dans des modifications en plus ou en moins des bruits normaux de la respiration. Il suffit aussi que les sympathies ou les actions réflexes soient très-peu actives chez un sujet, pour que la présence d'un certain nombre de granulations tuberculeuses au sommet des poumons ne fournisse que des signes négatifs et puisse même exister pendant quelque temps sans symptômes et sans action fâcheuse sur l'économie. Quelques médecins exigent presque ce silence ou cette torpidité des poumons tuberculeux chez leurs malades, pour oser leur prescrire les Eaux-Bonnes. Cette crainte, je me fais un devoir de le répéter, repose sur une erreur déplorable. Je vais plus loin : les Eaux-Bonnes ont plus d'action appréciable, plus de succès, par conséquent, lorsque existe un certain degré de phlegmasie péri-tuberculeuse des bronches et du poumon, qu'en l'absence de ces conditions.

« On croit toujours — et ce que je vais dire s'applique aux autres médications comme à celle dont je m'occupe spécialement ici — on croit toujours que les agents thérapeutiques ont la propriété de détruire spécifiquement et directement les agents morbifiques ou leurs produits. C'est bien plutôt le contraire qu'il faudrait dire. Les médicaments proprement dits sont des agents pathogénétiques qui substituent une irritation à une autre, une irritation moins grave à une plus grave; qui impriment de la résistance vitale à un système organique et l'empêchent de céder à des impressions nuisibles, à des causes de désordre, etc., ou qui stupéfient un appareil de manière à ce qu'il ne ressente pas l'influence d'une action perturbatrice interne ou externe, etc... J'ajoute qu'ils agissent sur le fait initial de toute propriété vitale, la sensibilité, qu'elle soit végétative ou animale, confuse ou distincte, perçue ou non perçue, et, conséquemment, toujours par impression.

« Leur action se fait donc sentir bien plus sur ce qu'il y a de sain pour le prémunir, que sur ce qu'il y a de morbide et de décidément altéré pour le détruire directement. On en a la preuve dans les guérisons naturelles ou spontanées dont les guérisons artificielles ne sont qu'une imitation ; et on en a la contre-preuve dans l'impossibilité de guérir par un agent thérapeutique quelconque lorsque, dans une maladie, la somme des éléments sains, qui forme la résistance vitale,

est débordée par la somme des éléments morbides et délétères. Il suit de là que le médicament prend son point d'appui sur ce qui est encore sain dans une partie ou dans un
organisme entier malades, et qu'il n'a aucune action directe
sur ce qui est complétement hors du champ de l'activité
saine. C'est la nature, ou ce qui reste sain, qui se charge
de cette dernière action.

« Le médicament le plus utile contre la tuberculisation
n'attaque pas directement le tubercule et, à plus forte raison, ne le détruit pas ; il agit sur les parties qui, affectées
autour de lui à un degré et d'une manière quelconques par
la diathèse, n'ont pas encore été trop profondément altérées
et sont susceptibles de résolution, c'est-à-dire d'un retour
plus ou moins complet à l'état normal. Les bronches, les
vaisseaux sanguins et lymphatiques afférents à un foyer tuberculeux, le tissu conjonctif ambiant, qui sont engagés dans
la sphère de tuberculisation, ressentent seuls l'impression
stimulante du médicament, de l'eau d'Eaux-Bonnes, par
exemple, car le tubercule opaque est incapable de la ressentir. Sous l'influence spéciale d'un stimulant approprié, ces
parties malades, mais très-vivantes encore, conçoivent une
modification qui, dans les cas heureux, se substitue favorablement à l'irritation tuberculeuse. Celle-ci cédant, la congestion vasculaire, le catarrhe bronchique, l'irritation des
tissus lymphatiques disposés à contracter l'altération diathésique, ont le dessous, momentanément au moins, et la tuberculisation peut s'arrêter pour un temps qui est subor-
donné à la vivacité plus ou moins grande de la diathèse.
Mais c'est sur celle-ci que le médicament thermal exerce
surtout son heureuse influence. Quoi qu'il en soit, la bronchite et la pneumonie tuberculeuses sont si loin d'être par
elles-mêmes une contre-indication à l'usage de l'Eau d'Eaux-
Bonnes, qu'au contraire, elles sont les altérations sur lesquelles ce médicament puissant a l'action la plus certaine.
Ce qui est devenu tubercule opaque, graisseux, ou tuber-

cule mort, est perdu. Il ne faut pas avoir de prétention directe sur ce *caput mortuum* de la tuberculose. On ne doit se proposer d'agir que sur les parties encore saines en apparence, mais imprégnées de la diathèse, ou sur celles qui, afférentes au foyer de l'altération accomplie ou qui s'accomplit, ont conçu cette altération selon leur organisation spéciale et, par conséquent, sous la forme de catarrhe tuberculeux, de congestion et de pneumonie tuberculeuses, car, je l'ai dit plusieurs fois déjà, toutes ces affections concomitantes sont de même nature, ou reconnaissent la même origine interne que l'altération nutritive qui les détermine et se les approprie.

« L'Eau de Bonnes employée dans la Phthisie a donc pour objet de résoudre les altérations qui en sont susceptibles, même sous la forme inflammatoire, et surtout sous cette forme, quand elle reste dans les limites que j'ai fait connaître, et alors même qu'elle entraîne avec elle sa fièvre hectique porportionnée. Mais son action principale et son plus grand bienfait s'exercent en même temps sur la diathèse, c'est-à-dire sur l'état morbide général et constitutionnel. Ce qui le prouve bien, c'est ce que nous observons chaque saison sur les sujets qui ont fait usage de l'Eau de Bonnes l'année précédente. Nous en voyons revenir un certain nombre dans un état évidemment meilleur. Ils s'en félicitent euxmêmes. Ils toussent et expectorent moins ; ils ont repris des forces et de l'appétit, un teint plus animé et une expression plus vivante de la face ; ils ont démaigri, quelquefois même pris un peu d'embonpoint. On les croirait guéris ; ils ne reviennent, disent-ils, que par reconnaissance. Enfin, on les ausculte, et au milieu de ces signes incontestables de réparation générale, on retrouve les signes de la lésion principale *in statu quo*. La fluxion catarrhale et péripneumonique a reculé ou s'est immobilisée ; il ne s'est pas produit de nouveaux tubercules ; mais les caractères de l'altération organique accomplie persistent. Quelquefois ils sont réduits à eux-mêmes, à leur plus simple expression, et l'oreille ne perçoit plus que des signes inorganiques, je veux dire des signes de lésion actuellement inerte : de la matité, par exemple, ou des souffles secs offrant des timbres divers sans bulles d'aucune sorte, sans aucun signe de catarrhe bronchique, de congestion pulmonaire et d'un travail morbide quelconque. On pourrait croire que le changement d'état qui existe là, est purement physique, et que les conditions de la sonorité pulmonaire sont seuls modifiées. Or, cet état peut durer très-longtemps. Je connais plusieurs malades chez lesquels il se maintient depuis de longues années.

« Mais, me dira-t-on, on voit des guérisons pareilles toutes spontanées et sans l'intervention des Eaux-Bonnes, etc. Je ferai remarquer que cela n'est pas une objection, mais une naïveté. Il est bien certain, en effet, que l'art ne peut guérir que les maladies qui sont susceptibles d'une guérison spontanée ; car, en définitive, aidée ou non par l'art, c'est toujours la nature qui guérit. Le contraire serait un miracle, puisque ce serait un fait accompli hors des lois naturelles. Or, la science ne peut admettre cela sans s'anéantir. C'est ce que je professe depuis trente ans. La question est de savoir si les faits bien connus, que je signale en ce moment, ne se seraient pas passés de la même manière sans l'action des Eaux-Bonnes. Si j'en doutais, je me croirais autorisé à nier toutes les guérisons obtenues par l'art, toutes celles qui ne se sont pas opérées par les seules forces de la nature. L'art ne peut bien agir qu'en agissant dans le sens de la nature, c'est-à-dire, comme elle, par elle et avec elle quand elle agit bien.

« La diathèse atténuée ou éteinte, le travail morbide péri-tuberculeux enrayé, la tuberculisation s'arrête, et les lésions accomplies se réparent. Le tubercule peut passer à l'état inorganique ou crétacé ; les petites cavernes se cicatrisent et se froncent ; elles sont remplacées par des tissus cellulo-fibreux qui se rétractent de plus en plus ; les parois des grandes cavernes se cartilaginifient, et leur surface interne pseudo-muqueuse n'est plus humectée que par un faux mucus peu abondant. Les tissus ambiants sont plus ou moins denses et scléreux. C'est dans ces parties, qui n'ont plus rien de respiratoire, que se produisent les bruits inorganiques que j'ai décrits plus haut, et que nous avons la satisfaction d'entendre aux Eaux-Bonnes plus souvent que partout ailleurs.

« Il est bien évident que, pour obtenir ces résultats, le médicament thermal a dû agir sur des parties livrées à une inflammation tuberculeuse plus ou moins intense.

«J'ai parlé des effets irritants de l'Eau de Bonnes, véritables effets pathogénétiques qui paraissent se substituer plus ou moins franchement à l'irritation tuberculeuse dont le tissu pulmonaire est frappé. Ce n'est point une vue de l'esprit, une vaine théorie. Ces effets, on les constate positivement pendant et après la cure.

« Un certain nombre de malades éprouvent alors une excitation générale et locale facile à distinguer de celle qui est propre à leur affection. Ainsi, pour ne parler que des signes fournis par l'auscultation, nul doute qu'une congestion thermale plus ou moins vive ne s'opère dans les points déjà affectés de bronchite et de pneumonie tuberculeuses; qu'on ne voie cette sphère de fluxion subinflammatoire s'étendre et s'aviver, ce qui est évident par le plus grand espace occupé par les bruits bullaires plus ou moins fins et par le passage des bulles et des craquements à timbre sec, aux bulles et aux craquements à timbre humide; par une toux plus fréquente, une expectoration plus abondante et quelquefois rosée, etc. Ces effets pathogénésiques de l'Eau minérale durent quelquefois longtemps encore après la cessation de la cure. Les malades regrettent d'avoir pris les eaux; le médecin lui-même commence à craindre que leur action n'ait fait que s'ajouter à celle de la maladie pour la précipiter, lorsque, après plu-

sieurs semaines et plusieurs mois de cette exaspération artificielle, une réaction en sens inverse s'opère enfin graduellement. Les désordres rentrent d'abord dans leurs limites
anciennes, puis ils rétrocèdent, et, à l'entrée de l'hiver, les
malade éprouvent cet apaisement et cette amélioration que
j'ai décrits tout à l'heure, et avec lesquels ils nous reviennent
la saison suivante.

« J'ai déjà dit, bien des fois, qu'un des caractères les plus
remarquables des médications thermales, et des eaux sulfureuses en particulier, c'est leur intimité et leur longue
portée d'action. Une incubation leur est nécessaire pour produire tous leurs effets, leurs effets véritables. Ainsi, le résultat thérapeutique d'une cure aux Eaux-Bonnes aura été
nul en apparence pendant plusieurs mois. L'excitation immédiate, quelquefois assez longue, que j'ai signalée plus
haut, n'aura point eu lieu ; mais plusieurs mois après, quelquefois à la fin de l'hiver suivant, et sans cause extérieure,
des affections inflammatoires se déclarent brutalement. Ces
mouvements fluxionnaires imprévus occupent ou les poumons malades ou d'autres organes. Une pleuropneumonie,
une bronchite capillaire intense, quelquefois une hémoptysie fébrile se manifestent inopinément, et on conçoit que,
chez des tuberculeux, ils inspirent les craintes les plus pres-
santes. Mais ces accidents graves se modèrent, la convalescence s'ouvre, les malades se rétablissent, et, au bout de
quelques mois, l'auscultation reconnaît des signes de réparation, des adhérences, des tissus cicatriciels de nouvelle
formation, etc., indiqués par les bruits inertes dont j'ai
parlé plus haut, qui ont pris la place des bruits morbides
actifs qui existaient auparavant.

« Dans ces derniers cas, l'agent thérapeutique, au lieu de
produire l'excitation substitutive immédiate, insensiblement suivie d'une résolution, a subi une incubation plus ou
moins longue dans les profondeurs de l'organisation, et a

produit ses effets sous la forme d'une crise salutaire.

« Plus souvent, cette crise s'opère par des mouvements inflammatoires portés sur d'autres organes que le poumon. La
peau en est assez fréquemment le siége, soit sous la forme
d'anciennes dermatoses revivifiées par le médicament ther--
mal après une certaine durée d'incubation, soit sous la forme
d'éruptions nouvelles. Celles-ci sont le plus habituellement
furonculeuses, quelquefois anthraciques ; ou bien, elles consistent en pseudo-exanthèmes inconnus du malade : urticaire, érythèmes papuleux, noueux, herpès, etc. Quelquefois ce sont des névralgies, les unes externes, les autres
viscérales, ou des mouvements congestifs vers des organes
dépurateurs, le foie et les reins spécialement, sous forme
de coliques hépatiques et rénales calculeuses. Mais ceci se
rattache à un autre ordre d'effets, ou plutôt de transformations, dont je dirai un mot tout à l'heure.

« La question des congestions et des phlegmasies tuberculeuses fébriles du poumon dans la Phthisie, au point de vue
de l'indication et des contre-indications de l'Eau d'Eaux-
Bonnes dans cette maladie, est si importante, que je veux la
résumer dans un principe.

. « On peut dire, d'une manière générale, que les Eaux-
Bonnes sont indiquées dans la phthisie tuberculeuse des poumons, alors même qu'il y a inflammation et fièvre, toutes les
fois que l'altération organique ou la tuberculisation prime ces
deux éléments morbides et les subordonne à sa marche propre; et qu'elles sont contre-indiquées dans les conditions
opposées, c'est-à-dire lorsque l'inflammation pulmonaire et
la fièvre priment l'altération organique et semblent ou se la
subordonner ou en avoir l'initiative. En un mot, pour que
les Eaux-Bonnes soient indiquées, il faut que l'inflammation
pulmonaire et la fièvre soient sur le second plan de la maladie et les productions lymphatiques sur le premier. Dans
le cas contraire, ou lorsque la phthisie tuberculeuse, subis-

sant la loi des inflammations, ressemble plus à une phlegmasie qu'à une altération organique, il faut s'abstenir.

« Je dois dire un mot, maintenant, des indications et des
contre-indications du traitement de la Phthisie par les Eaux-
Bonnes, non plus selon l'intensité ou le caractère de l'inflammation et de la fièvre concomitante, mais selon le degré
ou la période auxquels la Phthisie est parvenue.

« On croit généralement que c'est dans la Phthisie au
premier degré, et lorsque les tubercules n'en sont encore
qu'à l'état, ou de granulation grise, ou de tubercule jaune
à la période de crudité, que les Eaux-Bonnes sont tout spécialement indiquées et capables de leurs plus beaux succès.
C'est encore une erreur. Certainement, ces cas sont les plus
désirables, mais à condition qu'on les observe chez des sujets
non prédestinés, à diathèse limitée, et de constitution antipathique à la tuberculose. J'aime mieux traiter, aux
Eaux-Bonnes, un phthisique affecté d'une tuberculisation
pulmonaire au troisième degré local, je veux dire avec excavation ou caverne, surtout si elle n'existe que d'un côté, et si
la constitution, n'ayant pas subi l'entraînement tuberculeux,
n'en est elle-même qu'au premier degré, qu'un phthisique
au premier degré ou à la période de crudité des tubercules,
si d'ailleurs la diathèse est très-prononcée, et que l'économie
ne présente pas des éléments de résistance et d'antagonisme.
Ces derniers cas sont l'opprobre de toutes les médications.
Les premiers, au contraire, sont l'honneur de nos Eaux.

« Les Eaux-Bonnes, comme tous les remèdes puissants, ont
besoin, pour agir efficacement, de s'appuyer sur une certaine
somme d'éléments encore saufs, ou qui ne sont pas encore
entraînés dans ce tourbillon des éléments altérés qui constitue la maladie effective. Ce n'est qu'à cette condition que,
sous une influence thérapeutique salutaire, les lésions déja
accomplies s'immobilisent et rétrogradent. Ce qu'il faut

arracher à la maladie, ce ne sont pas les altérations con-
sommées, c'est ce qui subsiste encore de sain. et ce que
quelques anciens ont appelé le *vita sana superstes in morbis.*
Je l'ai dit il y a longtemps, ce sont ces parties préservées et
résistantes qui réparent le mal déjà fait et l'isolent. Une
caverne tuberculeuse, entourée de bonnes conditions générales, est donc un fait moins grave et plus curable par les
Eaux-Bonnes, que des tubercules crus entourés de conditions
diathésiques prononcées. Il n'est donc pas étonnant que nos
Eaux en aient plus facilement raison.

« Mais il ne faut pas se fier à ces diathèses localisées, et
laisser l'organisme se défendre contre elles, seul et sans secours. Dans le plus grand nombre des cas, une véritable
contagion finit par se produire autour du foyer tuberculeux
jusque-là circonscrit. Elle s'étend d'abord au poumon de
proche en proche, et bientôt à toute l'économie, qui ne tarde
pas à être infectée. On ne doit pas confondre, avec la diathèse
générale, cette infection ou cette cachexie commençante. Or,
l'usage de l'Eau thermale d'Eaux-Bonnes accroît la résistance
du poumon et de l'organisme entier à cette infection : cela
m'est aussi bien prouvé que quelque vérité thérapeutique
que ce soit. L'Eau de Bonnes accroît d'autant plus cette résistance, qu'elle jouit incontestablement de la propriété de
stimuler tout particulièrement certaines dispositions morbides constitutionnelles antagonistes de la tuberculisation
pulmonaire. »

Ainsi, deux faits ne sont pas douteux pour moi :

1° Certaines maladies constitutionnelles, l'arthritisme
d'abord, l'herpétisme ensuite, sont antagonistes de la phthisie tuberculeuse ; non pas qu'elles l'excluent absolument
— surtout lorsque, affaiblies et dégénérées, elles n'occupent
pas énergiquement l'économie — mais parce qu'elles tendent à la borner, et qu'elles ralentissent son évolution ;

2° L'Eau de Bonnes excite et régénère les manifestations
arthritiques et herpétiques antagonistes de la tuberculisation

pulmonaire. La conclusion est facile à tirer : l'Eau de Bonnes est antituberculeuse ; et comme elle a une action élective sur l'appareil respiratoire, puisque les membranes de rapport de cet appareil sont éliminatrices du principe minéralisateur de cette eau, l'Eau de Bonnes est plus spécialement antituberculeuse dans la phthisie pulmonaire.

« Je ne borne pas aux tissus fibro-musculaires et à la peau les manifestations arthritiques et herpétiques qu'excite l'Eau de Bonnes et qui mettent un frein utile au processus de la phthisie tuberculeuse. Un grand nombre d'affections viscérales, de névroses, de congestions habituelles et de névralgies qui relèvent de ces deux vices constitutionnels, sont dans le même cas : l'asthme et l'emphysème pulmonaire, les coliques calculeuses du foie et des reins, les dyspepsies, les gastro-entéralgies, l'hypochondrie, les cardiopathies nerveuses, les névralgies faciales, les affections organiques du cœur, les hémorrhoïdes, les métrites chroniques, les leucorrhées, les angines granuleuses, etc., se rangent sous ce rapport à côté des dermatoses et des douleurs externes. L'association de ces affections arthritiques et herpétiques avec la tuberculose, dans des proportions diverses, constitue des variétés ou des formes de la Phthisie très-intéressantes à observer, et qui tranchent sur le fond si monotone de la phthisie vulgaire.

« Je suis fâché que mes honorés et savants confrères et collègues, MM. Hérard et Cornil, aient cru devoir rejeter mes observations déjà anciennes sur ce sujet, dans l'ouvrage important et si riche de belles études anatomo-pathologiques qu'ils viennent de publier. Pourtant, je n'en suis pas très-étonné. Ce n'est guère dans les hôpitaux qu'on observe les formes ou les variétés de la Phthisie dont je me suis surtout occupé. C'est un grand dommage pour la Phthisiologie, que tous les ouvrages modernes sur la phthisie pulmonaire aient été faits dans les hôpitaux et avec des matériaux d'hôpital. L'anatomie pathologique y a beaucoup gagné sans doute ; mais la clinique, mais la médecine y ont beaucoup perdu. Il est très-probable que, si je n'avais étudié cette maladie que dans les hôpitaux, je n'aurais jamais eu l'idée des combinaisons d'états morbides qu'elle présente, et qui, la masquant ou la paralysant, en quelque sorte, par l'antipathie qui existe entre elle et eux, constituent des variétés indispensables à bien connaître pour son pronostic et son traitement. Mais, aux Eaux-Bonnes, ce rendez-vous des phthisiques qui sont dans de tout autres conditions sociales et hygiéniques que les phthisiques qui peuplent nos services hospitaliers, j'ai observé par centaines les cas avec lesquels j'ai esquissé l'étiologie, les caractères, la marche et la prognose de mes variétés de la Phthisie ; et rien jusqu'à présent ne peut m'y faire renoncer.

« Quand M. Hérard suppose qu'il n'y a entre nos phthisiques d'Eaux-Bonnes et nos phthisiques de l'hôpital qu'une seule différence, à savoir, que les premiers sont mieux soignés que les seconds, il oublie que nous observons à tout moment, chez les riches, la phthisie vulgaire, la phthisie absolue et sans mélange, et que, malgré tous les soins dont ces malades sont entourés, cette phthisie marche chez eux comme chez nos pauvres malades de Lariboisière et de la Charité.

« D'ailleurs, MM. Hérard et Cornil m'ont donné plus raison qu'ils ne le voulaient peut-être, et que je ne m'y attendais, en reconnaissant que la goutte et le rhumatisme semblent exclure la Phthisie. Je ne leur en demande pas davantage. Ils sont même plus absolus que moi sous ce rapport, car ils vont jusqu'à dire que l'antagonisme entre ces deux maladies est si formel, qu'elles sont incompatibles. Ils n'accordent pas même leur coexistence. Pour moi, je ne dis cela que de la goutte et du rhumatisme jeunes, vigoureux, et dans toute l'énergie de leur accrois-

sement. Ces cas repoussent, en effet, le tubercule de la
même manière qu'ils repoussent le pus, ce qui est une
analogie de plus entre ces deux produits morbides. Aussi,
n'est-ce pas de ces cas qu'il s'agit, mais de ceux où, comme je
l'ai dit tant de fois, ces affections affaiblies, dégénérées, soit
par leur usure naturelle, soit par leur transmission héréditaire et leurs croisements, laissent derrière elles des constitutions amoindries, des maladies frustes dont il reste des
vestiges plus ou moins bien conservés, incapables d'exclure
la Phthisie, mais capables encore de la refréner et de faire
antagonisme à son envahissement complet. L'indication
dominante, dans ces sortes de cas, c'est de régénérer autant
que possible les éléments de résistance et d'antagonisme. Or,
les Eaux-Bonnes me paraissent un des moyens les plus capables d'atteindre ce but. Sans doute, l'arthritisme jeune
et vigoureux exclut la Phthisie ; mais l'arthritisme usé,
décomposé, en quelque sorte, l'exclut si peu, que, dans
la société, on voit moins de phthisiques naître de parents phthisiques que de parents affectés d'autres maladies constitutionnelles. L'arthritisme ou l'herpétisme qui
ont régné longtemps dans un organisme, tendent à s'affaiblir et à se transformer régressivement dans les générations ; ils laissent, dans les constitutions qui en sont issues,
une dégradation organique favorable à la tuberculose et à la
Phthisie. Ces maladies créent à la longue, dans l'organisme,
ce que M. le professeur Bouchardat appelle justement la
misère physiologique ; et le tubercule pulmonaire germe
facilement dans ces organisations dégradées par les maladies
chroniques des ascendants. Ces maladies conduisent, par
d'autres voies que par la misère extérieure, au point d'usure
où celle-ci place les malheureux qui succombent à la phthisie acquise. Seulement, au milieu de la misère physiologique
produite dans les générations par les maladies chroniques
des ascendants, subsistent des reliquats plus ou moins bien
conservés de ces maladies, dont le pouvoir antituberculeux

est proportionné à ce qui peut rester d'énergie aux éléments morbides antagonistes qui survivent encore. Ces éléments n'ont plus, je le répète, la force d'exclure la Phthisie, mais ils ont encore celle d'y résister quelque temps. C'est à la thérapeutique à s'emparer de ces maladies ruinées, à les réparer en quelque sorte, pour les opposer à l'envahissement des transformations pathologiques régressives qui ont une si grande tendance à aboutir au tubercule. Je me garde bien d'atténuer ou de chercher à guérir, chez les phthisiques ou chez ceux qui sont menacés de le devenir, les maladies arthritiques ou herpétiques dont j'ai énuméré plus haut quelques-unes des formes les moins connues. Je dois mes plus beaux succès dans la Phthisie, à la revivification ou à l'explosion primitive de ces affections sous l'influence de la médication thermale d'Eaux-Bonnes.

« Toutes ces conséquences sont renfermées dans le principe de l'exclusion qu'admettent mes adversaires. D'ailleurs, l'expérience les proclame hautement en dehors de toute doctrine sur la naissance et les transformations des maladies chroniques. Rien n'est mieux démontré pour moi que ces résultats dans la cure de ces maladies, si ce n'est le fait non moins clinique de leurs transformations, de leurs croisements et de leur dégénération pour aboutir aux maladies chroniques ultimes. Nier ces mouvements, cette vie des maladies, c'est nier leur essence même et la pathologie. »

Je termine par un mot sur l'hémoptysie.

J'écrivais, il y a cinq ans, dans une brochure qui a pour titre : *Principes de thérapeutique thermale*, etc., les lignes suivantes :

« ..... C'est un cri universel : les Eaux-Bonnes sont trop fortes, elles portent le sang à la poitrine, elles font cracher le sang, etc.

« J'ai besoin, je l'avoue, de quelques saisons encore pour me prononcer définitivement sur cette grande question..... Pourtant, j'incline à croire qu'on observe aux Eaux-Bonnes deux espèces d'hémoptysies : des hémoptysies communes et des hémoptysies thermales ; les unes comme on en voit partout, les autres qui ont le cachet de leur cause..... Le pronostic de ces dernières ou des hémoptysies Eaux-bonnaises n'a pas de gravité..... Pour que cette hémoptysie thermale s'apaise d'elle-même, il suffit de suspendre le traitement pendant peu de jours, d'administrer des béchiques, du lait d'ânesse, etc.....

« ... Cette hémoptysie s'arrête franchement ; et, en opposition avec les hémoptysies communes, elle n'est pas réfractaire..... Il arrive souvent que, quand elle est terminée, le malade puisse tolérer, sans nouveau crachement de sang, des doses d'eau minérale qui n'eussent pas été innocentes auparavant. »

Je n'ai rien à retrancher aux lignes précédentes, mais j'ai besoin de les compléter.

« On s'effraye généralement trop de l'hémoptysie tuberculeuse. Elle est bien moins grave par elle-même que par la gravité de la maladie à laquelle elle se rattache. Dès qu'elle s'annonce, l'effroi est universel et gagne le médecin. C'est une hâte, une intempérance de remèdes tous plus énergiques les uns que les autres. Il semble vraiment que, si l'hémorrhagie pulmonaire n'est pas immédiatement arrêtée, tout est perdu, et que, si elle continue, la maladie principale va être horriblement aggravée, etc... On s'effraye beaucoup moins d'un accès de pneumonie tuberculisante, qui est pourtant beaucoup plus redoutable. Celle-ci est toujours très-grave ; l'hémoptysie, même abondante, et si elle ne fait pas courir des dangers immédiats en tant qu'hémorrhagie, est assez souvent innocente ; quelquefois elle est salutaire. Un certain nombre de phthisiques sont soulagés, amendés même après une hémoptysie. Il n'en est pas ainsi d'un accès de pneumonie spéciale, car il est presque toujours le signal d'une éruption tuberculisante, ou de ce qu'on appelle une *poussée*. Tout le monde sait, en effet, que c'est par accès que la tuberculisation se fait ordinairement. Or si, à l'époque d'une éruption, le raptus inflammatoire ou la pneumonie tuberculisante est remplacée par une hémoptysie — et c'est ce qui arrive quelquefois — la poussée peut avorter ou être très-modérée, tandis que le mode pathogénésique inflammatoire est toujours efficace pour étendre et activer la tuberculisation. J'ai vu assez souvent la Phthisie apaisée pour un temps plus ou moins long après une hémoptysie, mais point après une pneumonie.

« Je suis d'autant plus autorisé à comparer ces deux procédés de tuberculisation, qu'ils ont dans leur marche plus d'analogie qu'on ne croit. Ils supposent tous deux une irritation congestive de la circulation pulmonaire déterminée par le travail plasmatique de la tuberculose, mais dans l'un avec évacuation de la fluxion sanguine, tandis que dans l'autre cette fluxion fixée par l'irritation nutritive, ou s'organisant pour elle, devient, si je puis ainsi dire, une circulation tuberculeuse, une circulation employée à fournir des matériaux à l'évolution de la néoplasie. Il y a cela de remarquable dans le processus comparé de ces deux espèces de fluxion morbide du poumon, que toutes deux, lorsqu'elles sont de quelque intensité, ont une durée à peu près déterminée, et un caractère cyclique. Elles ont leur invasion, leur état, leur déclin assez bien calculables ; et, sous ce rapport, un accès d'hémoptysie a beaucoup de rapport avec un accès de pneumonie. Mais l'issue de ces deux accidents, et leur influence sur le sort immédiat de la tuberculisation sont, je le répète, très-différents.

« Cette observation est bien faite pour calmer le zèle thérapeutique excessif et le déploiement de médecine active auxquels on se croit obligé devant une hémoptysie. Quoi qu'on fasse, cette hémorrhagie, quand elle est vive, fébrile, et que tout l'appareil circulatoire est ébranlé, ne se laisse pas trop détourner de son cours. Sa meilleure solution est une diminution graduelle de l'hémorrhagie, dans laquelle celle-ci

est peu à peu remplacée par une expectoration mucoso-
purulente comme à la fin d'une pneumonie ; et le traitement
qui, dans ces conditions, convient le mieux, me paraît être
celui de la pneumonie tuberculisante elle-même : ipécacuanha ; kermès ; tartre stibié ; digitale ; aconit, aloès, etc.,
mais à faibles doses, et sans prétendre à ce qu'on se propose
toujours à arrêter une hémoptysie comme une hémorrhagie
traumatique.

« Tout ce que je viens de dire et tout ce qui est vrai de
l'hémoptysie tuberculeuse en général, est beaucoup plus
vrai encore de l'hémoptysie sulfureuse thermale en particulier. Les médecins qui ont cru exonérer les Eaux-Bonnes
d'un reproche funeste en niant ces hémoptysies au lieu de
les prendre pour ce qu'elles sont, ont nui à la réputation de
ces Eaux plus qu'ils ne l'ont servie.

« L'altitude a-t-elle quelque part dans cet accident sans
gravité et d'ailleurs peu commun relativement au nombre
des phthisiques en traitement ? Cela n'est pas prouvé, car
c'est rarement en arrivant et avant d'avoir pris les Eaux que
l'hémoptysie se produit. D'ailleurs, on l'observe à Paris avec
les eaux transportées. Quand elle a lieu, c'est plus généralement vers le milieu de la cure thermale. Elle ne consiste
habituellement que dans une expectoration rosée, ou quelques crachats hémoptoïques, qui cessent d'eux-mêmes
quand on a suspendu l'usage de la boisson thermale.

« Je peux donc confirmer aujourd'hui ce que je disais il y
a cinq ans : lorsque ces hémoptysies faibles, et qui n'empêchent pas les malades de sortir, sont apaisées, il est commun
de voir ceux-ci supporter l'eau de Bonnes mieux qu'ils ne
le faisaient auparavant, et achever d'excellentes cures, malgré cela, et peut-être même à cause de cela. Quant aux
hémoptysies plus abondantes, je ne sais pas si elles sont plus
fréquentes chez les phthisiques aux Eaux-Bonnes que partout ailleurs : il est permis d'en douter. Mais si cela était, je
crois pouvoir affirmer qu'elles causent plus de peur que de

mal ; et que parmi les beaux résultats que j'ai obtenus des Eaux-Bonnes dans la Phthisie, je compte un certain nombre de cas où les malades avaient éprouvé des hémoptysies abondantes pendant la cure thermale ou peu de temps après.

« La crainte des hémoptysies par l'Eau d'Eaux-Bonnes n'est donc qu'un spectre rouge. Elle détourne trop souvent les malades et les médecins d'une médication utile. Ce n'est pas l'hémoptysie, qui est à craindre, c'est le tubercule et la pneumonie tuberculisante ; car l'hémoptysie, par elle-même, ne favorise pas la tuberculisation ; elle la modère même quelquefois, surtout lorsqu'elle est l'effet d'une médication salutairement substitutive. La pneumonie tuberculeuse chronique a un effet contraire ; elle est la circulation nourricière du tubercule et comme son placenta. Or, la médication par l'Eau de Bonnes est un des meilleurs résolutifs de cette phlegmasie chronique et du catarrhe qui l'accompagne.

« J'ai partagé sur l'hémoptysie en général, et en particulier sur celle qu'on craint aux Eaux-Bonnes, l'appréhension des malades et le préjugé de mes confrères. L'expérience m'a délivré de l'un et de l'autre. C'était aussi bien mon devoir de le dire, que de faire connaître les contre-indications sur lesquelles j'ai assez longuement insisté. »

Jusqu'à présent, je n'ai rien dit des doses auxquelles on doit administrer les Eaux d'Eaux-Bonnes. On pourrait croire que ce soin est inutile, parce que les praticiens, en général, ont peu besoin d'indications à cet égard, ces Eaux étant toujours administrées sur les lieux par des médecins habitués à les employer, et qui peuvent se passer pour cela des conseils d'un de leurs confrères.

Pourtant, indépendamment de l'usage qu'on fait si souvent à domicile des Eaux d'Eaux-Bonnes transportées, il y a un intérêt réel, à tous les points de vue, à ce que tous les médecins sachent à quel point les Eaux d'Eaux-Bonnes sont un médicament ; quelle importance leur dosage exact et méthodiquement gradué peut avoir dans le traitement de la Phthisie à tous ses degrés ; enfin, à quelle sobriété, à quel *minimum* de doses on peut descendre en continuant à produire des effets physiologiquement et thérapeutiquement appréciables, les seuls possibles même, et les seuls efficaces dans certains cas.

On donnait autrefois l'Eau d'Eaux-Bonnes à des doses excessives. Il est fort probable que ce n'est pas à des phthisiques que ces doses énormes, un et plusieurs litres par jour, étaient administrées. Les malades de la vallée d'Ossau et des vallées voisines formaient presque la seule clientèle de ces Eaux. C'est bien plus sur ces montagnards que sur des citadins venus de tous les points de la France et de l'Europe, que les Bordeu, et le dernier d'entre eux, l'illustre Théophile lui-même, avaient fait leurs premières et mémorables observations. Les scrofuleux sont très-communs dans ces vallées ; les catarrhes bronchiques qui relèvent de la scrofule y sont communs aussi ; mais la Phthisie y est relativement assez rare. De plus, on ne parlait guère à cette époque des malades qui meurent ; on ne faisait attention qu'à ceux dont le rétablissement proclamait les vertus anti-écrouelleuses et anticatarrhales des sources sulfureuses du pays.

D'ailleurs, les termes dans lesquels Bordeu exalte le mode d'action et les propriétés médicinales de « ses chères fontaines », ne paraissent guère indiquer qu'il s'agisse de Phthisie.

Il avait très-bien vu que nos Eaux « poussent à la poitrine » ; qu'elles opèrent rapidement la coction des catarrhes ; qu'elles sont comme « un baume minéral naturel » qui mûrit et résout les affections chroniques, en les ramenant promptement à l'état aigu et les forçant à se terminer franchement comme un rhume vulgaire, etc... ; mais tout cela, quoique très-bien vu, ne ressemble guère à la Phthisie et aux effets des Eaux d'Eaux-Bonnes dans cette grave maladie.

Aujourd'hui encore nous pouvons retrouver à Eaux-Bonnes les types qui semblent avoir posé devant Bordeu. Nous voyons les habitants de la vallée d'Ossan, qui se termine par l'établissement thermal et la petite ville d'Eaux-Bonnes, boire leur Eau minérale à grands traits contre les rhumes tardifs ou les catarrhes bronchiques chroniques dont ils sont souvent affectés, et s'en trouver fort bien ; mais nous ne voyons pas les phthisiques proprement dits en faire autant. Il importe pourtant d'avouer que la tolérance de cette catégorie de sujets pour l'Eau d'Eaux-Bonnes, même dans la Phthisie, est beaucoup plus grande, très-remarquable même, dans des cas nominativement analogues à ceux que nous observons chez nos civilisés irritables, qui ne supporteraient pas sans danger la cinquième partie des doses que se permettent quelquefois, avec plus ou moins de succès, les natures peu excitables et patientes dont je parle.

J'en ai eu l'an dernier un exemple qui m'a frappé.

Les sociétés de secours aux blessés des départements de la Gironde et des Basses-Pyrénées ont ouvert en 1871 une ambulance à Eaux-Bonnes pour le traitement des soldats qui avaient contracté des affections chroniques des voies respiratoires pendant la dernière campagne contre la Prusse.

Si on pouvait douter de l'influence funeste du froid et des misères d'un soldat en campagne sur la production de la Phthisie, ce doute ne serait plus possible après le spectacle des cas innombrables de cette cruelle maladie qui se sont déclarés pendant et après l'hiver de 1870-71. Ce que le siége de Paris, les campagnes de la Loire, de l'Est et de l'Ouest de la France ont créé de phthisiques qui ne l'auraient jamais été sans ces fatales circonstances, est impossible à concevoir. Il y a malheureusement de quoi convertir ceux qui croient encore avec Laënnec que le froid et les phlegmasies de la poitrine qu'il détermine sont incapables de produire la tuberculose pulmonaire. Or, ces phthisies, les unes accidentelles, les autres acquises, sont, je l'ai déjà dit, ordinairement très-graves chez les individus que le dénûment ou les excès ont privés de toute résistance vitale, et qui n'ont d'ailleurs aucun élément d'antagonisme.

C'est dire que ces sujets sont peu sensibles, point irritables, habitués aux fatigues, à une mauvaise alimentation, à des vins acerbes, à des vêtements grossiers, à un coucher dur, à une vie rude et exposée.

Sur trente-six malades que j'ai traités dans cette ambulance avec l'aide de M. le Dr Leudet, j'avais plus de deux tiers de phthisiques. Dans ce nombre, vingt au moins avaient des lésions au deuxième degré et de la fièvre. Eh bien, j'ai pu porter rapidement la dose d'Eau d'Eaux-Bonnes à deux et trois verres par jour, sans provoquer plus d'accidents thermaux que je n'en excite avec un demi-verre par jour en deux fois, même avec deux cuillerées matin et soir, chez les personnes du monde, chez les malades qui vivent en serre chaude, délicates, susceptibles d'impressions très-vives, et dont l'organisation surexcitable ressent comme vingt, ce que les paysans ou les soldats ressentent comme un.

J'ignore ce que sont devenus ces hommes ; mais ce que je sais, c'est que plusieurs d'entre eux avaient déjà éprouvé un commencement d'amélioration pendant la cure et au moment de leur départ. Toutefois, je ne veux prouver en ce moment qu'une chose, c'est la latitude très-variable des doses, non pas suivant la nature abstraite et le degré de la maladie ou de la Phthisie, mais selon la susceptibilité des sujets, leurs habitudes, leur éducation, leur seconde nature, en un mot.

Quoi qu'il en soit, le médecin doit savoir que dans les conditions où se trouvent ordinairement les malades étrangers atteints de Phthisie à Eaux-Bonnes, on peut produire des résultats considérables avec des doses très-faibles. Il n'est pas rare, qu'après quatre semaines de traitement, on n'ait pu arriver qu'à la dose de six ou huit cuillerées d'Eau minérale par jour, prises en trois ou quatre fois, même à deux cuillerées par jour en deux fois, et cependant, avec des résultats sensiblement utiles. Les malades n'en supportent pas plus ; et cette dose, si faible qu'elle soit, leur fait moins de mal et plus de bien que des doses plus fortes ; tant les doses sont peu, tant l'accommodation personnelle est tout. L'essentiel est de produire l'impression qui convient, et de la produire dans la mesure de chaque individu. Or, il n'y a pour cela ni poids ni mesure. Il n'y a pas de doses absolues, il n'y a que des doses relatives. Aussi, faut-il souvent tâtonner avec certains phthisiques, surtout avec certaines phthisiques, qui seraient tués par les doses qu'un paysan ou un soldat ressentent à peine. Ces doses, qui semblent puériles, impriment pourtant le ton antituberculeux juste, au sang et aux tissus d'une femme qu'un coup d'éventail fait tousser, qui crache du sang si le thermomètre descend ou monte à un degré au-dessus ou au-dessous de la moyenne très-étroite de sa sensibilité pulmonaire, ou lorsqu'elle touche à telle boisson fermentée ou à tel condiment. Ces faits incontestables sont du même ordre : il faut s'y conformer.

Plus j'observe et je pratique à Eaux-Bonnes, plus je réduis mes doses, plus je suis convaincu qu'on peut obtenir beaucoup avec peu, et que tout consiste dans l'accommodation. On ne risque jamais rien à commencer chez les phthisiques par une cuillerée ou deux matin et soir. Il ne faut pas oublier que l'Eau minérale d'Eaux-Bonnes parvient aux poumons en moins d'une minute, et qu'elle est très-vivement ressentie par ces organes chez beaucoup de phthisiques. C'est ce qui a suggéré l'idée du pédiluve thermal qu'on prescrit souvent aux phthisiques après la dose de boisson du matin, ou entre deux doses prises à une heure d'intervalle. Cette pratique n'a pas d'autre raison d'être que de modérer l'excitation ou la fluxion pulmonaires qui suivent immédiatement l'ingestion de l'Eau thermale.

C'est depuis que les Eaux d'Eaux-Bonnes ont attiré spécialement les phthisiques, qu'on a senti la nécessité de diminuer beaucoup les doses de ce médicament naturel si puissant. Sans cette sage mesure, on aurait pu perdre la réputation d'une source précieuse. Mon prédécesseur, Darralde, a eu le mérite d'introduire cette réforme salutaire. C'est un vrai service, un service réellement médical rendu par lui à Eaux-Bonnes:

J'ai parlé des doses minimes auxquelles on est quelquefois forcé de descendre. Ce sont pourtant les exceptions. Quant aux doses ordinaires, je ne pense pas qu'il soit bien utile de dépasser, au bout de 15 à 20 jours, la dose de 3 demi-verres pris en trois fois, deux le matin à une heure d'intervalle, et un dans l'après-midi, après être arrivé très-graduellement à cette dose *maxima*.

Cette dose est tellement la haute moyenne, qu'il arrive à tout moment que les malades, qui avaient bien supporté deux demi-verres, et mieux encore, quatre quarts en quatre fois, éprouvent tout à coup, avec trois demi-verres, des symptômes pathogénésiques qu'ils n'avaient pas ressentis jusque-là, symptômes auxquels ils s'habituent, mais qui augmentent quelquefois, ou se maintiennent assez vifs, pour qu'on soit obligé de redescendre à un verre pris en quatre fois. Il est toujours bien entendu que je ne parle que des phthisiques, et des cas les plus ordinaires.

Doit-on donner aux phthisiques des bains d'Eaux-Bonnes? Ces bains sont peut-être les plus excitants des Pyrénées. Ils agissent très-vivement sur le système nerveux; el de même que cette Eau, prise en boisson, produit sur quelques personnes l'effet du café ou du vin blanc, cause de l'insomnie, des palpitations, des anxiétés précordiales, de même les bains généraux surexcitent trop, et de la même manière, les phthisiques généralement fort irritables. Dans tous les cas, on ne pourrait baigner que les phthisiques au premier degré, toussant à peine, et surtout sans fièvre. D'une manière générale, je n'en vois que très-exceptionnellement l'utilité. La boisson thermale suffit; elle est tout pour les phthisiques. Cependant, on se persuade généralement, qu'une découverte précieuse a été faite dans la méthode qui consiste à faire aspirer des médicaments liquides pulvérisés. On a dépensé dans la construction des appareils pulvérisateurs beaucoup de talent. On est arrivé à poudroyer l'eau si finement, qu'elle reste suspendue dans l'air comme une vapeur. Je crois être sûr que c'est du talent perdu, et que ce procédé n'est qu'une pure fatigue pour les organes respiratoires, toutes les fois qu'il s'agit d'une affection située au delà du larynx. Je pense même que, pour celui-ci, la pulvérisation n'a d'action, dans la plupart des cas, que par contiguïté, par sympathie de voisinage, par voie de résolution éloignée. Les angines proprement dites seules, ou les affections du pharynx et des parties constituantes de l'isthme du gosier, voile du palais et ses piliers, amygdales, sont susceptibles d'être utilement modifiées par l'injection des Eaux médicinales pulvérisées. Or, pour remplir l'indication dans ces cas, il est inutile que l'Eau médicamenteuse soit trop vaporeusement pulvérisée; il est même faux et contre-indiqué qu'elle doive l'être. Il faut qu'elle agisse par percussion en même temps que par arrosement. C'est une douche, un gargarisme massant et douchant. On a ainsi un double moyen résolutif.

Quant à la Phthisie, et même aux catarrhes bronchiques, l'inhalation des poussières aqueuses est plus qu'inutile dans leur traitement.

Quelle doit être la durée d'une cure thermale d'Eaux-Bonnes pour les phthisiques? Question des plus importantes, et sur laquelle les médecins sont rarement d'accord avec les malades.

Le terme de trois semaines est comme consacré pour le public. Le médecin est mal venu à demander plus. Or, pour les cas de Phthisie où l'indication est positive et où le médicament est bien toléré, cette durée est insuffisante. Si l'on veut précipiter la progression des doses, on risque des accidents; si on les gradue avec la méthode et la modération nécessaires, on reste au-dessous du besoin. L'idéal, c'est lentement et longtemps. Il conviendrait que chaque malade pût consacrer six semaines et même deux mois à sa cure, en se donnant toutes les semaines un jour de repos, au moins, surtout s'il prend les Eaux pendant deux mois; surtout aussi vers la fin de la cure ou après les trois premières semaines, lorsqu'il a commencé à atteindre les plus hautes doses. Il est juste de remarquer, en effet, que ce terme de trois semaines n'est pas tout à fait une superstition. Je l'ai déjà dit, c'est généralement vers cette période de la cure, que les premiers symptômes d'excitation et de saturation thermales apparaissent. Il faut donc se modérer quand on approche de cette époque, afin de pouvoir continuer au delà. Une bonne manière de le faire, est de briser les doses, c'est-à-dire, de prendre alternativement une dose plus forte et une dose plus faible, et de se reposer un jour ou deux au plus.

Je sais que les malades qui peuvent donner un temps convenable à leur cure, sont dans l'habitude de faire, après trois semaines, une étape de huit ou dix jours et de recommencer ce qu'on appelle une deuxième saison, plus courte que la première. J'ai souvent observé que bien des malades sont très-excitables après ce repos, et ne peuvent plus reprendre la cure, même à des doses aussi faibles que celles par lesquelles elles avaient commencé. L'action de l'Eau d'Eaux-

Bonnes n'est pas éphémère. La médication continue de soi; ses effets d'intussusception et d'assimilation augmentent longtemps encore après les dernières ingestions, et rendent quelquefois alors de nouvelles administrations difficiles. Je préfère donc la méthode graduellement continue, avec les faibles et plus fréquentes interruptions que j'ai indiquées.

Je me suis suffisamment expliqué précédemment sur les indications et les contre-indications des cures répétées chaque année chez les phthisiques, qui durent et qui ont obtenu de bons résultats de leurs premières saisons thermales.

L'Eau d'Eaux-Bonnes transportée jouit, grâce à sa grande stabilité de composition et à sa double sulfuration, de propriétés thérapeutiques encore très-remarquables. Aussi, est-ce à juste titre qu'elle est employée à domicile dans toute l'Europe et même au delà des mers. Sans doute, elle ne remplace jamais l'Eau prise à la source. Là, elle possède une température naturelle et spécifique, à laquelle se rattache inimitablement un groupe de propriétés généreuses qui en rendent l'action intime, l'assimilation parfaite, car ce baume minéral naturel, comme disait Bordeu, est un médicament presque organisé. Il est certain que le refroidissement tue les matières organiques, ces cryptogames dont est formée la barégine ou la glairine suspendue dans ces Eaux. Que d'autres propriétés, mal connues chimiquement, le refroidissement n'y détruit-il pas encore! Elles donnent alors de l'acide sulfhydrique assez irritant. On les adoucit et on les met à la température de la source (31° centigrades), par l'addition de deux ou trois cuillerées de lait très-chaud. La meilleure édulcoration est le sirop de térébenthine. Il s'associe très-bien au soufre en général, et à l'Eau d'Eaux-Bonnes en particulier, dont il relève les propriétés. Un demi-verre le matin à jeun; quelquefois un quart de verre de plus vers 3 heures de l'après-midi, sont des doses bien suffisantes.

A quelle époque les phthisiques doivent-ils prendre les Eaux d'Eaux-Bonnes à la source?

La saison officielle commence le 1er juin et finit le 30 septembre. Certains malades dont l'affection est froide, torpide, peu avancée, qui sont sans fièvre et sans phlegmasie pulmonaire qui retentisse loin de son siége, peuvent faire leur cure pendant l'un quelconque de ces quatre mois.

Cependant, il est prudent de s'éloigner le plus possible du printemps et de s'éloigner le moins possible de l'automne ; c'est la première règle. La seconde, est de fuir l'époque des chaleurs fortes et continues. Voici les raisons de ces deux conseils.

On ne sait généralement pas assez que la Phthisie, comme toutes les maladies chroniques d'ailleurs, mais plus encore qu'aucune d'elles, a sa plus forte période d'exacerbation naturelle au printemps, et son temps de rémission le plus marqué en automne. Les éruptions ou les poussées tuberculeuses les plus hâtives et les plus violentes, ont leur maximum, de l'équinoxe de printemps au solstice d'été; et leur apaisement le plus marqué, de l'équinoxe d'automne au solstice d'hiver. Or, nous savons que les Eaux d'Eaux-Bonnes doivent être administrées autant que possible loin des époques de ces éruptions tuberculeuses, qui sont toujours inflammatoires et fébriles, beaucoup plus communes au printemps, beaucoup plus rares, au contraire, dans les quatre ou cinq derniers mois de l'année. Le trimestre le plus favorable à cette cure thermale, pour les phthisies fébriles, serait le trimestre d'août, de septembre et d'octobre. Les mois de juin et de juillet seraient réservés aux catarrhes, aux asthmes, aux angines et aux phthisies non fébriles.

Les malades, la plupart des médecins même, sont convaincus, que la cure thermale d'Eaux-Bonnes exige le plein été et la plus grande chaleur atmosphérique possible. C'est une grave erreur. Qu'on observe la Phthisie à Paris dans les hôpitaux, et on verra que la période de la plus grande et de la plus rapide mortalité pour les phthisiques, correspond aux mois des plus grandes chaleurs ; et que les étés longs et très-chauds sont les plus funestes aux phthisiques. La fonte tuberculeuse, inflammatoire et fébrile, n'est jamais plus hâtive que du 15 juin au 15 août, lorsque l'été est torride et les grandes chaleurs continues.

Quant aux Phthisies les plus graves et les plus fébriles, qui ne sont jamais plus communes à Eaux-Bonnes que du 1er juillet au 20 août, elles y font des cures moins faciles et moins bien tolérées à cette époque qu'avant, et surtout après. Les malades dorment mal ; leurs sueurs, celles de la nuit surtout, sont profuses et épuisantes. L'Eau minérale sature plus vite et ne peut pas toujours être administrée aux doses suffisantes ; enfin, les diarrhées qui interrompent le traitement, sont beaucoup plus fréquentes. Il conviendrait donc de partager la saison en deux ou trois parties, et de distribuer les malades dans ces diverses périodes, suivant la nature et le degré de leur affection.

Il y a un enseignement à tirer, pour la connaissance sérieuse des Eaux d'Eaux-Bonnes, de l'observation des affections gastro-intestinales aiguës, fièvre gastrique, diarrhée et dyssenterie surtout, qui règnent plus ou moins vivement à Eaux-Bonnes, comme d'ailleurs dans toutes les Eaux minérales des Pyrénées, depuis le commencement jusqu'à la fin des grandes chaleurs ; du 15 juillet, en général, jusqu'à la fin d'août.

On croit que les affections intercurrentes, qui contrarient si péniblement la médication thermale, doivent être attribuées à l'abus des fruits, aux diverses boissons froides que les malades, surtout ceux qui fébricitent, recherchent avidement ; à l'usage des viandes trop avancées par l'influence de la chaleur et par la nécessité de les conserver dans la glace qui les congèle et les altère, etc.

En accordant quelque action à ces diverses causes, je suis convaincu qu'elles sont tout au plus auxiliaires, et que, si elles agissaient seules, on s'en apercevrait à peine.

La vraie cause de ces accidents, à mes yeux, c'est la continuité des fortes chaleurs, et le mode d'action de l'Eau minérale prise dans ces conditions atmosphériques.

On dit que les saisons sont des climats passagers. C'est très-juste. Or, les climats chauds favorisent le développement des affections gastro-intestinales et hépatiques. Il en est de même des saisons, et, chez nous, des étés où la chaleur est tout à la fois forte et continue.

Si, d'un autre côté, on considère que le soufre en général, et l'Eau d'Eaux-Bonnes en particulier, sont des médicaments antipathiques aux organes abdominaux, on comprendra que ces deux actions, celle de la saison chaude, climat chaud passager, compliquée de celle d'une influence médicinale hostile aux voies digestives, irritent celles-ci, et qu'il en résulte des embarras gastriques, des diarrhées et des dyssenteries plus ou moins vives.

Cette constitution médicale qu'autrefois on aurait appelée bilieuse, et que nous appelons catarrhale des voies digestives, parce qu'elle est aux voies digestives, en été, ce que les grippes ou les fièvres catarrhales bronchiques de l'hiver sont aux voies respiratoires, cette constitution médicale règne toutes les années épidémiquement dans toute la France, mais plus remarquablement dans les Pyrénées. Elle existe dans la vallée, chez les paysans qui ne boivent pas de l'Eau d'Eaux-Bonnes, et chez les personnes qui sont dans cette station sans prendre l'Eau minérale ; mais elle sévit sur celles-ci d'une manière rare et faible en comparaison de la fréquence et de l'intensité qu'elle a chez les individus soumis au traitement thermal.

Ces observations sont concluantes. Elles font voir que nos diacrises gastro-intestinales sont l'effet des actions combinées et coefficientes de la constitution gastrique estivale, et de l'Eau de Bonnes.

Cette Eau minérale agit, en effet, comme les climats chauds et les temps caniculaires. Le soufre est chaud, selon la médecine galénique. Il favorise et surexcite les combustions animales ; *surazotise* et *sururifie* les humeurs, si on veut bien me passer ces expressions ; il pousse aux lithiases urique et biliaire, il animalise les sueurs, constipe, et concentre le sang de la veine porte.

J'ai vu l'Eau d'Eaux-Bonnes causer à elle seule des fièvres gastriques. Elle est le contraire exact de l'Eau de Vichy et des Eaux alcalines en général. Il n'est pas rare qu'on soit obligé de faire prendre de l'Eau de Vichy pendant les repas à de certains sujets affectés de maladies des voies respiratoires, et dont le tempérament bilieux et les voies gastro-hépatiques risquent d'être fâcheusement influencés par l'Eau thermale d'Eaux-Bonnes.

Si nos diarrhées et nos dyssenteries d'Eaux-Bonnes n'étaient que l'effet d'une nourriture malfaisante, etc..., elles apparaîtraient comme des accidents ou des empoisonnements passagers, et sans forme nosologique déterminée. Ainsi, dans les tables d'hôte, les colléges, les communautés, on voit quelquefois vingt personnes dérangées, comme on dit, par un mets malsain ou préparé dans des vases culinaires mal étamés ; mais ces accidents n'ont aucun rapport avec les maladies gastro-intestinales produites en été par les eaux sulfureuses, car celles-ci sont des maladies et non des accidents.

Lorsque les malades qui ont dû fréquenter Vichy pour des coliques hépatiques et néphrétiques, abusent de cette Eau minérale si bienfaisante, en voulant se guérir trop et altérer à fond leurs lithiases, etc., il n'est pas rare de voir des catarrhes bronchiques, l'asthme humide, des tubercules même, prendre la place de leurs affections arthritiques. Ils sont alors envoyés à Eaux-Bonnes par leur médecin, qui souvent ne se doute pas plus qu'eux, de la transformation régressive qu'a subie leur maladie.

Notre Eau sulfureuse améliore souvent ces affections des voies respiratoires, comme Vichy avait fait disparaître avec excès peut-être leurs affections abdominales.

Mais ici, se place un fait très-intéressant. L'Eau d'Eaux-Bonnes amende d'autant plus efficacement ces sortes de catarrhes bronchiques, et quelquefois de tuberculose pulmonaire, qu'elle ramène plus vivement chez ces malades des coliques hépatiques, des coliques néphrétiques ou des gastro-entéralgies. J'ai observé ces cas assez souvent, et j'en ai fait l'objet d'un rapport à l'Académie de médecine. Rien ne prouve mieux que l'ordre de faits très-positifs que je rappelle en ce moment, l'exactitude du titre que j'ai donné à ce Mémoire : *Conversion des maladies de Vichy en maladies d'Eaux-Bonnes sous l'influence de l'abus des Eaux alcalines. Production ou régénération de maladies de Vichy par l'action des Eaux d'Eaux-Bonnes.*

Il y a, en effet, un antagonisme marqué entre les maladies qu'on traite dans ces deux établissements thermaux. Le même antagonisme existe entre l'action physiologique et thérapeutique de ces deux Eaux ou de ces deux médications.

On se tromperait beaucoup, si on pensait que, dans l'explication que je viens de donner de l'action combinée des chaleurs de l'été dans les Pyrénées et de l'Eau d'Eaux-Bonnes sur nos malades pour produire les affections intestinales aiguës qui traversent et troublent nos cures thermales, j'ai voulu accuser les Eaux d'Eaux-Bonnes et faire le procès de ces Eaux puissantes. Cela est si loin de mon esprit, qu'en cela, au contraire, je crois proclamer les vertus béchiques de l'Eau minérale dont il s'agit. Je crois, en effet, qu'il y a un rapport positif entre la propriété dont jouit l'Eau d'Eaux-Bonnes, d'exciter des affections gastro-intestinales, hépatiques et rénales, et sa propriété de résoudre les affections des voies respiratoires, et qu'il est difficile qu'une de ces vertus médicinales antagonistes existe sans l'autre. Je l'ai déjà dit, les cas de Phthisie où nous réussissons le mieux sont ceux où nous provoquons des affections antagonistes, soit arthritiques, soit herpétiques, etc. J'ai donc fait l'éloge des Eaux d'Eaux-Bonnes en révélant leur action hostile aux organes abdominaux. C'est, assez souvent, une des conditions de leur puissante action dans les affections de la poitrine, catarrhales, et même organiques.

J'ai parlé plus haut de la nécessité où nous sommes quelquefois de faire prendre de l'Eau de Vichy ou de Vals aux malades sanguins ou bilieux qui boivent nos Eaux, afin de les préserver des accidents gastro-hépatiques ou rénaux que ces Eaux pourraient déterminer chez eux.

La nature semble avoir pourvu à cette indication dans la station thermale d'Eaux-Bonnes. L'eau potable n'y est pas séléniteuse. Elle est, au contraire, chargée de carbonates. Cette Eau fraîche, sapide, exquise, purge légèrement les personnes qui arrivent et qui n'y sont pas encore habituées. Elle a surtout des propriétés diurétiques très-remarquables. C'est un bienfait dans une station thermale dont les eaux constipent l'intestin et les reins, et qui produisent très-facilement un excès d'acide urique. Aussi, me gardé-je bien d'empêcher l'effet laxatif de cette eau potable comme on avait autrefois l'habitude de le faire en coupant le vin des repas avec de l'eau panée ou telles autres boissons antidiarrhéiques. D'ailleurs, on s'y habitue facilement, et ce premier effet sur l'intestin disparaît assez promptement. Quoi qu'il en soit, on doit laisser à cette eau de montagne ses propriétés laxatives et diurétiques. C'est un bienfait naturel qu'il est bon de ménager pur et tout entier à nos malades.

LES AUTRES EAUX MINÉRALES DANS LA PHTHISIE.

Les Eaux minérales employées contre la Phthisie m'occuperont peu après les Eaux d'Eaux-Bonnes. J'ai dû à celles-ci plus d'attention et de développements, parce que je ne leur connais pas de rivales parmi les Eaux minérales du même genre, et parce que les Eaux alcalines, sodiques ou calciques plus ou moins chlorurées ou arséniquées, dont il me reste à parler maintenant, ne répondent, dans la cure de la Phthisie, qu'à des indications secondaires et de forme. Elles ne vont point, en effet, au fond de la tuberculose pulmonaire, et leur usage n'est réclamé que négativement, ou lorsque, pour plusieurs raisons que j'ai fait assez connaître, les Eaux d'Eaux-Bonnes sont interdites aux phthisiques. Ce sont presque toutes des eaux immédiatement sédatives, et qui, dès lors, n'ont pas la longue portée d'action des Eaux d'Eaux-Bonnes. J'ai eu d'ailleurs d'autres raisons d'accorder plus de soin à l'étude de celles-ci. Depuis douze ans que l'Inspection de ces thermes célèbres m'a été confiée, j'y ai vu beaucoup de phthisiques. C'est sur ce grand théâtre que j'ai recueilli les observations au moyen desquelles j'ai essayé de poser dans ces études les bases d'une Phthisiologie nouvelle. J'étais donc plus autorisé à en parler que des autres Eaux minérales près desquelles je n'ai pas exercé la médecine. Cependant, j'ai vu à Eaux-Bonnes même, et dans ma pratique en général, tant de malades qui ont pris, avec des résultats concordants, les Eaux minérales sur la valeur desquelles je dois donner maintenant mon opinion, qu'il me suffira de peu de mots pour les caractériser, les classer et tracer les indications exceptionnelles qu'elles sont appelées à remplir. Leur parallèle avec les Eaux d'Eaux-Bonnes jette d'ailleurs sur elles beaucoup de clarté.

EAUX NATURELLES FERRUGINEUSES ET IODÉES.

Je crois, avant tout, devoir exclure les Eaux minérales ferrugineuses et iodées de la cure de la Phthisie. Leur emploi n'y est guère mieux indiqué que celui des préparations pharmaceutiques d'iode et de fer. Ces deux substances, l'une si spécialement hématopoiétique, le fer; l'autre si spécialement antiscrofuleuse, l'iode, et qu'*à priori* on croirait devoir entrer si heureusement dans la thérapeutique de la Phthisie, irritent généralement sans profit les poumons tuberculeux. A défaut d'autres arguments, je ne demanderais que celui-là pour réfuter l'opinion qui fait de la Phthisie la scrofule des poumons, et celle qui n'y voit que l'effet de toutes les débilités, ou d'un pur appauvrissement de la sanguification.

Le fer, ses préparations, les Eaux dont il est le principe minéralisateur, congestionnent le poumon, poussent aux hémoptysies, mais sans le bénéfice ultérieur dont est si souvent suivi l'usage de l'Eau d'Eaux-Bonnes. On peut juger, après cela, de la valeur du fameux principe *similia similibus*, qui ne s'appuie et ne peut s'appuyer que sur la similitude plus ou moins grande des symptômes. C'est tout au plus si, dans certaines phthisies très-froides et principalement caractérisées par une anémie et une pâleur extrêmes, il est indiqué de prescrire le fer ou les Eaux minérales ferrugineuses. Ce médicament peut rendre alors quelques services passagers, mais il ne peut jamais devenir une médication habituelle.

J'en dirai autant de l'iode et des iodures qui irritent immédiatement et vivement la membrane muqueuse de l'appareil respiratoire, et provoquent l'éternument et la toux, comme le font le principe de la rougeole et de la coqueluche qui excitent si particulièrement la tuberculose. La réputation de l'iode dans la Phthisie n'a jamais été qu'une vue de l'esprit, une anticipation sur l'expérience. Ce sont les vertus de ce métalloïde contre la scrofule, qui ont été le point de départ et la raison de son usage dans la Phthisie. Or, il n'y a guère plus de rapport entre les propriétés de l'iode dans ces deux maladies, qu'entre ces deux maladies elles-mêmes. Dans la phthisie scrofuleuse, qui accuse déjà, comme je l'ai dit, une dégénération de la scrofule, l'iode ne doit être même prescrit qu'avec modération.

EAUX MINÉRALES CHLORURÉES-SODIQUES, — BICARBONATÉES-SODIQUES ET CALCIQUES. — EAUX ARSÉNIQUÉES.

Le chlorure de sodium et les eaux chlorurées-sodiques sont plus reconstituants dans la Phthisie que le fer et l'iode. Ils n'ont pas d'action spéciale sur l'appareil respiratoire, mais ils favorisent la nutrition en général, c'est-à-dire, l'assimilation des aliments à tous les degrés, depuis la bouche et l'estomac jusque dans l'intimité des tissus. Je recommande volontiers aux phthisiques de saler exceptionnellement leurs aliments sur l'assiette, les viandes surtout, au moment de les prendre. Les Eaux minérales de Salies en Béarn, de Salins, de Bourbonne, de Balaruc, d'Uriage, de Soden, de Manheim sont les eaux chlorurées-sodiques qu'on pourrait employer dans certains cas de Phthisie. Celles d'Uriage sont en même temps sulfurées. Il est vrai que toutes ces Eaux sont administrées en bains, que c'est la principale manière de les employer, et que les phthisiques au premier degré, froids, torpides, toussant à peine, sans fièvre, sont seuls susceptibles de ce mode d'emploi. Mont-Dore, Royat, Vals (source Dominique), Ems, la Bourboule sont, après les Eaux d'Eaux-Bonnes, les Eaux les plus recommandées dans la Phthisie.

Ces Eaux agissent surtout contre l'élément vasculaire sanguin ou contre les congestions pulmonaires dans la Phthisie. Les unes sont bicarbonatées-sodiques et assez fortement chlorurées comme Ems ; bicarbonatées-sodiques et assez arséniquées comme la source Dominique de Vals ; bicarbonatées-calciques et sodiques, puis très-légèrement arséniquées comme Mont-Dore et Royat ; enfin, chlorurées-sodiques et fortement arséniquées comme la Bourboule.

Comme on le voit, l'action de l'arsenic dans ces Eaux est aidée par les autres principes qui entrent avec lui dans leur composition, tels que le bicarbonate de soude, le bicarbonate de chaux et le chlorure de sodium. On ne sait pas si cette association corrobore ou affaiblit l'action de l'arsenic, lorsque çes Eaux sont administrées dans la Phthisie, car je n'en dois parler ici que sous ce rapport. Ces sels, le premier surtout, ont quelque chose d'altérant, d'antiplastique, de fondant, comme on disait autrefois. On peut croire que la médication arsenicale est rendue plus prompte par l'action résolutive et antiphlogistique des sels sodiques et calciques qui constituent la minéralisation de ces Eaux, mais on peut douter que cette médication soit rendue plus puissante. Si on en juge par le récit des effets immédiats que les médecins qui exercent près de ces Eaux leur attribuent, elles exerceraient sur les symptômes de la Phthisie une influence rapidement résolutive. Pour moi, si je les apprécie par leurs résultats éloignés, je ne leur attribue qu'une action éphémère, sans portée et sans profondeur. Ce que je sais, c'est que la liqueur de Fowler, l'arséniate de soude et l'acide arsénieux des pharmacies, ont sur la Phthisie une action plus profonde et plus reconstituante que les Eaux minérales dont il s'agit.

Que donnera dans la Phthisie l'Eau de la Bourboule bue à la source? On ne peut pas le dire, cette station thermale n'ayant pas encore eu le temps de faire ses preuves sous ce rapport. Son efficacité dans la scrofule, surtout dans la scrofule des enfants ; d'un autre côté, sa vieille renommée dans la cure des fièvres intermittentes (la Bourboule possède une source dite des Fièvres), semblent désigner les deux grands facteurs thérapeutiques de ces Eaux. Est-ce par l'action combinée de ces deux facteurs qu'elles suppriment les fièvres d'accès et guérissent les scrofuleux? Ou bien est-ce l'arsenic qui supprime les premières, et le chlorure de sodium qui est efficace chez les seconds, comme l'analogie pourrait porter à le croire? J'aime mieux penser que la Bourboule agit avec toutes ses propriétés dans les deux cas, car les bonnes Eaux minérales forment une unité thérapeutique ou une espèce médicinale, en agissant toutefois davantage sur telle maladie par telle de leurs propriétés, et davantage sur telle autre par d'autres éléments de leur composition.

Mais ce qui nous intéresse, c'est l'action de l'Eau de la Bourboule dans la Phthisie. L'avenir nous dira si les efforts qu'on tente pour l'accréditer dans le traitement de cette grave maladie, seront justifiés. Rien n'a encore été publié sur ce sujet. Transportée, je ne lui reconnais pas plus d'action, et peut-être moins qu'aux préparations arsenicales des officines que j'ai énumérées plus haut. En résumé, la part d'action de l'arsenic dans les Eaux minérales qui en contiennent, n'est pas faite dans les maladies quelles qu'elles soient qu'on traite par ces Eaux; et elle ne l'est pas davantage dans le traitement de la Phthisie en particulier. Les succès du Mont-Dore et de la Bourboule, dans l'asthme et les bronchites capillaires chroniques avec emphysème, pourraient suggérer l'idée que l'arsenic a une part spéciale dans ces résultats, parce qu'on connaît, d'un côté, les rapports de l'asthme avec l'herpétisme, et qu'on sait, d'autre part, l'efficacité assez bien éprouvée de l'arsenic dans le traitement des dartres. Il est vrai que les Eaux du Mont-Dore renferment tout au plus un milligramme d'arséniate de soude par litre. Je ne fais pas de cette minime quantité une raison décisive, car on sait bien que l'Eau d'Eaux-Bonnes ne contient pas plus de quatre milligrammes de sulfure de sodium par litre, et qu'il serait absurde de prétendre imiter l'action de ces Eaux dans la Phthisie, en faisant prendre tous les jours deux quarts de verre d'une solntion de quatre milligrammes de sulfure de sodium dans un litre d'eau. Les principes qui forment les éléments d'une Eau minérale y sont dynamisés d'une manière spéciale, et ont, dans cette synthèse naturelle, des forces que leur enlève presque complétement l'analyse.

J'ai une autre manière de juger la valeur de l'Eau du Mont-Dore dans la Phthisie, c'est sa comparaison avec l'Eau d'Ems. Je disais, il y a trois ans, dans une brochure citée déjà plusieurs fois : « L'Eau d'Ems et celle du Mont-Dore ont de l'analogie dans leurs effets sur la Phthisie. Ces Eaux, administrées dans cette maladie, sont sans portée. Leur action ne dépasse pas l'élément congestif de la tuberculisation pulmonaire. C'est surtout, en effet, dans les phthisies arthritiques où dominent, dit-on, l'élément congestif et les hémoptysies, qu'elles ont été vantées ainsi que celles de Royat. Exercer une action anti-arthritique, n'est pas à mes yeux une vertu dans des Eaux minérales qu'on administre contre la tuberculose. Le principe arthritique est, au contraire, bon à entretenir chez les phthisiques qui sont assez heureux pour en être encore imprégnés. De plus, cette action résolutive des Eaux d'Ems et du Mont-Dore est éphémère. Si on a plus d'ambition, si on prétend modifier par elles l'altération lymphatique, on perd son temps, on passe au-dessus de la tuberculose, et on ne touche en rien à ce fond constitutionnel où elle a ses racines. J'ai vu bien des phthisiques au sortir d'Ems, dont la tuberculisation au premier degré n'était pas actuellement aggravée, mais dont la constitution était débilitée et appauvrie. C'est une mauvaise condition pour des tuberculeux. »

Rien n'est plus opposé aux effets immédiats et éloignés des Eaux d'Eaux-Bonnes dans la Phthisie, que les effets des diverses Eaux antiphlogistiques et résolutives que je viens d'examiner. Elles blanchissent la Phthisie, et peuvent, sous ce rapport, rendre quelques services dans le traitement de cette maladie placée sur les limites des phlegmasies et des lésions organiques. Devant une maladie si complexe, ce n'est pas trop d'avoir à sa disposition des moyens très-variés. Cette complexité n'empêche pas l'unité nosologique de la maladie ; mais la thérapeutique ne pouvant l'attaquer comme telle par un moyen un, c'est-à-dire spécifique, est obligée de la décomposer en éléments d'indications pour lesquels le médecin ne saurait avoir trop de ressources.

CURES DE PETIT-LAIT ET DE RAISIN.

Après ces Eaux salines et alcalines, arséniquées ou non, où sont suspendues des matières organiques spéciales à chaque Eau, ou qui ne vivent que là, comme telles autres ne vivent que dans les Eaux sulfurées, il me paraît juste de mentionner les cures de petit-lait et de raisin. Ces produits organiques toujours plus ou moins alcalins, tartriques, sodiques ou potassiques, se rapprochent jusqu'à un certain point de quelques-unes des Eaux minérales que je viens d'examiner, et avec cette différence que, laxatives, diurétiques, antiphlogistiques comme elles, elles sont, de plus, douées de propriétés engraissantes. L'usage méthodique du petit-lait et des raisins favorise, en effet, le démaigrissement, et va même jusqu'à exciter l'embonpoint.

Depuis longtemps, la Suisse et l'Allemagne ont utilisé leurs avantages sous ce rapport. Ces deux pays ont institué des cures de petit-lait et de raisin ; et on se rend dans ces établissements comme aux Eaux minérales.

Nous manquons en France des faits nécessaires pour nous prononcer sur la valeur de ces cures. J'ignore pourquoi notre pays s'est toujours refusé à entrer dans cette voie thérapeutique. Ce ne sont pas les matériaux qui lui manquent. On est porté à croire que le petit-lait et le raisin pris méthodiquement, ensemble ou séparément, peuvent exercer une influence assainissante, dépurative, comme on disait autrefois, et reconstituante. Je l'ai observé dans des affections des voies digestives, du foie, de la peau, qui dépendaient de la diathèse herpétique, et chez des névropathes qui avaient usé et abusé de toutes sortes de médications ; mais j'ai observé aussi que cette médication tout hygiénique, quelque bienfaisante qu'elle soit, n'agit pas profondément et n'a que des effets éphémères. Comme on ne peut guère la suivre qu'en automne, au moins pour ce qui regarde la cure de raisin, j'incline à croire qu'elle conviendrait aux phthisiques après une cure d'Eaux-Bonnes, par exemple, et qu'elle favoriserait l'assimilation intime de cette Eau minérale. Quant à cette médication, ou à cette cure hygiénique et végéto-animale employée contre la Phthisie, je ne peux rien en dire.

On prépare dans les steppes de la Russie méridionale une boisson appelée koumiss, avec le lait de jument fermenté, boisson aigrelette et spiritueuse qu'on vante beaucoup contre la Phthisie. Jusqu'à présent, les Cosaques seuls à peu près en ont profité. L'observation scientifique n'a pas encore passé par là. On a produit quelques statistiques ; mais les chiffres ne sont pas accompagnés de leurs témoins, et on ne sait pas bien ce qu'il y a sous ce mot Phthisie.

HIBERNATION DES PHTHISIQUES.

La question de l'hibernation des phthisiques s'impose d'elle-même. Je dois donc terminer la partie thérapeutique de ce travail, en donnant aux praticiens quelques aperçus généraux qui puissent les éclairer dans le choix des meilleures conditions qu'ils doivent rechercher sous ce rapport, pour les poitrines menacées, ou déjà plus ou moins malades.

Si l'examen de cette question s'impose à moi, les faits sur lesquels se fonde l'indication d'un climat d'hiver pour les phthisiques, ne s'imposent pas moins à la thérapeutique de la Phthisie. Il n'est pas besoin d'être médecin pour savoir que chacun est exposé à contracter et contracte facilement des rhumes, des bronchites, etc., depuis la fin du mois d'octobre jusqu'à la fin du mois de mai. Il n'est pas moins certain que les phthisiques, ou ceux qui sont menacés de le devenir, contractent les irritations bronchiques de l'hiver plus facilement encore que les personnes bien portantes. Ce qui est incontestable aussi, c'est que les rhumes, les bronchites, les fièvres catarrhales, les grippes, les pleurésies, etc., sont bien plus dangereuses pour les premiers que pour les seconds.

Sans doute, on peut éviter ces affections hiémales accidentelles en ne s'exposant pas à l'air libre et en ne quittant pas son appartement ; mais cette privation de mouvement, d'exercice, d'air extérieur, est très-débilitante ; elle diminue l'appétit et le sommeil, et enlève ainsi à l'organisme des phthisiques ses principaux moyens de résistance, etc... Si, au contraire, le phthisique placé dans un climat tempéré peut sortir, marcher, respirer en plein air, s'exposer aux rayons du soleil, brûler avec plus d'énergie les matériaux réparateurs qu'il prend chaque jour, sans courir le risque de contracter des phlegmasies broncho-pulmonaires, il sera dans les meilleures conditions pour s'améliorer, conserver les amandements acquis, et ne pas remettre incessamment en question les réparations opérées par la nature et par l'art.

Ce serait mal envisager cette question, que d'objecter, qu'en entretenant dans un vaste appartement, exposé au midi, une température uniforme, douce, légèrement humectée par l'évaporation continue de vapeur d'eau chaude, on court moins le risque de contracter une bronchite chez soi, à Paris, qu'en sortant tous les jours dans une station méridionale quelconque. Un phthisique au premier degré, capable de vivre de la vie commune, est certainement dans de meilleures conditions en vivant l'hiver et la première partie du printemps sous un ciel tempéré et clément, exempt de vents et de brusques variations atmosphériques, où il peut marcher, prendre un exercice mesuré à ses forces, se fatiguer sans s'exciter, et gagner légitimement ainsi ses aliments et son repos, que s'il se confine chez lui dans le seul but de ne pas contracter une bronchite à laquelle il n'échappera même pas toujours.

J'en conclus qu'il ne faut dissuader du séjour hiémal dans le Midi, que les malades qui y seraient condamnés à la chambre commune s'ils fussent restés chez eux. Tous les phthisiques au premier degré, ou au second degré partiel, même avec fièvre vespérine, qui habitent la France à partir de Bordeaux inclusivement, de l'est à l'ouest, ont un intérêt positif à descendre plus bas depuis le 15 du mois d'octobre jusqu'au 1er mai au plus tôt. Les habitants du nord, de l'est et de l'ouest de notre pays, y sont encore plus obligés que ceux du centre. Ceux qui habitent les grandes villes, Paris principalement (j'en excepte Lyon à cause des deux fleuves entre lesquels il est bâti), sont dans des conditions atmosphériques moins mauvaises que ceux qui habitent les petites villes et la campagne. Paris, par exemple, a une atmosphère artificielle moyenne qui n'est pas mauvaise, et qui est préférable pour les phthisiques à ses environs et aux départements voisins.

Chez beaucoup de phthisiques au second degré, qui n'ont qu'un seul poumon partiellement affecté, qui peuvent sortir et se promener tous les jours, qui peuvent même se livrer à des occupations peu pénibles, le séjour dans le Midi est indiqué pendant la mauvaise saison.

Le choix du climat n'est pas indifférent. Il ne l'est ni en général ni relativement à tel tempérament de phthisique, et à tel degré ou à telle variété de phthisie.

Règle générale : il faut éviter de faire passer un phthisique d'un extrême à l'autre, d'un climat très-froid dans un climat trop chaud. Un phthisique de la Russie septentrionale, par exemple, peut se trouver moins bien du climat de Madère que du climat de Pau. Au contraire, un phthisique de Tours, de Poitiers ou d'Angoulême, devra descendre plus bas.

On divise ordinairement les climats destinés aux phthisiques, en climats de l'intérieur des terres et en climats du littoral de la mer.

On peut compenser la dureté de l'atmosphère marine, ses vents, son humidité et ses brusques variations, en choisissant des stations du littoral plus méridionales; et réciproquement. se dispenser de stations maritimes trop avancées dans le Midi, en restant dans les températures de l'intérieur des terres. Cette proposition implique l'idée que l'atmosphère marine n'a rien par elle-même de plus salutaire pour les phthisiques qu'un climat de l'intérieur, sec, sain, bien exposé, bien garanti des vents du nord et de l'ouest, d'une altitude suffisant simplement à exclure l'humidité. C'est ce que je suis, en effet, porté à croire avec les médecins météorologistes, ou avec nos confrères de la marine. On a peut-être trop jugé des effets de l'air marin sur les phthisiques d'après ses bons effets sur les scrofuleux. La conclusion, d'après cette analogie, serait dangereuse. Il faut donc que les inconvénients de l'air marin soient compensés par la plus grande méridionalité de la station, comme Alger, Malaga, Ténériffe, Malte, Madère; ou bien que l'abritement du littoral soit parfait, comme à Menton.

Cependant, je ne veux pas être absolu. C'est peut-être d'après des données trop exclusivement chimiques, qu'on a prononcé que l'air marin n'avait pas sur l'organisme une action plus tonique que l'air de l'intérieur des terres. Personne ne nie que les individus qui n'habitent pas le littoral, et qui en ressentent pour la première fois l'influence, n'y éprouvent d'abord une sorte de courbature et d'excitation générales, prélude ordinaire d'une vigueur et d'une tonicité plus grandes dans l'exercice de toutes les fonctions. Cette tonicité est l'indice certain d'une résistance plus grande, inséparable d'un apaisement plus ou moins grand. Or, quand on peut joindre à cette influence invigorante, un abri contre les mauvais vents, une exposition au midi et une température hibernale moyenne de 11 à 12° centigr., on a tout réuni.

Si on ne peut pas trouver toutes ces conditions ensemble, il faut choisir une station intérieure, dont les caractères météorologiques s'adaptent le mieux possible aux variétés de phthisiques ou de phthisies.

PAU ET AMÉLIE-LES-BAINS.

Il y a de ces climats dont l'atmosphère est molle, d'une humidité non malfaisante, exempte de vent, d'une moyenne de température hibernale de 6 à 7° centigr. Pau est, au sud-ouest de la France, la plus remarquable de ces stations. L'air y est sédatif, même un peu énervant. Si l'appétit y est moins vif que sur le littoral, si les forces musculaires y sont un peu détendues, le sommeil y est plus facile et plus profond, et les organes respiratoires très-peu excités. Ce climat est fécond en congestions diverses, en douleurs, en affections rhumatiques, mais en rhumatalgies qui portent plus sur d'autres organes que sur ceux de la poitrine. Cette influence rhumatogénétique est plutôt antagoniste de la tuberculose qu'elle ne lui est favorable. Le fait est, que Pau offre peu de phthisiques par lui-même, quoique cette ville n'ait que 144 mètres au-dessus du niveau de la mer. Sa caractéristique est donnée par l'absence du vent et de l'ozone. Cela n'empêche pas des écarts thermométriques considérables d'un moment à l'autre, ou d'un lieu à un autre très-rapproché, comme l'exposition nord et l'exposition sud de la même rue. Quoi qu'il en soit, on trouve à Pau, sol autrefois palustre dans une assez grande étendue au nord, et qui en conserve peut-être encore quelques restes, moins un climat tranché et défini, qu'une zone singulièrement privilégiée, qui est calme et adoucie, dont toutes les conditions telluriques et atmosphériques ne sont peut-être pas encore bien connues, mais où les phthisiques irritables se trouvent bien. C'est qu'il ne suffit pas d'un seul facteur avantageux, comme la chaleur, pour former un refuge hibernal favorable aux phthisiques; il faut un ensemble de qualités; et cet ensemble lui-même n'est pas un assemblage fortuit, c'est une unité particulière qui, semblable en cela à une Eau minérale naturelle, agit comme telle ou comme climat, et non par l'addition numérique de ses éléments. Pau est à peu près, avec Amélie-les-Bains, la seule station méridionale française de l'intérieur qui soit fréquentée. Elle se développe et gagne incessamment.

Je viens de nommer Amélie-les-Bains. C'est une station sulfureuse thermale en même temps qu'une station d'hiver pour les phthisiques. La température est un peu plus élevée que celle de Pau ; son altitude est de 100 mètres de plus environ, mais il règne moins de vent à Pau. En Italie, Rome et Pise ont une certaine analogie avec Pau, quoique, sous le rapport anémologique, Pau soit préférable. Cela compense sa température un peu moins élevée.

STATIONS HIBERNALES MÉDITERRANÉENNES DE LA FRANCE. — ITALIE. — ESPAGNE. — MADÈRE. — CONSIDÉRATIONS GÉNÉRALES.

La France possède un littoral méditerranéen assez riche en bonnes stations hibernales moyennes : Hyères, Nice, Cannes, le Cannet, Monaco, Villefranche, etc. Le Cannet, Menton et Cannes me paraissent les trois meilleures. Menton est excellent. Je ne connais pas par expérience les trois stations maritimes de l'Italie, Venise, Naples, Salerne, et je n'en parlerai pas.

En allant plus au midi, nous trouvons Alger, qui offre
une ressource très-sérieuse et peut dispenser bien souvent de
descendre plus bas. Il n'est pas rare de pouvoir s'y passer de
feu pendant tout un hiver. On y jouit donc de tous les avantages de l'air marin sans en avoir les inconvénients. La
traversée n'est pas longue, et pour les phthisiques dont la
tuberculose est accompagnée d'un peu d'inflammation
pulmonaire et de fièvre, le mal de mer, le nauséisme sont
plutôt un bien qu'un mal. Cela peut empêcher le malade d'être trop excité par le passage d'une température
basse à une température beaucoup plus élevée.

Malaga, Séville, Valence sont des stations hibernales peu
fréquentées par les malades français, mais qui au besoin, et
selon telles ou telles convenances particulières, pourraient
l'être avec avantage.

Nous arrivons à Madère, la plus célèbre des stations hibernales pour la Phthisie. Tous ceux qui y ont séjourné, les
Anglais surtout, en font un éloge irréfutable. Les malades
qui peuvent s'y rendre en famille, et qui ne craignent pas
l'éloignement, n'ont rien de mieux à faire lorsqu'ils sont
encore dans des conditions sérieuses de curabilité ou d'a-
journement indéfini. On y est enveloppé d'une atmosphère
moite et chaude telle qu'on voudrait la réaliser artificiellement chez soi, et que Trousseau la conseillait dans un vaste
appartement, aux malades qui ne peuvent pas se déplacer.
L'inconvénient d'une atmosphère toujours plus ou moins
agitée, y est compensé par cet état thermo-hygrométrique.

Je ne dirai rien des îles Baléares, de Ténériffe, de Cor-
fou, de Malte, etc., que je ne connais pas. On a pu voir
que, dans tout le cours de cet ouvrage, je me suis abstenu
d'érudition, et que j'ai tenu à ne donner que ce que je savais par moi-même. Je trouve plus qu'inutile de copier ma-
tériellement des livres quand je ne peux pas opiner pour

mon compte sur les indications que tout le monde peut y puiser. Dans un ouvrage qui n'a pas la prétention d'être un traité complet et classique, je ne dois citer que lorsque je peux approuver ou critiquer d'après mon observation et mon esprit propres.

Le séjour dans une bonne station hibernale ne doit pas empêcher de remplir les indications que l'état du malade peut présenter pour l'emploi de tel ou tel traitement. Il ne faut pas non plus s'y croire tout permis au point de vue hygiénique, en ce qui concerne l'exercice en plein air. Il y a dans toutes ces stations de la pluie, du vent, du brouillard, du froid, un matin, un soir, une nuit.

On doit être attentif à éviter toutes ces influences, car elles sont nuisibles partout. On ne va chercher dans ces refuges hibernaux que le plus grand minimum possible de ces occasions de bronchites, de pleurésies, de congestions pulmonaires, etc... Quant aux médicaments, ils doivent être si peu négligés lorsque leur indication est formelle, qu'au contraire, leur action est d'autant plus efficace qu'ils sont administrés dans des conditions plus favorables, et ont moins à faire, si je peux ainsi dire, pour produire leurs bons effets.

Toutes les stations d'hiver pour les phthisiques n'ont pas leur maximum d'opportunité et de bonne influence dans les mêmes mois. Les unes sont préférables à la fin de l'automne et au commencement de l'hiver ; les autres à la fin de l'hiver et au printemps.

Généralement, l'automne et la première partie de l'hiver sont plus propices aux phthisiques dans les climats peu méridionaux et situés dans l'intérieur des terres; comme la fin de l'hiver, ou les premiers mois du printemps, dans les climats plus méridionaux (Alger, Malaga, Madère exceptés) et situés sur le littoral français : Cannes, Hyères, Cannet, Menton, Monaco, etc.

Cette différence a inspiré l'idée des étapes hibernales, ou des stations hibernales progressives. Ainsi, on séjournerait à Pau du 15 octobre à la fin de janvier, et à Cannes, au Cannet et à Menton, du 1er février au 1er mai, etc... Je pense qu'il n'y a pas de règle absolue à cet égard. C'est l'état des malades à ces diverses phases de leur hibernation, qui doit servir de guide au médecin. Si, au commencement de telle ou telle phase, un climat donné ne paraît plus convenir, il faut faire émigrer les malades plus bas, de Pau à Menton ou au Cannet par exemple ; et graduer ainsi, de manière à ce qu'ils ne changent que de lieux sans changer de conditions extérieures et de climat relatif. Il est toutefois une chose à laquelle les médecins ne font guère plus attention que les malades, c'est à l'influence vernale.

Hippocrate disait : que l'automne est funeste aux phthisiques : *Autumnus tabidis malus.* On ne sait pas assez que, chez nous, c'est le contraire, et que c'est notre printemps qui est funeste à nos phthisiques. Ces malheureux passent l'hiver à espérer le printemps. Ils ignorent que, pour eux, le printemps c'est la mort ou un acheminement plus rapide vers ce terme fatal. J'ai même observé, bien souvent, que plus le printemps est beau, comme on dit, c'est-à-dire violent, hâtif pour la végétation, surtout s'il succède à un hiver long et dur, plus les maladies vernales sont nombreuses et intenses, et plus la Phthisie revêt ses formes inflammatoires et rapides. Il ne faut donc pas trop rechercher les printemps chauds après les hivers longs et froids. Cette hâte de la végétation est partagée par la Phthisie. On croit, à tort, que ce sont les vicissitudes brusques des mois de mars, d'avril et de mai qui déterminent les accidents inflammatoires et les éruptions tuberculeuses chez les phthisiques. Je pense que ces poussées hâtives sont moins des faits thermométriques et barométriques simples, que des effets de saison proprement dite, c'est-à-dire des effets de la même cause cosmique annuelle qui ranime toute la nature. Or, rien n'est plus vivant et plus sensible que les maladies. Elles sont la partie la plus irritable de nous-même, parce qu'elles en sont la plus faible et la plus susceptible ; parce qu'elles vivent et meurent plus vite que les parties saines de notre nature, et qu'elles ressemblent, sous ce rapport, à des parasites et à des myriades d'êtres qui pullulent au prinptemps, dont la vie est courte et rapide, et qui ne naissent que pour se reproduire et mourir. C'est aussi la loi des maladies. Voilà pourquoi elles renaissent au printemps, et entraînent facilement, dans leur tourbillon organique, les éléments sains alors beaucoup plus irritables. C'est comme une épidémie annuelle pour toutes les maladies, même pour les chroniques. Je conclus, pour ce qui concerne mon sujet, en conseillant aux phthisiques de se garder avec plus de soin encore contre les influences stimulantes et les promesses décevantes de vie du printemps, que contre les brouillards et les influences tristes et dépressives de l'automne.

Le conseil fort sage qu'on donne aux phthisiques de ne pas se rendre trop rapidement, et comme le permettent aujourd'hui les voies ferrées, du Nord dans le Midi, lorsqu'en automne ils vont chercher un abri tempéré contre l'hiver, et de regagner aussi progressivement, et non tout à coup, leur résidence habituelle au printemps, ce bon conseil, dis-je, est inspiré par des idées et des observations analogues à celles que je viens d'exposer.

Ces idées impliquent aussi la règle de choisir, pour les phthisiques, un séjour d'été tempéré, et de fuir les chaleurs excessives.

SÉJOURS D'ÉTÉ, — RÉGIONS PALUSTRES, — ALTITUDE. — VAPEURS. — ATMOSPHÈRES ARTIFICIELLES.

Boudin avait vanté pour les phthisiques les régions palustres fécondes en fièvres d'accès, à cause de l'antagonisme qu'il croyait avoir observé entre les fièvres intermittentes et la Phthisie. Je me suis assez expliqué sur ce sujet, lorsqu'au chapitre des maladies antipathiques à la Phthisie, j'ai distingué la cachexie palustre, seule antagoniste de cette maladie, des fièvres intermittentes récentes avant qu'elles aient altéré profondément l'économie.

Je crois néanmoins que les pays à marais, généralement peu ventilés, à atmosphère lourde, molle et sédative, ne sont pas défavorables aux phthisiques, et que les fièvres intermittentes elles-mêmes ne leur nuisent pas, car après tout, elles sont le commencement de la cachexie qui existe bien rarement sans avoir été précédée et amenée par elles. Or, celle-ci est certainement antagoniste de la Phthisie pour les personnes qui n'habitent pas ordinairement les pays palustres, et qui n'y sont pas nées.

Quelle est la valeur de l'altitude dans la cure de la Phthisie ?

De ce que cette maladie diminue de fréquence avec l'altitude, et qu'une fois arrivé à deux mille, deux mille et quelques cents mètres au-dessus du niveau de la mer, on ne rencontre plus ou presque plus de phthisiques, en faut-il conclure que des phthisiques, transportés à ces hauteurs, guériraient, et obtiendrai nt la même immunité ? Il est permis d'en douter, et de craindre sous ce rapport de grandes déceptions.

Il faudrait au moins que les altitudes qu'on destinerait aux phthisiques fussent, même à deux mille mètres au-dessus du niveau de la mer, tempérées et exemptes de vent.

Ces conditions ne pourraient guère se rencontrer que dans les pays équatoriaux. De plus, l'altitude se compose pour celui qui y est né ou acclimaté, de bien d'autres éléments météorologiques que la diminution de pression atmosphérique, éléments qui sont en harmonie avec elle. Cette unité, ou ce climat, sont eux-mêmes en rapport avec l'indigène, et se sont fondus depuis longtemps avec lui. On conçoit que de cette harmonie, puisse résulter une modification constante qui détruise la prédisposition à une maladie des voies respiratoires, et éloigne du même coup l'influence des causes occasionnelles de cette maladie. Mais, de là à la puissance curative contre une maladie organique accomplie ou s'accomplissant, il y a très-loin. D'ailleurs, nous ne pouvons guère instituer en Europe des expériences capables de nous éclairer. Quant à croire qu'on imitera les climats à altitudes plus ou moins considérables, en construisant des appareils qui ne peuvent avoir pour effet que de diminuer la pression atmosphérique et de réaliser la fameuse *diète respiratoire*, je ne regarde pas la chose comme sérieuse.

Les vapeurs médicamenteuses qu'on dégage dans l'appartement des phthisiques, les vapeurs de goudron ou la senteur des pins dans certaines régions, exercent-elles une influence appréciable sur les poumons tuberculeux? J'en doute, ou plutôt je ne le crois pas du tout. J'ai vu les bois de sapins d'Arcachon, et les appareils à dégager les vapeurs du goudron dans la chambre des phthisiques, si dépourvus de toute influence quelconque, que je ne songe même plus à recommander l'usage de ces moyens. Ils flattent beaucoup plus les idées des malades qu'ils n'agissent sur leur maladie. Pourtant, je prescris toujours les vapeurs anticatarrhales du goudron, toutes les fois que les phthisiques ont des sécrétions bronchiques trop abondantes. Dans les phthisies sèches, chez les sujets nerveux, il faut, au contraire, éviter ces vapeurs, qui ne font alors que constiper davantage les bronches et exciter la toux.

Je ne veux parler, en passant, des vapeurs d'iode que pour les proscrire. Elles irritent la membrane muqueuse des bronches, font larmoyer, éternuer et tousser sans aucun profit.

Je me souviens que, vers l'année 1848, étant médecin du Bureau central des hôpitaux, je fus chargé à l'hôpital de la Pitié, du service de M. Piorry, qui venait d'être nommé professeur de clinique, et qui fut plus tard remplacé dans ce service de la Pitié par Requin.

Je trouvai sur la table de nuit de tous les phthisiques, qui étaient très-nombreux dans une salle de cent malades, un bocal dans le fond duquel on avait placé des parcelles d'iode métallique exhalant des vapeurs et une odeur très-prononcée de ce métalloïde.

Les malades devaient aspirer souvent dans la journée ces vapeurs qui s'exhalaient d'ailleurs constamment près d'eux. Ils toussaient continuellement, suffoquaient, n'y tenaient plus. Quelques-uns avaient des crachats sanglants, et généralement une expectoration pituiteuse qui exigeait des efforts cruels. Ils me supplièrent de les délivrer de ce surcroît de mal. Je le fis, lorsque, après une semaine d'observation, je me fus convaincu que ce traitement, employé depuis longtemps déjà, n'avait fait qu'exciter leurs poumons en pure perte.

Le séjour continuel dans les étables a joui autrefois d'une réputation bien affaiblie aujourd'hui. Cette pratique est à peu près abandonnée. Je ne l'ai jamais appliquée, mais j'en ai entendu dire du bien par des médecins capables et dignes de foi. Est-ce à la température tiède, uniforme, confinée des étables que seraient dus les bons effets qu'on attribue à cette atmosphère spéciale? ou bien, les émanations animales y contribueraient-elles dans le sens où ces émanations sont vantées comme concourant à la nutrition vigoureuse et à la fraîcheur de teint des bouchers, des équarrisseurs et de tous ceux qui respirent habituellement les miasmes qui s'échappent du corps des animaux? Il est probable que, dans les bons résultats qu'on prétend recueillir du séjour des phthisiques dans les étables, il faut faire entrer, et ces conditions générales et ces influences spéciales heureusement combinées.

CINQUIÈME PARTIE

CHAPITRE PREMIER

PROPHYLAXIE DE LA PHTHISIE.

§ I

Prophylaxie de l'individu.

Cette partie de mon travail devrait avoir plus d'étendue et de richesse que la partie thérapeutique que je viens d'achever, après m'être borné néanmoins aux agents les plus généralement usités et les plus recommandables. Cependant la prophylaxie, surtout en ce qui concerne l'espèce, est fort peu avancée. On ne s'en est jamais occupé d'une manière spéciale, et en se plaçant au point de vue de la Phthisiologie telle que je l'ai comprise dans ces Études.

On peut diviser la médecine préventive de la Phthisie en deux grandes parts : la médecine préventive de l'individu, et la médecine préventive, ou la prophylaxie de l'espèce. La première s'applique aux enfants et aux jeunes gens nés de parents phthisiques ou ayant des phthisiques dans leur famille, et réunissant dans leur santé générale, leur habitude extérieure, leurs susceptibilités morbides broncho-pulmonaires, ou leur disposition à contracter les affections strumeuses, des conditions qui, à un instant donné, ou sous des influences particulières bien connues, peuvent conclure à la Phthisie.

La médecine préventive, chez ces sujets, ne diffère pas de celle qu'on dirige contre le lymphatisme en général, et les susceptibilités catarrhales bronchiques en particulier.

La crainte d'une phthisie héréditaire doit cependant inspirer d'importantes précautions de plus. De toutes ces précautions, la plus considérable est sans doute l'émigration vers le Midi, dans les stations que j'ai étudiées plus haut ; toutefois, avec moins de surveillance en ce qui regarde le régime et l'hygiène dans ces asiles d'hibernation, et dans les soins à prendre pour y aller et en revenir, etc. On peut dire, d'une manière générale, que le traitement préventif, dans ces circonstances, se rapproche beaucoup, quoique avec un peu moins de sévérité, de la thérapeutique d'un tuberculeux au début du premier degré de la maladie, lorsque ce premier degré est également naissant dans le poumon et dans la constitution, et que rien ne décèle encore la Phthisie.

Il est un moyen préservatif que je place encore dans ces cas au-dessus de l'hibernation méridionale, c'est l'usage d'Eaux thermo-minérales appropriées. Les Eaux naturelles sulfurées-sodiques, Eaux-Bonnes, Cauterets, etc., même les Eaux chlorurées-sodiques, les bains de mer, quoique l'action de ceux-ci soit moins reconstituante, moins intime et jouisse d'une moins grande portée d'action que celle des Eaux de Salies, de Salins, de Manheim, de Bourbonne, etc., ces Eaux, dis-je, les sulfurées surtout, prises en boisson et en bains, me paraissent les moyens préventifs les plus puissants contre ce lymphatisme et cet herpétisme combinés qui, chez les enfants délicats ou originellement entachés de la prédisposition tuberculeuse, doivent toujours faire craindre l'explosion de la Phthisie.

L'emploi de ces grandes influences, associé à un régime alimentaire réparateur, à une gymnastique méthodique, au soin d'éviter les travaux intellectuels continus et fatigants, aux voyages, à la surveillance des passions naissantes de l'adolescent, etc., pourra conjurer bien souvent des phthisies qui n'auraient attendu que les influences contraires pour se développer.

On fera dominer dans le régime alimentaire les substances alibiles respiratoires, qui fournissent d'abondants matériaux à la combustion pulmonaire.

On devra éviter de tenir trop renfermés les enfants ou les adolescents, sous prétexte de ne pas les exposer au froid et aux vicissitudes de l'atmosphère. Il faut, au contraire, les y habituer avec les ménagements nécessaires, et en les forçant à réagir par l'exercice, la gymnastique, les frictions sèches, aromatiques ou alcooliques sur toute la surface de la peau, avant et après les promenades et les exercices du corps.

Lorsqu'on a des raisons de craindre qu'un enfant ou un adolescent soient prédestinés, il faut mettre tous ses soins à ne pas combattre ou à ne pas guérir brutalement et sans précaution les affections externes de nature strumeuse ou herpétique dont ils pourraient être atteints. Il convient même quelquefois de protéger ces servitudes organiques lorsque la santé n'en est point altérée, et qu'elles ne constituent que des exutoires naturels inoffensifs. Ainsi, les éruptions du cuir chevelu, les scrofulides du nez, des yeux, des oreilles, des lèvres, les adénites concomitantes, les engelures, etc., ne doivent être réprimées qu'avec beaucoup de ménagements. L'hypertrophie des amygdales, si elle n'est pas excessive et ne nuit ni à la respiration et à l'hématose, ni à l'audition et aux rapports de la colonne cervicale avec la tête et le tronc, devra n'être traitée que par des moyens de l'ordre médical, généraux et topiques. On s'abstiendra donc de l'excision autant que possible. J'ai été témoin de deux faits, et les chirurgiens en ont rapporté beaucoup d'autres, qui me portent à croire que, dans les cas que j'ai exceptés, cette opération n'est pas sans danger. Les médecins qui ne partagent pas cet avis, peuvent toujours dire que, l'individu étant prédisposé, il n'y a eu que coïncidence entre l'excision des amygdales et le développement ultérieur de la Phthisie. Il peut en être ainsi quelquefois, sans doute ; mais il n'en est pas moins vrai que par cela même qu'il y a de certains rapports de communauté et d'origine entre les affections strumeuses et la tuberculose, il n'y a rien d'étonnant à ce que la suppression d'un centre strumeux soit suivie de la formation d'un travail tuberculeux dans un autre point, chez un sujet en puissance de diathèse. Or, pourquoi ce nouveau centre d'affection congénère, mais régressive, ne serait-il pas le poumon, puisque cet organe est le plus tuberculisable de l'économie ?

Je crois avoir montré, au chapitre des maladies qui sont antagonistes de la Phthisie, que la scrofule est du nombre de ces maladies, quand elle est encore franche, primitive, jeune, si je peux ainsi dire, et avec ses caractères natifs; et qu'elle ne rend l'organisme propre à la tuberculose, que lorsqu'elle est usée et dégénérée. Or, bien certainement, l'hypertrophie des amygdales est une des expressions les plus bénignes et les plus naturelles des strumes non dégénérées. On la rencontre souvent avec tous les autres caractères de la scrofule simple et naissante, chez des enfants et des adolescents forts, bien constitués, au teint coloré, à la face un peu tumide et pleine de sucs. Il faut craindre alors, que la suppression brusque de cette affection primitive ne soit suivie, chez un sujet prédestiné, de manifestations pulmonaires catarrhales d'abord, et plus régressives encore ultérieurement.

Il faut surtout surveiller attentivement l'époque de la puberté chez les jeunes filles. La Phthisie qui se déclare à cette époque est toujours pleine d'écueils, et, toutes choses égales d'ailleurs, plus grave qu'aux autres époques de la vie; si ce n'est celle qui suit un accouchement ou celle de la ménopause. Toutes ces circonstances se ressemblent un peu.

en effet. C'est alors que les précautions doivent redoubler, et qu'il y aurait indication sérieuse à faire passer aux jeunes filles qui sont dans ce cas, l'hiver dans le Midi.

Chez les enfants nés de parents arthritiques et surtout goutteux, qui présenteraient, dès l'adolescence, des manifestations sinon goutteuses, au moins afférentes dans leur ordre à cette maladie héréditaire, comme sont les angines douloureuses périodiques, l'érythème noueux, l'urticaire, les fièvres gastriques, le zona, les migraines, etc., il convient de réprimer ces accidents sans excès et sans la prétention de les exterminer au moyen des alcalins, des antiphlogistiques, des antiplastiques, d'un régime trop sévère. Il ne faut que les modérer ; et, quand on les traite, se souvenir des affections régressives par lesquelles on doit craindre qu'elles ne soient remplacées plus tard. Le quinquina, le sulfate de quinine, les dépuratifs amers, l'exercice et la gymnastique, doivent toujours tempérer l'action trop fondante des altérants qu'on pourrait croire exclusivement indiqués.

Il est inutile de dire que, chez ces enfants et ces jeunes gens plus ou moins prédestinés d'après leur habitude extérieure, leurs habitudes pathologiques, leurs antécédents héréditaires, etc., l'habitation doit être lumineuse, exposée au sud, saine et sèche, bien aérée, et l'alimentation réparatrice. Il n'est toutefois pas nécessaire qu'elle soit exclusivement animale, comme on y est trop porté. Elle doit être variée, mais à fond animal. Il sera bon de remplacer, par la gymnastique et des aliments très-combustibles, l'usage des vêtements trop lourds et trop chauds. Toutefois, dans nos climats tempérés, il sera difficile de se passer de flanelle immédiatement sur la peau. Seulement, il faudra la renouveler souvent, et pratiquer une friction aromatique sèche toutes les fois qu'on changera ce vêtement intime. La chemise sera de coton et non de fil. On évitera les grosses cravates et les cache-nez, à moins de froid extraordinaire ou de voyage la nuit. On ne cherchera jamais à supprimer les sueurs locales habituelles des pieds, des aisselles, etc.

§ II

Prophylaxie de l'espèce.

Cette partie de la Phthisiologie devrait être la plus avancée, car c'est la plus importante, la seule qui offre un grand, un véritable intérêt pratique. C'est pourtant la plus arriérée, la plus pauvre, celle dont on s'est le moins occupé.

Depuis Laënnec, l'anatomie pathologique et la séméiologie ont absorbé à elles seules toute l'attention de la science et de l'art. Il le fallait bien d'abord; mais nous en savons maintenant assez sur ces deux points, pour nous mettre en peine aujourd'hui d'attaquer la Phthisie dans ses sources, et de les tarir progressivement, dût la médecine n'atteindre jamais complétement ce but. Il faut un idéal et une foi. Laënnec les a enlevés à la génération médicale qui va s'éteindre. La génération nouvelle doit tout prendre à l'immortel auteur de l'auscultation, excepté son scepticisme et son fatalisme, qui découlaient visiblement chez lui de l'absence de toute étiologie. Laënnec, qui a tout fait pour la thérapeutique de la Phthisie, en nous donnant les moyens de la connaître, a tout fait contre elle en nous la montrant comme un être malfaisant qui se produit dans l'économie sans cause interne, sans cause extérieure, ne pouvant, dès lors, ni être prévue ni être prévenue soit dans l'individu, soit dans l'espèce.

Il est une autre doctrine non moins fataliste et qui s'appuie sur ce scepticisme de Laënnec, c'est la doctrine de la panspermie tuberculeuse, de la spécificité, de la virulence et de la contagiosité de cette maladie. Cette doctrine est née

nouvellement des expériences d'inoculation de l'homme
aux animaux, et surtout au lapin. Le lecteur sait maintenant ce que j'en pense. J'ai fait voir que la Phthisie est contagieuse comme elle est inoculable, c'est-à-dire, qu'elle l'est
seulement plus qu'un grand nombre de substances animales plus ou moins altérées, le pus, par exemple, ce qui n'a
jamais constitué une inoculabilité ou une imprégnation spécifique et virulente au sens nosologique. La contagion de la
Phthisie est quelque chose d'analogue, c'est-à-dire qu'elle
n'est pas plus la contagion, nosologiquement parlant, que
l'absorption lente de la matière tuberculeuse et sa lente dissémination dans l'économie, ne sont une preuve de la virulence et de l'inoculabilité de cette matière. Vicier son sang
par des absorptions prolongées et finir par être infecté des
produits d'une maladie commune, n'a jamais été une preuve
de la contagiosité de cette maladie. Si j'ajoute que cette
lente et commune infection est très-rare dans de telles conditions, si toutefois même elle existe, et que la Phthisie ne
se produit pas de cette manière une fois sur mille, que fau-
dra-t-il penser d'une doctrine qui ne lui reconnaît pas
d'autre étiologie, et qui la compare, sous ce rapport, à la
morve-farcin et à la syphilis ?

Si, comme l'impliquent le scepticisme étiologique de Laënnec et la doctrine de la contagiosité absolue, la Phthisie ne
reconnaît pas les causes communes, mais ne naît que d'elle-
même comme la syphilis, il est inutile de songer à une prophylaxie ; et il ne nous reste qu'à chercher un vaccin, je
veux dire, qu'à tuberculiser tout le monde bénignement, afin
que tout le monde ne se tuberculise pas mortellement.

Si l'on me répond qu'il y a mieux à faire qu'à imiter
la syphilisation ; qu'il y a à désencombrer les villes et les
habitations, afin de disséminer et d'éteindre les foyers de
tuberculose, je répondrai, que tel est aussi l'avis de ceux
qui ne croient pas à la virulence et à la contagiosité de la

Phthisie, car nous savons qu'il y a des phthisies qui se forment de toutes pièces et indépendamment de toute contagion dans les conditions de misère et d'encombrement dont il s'agit : ce sont les phthisies acquises. Cet argument nous appartient donc à meilleur titre qu'aux contagionistes. On forme la Phthisie à volonté, ou bien, elle se forme sous nos yeux de l'influence de mille causes communes. On y arrive par la misère de cause extérieure ; on y arrive par la misère de cause interne : voilà notre thèse.

L'encombrement est une de ces causes de misère physiologique les plus puissantes. L'invoquer en faveur de la contagiosité, c'est prendre l'effet pour la cause, et se servir injustement d'un des meilleurs arguments des anticontagionistes, ou de ceux qui proclament que la prophylaxie de la Phthisie doit consister à supprimer les causes communes si nombreuses qui la produisent.

C'est là que réside, en effet, tout le secret de cette médecine préventive. Pour le bien comprendre et le bien appliquer, il faut remonter à l'étiologie. Nier toute étiologie appréciable comme Laënnec ; supprimer l'étiologie commune et la remplacer par la contagion comme M. Villemin, c'est nier implicitement la possibilité d'une prophylaxie réelle et sérieuse.

Si, en supprimant l'inoculabilité, la virulence, la contagiosité de la variole et de la syphilis, on anéantit ces deux maladies ; si, au contraire, en supprimant ce qu'on appelle la contagiosité de la Phthisie, la Phthisie reste malheureusement tout entière, n'est-il pas prouvé que cette maladie ne naît pas d'elle-même, et qu'il faut l'attaquer dans ses sources très-nombreuses ?

En un mot, la cause de la Phthisie est-elle spécifique et séminale ? Non. Ses causes communes sont-elles variées, pour aboutir cependant à une commune dégénération ? Incontestablement. C'est donc à l'étiologie à poser ses problèmes à la prophylaxie.

Or, qu'avons-nous vu en étiologie ?

Tout un ordre de causes externes, et tout un ordre de causes internes, créant chacun à sa manière la misère et l'appauvrissement organiques, et produisant ainsi les diverses variétés de la Phthisie.

Dans l'ordre des causes externes, je fais entrer non-seulement le chaud, le froid, l'humide, le sec et toutes les influences renfermées dans les *circumfusa* de Hallé, j'y comprends tout ce qui constitue la misère proprement dite : ignorance, travail excessif, alimentation insuffisante, habitations malsaines, privations de tout genre agissant à la longue, et ayant formé plus ou moins lentement l'apauvrissement du champ de la nutrition ou des tissus plasmatiques. J'y range encore l'influence des grandes villes sur ces masses nombreuses qui quittent les campagnes et les travaux agricoles pour exercer à Paris, à Lyon, etc., des métiers plus ou moins malsains, et qui mènent une vie toute différente de celle pour laquelle ils avaient été élevés. Ce ne sont pas les contages tuberculeux qu'elles y rencontrent qui les livrent à la Phthisie, ce sont les excès. la débauche et le défaut du *pabulum vitæ*, c'est-à-dire, de l'atmosphère pure et tonique dans laquelle elles avaient vécu jusque-là. Ces individus deviennent facilement les sujets de la Phthisie. Cette lente préparation une fois donnée, le froid les livre sans défense aux phlegmasies tuberculeuses de la poitrine. Telle est une des sources les plus fécondes de la Phthisie. Cette forme des maladies graves de la poitrine, est presque toujours inflammatoire et muco-tuberculeuse ou épithéliale. Je l'ai déjà dit : c'est la forme la plus incurable chez les pauvres, et la moins incurable chez les riches.

Il est trop évident que la médecine et l'hygiène individuelles sont profondément impuissantes à instituer et à organiser la prophylaxie de cette catégorie de phthisiques immense par le nombre et effrayante par le chiffre de sa mortalité. Elle s'accroît tous les jours comme ses causes ; nos hôpitaux en reçoivent plus que jamais. Si de grandes mesures d'hygiène publique, une ardente et généreuse préoccupation du sort physique et moral des classes pauvres et ouvrières à la campagne comme dans les villes, ne viennent pas au secours de la médecine dans cette œuvre de préservation, les races disparaîtront dans le gouffre de la phthisie des misérables.

Je sais bien qu'en s'occupant, comme on le fait depuis quelques années, du sort des nourrissons et des enfants en bas âge ; qu'en fondant des crèches ; qu'on réglant le sort des enfants dans les manufactures ; qu'en faisant une guerre en règle à l'abus du tabac et des boissons alcooliques ; en assainissant les habitations ; en surveillant la vente des viandes, des denrées, des boissons ; en ouvrant des écoles, etc., on remplit partiellement et indirectement la grande indication que je signale ; mais je voudrais qu'on formât aussi une ligue particulière contre les causes et la multiplication de la Phthisie. Il serait temps d'y songer. Toutes les fondations que je viens de rappeler seraient d'excellents auxiliaires de l'institution que je réclame ; mais je voudrais de plus une œuvre et un but spécial, une direction coordonnée vers ce but antituberculeux, une institution, enfin, qui se proposât positivement la régénération de l'espèce par l'extinction indéfinie de la Phthisie pulmonaire. Il faudrait quelque chose de plus : les États devraient favoriser ces institutions, les protéger, se mettre à leur tête, entreprendre eux-mêmes cette grande croisade contre un fléau bien autrement redoutable que la peste et le choléra.

Je sais bien aussi, qu'on n'a pas, comme pour les maladies contagieuses et importab'es, la ressource des lazarets, des quarantaines, des mesures qu'on peut prendre indépendamment de la volonté et de l'intelligence de chacun. Ici, il faut que chaque sujet se prête à ce qu'on veut de lui. On pourra être accusé de toucher à la liberté individuelle. Cependant, s'il est permis d'exiger l'instruction obligatoire, ne serait-on donc pas autorisé à donner à l'homme la santé malgré lui ? Il ne s'agit pas d'obliger, il ne faut qu'é—clairer, instruire, donner l'exemple, et favoriser, par de bonnes institutions, une œuvre réparatrice à laquelle tout le monde est intéressé. Mais encore, comment pourrait-on commencer ?

La Phthisie étant le mode commun de dégénération et d'appauvrissement de l'espèce par la misère extérieure ou par l'insuffisance des agents de l'hygiène et l'excès du travail ; et par la misère intérieure, c'est-à-dire, par l'abus des matériaux de la vie et l'oisiveté ; et dans les deux catégories, par les vices du pauvre et par les vices du riche, il faut me—nacer sans cesse, constamment, éclairer, surveiller, et pré—venir toujours. La médecine a là un beau rôle ; plus beau, plus honorable, plus efficace, que celui de traiter la Phthisie accomplie.

Dans chaque ville, dans chaque village devrait fonction—ner incessamment l'association pour l'extinction de la Phthi—sie. Tous les médecins en feraient partie, quelques-uns seulement rempliraient des fonctions spéciales. Le clergé y occuperait une poste fort utile. On ne pourrait pas se passer de lui. Il gagnerait en influence et en action géné—rale sur la société, autant au moins qu'il apporterait d'influence particulière à l'œuvre spéciale par ses conseils et son autorité morale. Racheter l'homme de la Phthisie, c'est l'améliorer et le grandir sous tous les autres rapports.

L'administration serait là, non—seulement par sa protec—tion, son argent, ses encouragements, mais par des repré—sentants nommés dans ce but, ou qui ajouteraient cette fonc—tion à d'autres. Les conseillers généraux des départements devraient, par exemple, avoir une part dans cette mission, afin de renseigner le préfet, qui adresserait au gouvernement ses rapports sur la situation et les progrès de l'OEuvre. Les riches devraient concourir par tous leurs moyens. La Phthisie ne les épargne pas. Ils peuvent, sans la contribution de personne, se préserver eux-mêmes et leur génération. C'est à eux que je m'adresserai tout à l'heure. En attendant, quelle est la direction et quels sont les travaux et les soins qui incomberaient d'abord aux commissions chargées des mesures préservatrices envers ceux qui ne peuvent pas se préserver tout seuls, et qui ont besoin de l'assistance de tous ?

Une des sources les plus considérables de la Phthisie dans les campagnes, est la scrofule. Or, la scrofule me paraît au nombre des maladies dont les sociétés peuvent espérer de se délivrer tous les jours un peu, et indéfiniment. Elle est aussi une de ces maladies qui, comme la Phthisie dont elle est une des origines, doit être encore plus prévenue que combattue. Il ne faut pas l'attendre, parce que, alors même qu'on réussirait à la modifier très-heureusement chez les parents, la diathèse peut se transmettre de ceux qui ont été amendés à leurs descendants, et parce que c'est par ces transmissions successives et ces abâtardissements, que si les croisements sont mal choisis, la Phthisie naît de la scrofule.

On se débarrasse tous les jours des maladies palustres en assainissant les habitations des pays où elles règnent, en bâtissant des premiers étages aérés, lumineux, secs, là où le paysan couchait sur le sol ; en desséchant et civilisant celui-ci par des plantations spéciales et une culture bienfaisante sous tous les rapports. Ne pourrait-on pas en faire autant au point de vue de la scrofule? La société a-t-elle le droit de laisser les individus dans des conditions d'habitation, d'alimentation, d'habillement, d'incurie et de sordidité inférieures à ces conditions chez beaucoup d'animaux ? Les individus eux-mêmes, sont-ils libres de croupir dans cet état et d'y dégrader leur nature? Je ne le crois pas.

La lumière, l'air, la chaleur naturelle, sont-ils donc si

difficiles à trouver et si coûteux ? Ne pourrait-on pas imposer aux habitants d'une localité quelconque qui construi-
sent une maison, des conditions qui empêchent cette maison de leur être malsaine et de faire des scrofuleux ? Cela
regarde essentiellement les commissions établies pour l'inspection des logements insalubres. Pourquoi cette institution
ne s'occupe-t-elle que des vieilles maisons insalubres, et
ne s'occupe-t-elle pas d'imposer les conditions dans lesquelles doivent être construites les maisons neuves ?

Un des meilleurs livres de ce siècle médical est celui où
Baudelocque a prouvé que la source la plus féconde de la
scrofule est l'insuffisance de l'air respirable et de la lumière dans les habitations. La réalité de cette étiologie est
démontrée par le nombre des scrofuleux qu'on observe
dans des pays de montagnes où l'on respire l'air le plus
pur, où la nourriture n'est ni mauvaise ni insuffisante,
mais où les habitations sont des cabanes obscures, sales,
sans premier étage, humides, et surtout non aérées.

L'Assistance publique de Paris a fondé sur les bords de
la mer, à Berk, un établissement destiné aux scrofuleux.
Les enfants atteints de cette affection sont conduits sur
cette plage, où ils passent un temps variable suivant leur
état. L'exercice, l'air marin, les bains de mer, transforment
d'autant plus rapidement ces enfants, qu'ils étaient, immédiatement auparavant, dans des conditions de vie toutes contraires.

J'ai été, il y quelques années, médecin d'un patronage
pour les enfants convalescents, fondé par quelques jeunes
gens généreux du faubourg Saint-Germain, MM. de Larochefoucauld, de Juigné, de la Bouillerie, d'Aché, etc.
Augustin Cochin, que l'économie sociale et les pauvres
viennent de perdre, en faisait activement partie. Les enfants
et les adolescents reçus dans ce patronage, me fournissaient
un grand nombre de scrofuleux.

Les nouvelles conditions hygiéniques où ils se trouvaient

rue de Babylone, avaient déjà commencé à les modifier très-salutairement, lorsque nous eûmes l'idée, avant l'Assistance publique, de créer pour eux une maison de campagne. Elle n'était pas située au bord de la mer, mais à la Roche-Guyon, dans le département de Seine-et-Oise, où M. le duc de Larochefoucauld avait mis à notre disposition une dépendance de son château qu'on avait parfaitement aménagée pour cela. Je choisissais les enfants scrofuleux destinés à y être envoyés. Ils y passaient le temps convenable, chacun en raison de la gravité de son affection. Les résultats étaient remarquables. On transformait ces enfants. Les ophthalmies guérissaient sans collyres et sans purgatifs; les scrofulides du cuir chevelu se nettoyaient, les adénites cervicales se résolvaient, les bouffissures lymphatiques de la face faisaient place à des traits plus fermes; la physionomie se débrouillait, les muscles se dessinaient sous la peau, et la peau prenait un ton plus chaud. Il aurait fallu pouvoir suivre ces sujets, les maintenir autant que possible dans ces conditions, et savoir ce que leur constitution et leur santé devenaient plus tard; mais ce petit spécimen suffit pour montrer ce qu'on pourrait faire des générations humaines, si on s'en occupait autant que de la race chevaline, etc...

La scrofule est un produit de misère extérieure. Cette misère, venue du dehors, crée une misère intérieure, une misère organique qu'on reconnaît à ce que le travail nutritif paraît impuissant à s'élever au-dessus de l'activité des appareils lymphatiques ou des tissus et des vaisseaux blancs et à sang-froid.

Ces appareils et leurs produits sont alors exubérants; ils végètent luxurieusement, s'altèrent, parce qu'ils ne sont plus en équilibre et en rapport. Ils appellent tout à eux, s'irritent, se congestionnent, s'enflamment, se ramollissent, s'ulcèrent, etc..... Voilà la scrofule, qui appauvrit indéfiniment les territoires organiques, et les prépare directement à la tuberculose et à la Phthisie. Ainsi, la misère extérieure ou la misère des pauvres conduit directement à la Phthisie ; tandis que la misère organique des riches, qui est indirecte parce qu'elle naît de l'opulence extrême de la vie nutritive, ne conduit à la Phthisie que d'une manière éloignée.

En combattant ces deux excès, en fermant et condamnant ces deux avenues de la Phthisie, on la supprimerait, car elle n'est que le *caput mortuum* de la misère directe et de la misère indirecte. La plus urgente à fermer est celle de la misère directe. J'y reviens ; je terminerai par l'autre.

Après l'insuffisance d'air et de lumière, c'est le froid qui est une des causes extérieures les plus communes et les plus efficaces de la Phthisie. On ne comprend pas le scepticisme de Laënnec sur ce point important.

Sans étiologie, il n'y a pas de prophylaxie. Aussi Laënnec ne paraît-il pas se douter qu'on puisse prévenir la Phthisie, en modérer indéfiniment les progrès. Cependant, il est évident que, lorsque le froid et les refroidissements viennent à agir sur les individus prédisposés par les causes lentes et la misère extérieure que j'ai signalées, ils produisent des catarrhes tuberculeux et des pneumonies de même nature. On appelle même en Allemagne ces phlegmasies de poitrine, des pneumonies scrofuleuses. Ce sont les phthisies caséeuses dont j'ai tant parlé. Qu'y a-t-il de spécifique et de virulent dans tout cela ? Les maladies spécifiques n'ont pas d'étiologie, car elles se reproduisent elles-mêmes. Ici, tout se voit, tout se touche ; on suit la génération de la Phthisie dans ses causes prédisposantes et dans ses causes déterminantes, comme on suit une expérience de physique et de chimie, toutes choses égales d'ailleurs.

Voilà donc encore un des facteurs de la Phthisie que

l'homme peut atteindre et détourner jusqu'à un certain point, et de plus en plus. Si on s'appliquait à déraciner la scrofule et le lymphatisme dans leurs causes, et si on pouvait préserver les classes pauvres et ouvrières contre le froid et les refroidissements, on aurait tari une des deux grandes sources de la Phthisie.

S'il est impossible à l'ouvrier de ne pas s'exposer au froid et aux refroidissements, il peut au moins prendre tous les moyens possibles de s'en garantir. Dans notre climat tempéré, l'ouvrier devrait, huit mois par an, avoir de la flanelle sur la peau de la tête aux pieds. Qu'on ne parle pas de l'énormité de la dépense et de l'exiguité de salaire à peine suffisant pour les besoins immédiats et pressants de l'ouvrier et de sa famille. Le patron ne devrait pas permettre qu'un ouvrier entrât dans son chantier ou son atelier sans ce vêtement intime, recouvert de vêtements de fatigue simples, commodes et chauds. Ce serait une avance qu'il ferait à l'ouvrier. Celui-ci subirait chaque semaine ou chaque mois une faible retenue, jusqu'à ce qu'il se fût acquitté envers le patron.

Les associations que je réclame pour la prophylaxie de la Phthisie devraient plutôt encore se charger de ces soins. Ce serait un bon emploi de leurs fonds. Il faudrait joindre à ce bienfait des instructions données par écrit ou dans des conférences, afin de faire sentir à l'ouvrier et à sa femme, la nécessité de toutes ces précautions. Ils en seraient les premiers récompensés, car la santé, c'est pour eux l'instrument de travail et la vie.

Mais les vêtements qui conservent aussi égale que possible la chaleur propre de l'organisme, ne sont pas les seuls moyens de résister aux refroidissements. L'alimentation est la véritable source de notre chaleur. Elle doit être réparatrice d'une part, et, de l'autre, porter avec elle ses condiments, je veux dire des principes qui favorisent son assimilation en offrant à l'air des matières à oxyder ou à brûler, et, par conséquent, des éléments de respiration et de calorification. A une nourriture variée et à base animale mêlée aux féculents, il faut joindre les corps gras, le sucre, les boissons spiritueuses, et certaines substances qui, sans apporter des matériaux positifs à la nutrition, fixent celle-ci, la maintiennent plus longtemps dans une stabilité d'énergie, et empêchent, comme on dit, de se dénourrir. C'est de ces matériaux de vie, dont l'abus est si près de l'usage, qu'il importerait de régler l'administration. Leur usage méthodique est une source de chaleur ; leur abus éteint cette source, en stupéfiant ou en débilitant le système nerveux.

Mais tous les préceptes de l'hygiène physique, sans ceux de la morale et de l'éducation, seraient ici sans effet, car nous entrons dans le domaine des passions. Elles jouent un grand rôle dans la production de la Phthisie. Elles aussi, activent et enflamment d'abord les sources de la chaleur ; mais elles les éteignent ensuite, et nous livrent sans défense à ces transformations régressives de nos éléments organiques, parmi lesquelles la tuberculose occupe une place si lamentable.

Les masses humaines vouées à la Phthisie par l'encombrement, la saleté, l'obscurité, le froid, les privations et l'ignorance, n'en sortiront jamais qu'avec le secours des classes qui ont reçu le bienfait des lumières et de l'éducation. Quand j'appelle sur ce grand sujet l'attention et le cœur de la bourgeoisie et des classes riches ; quand je les exhorte à créer des associations pour l'extinction de la Phthisie dans l'espèce, j'ai la conviction que rien n'est moins chimérique ; que cette pensée est simple, pratique, immédiatement réalisable, et qu'elle n'est que l'application toute naturelle de la Phthisiologie que j'ai exposée. Ce que j'ai dit sur la nature et les causes de la Phthisie n'est rien sans cette conclusion ; et, en dehors d'elle, il n'y a plus qu'à

retourner au scepticisme de Laënnec et à la désolante doctrine de la spécificité. Broussais était certainement moins
éloigné de la vérité médicale.

Il ne m'appartient pas de tracer ici le plan effectif de l'association que je voudrais fonder. Je le tenterai peut-être un
jour avec des hommes de bonne volonté. Il faut d'abord que
mes idées sur la Phthisiologie reçoivent un bon accueil.
Maintenant, je ne dois émettre que l'idée. L'exécution ne
peut être que le fruit d'une œuvre collective.

Les meilleurs principes d'une prophylaxie de la Phthisie
sont évidemment donnés par l'étiologie de cette maladie.
J'ai posé une classification naturelle des maladies chroniques. Elle doit nous fournir les bases de notre prophylaxie. On se rappelle que je les ai divisées en trois
grandes classes : 1° les initiales ou capitales, qui sont au
nombre de trois : l'arthristisme (rhumatisme et goutte); la
scrofule et la syphilis; 2° les mixtes ou intermédiaires, qui se
ramènent toutes à l'herpétisme Indépendamment des maladies chroniques de la peau, l'herpétisme renferme des
espèces nosologiques infiniment diversifiées, savoir, toutes
les maladies chroniques incurables dont on ne meurt pas,
et qui ne sont ni l'arthritisme, ni le scrofulisme ni le
syphilitisme francs; 3° les maladies chroniques ultimes,
embrassant les affections organiques proprement dites, et
les névroses profondes, qui équivalent pour la gravité, et
peut-être par leur nature, aux affections organiques.

J'ai fait voir comment et à quelles conditions un grand
nombre de phthisies pulmonaires, sans être vraiment la scrofule des poumons, dérivent pourtant de la scrofule. J'ai fait
voir ensuite, comment la misère extérieure et directe, conduit au même résultat sans que les malades aient dû toujours
passer par la scrofule évidente des nosologies. L'appauvrissement des territoires organiques dispose alors les poumons à
contracter, sous l'influence de plusieurs causes détermi-

nantes et surtout du froid, des phlegmasies tuberculeuses qui
constituent une variété particulière de phthisie extrêmement
fréquente, que Virchow appelle scrofuleuse, dénomination
assez exacte, si on fait la distinction que je viens d'établir.

J'ai exposé mon opinion et mes vues sur la prophylaxie
de cette grande variété de phthisie. Le but, je l'ai dit, ne
peut être atteint qu'à l'aide du temps et d'associations qui
visent spécialement ce but, au milieu de toutes celles qui
s'occupent d'améliorer le sort des masses par l'hygiène physique et morale, publique et privée. J'en ai fini dès lors,
avec cette première source de prophylaxie, que j'ai placée
dans l'extinction indéfinie d'une de nos maladies chroniques
capitales, la misère directe et la scrofule.

La syphilis, autre maladie capitale, est une seconde
source de la consomption pulmonaire.

L'extinction de cette maladie capitale, spécifique et toute
à part, est encore, par conséquent, une source de prophylaxie de la Phthisie dans l'espèce.

On a déjà essayé de fonder des associations pour l'extinction de la syphilis. C'est une œuvre digne des nations civi-
lisées et des gouvernements. Cette source de phthisie semblerait devoir être la moins difficile à tarir. Elle coopère
avec la scrofule, et surtout avec le lymphatisme dont elle
est un des principes par sa dégénération, car en perdant sa
spécificité, elle va se fondre dans ces irritations et ces exu-
bérances du système lymphatique qui traînent tant de
phthisies pulmonaires à leur suite.

, Quand on voit l'atteinte spéciale et profonde portée au
système lymphatique par la syphilis; le mercure, qui altère
si intimement ce système et la nutrition, être en même
temps l'altérant principal des effets constitutionnels de
cette maladie spécifique; l'iodure de potassium, si utile dans
cette syphilis plus profonde encore qui affecte les tissus

blancs, les os, etc., être aussi un des remèdes les plus efficaces contre la scrofule et le lymphatisme, on comprend facilement, qu'une telle maladie puisse préparer tout particulièrement le terrain à la Phthisie. On a déjà fait beaucoup pour fermer cette porte de la consomption pulmonaire. La vérole est moins grave et moins fréquente qu'il y a un ou deux siècles. Elle est aussi mieux connue et mieux traitée. Cependant, quand on pense que la guérison, ou plutôt, la disparition des accidents primitifs n'empêche pas absolument le développement des symptômes secondaires; et que la guérison apparente de ceux-ci, ne préserve pas certainement de l'évolution tardive des manifestations tertiaires; quand on voit surtout, la palliation de ces trois ordres de symptômes ne pas préserver sûrement les enfants des dégénérations non spécifiques de la syphilis, telles que le lymphatisme, le rachitisme, l'herpétisme, l'étiolement, etc., qui mènent à la phthisie, on se prend à craindre que tous nos progrès en syphilologie n'aient pas sur la santé publique, l'invigoration de l'espèce, la diminution de la Phthisie qui est la maladie ultime par excellence. les effets salutaires qu'on pourrait espérer.

Il n'y a qu'une manière d'éviter les résultats éloignés de la syphilis, c'est de ne jamais la contracter. Une fois entrée, elle évolue et ne reconnaît en thérapeutique, que des moyens de blanchir ses manifestations. Elle n'en reconnaît pas qui soient capables d'extirper absolument ses racines funestes aux générations. La phthisie est donc aussi un des résidus de la syphilis. Quand on pense que l'homme n'est affecté de la syphilis que quand il le veut; qu'il y a un très-grand nombre d'individus qui ne l'ont jamais eue, on espère que le nombre de ceux-ci sera plus grand chaque jour, et que la Phthisie qui dévore les races humaines, aura un jour cet aliment de moins.

La syphilis proprement dite n'est pas la seule source éloignée de la Phthisie. Il est une autre maladie vénérienne, la blennorrhagie, qui est féconde en manifestations lymphatico-herpétiques capables de prédisposer à la tuberculose. La chaudepisse sème en effet des adénites, des ophthalmies, des arthrites, des pithyriasis, des dermatoses qui préparent le fonds organique à produire tôt ou tard le tubercule. C'est encore une source de la Phthisie qu'une civilisation sérieuse pourrait tarir progressivement. Il faut le savoir. Les syphilographes ne le disent pas assez. Quand on est pénétré comme moi de la nécessité d'éteindre la Phthisie en fermant toutes les portes par lesquelles elle entre chez l'homme ; quand on a foi dans le *delenda Phthisis*, il faut déraciner toutes les causes qui la préparent. La Phthisiologie est là tout entière, et elle n'est rien sans cela.

J'arrive à la troisième des maladies chroniques capitales que je place ordinairement la première dans ma classification, je veux parler de l'arthritisme.

J'ai traité assez longuement la question de l'antagonisme des maladies arthritiques et de la Phthisie. Le lecteur doit donc être tout préparé à en tirer les conséquences pratiques.

Le rhumatisme et la goutte qui, quoique bien distincts, sont de la même famille ou de la même souche, forment à eux seuls, avec leurs variétés et leurs associations infinies, le domaine de l'arthritisme. Dans la nosologie des maladies chroniques, l'arthritisme est à l'opposite de la Phthisie. Rien n'est plus antagoniste que la nature de ces deux maladies.

Mais l'arthritisme, et dans l'arthritisme, la goutte surtout, ne se maintiennent pas toujours dans cet état d'antipathie avec les maladies à produits pauvres et mort-nés. Ils dégénèrent dans l'individu et dans les générations, et font place à une disposition organique constitutionnelle et héréditaire très-favorable au développement de la tuberculose. Quel parti la prophylaxie de la Phthisie peut-elle tirer de ce grand fait d'observation?

La première conséquence que ce fait renferme, c'est que la prophylaxie de la Phthisie dans l'espèce, suppose la prophylaxie de la goutte elle-même. Je crois, en effet, que s'il y avait moins de goutteux, il y aurait moins de phthisiques. Il ne faut avoir ni la scrofule, ni la syphilis, ni l'arthritisme goutteux. Ce sont trois portes d'entrée de la phthisie qu'il faut indéfiniment condamner. On n'évite pas la scrofule à volonté. Elle est trop souvent le produit de circonstances fatales, indépendantes en grande partie de la volonté de ceux qui la subissent. Il est beaucoup plus facile de se soustraire à la syphilis et à l'arthritisme goutteux.

Tout le monde sait que la goutte est inconnue des paysans, des soldats, des ouvriers, des populations pauvres, etc., et qu'elle ne frappe guère que les classes de la société qui vivent dans de certaines conditions d'alimentation, de luxe, de mollesse, de jouissances qui stimulent et dépriment alternativement les facultés les plus puissantes et les plus sensuelles de l'organisme.

J'ai déjà dit que cette richesse organique amenait indirectement une misère qui n'est pas celle de la scrofule dégénérée, mais qui n'en est pas moins réelle. J'ai dit aussi, que les phthisies qui en naissent, constituent une variété très-distincte de la scrofuleuse, et j'en ai donné les caractères différentiels, si importants au point de vue pratique du pronostic et du traitement.

Les riches et toutes ces classes de la société qui sont la proie de la goutte, doivent donc savoir qu'ils risquent de préparer la Phthisie à leur postérité la moins éloignée.

Les maladies chroniques régressives suivent presque infailliblement les maladies chroniques caractérisées par les produits organiques trop riches. A côté de l'hygiène des pauvres dont je traçais plus haut les règles préservatrices de la scrophule et de la Phthisie, il faut donc placer maintenant l'hygiène des riches, préservatrice des maladies régressives, et en particulier de la Phthisie, qui est si souvent un produit éloigné et indirect de l'arthritisme, et surtout de l'arthritisme goutteux. Il faudrait donc prendre beaucoup au superflu de l'hygiène des riches en faveur de l'hygiène des pauvres, et donner aux premiers un peu de la sobriété forcée des seconds.

Les uns et les autres doivent être avertis. C'est pour ceux qui ont les lumières, l'éducation, la fortune, un devoir de s'associer contre la Phthisie des pauvres par les moyens combinés dont j'ai fait entrevoir l'efficacité. En fondant cette œuvre d'humanité, en s'en occupant avec amour, ils préserveraient aussi leur postérité de la misère organique indirecte qui produit la Phthisie des riches. Il serait impossible, en effet, qu'un but d'activité aussi élevé et aussi généreux; que les occupations douces et sérieuses qu'il commande; que les satisfactions que donnerait le spectacle du bien accompli, ne corrigeassent pas les mœurs relâchées, les habitudes de luxe et de mollesse, les excès de table, les tourments de l'ambition et tous les aiguillons de la vie qui ne cessent de surexciter et d'épuiser les classes riches, d'y fomenter d'abord la goutte avec ses tortures, plus tard la Phthisie avec ses langueurs et sa mortalité.

Je ne me laisserai pas détourner de mon but par la crainte de voir mes idées et mes espérances taxées de rêves généreux. Il y a moins de chimère et d'utopie dans ce que je propose, que dans la recherche de tous ces remèdes nouveaux contre la Phthisie qu'on nous annonce chaque jour, et qui sont l'opprobre de la Médecine.

Il est un ordre infiniment nombreux et varié de maladies chroniques désignées par moi sous le nom de mixtes ou intermédiaires, et dont l'ensemble constitue l'herpétisme;

ce sont des maladies intermédiaires et de transition entre les maladies chroniques capitales et les maladies chroniques ultimes.

Je ne crois pas devoir, en effet, placer l'herpétisme dans les maladies chroniques capitales. Les affections qui constituent cet ordre si nombreux, procèdent généralement de celles-ci, savoir, de l'arthritisme, de la scrofule, de la syphilis et de leurs associations, vers les maladies ultimes. Ce processus de transition et de dégradation n'est pas nécessaire et constant, car mille causes peuvent en déranger et en intervertir la succession, et tous les termes de la série peuvent ne s'être pas manifestés; mais il est naturel, et tend toujours à s'effectuer lorsque rien ne l'en empêche. On éteindrait l'herpétisme en supprimant les maladies chroniques capitales.

Le nombre des phthisiques, et surtout des phthisiques pris parmi les classes moyennes et élevées, qui ont été et qui sont encore herpétiques, est infini. Les phlegmasies chroniques externes ou internes dont on ne meurt que rarement; les névroses et les névralgies internes ou externes pures ou presque toujours plus ou moins combinées avec des congestions, des flux et des phlegmasies chroniques, relèvent presque toutes de l'herpétisme. Or, il est impossible de nier, que l'herpétisme envisagé de cette manière, ne soit un acheminement aux maladies régressives et ultimes parmi lesquelles la phthisie occupe une si large place.

J'appelle toute l'attention des observateurs sur ce processus régressif des maladies chroniques et sur cette source immense de la Phthisie.

On a vu comment il était possible de diminuer progressivement l'invasion et les ravages de l'herpétisme. Mais celui-ci existant, quels moyens aurions-nous de l'empêcher de dégénérer encore dans les individus et les générations, et d'aller peupler le domaine déjà si vaste de la Phthisie?

Le genre d'alimentation a une influence aussi grande

sur l'herpétisme que sur l'arthritisme. On fait des herpétiques comme des goutteux, avec tel ou tel régime de vie. Les goutteux finissent presque toujours, eux ou les leurs, par l'herpétisme. C'est à ce point, que M. Bazin, a pu justement créer tout un ordre de dermatoses sous le nom d'*arthritides*. Ce qui sort de phthisiques de cette transition et de cette dégradation est, je le répète, infini. Les chagrins, les peines morales, les vives et longues préoccupations excitent singulièrement toutes les manifestations herpétiques. Elles sont comme l'arthritisme goutteux, et toutes les maladies caractérisées par un excès d'acide urique, un des modes d'élimination les plus communs des déchets organiques. Les anciens les rangeaient dans les affections par acrimonie des humeurs. Ils avaient très-bien vu, que les humeurs du goutteux, deviennent âcres, engendrent les dartres et les douleurs.

L'hygiène de l'herpétique, se place donc encore ici au premier rang des moyens préventifs contre une des plus nombreuses variétés de la Phthisie.

Mais la thérapeutique de l'herpétisme n'a-t-elle rien à faire dans cette prophylaxie de la phthisie ? Je suis loin de le croire. Je suis même persuadé, que le désir de faire disparaître le mieux et le plus tôt possible les manifestations cutanées de l'herpétisme, crée beaucoup d'affections herpétiques internes, de phlegmasies chroniques et de viscéralgies de toutes sortes. Or, les manifestations internes de l'herpétisme, conduisent bien plus vite aux régressions morbides et aux maladies ultimes, que les manifestations externes de la même diathèse, ou les dermatoses. La dartre cutanée, psoriasis, eczéma, pithyriasis, lichen, est la forme la plus vivante et la plus vigoureuse, la plus naturelle et la plus saine de l'herpétisme. Il faut la chasser ou la blanchir le moins possible. Elle n'a déjà que trop de tendance à régresser. Or, sa régression du dehors au dedans, est une preuve de son affaiblissement et, par conséquent, de l'affaiblissement du sujet, et de sa disposition plus prochaine à produire des maladies ultimes, la Phthisie, par exemple.

L'herpétique est très-irritable, très-difficile à traiter. Cette irritabilité, ce névrosisme indéterminé conduit les générations à la Phthisie, si les mariages sont mal faits au point de vue hygiénique, c'est-à-dire, si les croisements ne sont pas régénérateurs.

Les Eaux minérales devraient jouer un plus grand rôle qu'elles ne le font dans la thérapie de l'herpétisme. Elles portent à la peau ; et lorsqu'elles font disparaître les dermatoses, elles impriment en même temps à tout l'organisme une vigueur, un équilibre qui empêchent la guérison de la peau malade d'être suivie des manifestations internes de l'herpétisme. Il ne faut pas trop altérer ni fondre les herpétiques. Il en est d'eux comme des goutteux, qu'on ne doit pas trop guérir. Combien d'individus voudraient avoir la goutte ou l'herpétisme francs ! J'appelle herpétisme franc, celui qui se porte à la peau.

Empêcher l'herpétisme de dégénérer encore, de s'affaiblir, de devenir interne, c'est faire beaucoup pour la prophylaxie de la Phthisie; et c'est une des premières vérités d'observation de la médecine des maladies chroniques.

Je reviens à la médication hydrominérale considérée comme mesure prophylaxique.

Si la médecine publique, la médecine de l'espèce existait, les conseils d'hygiène de chaque département et de chaque canton seraient chargés de visiter les enfants au point de vue préventif.

D'après le genre de santé et de maladies des parents; d'après le tempérament et l'espèce de maladies habituelles des enfants, on pourrait traiter ceux-ci préventivement au moyen d'Eaux minérales appropriées, et s'opposer ainsi à une régression de leurs maladies capitales ou intermédiaires vers les maladies ultimes, et en particulier vers la Phthisie. En procédant ainsi chaque année jusqu'après la puberté, et en mettant comme je l'ai déjà dit, l'hygiène de ces enfants en harmonie avec cette médecine préventive énergique et à longue portée, on créerait des races solides et on couperait la Phthisie dans ses racines. Ce serait pour l'État et pour les communes de l'argent bien employé. On prend bien des mesures analogues pour l'élève et l'amélioration des animaux domestiques... Les Eaux minérales sont plus puissantes encore préventivement que curativement. Mais il faut que les médecins s'habituent, et que les Écoles de médecine les y aident, à voir, ou plutôt, à prévoir chez les enfants, même assez bien portants, les maladies de l'adolescent et de l'adulte. C'est une belle étude, pleine de réalités scientifiques et pratiques.

Une autre source de prophylaxie pour la Phthisie, se trouve dans les mariages bien assortis au point de vue physiologique.

Que de phthisiques j'ai observés issus du mariage de deux lymphatiques irritables, ou d'un lymphatique et d'une herpétique! Des filles ou des fils nés de parents à goutte usée et dégénérée ne doivent pas épouser des lymphatiques grêles ou des herpétiques maigres et irritables. A quoi sert l'observation, si, après avoir fourni des faits incontestables sur tels effets de causes bien connues, on ne sait en tirer aucune conséquence pratique? Il faut au moins avertir les parents.

Je me borne à ces exemples, parce que j'ai assez développé la doctrine de la Phthisie issue d'autres maladies chroniques à tendances régressives, pour que le médecin averti sache dissuader les familles des mariages qui ne pourraient que précipiter ces tendances, et conseiller des croisements réparateurs.

On croit avoir tout fait, quand on a empêché quelqu'un d'épouser un phthisique imminent ou accompli, ou semblant prédestiné par son habitude extérieure et ses antécédents héréditaires. Le lecteur doit comprendre maintenant combien cela est insuffisant, car il n'a pas oublié, qu'il y a moins de phthisiques nés de phthisiques que d'autres maladies chroniques en voie de dégénération.

J'ai entendu dire souvent, qu'après tout, il n'était peut-être pas mauvais que la Phthisie fît son effet, parce qu'elle accomplit une fonction de sélection, et qu'elle élimine de la société les avortons et les faibles, qui sont incapables de procréer des enfants vigoureux.

Il y a bien assez d'autres causes d'épuration et de choix. Remarquons de plus, que la Phthisie n'est pas comme le choléra, la variole, la fièvre typhoïde, une maladie autonome, primitive et sans rapport avec les autres maladies chroniques.

Les affections aiguës sont, en effet, de celles dont Sydenham a dit qu'elles ont « le ciel pour auteur », tandis que la Phthisie, est de celles dont il disait aussi que « nous en sommes les artisans. » Je comprendrais la sélection par des maladies qui ne frapperaient que les individus incapables de rendre des services à la sociétés et de reproduire des êtres sains et vigoureux. Mais le choléra, la variole, la fièvre typhoïde ne sont pas même dans ce cas : elles sont très-aveugles et fauchent au hasard. Quant à la Phthisie, elle ne naît pas seulement d'elle-même comme la variole. Chronique, constitutionnelle, héréditaire, elle naît de maladies qui pourraient, à la rigueur, ne pas exister, ou dont on aurait pu empêcher la dégénération. Ce n'est souvent qu'après s'être reproduit que meurt le phthisique. La Phthisie s'attaque donc à l'espèce ; et si on lui permet de délivrer la société d'êtres faibles et inutiles dont l'élimination pourrait restaurer les races, on la laisse s'étendre, gagner les forts, affaiblir et dégrader tout le monde. On voit la différence qu'il y a en pratique individuelle et en médecine sociale, à envisager la Phthisie comme le font les sceptiques en étiologie et les fatalistes, ou à l'envisager comme je l'ai fait du commencement à la fin de ces Études, avec une foi indéfectible dans les progrès de la science et de l'humanité.

OBSERVATIONS PARTICULIÈRES

ET RÉFLEXIONS.

Je ne veux rapporter ici que quelques exemples de chacune des séries d'observations sur lesquelles je me suis fondé, pour énoncer un certain nombre de propositions nouvelles en Phthisiologie.

Si je voulais produire tous les cas de Phthisie dont j'ai rédigé l'histoire, depuis douze ans que j'observe aux Eaux-Bonnes, et y ajouter tous les faits de cette maladie que j'ai observés à Paris, dans la ville et dans mon service d'hôpital, j'arriverais facilement à un chiffre de plus de 10,000 Phthisiques vus et traités par moi.

Maintenant, si je décompose ce chiffre sous le rapport scientifique, je dois d'abord mettre de côté une masse de faits vulgaires et sans intérêt. Ce sont les cas de Phthisie parvenus à ce degré où tous les malades se ressemblent et ne diffèrent que par le degré plus ou moins prononcé de leur résistance individuelle. Le passé, les antécédents seuls de ces malades sont instructifs, lorsqu'on peut avoir sur leur pathologie antérieure et l'étiologie de leur affection, des renseignements positifs.

Dans l'enseignement clinique, ces malades nombreux ne servent guère qu'à l'éducation séméiologique des élèves. Je ne parle pas, bien entendu, des soins constants que leur état réclame, des soulagements consolants qu'on peut encore leur procurer, et de la sympathie qu'ils doivent inspirer d'autant plus grande, qu'elle est à peu près tout ce que nous sommes réduits à leur donner.

Or, cette catégorie forme près de la moitié du chiffre total.

L'autre partie, celle qui peut offrir un intérêt médical réel, est composée des variétés suivantes :

1° Phthisies acquises, ou Phthisies développées sous l'influence de milieux extérieurs à action lente ;

2° Phthisies par accident, ou Phthisies nées soudainement comme les maladies aiguës, sous l'influence de causes à action instantanée chez des sujets non prédestinés, ou qui ne semblaient pas l'être ;

3° Phthisies primitivement constitutionnelles ou diathésiques ;

4° Phthisies secondairement constitutionnelles et diathésiques, ou Phthisies nées de la transformation régressive d'autres maladies constitutionnelles moins graves.

Ces deux dernières catégories recrutent principalement leurs sujets dans les classes aisées et riches de la société. Elles fournissent dans ces classes, plus des deux tiers des phthisiques.

Or, si on considère que les cas de la première de ces deux catégories, de celle qui est formée par les Phthisies que j'appelle primitivement constitutionnelles et diathésiques, descendent souvent de la seconde, ou ne sont souvent que des Phthisies d'où toute trace et tout reliquat des maladies antérieures dégénérées et transformées a disparu, on pourra se faire une idée assez exacte de l'importance considérable que prend en Phthisiologie, le processus étiologique que je signale à l'attention de la clinique et de la prophylaxie.

Il résulte de cet exposé très-sommaire, que si on excepte les Phthisies accidentelles, ou les Phthisies de cause extérieure dont le chiffre est lamentable, le plus grand nombre des sujets qui succombent à la Phthisie spontanée ou de cause purement interne, sont conduits à ce terme fatal par l'altération régressive de maladies constitutionnelles d'une nature moins destructive et moins infectante que la tuberculose.

Je n'ai pas besoin de fournir des exemples de la Phthisie née des causes communes extérieures sur l'action trop puissante desquelles tout le monde est d'accord. Je me bornerai donc à présenter sous forme de spécimen et de types, quelques exemples de chacune de ces variétés de Phthisie sur lesquelles j'ai plus spécialement appelé l'observation.

Ces faits ne décèleront pas seulement l'origine et les caractères spéciaux d'un grand nombre de Phthisies de cause interne, ils feront voir aussi les modifications que ces processus étiologiques impriment à la marche, au pronostic et à la cure de beaucoup de Phthisies.

Il est inutile de dire, que je dégagerai ces faits de ce qui est commun à toutes les Phthisies, ainsi que des détails qui ne se rapportent pas aux circonstances que je désire mettre en relief. Je ne montrerai donc que ce qui est à démontrer. Ainsi, l'attention du lecteur ne sera pas fatiguée par des énumérations qui ne prouvent rien et qu'il faut oublier ; et je pourrai être court sans être obscur.

PREMIÈRE SÉRIE

PHTHISIES ARTHRITIQUES, OU PHTHISIES ISSUES DE LA TRANSFORMATION
RÉTROGRADE DE L'ARTHRITISME GOUTTEUX.

M. D..., 54 ans, savant architecte. Il est né de père et de mère arthritiques. M. D... lui-même a eu du rhumatisme articulaire aigu. Sa constitution est robuste, son tempérament sanguin.

J'ai vu pour la première fois M. D..., aux Eaux-Bonnes en 1862. Je l'ai revu en 1863 et en 1868. En 1862, rien dans son habitude extérieure ne signalait le phthisique. Au contraire, il avait les attributs de la plus riche santé. Cependant, il toussait péniblement et expectorait des crachats volumineux, pelotonnés, opaques et souvent teints de sang. Il avait à peine de la dyspnée. Son pouls était volumineux, tendu, un peu fréquent ; mais la formule de la fièvre n'était pas complète. Il n'avait ni chaleur anomale, ni exacerbation vespérine, ni aucun sentiment de malaise fébrile.

La région sous-claviculaire droite couverte de cicatrices, de cautères volants, était mate. L'auscultation donnait un bruit d'inspiration faible mêlé de craquements quelquefois secs, quelquefois humides; et un bruit expirateur très-prolongé, bronchique ou soufflant. Dans la fosse suscapulaire du même côté, submatité, bruit respiratoire faible et confus sans bruits morbides spéciaux. Les signes fournis en avant par la percussion et l'auscultation, régnaient dans toute la largeur de cette région, et on les percevait à trois travers de doigt au-dessous de la clavicule.

Nutrition et forces musculaires extraordinairement bien conservées. Dans le cours d'une de ses saisons thermales à Eaux-Bonnes, M. D... a fait sans ma permission, mais sans effort et sans le moindre accident, l'ascension du pic du midi d'Ossau, 2,885 mètres au-dessus du niveau de la mer. J'ai perdu de vue M. D... depuis 1868; mais je sais qu'il est assez bien portant.

J'ai commencé cette série par le cas qu'on vient de lire, parce que c'est un des types les plus remarquables que j'aie observé. M. D... n'avait jamais eu de ces hémoptysies excessivement abondantes qui s'accompagnent d'apoplexie pulmonaire auxquelles survivent des infarctus qui se ramollissent, sont évacués et laissent à leur place des excavations plus ou moins grandes. Il n'avait éprouvé au début de son affection que des hémoptysies faibles, et les signes de son affection du sommet du poumon droit s'étaient développés successivement. Tout le reste du poumon droit, et le poumon gauche entier étaient sains.

Si j'ajoute que sans être communs au degré qu'on vient de voir, les faits plus ou moins analogues à celui-là ne sont pas rares, l'attention aura déjà le droit de s'éveiller, et on pourra commencer à se demander s'il n'y a là qu'une pure coïncidence.

Mademoiselle B..., 19 ans. Père fort, sanguin, goutteux et graveleux. Mère forte, sanguine et couperosée.

Mademoiselle B... est forte et assez fraîche; elle a même de l'embonpoint. Sa santé générale est bonne, si ce n'est que depuis deux ou trois ans qu'elle tousse, elle a un peu pâli et résiste moins à la fatigue. Elle vient aux Eaux-Bonnes pour la première fois en 1867, n'ayant jamais eu d'hémoptysie. Elle présente des râles muqueux abondants à la base des deux poumons en arrière, surtout à droite. Le sommet du poumon de ce côté donne à la percussion une diminution relative du son assez marquée. Les bulles y sont plus petites, et d'un timbre moins muqueux, et beaucoup plus dur qu'à la base ; le bruit expirateur est en même temps rude et trop prolongé, surtout dans la fosse sus-épineuse, là où la diminution plessimétrique du son est la plus évidente.

L'expectoration peu abondante est opaque, muco-purulente. Le pouls est dans la journée trop fréquent, mais sans chaleur. Le soir, un peu de chaleur fébrile s'y ajoute. Il y a de la dyspnée en montant ; quelquefois une respiration sifflante comme s'il se produisait alors un spasme peu intense des petites bronches.

Depuis quatre ans que mademoiselle B... vient aux Eaux-Bonnes, son état s'est amendé chaque fois. Les râles muqueux qui occupaient les deux bases des poumons et le catarrhe bronchique diffus ont considérablement diminué. Il n'en reste que des traces. Les signes de l'induration du sommet droit se sont atténués aussi, mais sa matité persiste au même degré. Les bulles crépitantes qu'on pouvait appeler des craquements secs peu volumineux, ont seuls disparu, après avoir passé au timbre humide pendant les deux premières cures d'Eaux-Bonnes.

Mademoiselle B... s'est mariée malgré mon avis contraire. Elle n'a pas encore d'enfants, mais elle a conservé l'amélioration obtenue. Quel est le sort réservé à l'induration lymphatique du poumon droit ?

Les éléments d'antagonisme existent ici dans l'état général de la constitution encore très-imprégnée de disposition arthritique, quoique celle-ci soit déjà fort affaiblie ; et dans l'état du poumon affecté de bronchite disséminée, quelque peu spasmodique, ou tendant à l'asthme ; ce qui forme, je le répète, une double condition de résistance à la prise de possession complète de la tuberculose.

Madame I..., 33 ans. Hérédité pathologique inconnue ; adressée par M. le docteur Proust, professeur agrégé de la Faculté de Paris.

Toutes les apparences d'une santé vigoureuse. Haute en couleurs, teint herpétique de la face. Antécédents personnels arthritiques ;

plusieurs manifestations rhumatico-goutteuses aux articulations. Il y a quelques années, symptômes et signes d'une tuberculose pulmonaire à son début. Ces signes ont atteint, au sommet du poumon gauche, les caractères du deuxième degré ou d'un commencement de ramollissement de tubercules en ce point. Le bruit expirateur est en même temps rude et prolongé au sommet du poumon droit. La santé générale avait fléchi; quelques signes rationnels, mais disproportionnés, s'étaient produits ; mais sous l'influence d'une bonne direction thérapeutique et de la résistance offerte par la constitution forte et arthritique de la malade, ces signes et ces symptômes avaient reculé.

Lorsque je vis madame I... pour la première fois, son habitude extérieure était excellente et démentait les accidents locaux. Son médecin m'en fit la remarque dans la lettre que la malade me remit de sa part.

Je notai alors au sommet du poumon gauche, en avant et en arrière, de la matité et quelques râles muqueux profonds, limités à cette région. Je l'ai dit, ces signes avaient été plus considérables. Il y avait eu des hémoptysies. Il y avait même encore des crachats sanguinolents.

Madame I... prit les Eaux. L'année suivante, elle me revint fortifiée, avec des apparences irréprochables, et une lettre du docteur P..., qui annonçait une grande amélioration. Madame I... avait passé l'hiver à Paris sans s'enrhumer. Elle avait engraissé. Au mois d'avril, des douleurs avec gonflement des petites articulations des mains s'étaient de nouveau montrées. En 1868, je la revis à Eaux-Bonnes dans ces conditions satisfaisantes. Le sommet du poumon gauche présentait moins de matité, de l'expiration prolongée et quelques sibilances seulement.

En 1869, retour à Eaux-Bonnes avec de nouveaux progrès. Consolidation de l'amendement de la lésion du sommet gauche, si ce n'est qu'après 8 à 10 jours de cure thermale, l'action spéciale du médicament faisait reparaître quelques bulles humides dans ce point, lesquelles disparaissaient plus tard.

Je n'ai plus observé madame I... depuis cette époque, mais je l'ai rencontrée quelquefois dans le faubourg Saint-Germain avec l'aspect de force et de bonne santé dont elle jouissait en 1869. Il y a bien deux ans que je n'ai eu de ses nouvelles.

Cette malade a eu un sommet (notons que c'est le gauche) affecté au second degré. Le sommet droit a même présenté un commencement de densité morbide qui paraît s'être déclarée après l'affection du poumon gauche. Elle a été tuberculeuse, elle l'est sans doute encore d'une manière quelconque, mais elle n'a jamais été phthisique. Sa constitution et sa diathèse arthritique s'y sont vigoureusement opposées jusqu'à présent. Les cures d'Eaux-Bonnes ont sensiblement contribué à ce résultat.

M. D..., 64 ans. Goutteux avec arthrites spéciales et gravelle urique.

Santé généralement bonne. Le malade vit de la vie commune. Il vient depuis plusieurs années aux Eaux-Bonnes pour se préserver des catarrhes bronchiques auxquels il est sujet tous les hivers à Mont-de-Marsan.

Je le vois en 1867, pour la première fois. Il accuse plusieurs hémoptysies d'abondance moyenne éprouvées il y a douze ans. L'auscultation et la percussion donnent de la matité au sommet droit en avant et en arrière ; l'auscultation des souffles trachéaux sans bulles dans ces deux points. Rien autre.

Encore un goutteux jusqu'à 40 ans, qui, vers 50, tousse, maigrit, crache du sang, souvent garde le lit ; n'est pas soupçonné de tuberculose ; qu'on qualifie seulement de poitrine délicate et sujette aux catarrhes ; qui a eu pourtant des tubercules pulmonaires incontestables, peut-être une petite caverne séchée, revenue sur elle-même au milieu d'un tissu pulmonaire induré. Il a seulement conservé des accès hiémaux de catarrhe bronchique contre la gravité et les conséquences dangereuses desquels il se préserve en faisant de temps en emps une petite cure d'Eaux-Bonnes. Je l'ai perdu de vue depuis trois ans. Je ne croirai jamais que les choses se seraient passées de cette heureuse manière, si M. D... n'eût pas eu encore une dose assez réelle de principe goutteux dans son sang et sa constitution. J'ai vu trop de faits semblables pour penser que ces deux choses, la goutte d'abord, la tuberculose ensuite, puissent être à côté l'une de l'autre dans l'organisme et s'y succéder, sans se modifier réciproquement. Qui ne sait que la goutte franche, jeune et forte exclut la tuberculose? Ce qu'on ignore encore trop, c'est qu'une fois affaiblie, usée, dégénérée, elle y dispose.

En voici d'autres exemples :

M. le B... de Brest, 28 ans, fils d'un père très-fort, qui a eu plusieurs attaques de rhumatisme goutteux inflammatoire et aigu, a eu lui-même, il y a douze ans, un accès peu intense de cette maladie. Depuis quatre ou cinq ans, il tousse, a eu deux légères hémoptysies sans que sa santé générale ait notablement souffert. Ces accidents se sont manifestés à la suite de refroidissements répétés, habituels, et de fatigues. Le sommet du poumon gauche a été affecté le premier, au dire du malade, d'abord, et selon mon appréciation ensuite, parce que les signes de ce côté sont plus avancés que ceux qu'on observe au sommet du poumon droit affecté aussi; ét parce que la première région porte de nombreuses traces d'anciens vésicatoires qui n'existent pas à droite. En effet, on perçoit à gauche une résistance considérable au doigt percutant, et des bordées de fines et nombreuses crépitations humides dans les explosions brusques de la toux, et même dans les profondes inspirations. A droite, dans les points correspondants, une inspiration faible et sifflante et une respiration évidemment trop rude et trop prolongée. Le malade tousse assez fréquemment et expectore assez abondamment des mucosités jaunes et opaques. Il n'y a pas de fièvre ; à peine un peu de dyspnée en montant, aucun amaigrissement. Les forces musculaires sont intactes, et les fonctions digestives hors de cause.

Deux sommets tuberculeux, le gauche en voie de ramollissement commençant, le second seulement induré par des dépôts à l'état cru. Aucune influence sur la constitution qui reste forte encore, et qui a conservé des éléments arthritiques ou de résistance. Nulle trace de Phthisie par conséquent. Je n'ai pas revu ce malade.

M. l'abbé L..., 38 ans. Grand-père très-vieux et herculéen, père très-fort et très-goutteux ; mère bien portante. Le malade a les apparences de la santé. Il n'a rien du phthisique. Il y a quatre ans, plusieurs petites hémoptysies, toux modérée, mais habituelle;

expectoration peu abondante, mais quelquefois rosée. Sommet gauche, diminution notable du son dans le quart supérieur du lobe
supérieur; bulles muqueuses à timbre dur et déchiré dans les
mêmes points. Quelques sibilances disséminées dans les deux poumons. Ni asthme ni emphysème.

Tuberculose limitée depuis plus de quatre ans dans les
points indiqués; déliquescence commencée. Phthisie nulle,
c'est-à-dire nutrition et fonctions générales de tout ordre,
intactes.

Madame P..., 28 ans, grand-père très-goutteux; père, goutte vague
et froide; mère asthmatique. La malade a, comme quelques-uns des
malades précédents, une double lésion tuberculeuse ayant commencé par le sommet gauche il y a environ six ans. On perçoit
aujourd'hui dans cette région les signes d'une altération tuberculeuse en voie de guérison, savoir, le souffle intense et tubaire d'une
induration considérable au sein de laquelle éclatent des craquements ou déchirements secs dans les brusques expirations de la
toux. Il est évident pour moi, que ces bruits inertes ou de guérison
ont remplacé des bulles humides antérieurement existantes. A ces
signes sthétoscopiques correspond une matité très-accentuée.

Au sommet droit, inspiration faible, expiration beaucoup trop
prolongée et d'un timbre dur.

La malade a présenté, il y a quelques années, des symptômes généraux de Phthisie assez marqués (fièvre, amaigrissement) qui se
sont fort amendés. Aujourd'hui, ils ont à peu près disparu; et, bien
que madame P... n'ait pas toutes les apparences d'une santé complétement bonne, elle n'a pas l'habitude extérieure du phthisique.
Sa maigreur peut d'ailleurs dépendre d'une autre condition morbide, la dyspepsie. Madame P... est, en effet, affectée de dyspepsie
douloureuse ou de gastralgie. Elle a aussi des migraines à chaque
époque menstruelle.

Madame P... a pris les Eaux-Bonnes très-prudemment en 1868.
Elle y est revenue l'année suivante plus forte, démaigrie, toussant
sec, et avec sa double lésion pulmonaire dans le même état. Je ne
l'ai pas revue.

On voit sans doute de ces cas chez des personnes qui ne
sont pas dans les conditions d'hérédité de cette malade et

de tant d'autres qui lui ressemblent sous ce rapport. Mais il est certain qu'ils sont beaucoup plus communs et plus caractérisés chez ceux dont les éléments organiques sont intimement affectés de dyscrasie goutteuse. Quoi qu'il en soit, il est bien certain que ces tuberculeux rebelles à la Phthisie, chez lesquels les tubercules marchent avec lenteur, s'arrêtent même dans leur évolution et périssent comme s'ils n'étaient pas dans un terrain favorable, il est bien certain, dis-je, que ces sujets présentent des éléments extraordinaires de résistance. Qu'importe qu'on ne puisse pas, je le suppose, donner un nom pathologique à cette constitution réfractaire, à ces éléments d'antagonisme. Si ces conditions ne résident pas dans une crase arthritique, elles sont données par un principe quelconque antipathique à la tuberculose. Je ne prétends pas que l'arthritisme soit le seul. Dans un instant, je produirai des faits d'un autre ordre et où d'autres dispositions physiologiques et morbides auront les mêmes résultats d'antagonisme. D'ailleurs, ceux qui me feraient cette objection, sont-ils sûrs d'avoir bien observé ? Leur esprit était-il éveillé sur cette question ? S'é-taient-ils placés, pour voir, à un point de vue déterminé et avec l'intention de vérifier une hypothèse définie ? J'en doute.

Madame M..., 74 ans, affectée d'un catarrhe bronchique disséminé avec spasme (asthme humide) depuis plus de dix ans. Il est impossible de voir une femme de cet âge plus forte, mieux conservée et plus belle. Je suis appelé près d'elle à Paris au commencement de l'année 1867. D'après les symptômes généraux et même les symptômes locaux qu'on appelle rationnels, j'étais loin de croire à ce que l'auscultation et la percussion allaient m'apprendre. Indépendamment de a dyspnée, de l'expectoration abondante, opaque et quelquefois sanguinolente, indépendamment des ronchus muqueux et sibilants existant dans toute la poitrine, mais surtout à droite, je trouve tout le sommet de ce poumon mat, et j'y perçois des craquements humides très-nombreux et très-caractéristiques. Un mois après, je suis témoin de plusieurs petites hémo-

ptysies. Au mois de juillet, madame M... vient à Eaux-Bonnes.
Cure thermale bien supportée, malgré une irritabilité bronchique
excessive.

Madame M... est née de parents et de grands-parents forts
et rhumatico-goutteux. Elle-même, d'une stature et d'une
corpulence haute et large, commune chez les arthritiques,
éprouve souvent et depuis longtemps des rhumatalgies musculaires et articulaires. Elle est, d'ailleurs, asthmatique. Il
a fallu l'auscultation pour révéler une tuberculose au second
degré, existant sans doute depuis beaucoup d'années, con-
tre-balancée dès lors par l'arthritisme et limitée depuis longtemps par la bronchite spasmodique et l'emphysème.

Madame M... n'a été phthisique, c'est-à-dire n'a maigri
et ne s'est cachectisée, que dans les deux derniers mois de
sa vie, en 1869, lorsque les éléments d'antagonisme ont
été enfin vaincus par la tuberculose, étendue alors au poumon gauche.

M. le comte de C..., 73 ans, famille ascendante et collatérale
goutteuse. Le malade est venu aux Eaux-Bonnes, il y a 25 ou 30 ans.
pour y être traité d'une affection de poitrine très-grave. Il avait
eu plusieurs hémoptysies, et présentait alors les signes généraux
d'une phthisie confirmée. On lui disait qu'il avait une caverne dans
le poumon droit. Il a fréquenté les Eaux-Bonnes pendant bien des
années. Tous les symptômes généraux et locaux de la Phthisie
pulmonaire ont successivement disparu. M. le comte de C...
contracte souvent des catarrhes bronchiques, et il vient reprendre
les Eaux-Bonnes de temps en temps par reconnaissance, et parce
que ces cures thermales sont la meilleure médecine préventive de
ses bronchites, qu'il connaisse. C'est là que je lui ai donné des soins
bien des fois depuis dix ans. Le fait est qu'il a les apparences et
les réalités d'une bonne santé, qu'il est marcheur intrépide, quoique tout le lobe supérieur de son poumon droit soit mat à la percussion, et creusé d'une vaste excavation qui donne à l'oreille un
souffle trachéal et presque amphorique effrayant, mais sans aucune crépitation à sa périphérie, sans aucun craquement ni gargouillement dans son intérieur. C'est comme l'entrée et la sortie
d'une colonne d'air dans un vase inerte et sonore.

La station d'Eaux-Bonnes voit chaque année un certain nombre de phthisiques émérites, véritables pensionnaires de son établissement thermal, qui viennent de temps en temps retremper à sa source leurs cavernes desséchées. La plupart ont été pourvus par leurs aïeux d'éléments d'antagonisme puisés dans des maladies chroniques initiales, l'arthritisme goutteux principalement, et souvent ils en conservent encore eux-mêmes quelques traces.

Madame E..., 50 ans, fille d'un père sanguin, fort, que j'ai connu très-goutteux, très-graveleux, affecté d'une maladie organique du cœur, et d'une mère très-fortement constituée. Elle est venue aux Eaux-Bonnes en 1853, avec une Phthisie au second degré assez étendue dans le poumon droit comme on le verra dans un instant et comme le constate une note de mon prédécesseur Darralde que j'ai eu sous les yeux. Il y avait eu de nombreuses hémoptysies ; et madame E..., personne robuste, n'avait pourtant pas beaucoup souffert dans sa santé générale et sa nutrition. Après deux ou trois années d'Eaux-Bonnes, elle est restée bien portante, complétement rétablie, sans toux, sans hémoptysie pendant 14 ans.

En 1868, à la suite d'un violent refroidissement, elle éprouve une rechute. C'est alors que je l'ai observée.

Un peu d'amaigrissement, fièvre subhectique, toux, dyspnée, expectoration opaque et sale. Craquements humides perçus dans tout le lobe supérieur du poumon droit en arrière. En avant, dans les points correspondants, souffle sec et matité. Les craquements de la partie postérieure sont accompagnés d'un souffle probablement ancien et analogue à celui de la partie antérieure. A gauche, dans les points correspondants, faiblesse extrême du bruit respiratoire d'ailleurs très-inégal, et sensation de froissements.

Pendant deux ou trois ans, madame E... revient aux Eaux-Bonnes. Sa santé générale s'y améliore encore très-heureusement ; mais les lésions locales ne s'amendent pas proportionnellement.

Madame E... a pu se croire guérie. Après 15 ans de suspension de tout accident sérieux, et une rechute qui sera probablement funeste, elle a encore retrouvé aux Eaux-Bonnes une restauration très-sensible. Cette médication régénérait bien chez elle des douleurs musculaires, des névralgies, de la gastralgie. Ces appels faits par l'eau thermale aux anciennes dispositions rhumato-herpétiques ont bien enrayé encore la Phthisie proprement dite; mais les craquements humides, la toux et l'expectoration spéciale restaient opiniâtres.

Madame E... a une fille bronchitique suspecte, dont le poumon présentait en 1868 des inégalités respiratoires fâcheuses. Pityriasique et gastro-entéralgique d'ailleurs, les Eaux-Bonnes prises avec ménagement ont amendé son état. La susceptibilité catarrhale des bronches a beaucoup diminué.

M. G..., 18 ans. Père âgé de 57 ans, très-goutteux depuis longtemps. Mère affectée d'arthritide (acné rosacea de la face). Ce jeune homme a un développement corporel, une ampleur de poitrine, un embonpoint, etc... plus considérables que son âge ne les comporte. Pourtant, il a eu plusieurs hémoptysies, depuis 3 ans, une toux habituelle, une excitation circulatoire non fébrile et une dyspnée qui ont attiré l'attention sur les poumons.

Son médecin, de Langres, a constaté depuis deux ans, et moi en 1871, au sommet du poumon gauche en arrière, de la matité, de l'expiration bronchique intense et des craquements fins dans la toux. Au sommet droit, dans la fosse sus-capulaire aussi, même matité, du souffle expirateur très-intense, mais sans bulles. Celles-ci se sont montrées dans ce point à Eaux-Bonnes pendant la cure thermale.

J'ai revu M. G... cet hiver dans mon cabinet. Les souffles bronchiques persistent très-prononcés au niveau des deux fosses sus-épineuses; ils entrent même d'une manière plus dure et plus sèche dans l'oreille; mais on ne perçoit plus aucune bulle. La santé est complète; on a encore engraissé, et on ne s'est pas enrhumé une seule fois cet hiver à Paris.

Ce fait et les onze qui le précèdent ne sont-ils pas dignes d'attirer l'attention de notre enseignement clinique, et de le porter à prendre en considération les idées générales que de tels faits inspirent forcément quand ils se répètent tous les jours? Quand sortira-t-on de Laënnec et de son école si pénétrante en séméiologie locale, si aveugle en bonne médecine, je veux dire en étiologie et en pronostic?

Mes recueils d'observations sont pleins de faits pareils.

Mais il y a un grand malheur pour la Phthisiologie, c'est que, depuis soixante ans, elle n'est faite que dans les hôpitaux, avec des matériaux d'hôpital. Or, comme on n'y a jamais vu qu'une phthisie, la phthisie des pauvres, on ne décrit, ou on n'enseigne que celle-là. Cependant ce n'est pas ave celle qu'on a pu se faire une idée des différentes variétés de Phthisie, de la phthisie arthritique par exemple, que les pauvres n'ont pas le moyen de se procurer, et qui est cependant la source de tant d'autres variétés de tuberculose, par l'intermédiaire des affections herpétiques et des névroses très-nombreuses dont cette dernière maladie est l'origine.

Je sais bien qu'on observe beaucoup de phthisiques hors de l'hôpital, mais ceux-là ne comptent pas pour la science. Leurs observations ne sont jamais complètes, comme on disait au beau temps de l'anatomie pathologique. Ce n'est pas là qu'on fait prendre des observations par ses élèves; ce n'est pas là qu'on complète les faits par les autopsies; là non plus, qu'on peut disserter à perte de vue sur les maladies sans s'occuper des malades.

La jeunesse médicale instruite, élite si studieuse et si savante de l'école et des hôpitaux, donne une idée très-juste de cet état des esprits et de l'enseignement, dans ses thèses inaugurales et dans ses thèses de concours.

Je me plais à rendre hommage à toutes les qualités et surtout à toutes les nouveautés qu'on y trouve. Cependant, les questions du genre de celles que j'étudie en ce moment, n'y sont pas traitées avec la modestie qui sied si bien à l'inexpérience clinique. Elles sont tranchées avec la hardiesse qu'on ne trouve que dans les laboratoires. Une expérience est bientôt faite, et les conclusions sont presque toujours aussi éphémères qu'elles sont hâtives. L'expérience clique, au contraire, n'est jamais faite ; mais elle a beau s'accroître et mûrir, elle ne vieillit jamais.

Si les faits du genre de ceux que je viens de signaler étaient rares, je me ferais un devoir de citer tous ceux que l'observation m'aurait fournis. Mais si je voulais procéder ainsi, plusieurs volumes seraient nécessaires.

Inscrire ici les titres de plusieurs centaines d'observations de phthisie arthritique marqués tous du cachet qui distingue ceux que je viens de décrire brièvement, deviendrait aussi insignifiant que des cadres sans tableau et sans vie.

J'ai vu, il y a quelques jours, avec un praticien sagace et bien judicieux, mon collègue des hôpitaux, et un de mes anciens élèves, M. Archambault, une malade qu'on peut présenter comme un type de phthisie arthritique. Elle est forte, très-fraîche, douée d'un embonpoint suffisant pour être belle, ses antécédents héréditaires sont goutteux. Cette hérédité pathologique se traduit chez elle par des arthritides. Elle a eu des symptômes de tuberculose pulmonaire qui n'ont jamais agi assez profondément sur la constitution pour produire la Phthisie. Aujourd'hui, l'auscultation et la percussion donnent des signes très-accentués d'une lésion pulmonaire qui a dû aller jusqu'au 2e degré, car, indépendamment de la diminution plessimétrique du son, les bruits de souffle, sans bulles maintenant, sont assez intenses, assez près de l'oreille, pour qu'on puisse admettre qu'il y a là une induration scléreuse qui suppose un commencement de fonte tuberculeuse arrêtée, et la production d'un tissu nouveau.

Je ne veux plus demander si ces faits, qui sont bien tous de la même famille, sont toujours des coïncidences. L'argument des coïncidences ne mène à rien qu'au scepticisme d'où il vient déjà.

J'ai perdu, cet hiver, M. O..., âgé de 50 ans environ. Je lui avais trouvé, il y a onze ans, des tubercules nombreux et ramollis au sommet du poumon gauche, qui avaient échappé à plusieurs médecins sérieux. Ce qui les leur avait caché, était un asthme et un emphysème très-prononcés. Les bruits morbides bronchiques qui appartiennent à ces affections n'avaient pas permis, je le pense, d'en distinguer les signes pulmonaires, qui consistaient en craquements étendus à toute la partie antérieure du lobe supérieur gauche, bien qu'ils fussent accompagnés d'une matité considérable dans la même région. Plusieurs hémoptysies avaient été attribuées à une affection organique du cœur très-réelle (hypertrophie liée à une lésion grave de l'orifice mitral caractérisée par un double bruit de souffle dur et assez prolongé, ayant son maximum au niveau de la pointe du cœur) qui avait fini par produire un commencement d'œdème des deux bases pulmonaires et des membres inférieurs. Le foie était volumineux, et il y avait eu, au début de l'affection cardiaque, des accès d'angine de poitrine constatés autrefois par Trousseau, et qui, chose assez extraordinaire, avaient fini par se dissiper. M. O... avait eu de bonne heure de la goutte héréditaire qui disparut lorsque l'asthme et les accidents cardiaques se déclarèrent. M. O... est venu aux Eaux-Bonnes trois fois en six ans. Nous tenions ses tubercules en respect sans aggraver l'état de son cœur. Les émotions de la dernière guerre pendant laquelle il était au milieu des ennemis, dans sa campagne du département de l'Oise, aggravèrent moins son affection du cœur que sa tuberculose. Il se cachectisa par le tabes général tuberculeux, et non par la cachexie séreuse et l'asphyxie cardiaque lente. Après la guerre, une grande caverne s'était creusée au sommet du poumon gauche. Il a succombé dans l'hiver de 1871 à 1872.

Depuis quand existaient les tubercules pulmonaires quand je les ai constatés il y a neuf ans? Depuis longtemps probablement. Ils languissaient, n'étant pas dans leur terrain. Il est juste de dire, toutefois, que même dans les phthisies arthritiques, c'est le tubercule qui, dans le plus grand nombre des cas, finit par l'emporter sur les affections antagonistes. — Les cas contraires sont encore malheureusement l'exception. On résiste plus ou moins ; mais il faut presque toujours que force reste à la loi de transformation régressive.

Il est temps que je passe à d'autres types, car je ne donnerai pas d'observations faites pour prouver que les deux autres maladies chroniques capitales ou initiales, la scrofule et la syphilis, sont antagonistes de la Phthisie, et que c'est en dégénérant, et à la période de leurs reliquats ou de leurs effets ultimes sur l'organisme, qu'elles créent pour cette maladie, la scrofule surtout, des dispositions puissantes.

C'est dans l'herpétisme, maladie chronique intermédiaire ou de transition, et dans les affections mixtes renfermant les phlegmasies chroniques et les névroses, soit pures, soit associées dans des proportions infiniment diverses, que je prendrai quelques exemples. Ce domaine est infini par le nombre, la variété, les nuances.

Notre pathologie ne connaît plus les nuances, les métis, les transitions. C'est la méthode de Cuvier, non celle de Geoffroy-Saint-Hilaire et de Darwin qui dirige l'école. Elle est bien plus commode. Mais alors il faut nier cette grande loi de continuité de Leibnitz, qui a créé la méthode anatomique moderne ou l'organogénésie. Il ne faut plus s'inspirer de l'embryologie, base de la science de la vie. Il n'est plus vrai que la nature ne fait pas de sauts. De ce que son travail d'évolution est quelquefois latent, ou que tous ses traits d'union ne sont pas connus, il faudra conclure qu'elle fait des hiatus infranchissables, etc... Encore une fois, cette méthode est trop facile. Elle ne conduit qu'à l'immobilité, qui est le néant de la nature et de l'esprit.

Ces faits étant encore plus communs que ceux de la catégorie précédente, le lecteur voudra bien voir leur multitude dans les quelques spécimens que je vais mettre sous ses yeux. Et, en effet, ils abondent à ce point dans la clinique, que je n'ai pas d'autre but dans cette exposition succincte, que d'apprendre à les remarquer.

On est tellement habitué à regarder le tubercule et la Phthisie comme une production morbide et une maladie originales et indépendantes, qu'on ne songe même pas à chercher un rapport entre eux et les maladies chroniques antérieures et concomitantes.

L'école sépare radicalement les maladies chroniques, comme elle sépare justement les unes des autres les maladies aiguës spécifiques. Elle n'admet nul rapport entre elles. Pourtant, ce qui est vrai des unes n'est pas vrai des autres. Je l'ai expliqué dans le cours de cet Ouvrage. Si l'esprit voit beaucoup par les yeux, les yeux ne voient pas loin sans l'esprit.

On ne voit pas la rougeole se transformer en variole, ni celle-ci en scarlatine. Cependant, on voit déjà la syphilis dégénérer et avoir presque calculablement ses transformations régressives. L'arthritisme, la scrofule ont les leurs quoique moins régulièrement. L'herpétisme est très-souvent leur station intermédiaire pour passer à des états régressifs plus graves et plus désorganisateurs.

Les exemples de cette espèce de transition sont innombrables. Voilà pourquoi il ne s'agit que d'appeler l'attention sur eux et de prier les observateurs de voir, par eux-mêmes, s'il y a beaucoup moins de coïncidence au fond de ces faits, qu'entre ceux qui nous démontrent des rapports de transformation régressive entre la syphilis primitive, la secondaire, la tertiaire et toutes les dégénérations consécutives.

Je crois que si on sait se contenter des analogies fondamentales, cette comparaison, qui n'est qu'un fil conducteur, est tout à fait admissible et peut aider à mieux voir. La pathologie a des lois spéciales, c'est-à-dire particulières à chaque espèce; mais elle a des lois générales qui sont communes à toutes.

DEUXIÈME SÉRIE

PHTHISIES HERPÉTIQUES, ETC.

Les dartres opposent à l'invasion et au développement de la Phthisie une résistance d'autant plus grande qu'elles sont arthritiques, ou forment ce que M. Bazin appelle des arthritides.

Le psoriasis, qui est la dermatose arthritique par excellence, est aussi la dartre des sujets forts, ou de ceux qui opposent le plus de résistance à la Phthisie. L'eczéma sec et le lichen viennent ensuite.

L'acné et le pityriasis donnent le moins de garantie. Tout cela dépend aussi, bien évidemment, de la vigueur plus ou moins grande de la nutrition générale et de la force primitive de la constitution.

On observe là une échelle de résistance qui reproduit à peu près celle de l'arthritisme lui-même. Les arthritides naissantes, le psoriasis chez les sujets forts, opposent à la tuberculose le maximum d'antagonisme. Mais au fur et à mesure que ces dermatoses s'usent par l'usure des sujets qui en sont affectés, la prédisposition à la tuberculose augmente. Alors, non-seulement le nombre des herpétiques tuberculeux s'accroît, mais la résistance de l'herpétisme à la marche envahissante de la tuberculose diminue. C'est ce qui fait que le nombre des phthisiques qui portent encore l'habitus dartreux et des dermatoses plus ou moins vivantes, mais de plus en plus effacées, est si considérable. Telle est aussi l'origine des angines granuleuses, des gastralgies, des dyspepsies, des entéralgies, des spasmes bronchiques, des névralgies externes, de l'hypochondrie, du nervosisme ou de l'irritabilité nerveuse en général, et d'une foule d'affections nerveuses et de phlegmasies chroniques combinées chez un très-grand nombre de phthisiques parmi les gens du monde. Ces affections de nature évidemment herpétique, jouent encore, pendant un temps plus ou moins long, un rôle antipathique à la Phthisie, qui finit néanmoins presque toujours par l'emporter. C'est de cette manière que l'herpétisme cède en s'affaiblissant un terrain très-favorable à la tuberculose, tout en luttant encore contre elle jusqu'à ce que celle-ci se le soit complétement assimilé.

La coexistence si fréquente de l'herpétisme cutané, viscéral et névropathique avec la Phthisie, n'est donc pas seulement une juxtaposition, mais elle présente un exemple de la transformation régressive des maladies chroniques. C'est une des grandes sources de la Phthisie, et la plus grande peut-être, dans ce qu'on appelle la société. Il est important de noter que l'herpétisme névropathique est beaucoup plus antagoniste et protége plus longtemps le phthisique, que l'herpétisme qui prend des formes inflammatoires et altérantes.

Je n'ai que l'embarras du choix pour fournir des faits de ce genre à tous les degrés. Je me bornerai aux suivants dont je veux abréger l'histoire le plus possible.

M. C..., 48 ans, petit-fils de goutteux, père asthmatique, mère gastralgique et délicate. M. C... est fortement couperosé. Un acné rosacé qui a des alternatives de vivacité et de pâleur lui couvre le nez et une partie des joues. C'est une nature grêle, et un tempérament nerveux. Il est gastralgique. Il y a dix ans qu'il a commencé à tousser avec une expectoration souvent hémoptoïque. Il a maigri, sa couperose a pâli et décru très-sensiblement. Il a présenté alors des symptômes généraux très-évidents de phthisie pulmonaire. C'est alors aussi qu'on a constaté de la matité et des crépitations humides spéciales au sommet du poumon gauche en avant et surtout en arrière. Je l'ai vu aux Eaux-Bonnes pour la première fois vers cette époque où j'ai constaté l'ensemble de ces caractères. M. C... y est revenu plusieurs fois jusqu'en 1871. Sous l'influence de la médication thermale, la couperose a refleuri, la gastralgie a repris souvent une vivacité qui a forcé plusieurs fois à modérer les doses de l'eau de Bonnes. Les craquements humides fins du sommet gauche ont pris le timbre sec accompagné d'un souffle inerte plus dur. Cet état s'est immobilisé en même temps qu'ont successivement disparu tous les signes généraux graves et la toux elle-même. M. C... passe ses hivers dans le Midi. A cette condition, sa santé se maintient très-supportable. Cependant, il y a deux mois, les crépitations du sommet gauche sont redevenues plus grasses et plus humides, et les crachats reprennent de temps en temps une teinte rosée, sans que néanmoins, jusqu'à présent, la santé générale se soit détériorée.

Je ne regarde pas cet amendement comme solide ; la tuberculose se réveillera sans doute, parce que la constitution n'est pas assez forte pour maintenir vivace la forme d'herpétisme dont le malade est affecté, et parce que la lésion du sommet gauche, a une grande tendance à se congestionner.

Madame G..., 36 ans, née d'un père très-rhumatisant et d'une mère asthmatique, est depuis plus de 15 ans sujette à un pityriasis du dos, de la poitrine, du cuir chevelu, etc... Elle est nerveuse et maigre. Depuis dix ans, elle souffre d'une susceptibilité catarrhale des bronches excessive, qui l'oblige à passer dans le Midi au moins un hiver sur deux. Il y a dix ans qu'elle a commencé à éprouver des accidents plus graves. Des signes incontestables d'affection tuberculeuse du sommet du poumon droit ont apparu : diminution du son, bruit d'inspiration faible, bruit d'expiration dur et très-prolongé, toux opiniâtre, fébricule hectique, amaigrissement.

C'était au mois d'octobre 1864. Hiver à Paris sans sortir. Au printemps, légère hémoptysie, râles sous-crépitants humides dans la fosse sus-épineuse droite, état général aggravé. Au mois d'août, cure d'Eaux-Bonnes. Hiver dans le Midi. A la saison thermale suivante, amendement ; crépitations sèches rares, souffle de bonne nature. Le pityriasis s'est notablement avivé et étendu.

Depuis huit ans, madame G... oscille entre des apaisements et des recrudescences de son affection tuberculeuse continue, mais soumise à des alternatives qui coïncident toujours, dans leurs rémissions ou leurs reprises, avec des exacerbations ou des rémissions de son pityriasis. Heureusement pour elle, elle est très-nerveuse, gastralgique, et ce sont autant de points d'antagonisme et de résistance. Elle est déjà venue 5 ou 6 fois à Eaux-Bonnes, et toujours avec un succès de consolidation incomplète. C'est une femme très-menacée, malgré la lutte qu'elle soutient avantageusement depuis huit années. Le pityriasis est un antagoniste moins puissant que le psoriasis. Si madame G... n'était pas nerveuse jusqu'au nervosisme et aux dyspepsies douloureuses, elle résisterait beaucoup moins à sa phymatose et à la Phthisie.

M. de L..., 40 ans, mère extrêmement névropathe, père affecté de goutte vague et d'une affection organique du cœur à marche lente; mort apoplectique.

M. L... a de l'acné punctata de la face, et surtout des épaules et de la poitrine en quantité. Il est gastralgique et plus encore entéralgique. Il souffre beaucoup et depuis longtemps de cette dernière affection. Depuis sept ans il s'est mis à tousser et à maigrir. Je l'ausculte pourtant sans préoccupation de tuberculose, et je perçois dans la fosse sus-capulaire gauche des râles muqueux de forme un peu craquante et très-circonscrits avec une diminution très-sensible du son. L'entéralgie qui était sèche devient sécrétante, et prend des caractères d'entérocolite sub-aiguë avec des alternatives de constipation et de diarrhée pseudo-membraneuse.

Vésicatoires au sommet gauche, traitement méthodique du catarrhe douloureux et spasmodique du gros intestin. L'année suivante, les Eaux d'Eaux-Bonnes sont bien supportées. L'affection tuberculeuse du sommet gauche reste ce qu'elle était. L'hiver est passé à Paris sans accidents.

Depuis sept ans, M. de L... est venu à Eaux-Bonnes quatre fois. Il a des alternatives de déliquescence et d'exarescence des cavernules très-limitées de son sommet pulmonaire gauche. Les craquements toujours assez volumineux ne présentent que trois ou quatre bulles qui s'humectent à de certains moments où le malade semble avoir contracté une bronchite et où il garde la chambre en hiver pendant une semaine. En été, en automne surtout, ces craquements deviennent secs avec une expiration demi-soufflante et une matité qui persiste. Les pustules d'acné sont moins nombreuses et moins enflammées; mais l'affection intestinale — qui n'a aucun des caractères de l'entérite tuberculeuse — persiste et fait le tourment du malade.

« La tuberculose est tellement circonscrite; elle a si peu

retenti sur l'économie; le tempérament morbide est si spécialement abdominal, qu'on peut espérer que cette dernière localisation morbide continuera à prédominer. Mais l'altération tuberculeuse n'est pas tarie. Elle ne se laisse pas complétement oublier. Les vésicatoires volants et une courte cure d'Eaux-Bonnes arrêtent invariablement ses menaces d'envahissement. L'Eau de Bonnes, surtout, ravive utilement l'affection herpétique de l'intestin ; et la peau du dos et de la poitrine se couvre toujours d'une éruption acnéique nouvelle sous l'influence d'un emplâtre de poix de Bourgogne saupoudré de chlorhydrate d'ammoniaque (sel ammoniac).

Quelle différence entre la marche et la physionomie de ces tuberculoses, et celles des phthisies vulgaires ! Si Laënnec n'a pas approfondi la nature de la Phthisie, il nous a au moins donné les moyens de reconnaître les cas de cette maladie, qui sans lui auraient toujours échappé à la conscience du malade et à la science du médecin. Il est évident que, dans tous ces cas, qu'on ne rencontre guère dans les hôpitaux, il y a quelque chose qui n'existe pas dans les phthisies vulgaires.

Quel peut être ce modificateur? Je le demande à ceux qui repoussent la doctrine de l'antagonisme.

M. P..., de Reims, 35 ans. Pityriasis du cuir chevelu, des bras et de la poitrine, apparences qui excluent *à priori* l'idée d'une maladie grave de la poitrine. Père rhumatisant. Pas de fièvre, peu d'amaigrissement, voix enrouée, expectoration muco-purulente, sommet gauche, matité considérable, râles sous-crépitants humides dans une assez grande étendue en avant et en arrière. Sommet droit, submatité, bruit expirateur très-prolongé, voies digestives en bon état.

En 1871, cure thermale bien supportée, visite à Paris deux fois dans l'hiver de 1872. Le malade a engraissé, il a vaqué à ses occupations tout l'hiver. La matité, le souffle sont les mêmes dans la grande étendue qu'ils occupaient à la partie supérieure du poumon gauche, mais on n'y perçoit plus de crépitations. Le souffle est sec, et, si je peux ainsi dire, inorganique. Rien n'y annonce un travail morbide actif, soit catarrhal, soit parenchymateux. Le pityriasis s'est étendu et s'est avivé. M. P... a pris chez lui cet hiver, à deux reprises, de l'eau d'Eaux-Bonnes transportée.

Je connais trop la Phthisie, les Eaux-Bonnes et leurs rapports, pour croire qu'après une seule cure, M. P... aurait obtenu le bienfait remarquable que je viens de signaler, si le médicament thermal n'avait pas pris un solide point d'appui sur l'herpétisme. L'influence de cette diathèse est démontrée de deux manières, premièrement, par la résistance qu'elle a imprimée à l'organisme qui, malgré une tuberculose double, passant d'un côté au deuxième degré (râles sous-crépitants assez volumineux et humides dans tout un lobe supérieur), est resté en dehors du mouvement de la maladie et ne s'est point cachectisé; secondement, par le succès rapide d'une seule cure d'Eaux-Bonnes, qui a arrêté l'évolution de la tuberculose à gauche, a développé encore la résistance de la santé générale, et a surexcité le pityriasis.

Il me semble superflu de continuer l'exposition de cette série. Je pourrais fatiguer le lecteur par la répétition de faits très-analogues aux précédents. Quant aux faits qui montrent la résistance de l'herpétisme vaincue, et surtout, l'herpétisme déjà usé et impuissant quand la Phthisie se déclare et marche côte à côte avec lui sans en être bien sensiblement modifiée, leur nombre considérable prouve toujours une chose, c'est le rapport fréquent et plus étroit qu'on ne l'a vu jusqu'à présent, qui existe entre l'herpétisme et la tuberculose.

Au moment même où j'écris ces lignes, je reçois aux Eaux-Bonnes, le 15 juin 1872, une dame de 63 ans, qui a été traitée bien des fois par M. Bazin pour diverses dermatoses qui viennent, dit-elle, *d'une humeur dartreuse qu'elle a depuis son enfance*. Elle s'annonce comme affectée d'un catarrhe bronchique simple. Sans l'habitude que j'ai d'ausculter et de percuter· ici tous les malades quels qu'ils soient, j'aurais pu me croire dispensé d'examiner par ces méthodes la poitrine de madame P..., tant l'examen de la malade, sous tous les autres rapports, devait me convaincre que les limites et la nature de son affection ne dépassaient pas la trachée et les grosses bronches. Cependant, la moiti ꞉ supérieure du poumon droit présente une diminution considérable du son, et, dans toute cette étendue, on perçoit des râles muqueux spéciaux. Partout ailleurs les poumons sont sains.

Madame P... commence son traitement aujourd'hui. Elle a incontestablement depuis plusieurs années des tubercules en assez grand nombre au sommet du poumon droit. Cette altération finira probablement par s'étendre dans les poumons, et à s'imposer à l'organisme entier. Je suis aussi certain que possible, cependant, que la cure thermale va immobiliser cette grave lésion, en développant les éléments de résistance que lui ont déjà opposés la constitution et l'herpétisme de la malade.

On demande si, dans ces cas, où des maladies comme l'arthritisme, le scrophulisme, l'herpétisme s'affaiblissent, dégénèrent et éprouvent des transformations régressives, c'est la maladie goutte, la maladie dartre, etc..., qui s'abâtardissent et descendent d'elles-mêmes l'échelle des maladies chroniques, indépendamment de l'organisme qui ne serait dégradé lui-même que consécutivement, etc.

On ne pourrait me faire cette objection, que si j'étais un ontologiste, ou que si je professais que les maladies sont des êtres qui peuvent exister et se modifier indépendamment de l'organisme. Ce sont évidemment le goutteux, le scrofuleux, l'herpétique qui s'usent, s'affaiblissent, dégénèrent, perdent leur constitution morbide primitive, et deviennent tuberculeux, ou contractent toute autre maladie à produits morbides misérables ou désorganisateurs. Je croyais mes principes en pathologie générale assez connus pour n'être pas, exposé à ce qu'on me demandât si c'est le sujet qui change ou la maladie. Évidemment, c'est le sujet tout entier, tel que la maladie l'a fait et qu'il a fait la maladie, qui change et se transforme, l'un portant l'autre. La goutte, la scrofule, le cancer, la tuberculose, etc., sont des manières d'être définies, des végétations ou des greffes spontanées, dont les changements, les transformations progressives ou régressives, accusent des modifications analogues dans le terrain ou la constitution. Les maladies sont plus que des accidents, car elles ne reçoivent de l'extérieur que des impulsions. Elles sont moins que des êtres, car elles n'ont pas une existence indépendante de l'organisme. Ce sont des modes d'existence parasitiforme, développés aux dépens des éléments altérables de notre nature. Elles constituent un règne pathologique qui a son échelle comme le règne animal. Seulement, dans celui-ci, les êtres les plus rudimentaires et qui ont le moins de vitalité, occupent les degrés inférieurs, tandis que, dans le règne nosologique, l'échelle est renversée ; ses degrés les plus élevés sont occupés par les maladies où existent le minimum d'éléments sains et le maximum d'éléments morbides destructeurs de la vie dans les organismes supérieurs.

Ainsi, plus l'organisme s'abaisse, plus la maladie monte ; plus il dégénère, plus elle s'engendre. Elle vit de lui ; elle est formée de ses altérations et de ses déchets. Elle s'y individualise autant que possible pendant un temps, sans devenir jamais un individu. Plus elle s'y individualise, plus elle est maladie ; et suivant le degré de force saine qui lui résiste, ou suivant son degré de force morbide propre, elle s'assimile l'organisme ou est assimilée par lui.

Quand la tuberculose s'est assimilé tous les éléments d'antagonisme que lui offrent les diathèses moins régressives, l'individu est tout tuberculeux : c'est le phthisique consommé. Cette lutte ou cet antagonisme sont mis en évidence

par tous les faits que je viens de rapporter. Ils prouvent, je
le crois, que la Phthisie n'est ni une maladie chronique capitale ou initiale, ni une maladie spécifique. C'est tout ce
que je veux démontrer. Or, cette preuve importe singulièrement à la cure individuelle et sociale de la tuberculose pulmonaire, objet principal de ces Études.

Si la tuberculose est une maladie parasitaire, son parasite
n'est qu'un effet et ne peut pas, pour nous médecins, jouer
le rôle de cause. C'est une production ultime dont la connaissance ne peut guère plus nous instruire au point de
vue de l'art, que la connaissance des mucédinées du muguet
ne peut nous servir à combattre et à prévenir les maladies
cachectisantes qui se compliquent, *in extremis*, des effets de
ce parasite.

On me dira qu'il y a un muguet idiopathique, primitif,
qui est toute la maladie. Je réponds, que le développement
de ce microphyte, même dans ces sortes de circonstances,
suppose toujours une altération des surfaces où il vient
éclore, et que la nature et le traitement de ces maladies spéciales dépendent encore plus de l'état morbide de l'organisme que de la présence du parasite.

La suppuration serait-elle aussi une maladie parasitaire?
Si le globule du pus a son homologue histologique dans le
globule blanc du sang, la granulation tuberculeuse a son
homologue histologique dans le corpuscule lymphatique des
ganglions de ce nom.

Si la tuberculose est parasitaire, pourquoi pas l'herpétisme, la scrofule, etc..., dont la dégénération prépare si
puissamment l'organisme à concevoir le tubercule? Il y a
des dermatoses parasitaires : ce sont précisément celles dont
la régression ne conduit pas à la phthisie tuberculeuse. Si le
tubercule est parasitaire, je ne vois pas pourquoi les maladies qui le précèdent si souvent dans la série régressive des
maladies chroniques ou constitutionnelles, et qui font abou-

tir si souvent à lui l'organisme atteint dans son fond, je ne vois pas, dis-je, pourquoi ces maladies ne seraient pas parasitaires elles-mêmes.

Dira-t-on que le parasitisme ne commence à paraître que lorsque les maladies deviennent infectieuses, zymotiques, cachectisantes, à productions morbides pauvres et nécrobiotiques, etc... Cela est bien arbitraire et attend la démonstration. Il n'y a rien de moins infecté et de moins livré au zymotisme, qu'un individu fort et sain encore, dont le sommet d'un poumon commence à se tuberculiser. Si plus tard il est livré au tabes tuberculeux, sa maladie n'aura pas changé de nature. Sachons donc nous arrêter, car la limite est difficile à tracer ; à moins qu'on ne convienne que toutes les maladies sont parasitaires. Ce serait plus simple.

J'aurais à produire maintenant les faits nécessaires, pour établir la réalité des autres antagonismes, et, par conséquent, des autres variétés de phthisie que j'ai admises, tels que les antagonismes et les variétés fournies par les associations de la tuberculose pulmonaire avec la chlorose, l'impaludisme, le saturnisme, etc. ; mais il ne s'agit pas tant de citer des faits de ce genre, que de montrer les modifications intéressantes que ces diverses cachexies impriment à la tuberculose, et quelle marche, quel cachet spécial elles impriment à la Phthisie. Il doit donc suffire d'appeler sur ce point l'attention des médecins. Quelques faits passant sous leurs yeux ne leur prouveraient rien. Il faut voir ces choses par soi.

J'appelle surtout leur esprit sur les faits si nombreux dans le monde, où la Phthisie est modifiée dans sa marche et indéfiniment ralentie par les affections nerveuses ou les névroses concomitantes. La surexcitation nerveuse et les névropathies imposent, en effet, un frein puissant à l'évolution et aux caractères communs de la Phthisie. J'ai

dit combien l'asthme, dans lequel entrent un élément spasmodique, et, presque toujours, un nervosisme général très-
marqué, est antagoniste des tubercules, qui finissent pourtant si souvent à le dominer et à le vaincre. Une foule de
névroses, qui n'ont pas le poumon pour siége, jouent le
même rôle.

Le médecin, une fois averti, verra ces faits tous les jours,
et saura tirer les conséquences pronostiques et thérapeutiques qu'ils renferment. Il se rappellera aussi qu'un
grand nombre de névroses et de viscéralgies ont une origine arthritique ou herpétique, personnelle ou héréditaire.

M. V..., de Dunkerque, 26 ans. Névralgie herpétique généralisée.
C'est un exemple de névralgies multiples externes et internes des
membres, de la face, des viscères ; hypochondriaque au plus haut
degré. Dès 1862, hémoptysies faibles, mais fréquentes, amaigrissement, fièvre hectique tuberculeuse et névrosique combinées ;
boulimie. Matité et craquements humides dans le tiers du lobe
supérieur gauche ; expectoration pituiteuse où nagent des petits
crachats opaques. Cure d'Eaux-Bonnes pendant deux ans ; guérison
consolidée, souffles inorganiques et matité persistant depuis neuf
ans. Les affections nerveuses ont survécu.

Mademoiselle T.; 25 ans, arrive à Eaux-Bonnes en 1864, dans un
état de marasme et de débilité tels qu'elle était incapable de se
tenir sur ses jambes, et qu'on la transportait dans une petite voi-
ture à bras. Elle ne mangeait ni viande cuite ni viande crue ; à
peine des fruits et quelques friandises, pas de vin. Elle ne vivait
que d'une surexcitation nerveuse générale qui lui permettait tout
au plus quelques heures d'un sommeil interrompu. C'était un type
d'hypochondro-hystérique.

Ses poumons, toujours en proie à une respiration spasmodique,
étaient fatigués par une dyspnée continuelle, même dans le repos.
Sa poitrine donnait partout à l'auscultation un bruit de respiration
stridente et comprimée, au milieu de laquelle éclataient aux deux
sommets, mais surtout à gauche, des crépitations dures et sèches.
Dans ces points, la sonorité plessimétrique, exagérée partout, était
fort diminuée. La toux quinteuse et convulsive était suivie d'une
expectoration pituiteuse toute la journée, et nummulaire très-mo-

nue le matin. Mademoiselle T... avait quelquefois des syncopes d'une demi-heure, sans pâleur, pendant lesquelles le pouls persistait, syncopes hystériques. Elle fit une cure d'Eaux-Bonnes, et y revint l'année suivante, plus forte, marchant, vivant presque de la vie commune, mais aussi maigre, ne mangeant pas plus. Poitrine dans le même état par l'auscultation ; toussant et crachant moins toutefois ; la respiration moins comprimée, le bruit d'expansion perçu dans des points où on ne l'entendait pas.

Retour à Eaux-Bonnes une troisième fois dans les mêmes conditions. Elle a vécu ainsi, tenant ferme contre le deuxième et le troisième degré pulmonaire de sa phthisie, qui ont fini cependant par vaincre son nervosisme si opiniâtre, et l'entraîner après deux années encore, avec les formes de la phthisie vulgaire arrivée au tabes ou à la période de déliquescence et d'élimination.

Cette terminaison si longtemps, si extraordinairement écartée par la surexcitation nerveuse, et presque sans alimentation, n'est pas un fait très-rare chez les phthisiques affectées de névroses intenses qui répugnent en général à la Phthisie, et auxquelles aussi la tuberculose ne s'attaque pas communément.

J'avais, il y a 3 mois, dans mon service d'hôpital à la Charité, salle Saint-Vincent, n° 5, une jeune fille hystérique et hypochondriaque affectée d'une tuberculose caractérisée localement dans tout le poumon droit par des crépitations sèches disséminées du haut en bas, de l'expiration très-dure et presque soufflante, avec de la diminution du son au sommet de ce même poumon en avant et en arrière. Elle éprouvait chaque mois une hémoptysie assez abondante durant 5 à 6 jours.

Les élèves qui suivent mes visites étaient étonnés de la résistance que cette jeune fille opposait à la lésion organique si caractérisée et aux hémoptysies qu'elle éprouvait depuis huit mois. Ils voyaient une fièvre continue, autant névropathique que tuberculeuse, une toux opiniâtre, des signes physiques incontestables, et en comparant ce cas aux cas nombreux de phthisie vulgaire qu'ils observaient à côté de cette singulière phthisique, ils me demandaient si je ne me trompais pas, et si ces poumons étaient bien véritablement tuberculeux. J'aurais pu céder à leurs doutes, si je n'avais jamais observé la Phthisie qu'à l'hôpital ; mais j'ai vu tant de cas analogues dans la pratique privée, qu'une femme affectée de blépharite herpétique, hystérique et hypochondriaque, névropathe à l'excès, comme cette fille, présentant une tuberculose pulmonaire à forme lente, immobile depuis longtemps et sans symptômes de phthisie proprement dite, est pour moi un fait vulgaire.

J'achève ici cette brève exhibition. Les praticiens qui exercent dans un certain milieu social n'ont maintenant qu'à regarder autour d'eux, ils verront cette variété de la Phthisie se multiplier. Il ne faut pour cela qu'être prévenu des rapports d'opposition que je signale, et qui sont pleins d'intérêt le jour où il est prouvé qu'ils ne sont pas des coïncidences fortuites, mais des combinaisons d'éléments antipathiques, dans l'observation et le maniement desquels la médecine peut puiser des directions pratiques très-précieuses quand il s'agit d'une maladie dont la thérapeutique est trop souvent si précaire.

Je termine par une réflexion générale. — Les faits du médecin ne sont pas ceux du pur savant. Les premiers sont comme la nature vivante, comme la maladie surtout, pleins de nuances, de transitions, de traits indécis, de générations, de dégénérations, de transformations incessantes. L'observateur qui n'est pas pénétré du principe de continuité ou d'évolution continue, pourra être un savant très-rigoureux, mais il ne sera pas un médecin.

Les faits de la bonne clinique ne sont pas des faits d'*Institut*. La clinique est remplie de doutes, de peut-être. Les faits qu'on y observe ne sont jamais faits, ils se font toujours. Les faits de la médecine expérimentale sont contrefaits : ils ne se font pas d'eux-mêmes comme ceux de l'expérience, ou de la nature observée dans sa spontanéité.

C'est dans cet esprit, sans méthode artificielle et sans fausse exactitude, que j'ai vu et présenté le tubercule et la Phthisie.

FIN.

TABLE DES MATIÈRES

CHAPITRE VII.

DEUXIÈME PARTIE

CLINIQUE ET PATHOLOGIE GÉNÉRALES DE LA PHTHISIE.

CHAPITRE PREMIER.

CHAPITRE II. — ETIOLOGIE GÉNÉRALE DE LA PHTHISIE.

TROISIÈME PARTIE

CHAPITRE PREMIER. — CLINIQUE SPÉCIALE.

QUATRIÈME PARTIE

INDICATIONS THÉRAPEUTIQUES GÉNÉRALES ET TRAITEMENT PARTICULIER DE LA PHTHISIE.

CINQUIÈME PARTIE

PROPHYLAXIE DE LA PHTHISIE.

OBSERVATIONS PARTICULIÈRES

ET RÉFLEXIONS.

Corbeil, typ. et stér. de Crete fils.

ERRATA

—

Page 2, ligne 5, au lieu de: « en elle-même », lisez: *en elles-mêmes.*

Même page, ligne 6, au lieu de: « celles-ci », lisez: *de ces pustules.*

Page 23, ligne 3, au lieu de: « qui scalpe », lisez: *qui sculpte.*

Page 47, ligne 20, au lieu de: « elles y sont mêlées », lisez: *ils y sont mêlés.*

Page 50, ligne 5, au lieu de: « le tissu de celles-ci », lisez: *le tissu de ceux-ci.*

Même page, ligne 15, au lieu de: « ulcère et perfore », lisez: *ulcèrent et perforent.*

Page 59, ligne 6, au lieu de: « la plus souvent », lisez: *qui est le plus souvent.*

Page 61, ligne 12, au lieu de: « les phlegmasies », lisez: *ces phlegmasies;* et plus loin, ligne 15, au lieu de: « n'en reconnaissant », lisez: *n'en reconnaissent.*

Page 114, ligne première, au lieu de: « un phénomène complexe en groupe », lisez: *un phénomène complexe, un groupe.*

Page 115, ligne 14, au lieu de: « c'est-à-dire un centre d'irritation ayant son siége à la base de toute organisation, c'est-à-dire dans le tissu plasmatique », lisez: *un centre d'irritation ayant son siége à la base de toute organisation, ou dans le tissu plasmatique.*

Page 164, ligne 27, au lieu de: « formait l'herpétisme », lisez: *formait cette diathèse.*

Page 231, ligne 12, au lieu de: « prétendues effluves », lisez: *prétendus effluves.*

Page 235, lignes 21 et 22, au lieu de: « effluves détachées », lisez: *effluves détachés.*

Page 304, ligne 6, au lieu de: « qu'on voit d'anciennes maladies antagonistes, etc. », lisez: *qu'on voit d'anciennes maladies antagonistes, l'arthritisme et l'herpétisme dégénérés, par exemple, se traduire par une irritabilité morbide du système nerveux et des névroses qui ralentissent indéfiniment, etc.*

Page 307, ligne dernière, au lieu de: « varicant », lisez: *vicariant.*

Page 313, ligne 16, au lieu de: « Dans chacune d'elles on suppose », lisez: *Dans chacune d'elles on s'oppose, etc.*

Page 316, ligne 25, au lieu de: « le poumon renferme les tubercules pulmonaires qui, etc. », lisez: *le poumon en renferme, ceux-ci pourraient échapper au médecin le plus attentif.*

Page 337, ligne 16, au lieu de: « qui produisent la saccade, correspondent », lisez: *qui produit la saccade, correspond, etc.*

Même page, ligne 33, au lieu de: « peuvent se produire », lisez: *peuvent le produire.*

Page 349, ligne 18, au lieu de : « altérations indéterminés », lisez : *altérations indéterminées.*

Page 358, ligne 22, au lieu de : « une inflammation plus franche du tubercule », lisez : *une inflammation franche, plus du tubercule.*

Page 386, ligne 29, au lieu de : « qu'on ne combat pas avec des controstimulants. Les phthisiques irritables, eux aussi, ne supportent, en effet, ni les débilitants ni les toniques, et chez eux, le tartre stibié, etc. », lisez : *qu'on ne combat pas avec des contro-stimulants ; les phthisiques, faibles et irritables, eux aussi, qui ne supportent, en effet, ni les débilitants, ni les toniques, et chez qui, le tartre stibié, etc.*

Page 403, à l'avant-dernière ligne, au lieu de : « des phthisies latentes vulgaires », lisez : *des phthisies lentes vulgaires.*

Page 405, ligne 27, au lieu de : « et tels que je n'attendais d'aucune autre méthode », lisez : *et que je n'attendais, etc.*

Page 422, ligne 19, au lieu de : « son ampleur et sa dureté hémorrhagique », lisez : *son ampleur et sa dureté hémorrhagiques.*

Même page, ligne avant-dernière, au lieu de : « Siége de l'hémorrhagie et de la grande circulation », lisez : *Siége de l'hémorrhagie, et de la grande circulation.*

Page 492, ligne 18, au lieu de : « Manheim », lisez : *Nauheim.*

Page 400, ligne 10, au lieu de : « à la chambre commune s'ils fussent restés chez eux », lisez : *à la chambre, comme s'ils fussent restés chez eux.*

Page 502, ligne 26, au lieu de : « Manheim », lisez : *Nauheim.*

Même page, avant-dernière ligne, au lieu de : « Salerne », lisez : *Palerme.*

Page 557, ligne 22, au lieu de : « C'est bien plus commode », lisez : *Elle est, etc.*

Page 560, ligne 2, au lieu de : « pathique », lisez : *antipathique.*

Page 576, ligne 9, au lieu de : « s'opérer dans une génération intermédiaire », lisez : *s'opérer d'une manière latente dans une, etc.*

(Janvier 1873)

DICTIONNAIRE

ENCYCLOPÉDIQUE

DES SCIENCES MÉDICALES

PUBLIÉ SOUS LA DIRECTION DE M. LE DOCTEUR

A. DECHAMBRE

PAR MM. LES DOCTEURS

ARCHAMBAULT, AXENFELD, BAILLARGER, BAILLON, BALBIANI, BALL, BARTH, BAZIN, BEAUGRAND, BÉCLARD, BÉHIER, VAN-BENEDEN, BERTILLON, BESNIER, BLACHE, BLACHEZ, BOINET, BOUCHACOURT, BOUCHARD (CH.), BOUISSON, BOULEY (H.), BOUVIER, BROCA, BROCHIN, BROWN-SÉQUARD, CALMEIL, CAMPANA, CERISE, CHARCOT, CHASSAIGNAC, CHAUVEAU, CHÉREAU, CORNIL, COULIER, COURTY, DALLY, DAREMBERG, DAVAINE, DECHAMBRE (A.), DELIOUX DE SAVIGNAC, DELPECH, DENONVILLIERS, DEPAUL, DIDAY, DOLBEAU, DUPLAY (S.), DUTROULAU, ÉLY, FALRET (J.), FOLLIN, FONSSAGRIVES, GALTIER BOISSIÈRE, GARIEL, GAVARRET, GIRAUD-TEULON, GOBLEY, GODELIER, GREENHILL, GRISOLLE, GUBLER, GUÉRARD, GUILLARD, GUILLAUME, GUYON (F.), HECHT, HENOQUE, ISAMBERT, JACQUEMIER, KRISHABER, LABBÉ (LÉON), LABOULBÈNE, LAGNEAU (GUSTAVE), LANCEREAUX, LAVERAN, LEFORT (LÉON), LEGOUEST, LEREBOULET, LE ROY DE MÉRICOURT, LETOURNEAU, LÉVY (MICHEL), LIÉGEOIS, LIÉTARD, LINAS, LIOUVILLE, LITTRÉ, LUTZ, MAGITOT (E.), MAGNAN, MAREY, MARTINS, MILLARD, MONTANIER, MOREL (B.-A.), NICAISE, OLLIER, ORFILA (L.), PAJOT, PARCHAPPE, PARROT, PASTEUR, PAULET, PERRIN (MAURICE), PETER (M.), PLANCHON, POLAILLON, POTAIN, RAIGE-DELORME, REGNARD, REGNAULT, REVEIL (O.), REYNAL, ROBIN (CH.), ROGER (H), ROLLET, ROTUREAU, ROUGET, SAINTE-CLAIRE DEVILLE (H.), SCHUTZENBERGER (CH.), SCHUTZENBERGER (P.), SÉDILLOT, SÉE (MARC), DE SEYNES, SOUBEIRAN (L.), TARTIVEL, TESTELIN, TILLAUX (P.), TOURDES, TRÉLAT (U.), TRIPIER, VELPEAU, VERNEUIL, VIDAL (L.), VILLEMIN, VOILLEMIER, VULPIAN, WARLOMONT, WORMS (J.), WURTZ.

IL Y A DE PARU

Les vingt-six premiers demi-volumes de la première série et les douze premiers demi-volumes de la deuxième série

---

CONDITIONS DE LA SOUSCRIPTION

Le DICTIONNAIRE ENCYCLOPÉDIQUE DES SCIENCES MÉDICALES est publié par demi-volumes de chacun 400 pages, grand in-8 compacte, avec figures, et en deux séries simultanées, la première commençant par la lettre A, la seconde par la lettre L.

Prix du demi-volume, rendu *franc de port* dans toute la France et l'Algérie, **6 fr.**

NOTA. — *Toute demande doit être accompagnée d'un mandat ou de timbres-poste.*

TRAITÉ THÉRAPEUTIQUE ET CLINIQUE

D'HYDROTHÉRAPIE

DE L'APPLICATION DE L'HYDROTHÉRAPIE AU TRAITEMENT DES MALADIES CHRONIQUES

DANS LES ÉTABLISSEMENTS PUBLICS ET AU DOMICILE DES MALADES

Par le Dr Louis FLEURY

PROFESSEUR AGRÉGÉ DE LA FACULTÉ DE MÉDECINE DE PARIS

3e édition entièrement refondue et considérablement augmentée, avec figures dans le texte.
1866. 1 très-fort vol. grand in-8 de plus de 1,200 pages, cartonné à l'anglaise.   17 fr.

TRAITÉ PRATIQUE DES MALADIES CHRONIQUES

PAR DURAND-FARDEL

2 volumes gr. in-8. 1868. — Prix : 20 fr.

NOTICES SUR LA CHIRURGIE DES ENFANTS

Par P. GUERSANT, chirurgien honoraire des hôpitaux. Ouvrage publié en 8 fascicules (1864-1867) au prix de 1 fr. chacun, et formant 1 vol. in-8, cart. à l'anglaise. Prix.   8 fr. 50 c.

TRAITÉ DES ANGINES

Par LASÈGUE, professeur à la Faculté de médecine de Paris, médecin de l'hôpital Necker.
1 vol. in-8, cartonné à l'anglaise. 1868. Prix : 8 fr.

TRAITÉ ÉLÉMENTAIRE ET PRATIQUE

DE CHIMIE MÉDICALE

APPLIQUÉE AUX RECHERCHES CLINIQUES

PAR LE Dr C. MÉHU

PHARMACIEN DE L'HOPITAL NECKER, LICENCIÉ ÈS SCIENCES PHYSIQUES

1 vol. grand in-18, avec figures, cartonné à l'anglaise. 1870. Prix : 4 fr. 50 c.

TRAITÉ ÉLÉMENTAIRE DE PATHOLOGIE INTERNE

Par MONNERET

Professeur de clinique interne à la Faculté de médecine de Paris, médecin de la Charité.

Ouvrage publié en 11 livraisons formant 5 forts volumes grand in-8. 1864-1866. — Prix : 35 fr.

TRAITÉ DE PATHOLOGIE GÉNÉRALE

Par MONNERET

Professeur de clinique interne à la Faculté de médecine de Paris, médecin de la Charité

3 vol. in-8. 1857-1861. — Prix : 25 fr.